U0324329

内科常见病诊治精讲

主编　付文鹏　周静怡　宋机光　周鲁亮
　　　李　昊　林翰锋　艾珊珊

黑龙江科学技术出版社
HEILONGJIANG SCIENCE AND TECHNOLOGY PRESS

图书在版编目（CIP）数据

内科常见病诊治精讲 / 付文鹏等主编. -- 哈尔滨：
黑龙江科学技术出版社，2024.2
ISBN 978-7-5719-2270-2

Ⅰ．①内… Ⅱ．①付… Ⅲ．①内科－常见病－诊疗
Ⅳ．①R5

中国国家版本馆CIP数据核字（2024）第046338号

内科常见病诊治精讲
NEIKE CHANGJIANBING ZHENZHI JINGJIANG

主　　编　付文鹏　周静怡　宋机光　周鲁亮　李　昊　林翰锋　艾珊珊
责任编辑　陈兆红
封面设计　宗　宁
出　　版　黑龙江科学技术出版社
　　　　　地址：哈尔滨市南岗区公安街70-2号　　邮编：150007
　　　　　电话：（0451）53642106　传真：（0451）53642143
　　　　　网址：www.lkcbs.cn
发　　行　全国新华书店
印　　刷　山东麦德森文化传媒有限公司
开　　本　787 mm×1092 mm　1/16
印　　张　23.5
字　　数　595千字
版　　次　2024年2月第1版
印　　次　2024年2月第1次印刷
书　　号　ISBN 978-7-5719-2270-2
定　　价　198.00元

编委会

主 编

付文鹏　周静怡　宋机光　周鲁亮

李　昊　林翰锋　艾珊珊

副主编

胡培花　刘　冲　韩　亚　唐丙喜

师建自　魏　宁　郭晓静

编　委（按姓氏笔画排序）

马　娜（曹县人民医院）

艾珊珊（庆云县人民医院）

付文鹏（招远市人民医院）

师建自（兰陵县芦柞医院）

刘　冲（鄂州市中医医院）

李　昊（菏泽市牡丹人民医院）

宋机光（潍坊市人民医院）

林翰锋（陆丰市人民医院）

周鲁亮（单县人民医院）

周静怡（济南市第五人民医院）

胡培花（利津县陈庄中心卫生院）

郭晓静（曲周县医院）

唐丙喜（淄博市中心医院）

韩　亚（曹县安蔡楼中心卫生院）

魏　宁（淄博市中心医院）

前言
FOREWORD

内科学是临床医学的基础,内容广泛、整体性强,主要研究人体各系统器官疾病的病因、诊断与防治,因此也是临床医学其他学科的基础,并与各临床学科之间有密切的联系。近年来,随着医学技术的飞速发展,患者及其家属对医疗工作要求的不断提高,临床内科医师需要不断提高自身能力,及时做出正确的诊断并及时进行针对性的治疗。鉴于此,为了更好地治疗内科疾病,减轻患者经济负担,提高患者生活质量,本书编者在参考大量国内外文献资料的基础上,结合国内临床实际,编写了《内科常见病诊治精讲》一书。

本书在内容设计上,从临床实用的角度出发,以内科常见病与多发病为主线,以提高临床内科医师的知识水平和实践能力为目标。本书首先对血液净化治疗进行了简要介绍;然后详细阐述了神经内科疾病、呼吸内科疾病、消化内科疾病、内分泌科疾病等临床常见科室疾病。针对所涉及的疾病,本书从概述、临床表现、辅助检查、诊断与鉴别诊断、治疗等方面进行了系统阐述。本书将基础理论与临床操作融会贯通,层次清晰,资料翔实,简明实用,具有较强的科学性、规范性、先进性和可操作性。本书语言简洁明了,内容通俗易懂,有助于临床内科医师对疾病迅速做出正确的诊断和恰当的处理,可供临床内科医师参考使用,同时也可供医学院校在校医学生学习和参考。

由于内科领域发展迅速,加之编者编写经验有限、日常工作繁重、编写时间紧张等诸多因素,书中缺点和错误之处在所难免,诚请广大读者提出批评,以便提高。

《内科常见病诊治精讲》编委会

2023 年 12 月

目录
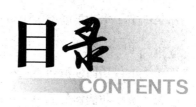
CONTENTS

第一章

血液净化治疗

第一节　血液透析装置

一、透析室的设立和管理

(一)空间

血液透析室要按实际需要合理布局,清洁区、污染区等功能区域应划分清晰。

血液透析室主要分为普通透析治疗区、隔离透析治疗区、水处理间、治疗室、临时存放耗材的库房、污物处理区和候诊区、接诊区、医务人员办公区等。透析室如需自行配制 A、B 浓缩液,应设置配液间;如需开展透析器复用,应设立复用间。透析治疗区域应达到《医院消毒卫生标准》(GB15982-1995)中规定的Ⅲ类环境的要求,并且应根据透析机的数量保证合理的使用面积,如床间距≥0.8 m。透析治疗间通道应保证治疗车、轮椅、床、担架等顺利通行,以保证日常工作的顺利进行,不能因为通道不畅延误抢救时机。

(二)设备

血液透析室主要设备包括血液透析机、透析用水处理设备、抢救监护设备(心电监护仪、除颤仪、简易呼吸器)等。

根据情况决定是否配备浓缩液配制设备及中心供液设备。每一个透析单元(一台血液透析机与一张透析床/椅)应有电源插座组、反渗水供给接口、透析废液排水接口。透析单元应配备供氧装置、中心负压接口或配备可移动负压抽吸装置;可配备网络接口、耳机或呼叫系统等;如果采用的是中心供液系统,还应有浓缩液供液接口或透析液接口。

血液透析室应具备双路供电系统,并保证足够的功率,以避免因电力故障造成设备损坏,甚至体外循环凝血等危险。另外每台血液透析机也应装备能供应血泵有效运转至少20分钟的蓄电池,以确保电力中断后能将体外循环的血液回输至患者体内。

血液透析机和水处理设备的安装条件及环境应考虑相对湿度、温度、电压、供水压力、废水排放等。抢救监护设备放置在方便获得的位置。靠蓄电池工作的设备,如除颤仪,应经常检查并保持电池的电力充足,以备紧急需要。

(三)人员

血液透析室的人员主要由持有执业证书的医师、护士和医学工程技术人员组成。

1.医师

血液透析室应由副高级以上职称、有透析专业知识和工作经验的医师担任负责人,安排医疗、教学和科研工作;组织业务学习、技术考核等;定期查房,解决临床疑难问题,负责实施透析室的规范化管理及新技术的开展。经过透析专业培训的主治医师的日常工作包括患者透析方案的制订、调整,急、慢性并发症的处理等,定期查房,根据患者的病情变化及时调整透析方案和治疗药物,记录并保管好病历资料及负责透析登记工作等。

2.护士

透析室配备护士长(或护理组长)和护士。护士的配备应根据透析机和患者数量及透析环境等合理安排。护士执行透析医嘱;熟练掌握血液透析机的操作及各种透析通路的操作及护理;在患者进行透析治疗时看护患者,观察机器并做好透析记录。

3.技师

10~20台透析机需要有专职医学工程技术人员一名;要与医师、护士密切合作,参与整体的团队医疗工作。其需要负责透析用水和透析液相关指标的检测;负责透析机、水处理及相关设备的日常维护保养及消毒、浓缩液的配制、制订设备常规的操作规程、确保透析设备正常运转及各项技术参数准确可靠并建立设备档案做好维护保养记录等。

(四)制度

1.感染控制监测制度

感染控制监测包括新患者应进行感染相关指标(乙肝、丙肝、艾滋病、梅毒等)筛查,维持性血液透析患者至少每年检测1次上述感染相关指标。对乙肝患者应当分区、分机器进行隔离透析等。

2.病历档案管理制度

加强实施血液透析患者资料的计算机管理,做好透析患者资料的登记及上报工作。透析病历包括首次病历、透析记录、化验记录、用药记录等。

3.透析设备管理制度

对每一台透析设备进行编号并建立档案;内容包括设备出厂信息、运转情况、维护维修记录等。

4.其他

诸如透析器复用、各种治疗操作常规、签署知情同意书、工作人员继续教育等,可参照各级医院及卫生行政部门相关规定。

二、血液管路

血液管路指体外循环时血液流动的通道(图1-1),由动脉血液管路和静脉血液管路组成。首先通过动脉穿刺针将患者血液引入体外循环的动脉管路,血液最先进入动脉壶,在此处可以监测动脉压。血泵提供体外循环动力以适当的血流速将血液输送至透析器的血液侧入口。血液流经透析器从透析器的血液侧出口流入连接的静脉血液管路,再流入静脉壶。在静脉壶监测体外循环静脉管路中的压力。然后血液流经气泡探测器,再经静脉穿刺针返回到患者体内。

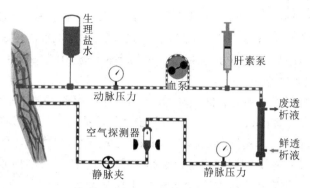

图 1-1 体外循环血流通路示意图

三、透析液管路

透析液管路(俗称水路系统)指透析浓缩液经稀释配比后流动的通道。尽管血液透析机厂家很多,设计思路和实现手段各不相同,但是原理基本相似。

透析用水连接血液透析机进水减压阀,调整进水压力,经过热交换器进行热能转换,再经加热器加温后,与 A、B 浓缩液按比例混合稀释,成为电解质接近人体血浆的透析液,由除气泵产生负压,在除气装置中进行水气分离,防止透析液中气体过多,附着在透析器膜表面,使有效膜面积减少,引起超滤误差及干预其他传感器的灵敏度。经除气后的透析液,一般以 500 mL/min(或特殊设定)的流速,进入透析机容量平衡装置的新鲜透析液通道,并由温度、电导度传感器检测透析液温度、电导度是否在设定范围,将合格的透析液输送至透析器新鲜透析液入口端,由流量泵产生负压,将透析废液自透析器透析液出口端引出,进入漏血探测器,检测废液中是否有血液漏出,判断透析器是否破膜。然后,同样以 500 mL/min(或特殊设定)的流速返回平衡装置的废液通道,大部分品牌的透析机都是由超滤泵控制患者的脱水量,最终这两部分废液全部汇入热交换器,通过透析机废液管道排放。

四、现代透析机的监测装置

(一)动脉压

动脉压指体外循环时动脉管路与血泵之间的压力,反映了动脉穿刺点提供血流量的能力。开始治疗时体外循环管路的动脉端传感器保护罩应与血液透析机上的动脉压检测装置接口紧密连接。如果连接不紧密,当血泵启动后动脉压力为负压时,空气可进入体外循环管路中;当动脉压力为正压时,血液可沿压力监测管路上行到传感器保护罩,导致监测失准、污染和设备损坏。

动脉压力的测量范围一般在 +26.7 kPa(+200 mmHg)～ -37.3 kPa(-280 mmHg),各品牌血液透析机略有差别。正常透析治疗过程中,动脉压力通常为负值,其大小取决于血泵的转速、动静脉瘘口血流量、动脉针的内径及在血管内的位置等。当血液被引入体外循环系统后,安装在空气探测器下方的光学探测器测到信号由亮变暗(即体外循环管路中的预冲盐水被血液替代时),机器即自动缩小警报范围功能,报警窗口的宽度将以检测到的实际动脉压为中点 ±2.7 kPa(±20 mmHg)左右(各品牌机器可能略有差别)。治疗过程中一旦检测到动脉压超过上限或下限时即触发报警,同时血泵停转,保证患者安全。

动脉压力可用于计算有效血流速。设备显示的血流速实际上是血泵旋转的速度(mL/min),只与泵头直径(mm)、血泵转速(r/min)和泵管直径(mm)有关,并不是体外管路中血液流动的速度(实际血流速或有效血流速)。有效血流速与动脉管路压力有关,正常治疗过程中,动脉压力通常为负值,负值越大说明通路出血越不好,实际血流速与泵速的差值越大。有些血液透析机可以通过动脉压值计算出有效血流速。

通路功能不良时,可观察到动脉管路颤动,并在动脉壶中可观察到"抽吸现象",动脉负压值变得很大,甚至超过设备允许的最低负值。有的单位为了保证透析过程"顺利进行",就先将泵速调下来,获得一个允许的动脉压读数,然后夹闭动脉压力的管路,再将泵速调整到期望的范围,或者根本不使用动脉压监测(将设备动脉压接口暴露于空气中,使其监测到的动脉压力为0)。这些做法都是十分危险的,可能会导致:①当体外循环出血或动脉针脱落时将没有报警;②发生血管内溶血。

(二)静脉压

静脉压监测点是在静脉壶上,接近于整个体外循环的末端,开始治疗后,体外循环管路中的静脉端传感器保护罩应与透析机静脉压检测装置接口紧密连接,一方面防止空气进入体外循环管路,维持静脉壶内正常液面,另一方面可以避免因静脉压力突然变化时,血液进入静脉压力检测装置造成污染和机器损坏,正常情况下静脉压应是正值。一般血液透析机静脉压的测量范围是-6.7 kPa(-50 mmHg)$\sim +66.7$ kPa($+500$ mmHg),各品牌机器略有差别。

同动脉压测量原理一样,当安装在空气探测器下方的光学探测器检测到信号由亮变暗时,报警窗口的宽度自动缩小以实际静脉压为中点± 2.7 kPa(20 mmHg)左右。同时国家医药标准YY0054-2010规定:治疗模式下静脉压自动设置的下限应$\geqslant 1.3$ kPa(10 mmHg),以避免当静脉血路管或针脱落时,无法触发声光警报提示操作者。静脉压测量值的大小主要取决于血泵的速度及回流血液在体外循环中的阻力。

(三)空气监测

防止空气进入体外循环是血液透析机重要的监测内容。有些透析机采用静脉壶监测,另有些透析机采用静脉管监测。静脉壶监测又称液面监测,而静脉管监测时由于静脉管路比较细,监测精度更高一些。一般透析机的空气探测大多采用超声装置,将体外循环管路中的静脉壶或静脉管放置在超声探测器中,使超声探测器紧贴在静脉壶或静脉管的两侧,一侧是谐振发射器,发射一定频率的超声波,由另一侧谐振器接收,接收到的信号幅度大小依赖谐振器之间的介质,随着血液中气泡含量的增加,超声信号幅度降低。在血流量为200 mL/min时,流经静脉壶或静脉管的气泡或累积泡沫在$0.03\sim 0.05$ mL/min时即可触发机器报警,同时静脉壶下方的静脉夹自动夹闭,血泵停转,以避免空气进入回血管路造成空气栓塞。

(四)破膜监测

在治疗过程中,透析器膜可能会发生破裂导致血液漏到膜外透析液中。为避免治疗中破膜导致的失血或污染,在透析废液管路中安装有漏血探测器。漏血探测器由一只双色发光管交替发出红光和绿光穿过测量容器,由另一只光电元件将收到的光通量转换成与光通量成对数的电压,如果测量容器中透析废液混有血液,红色光通量几乎不受影响,绿色光通量减弱进而触发血液透析机漏血报警。漏血报警发生时血液透析机将自动停止血液和透析液进出透析器、关闭超滤,使透析器处于隔离状态。此时需要按照操作规程更换新透析器。当透析液流速为500 mL/min时,血细胞比容为25%时,通常漏血<0.35 mL/min即可触发报警。当漏血传感器被气泡、结晶、蛋白等污染时,红色光通量和绿色光通量会发生等幅衰减,此时机器一般不会触发

漏血报警,自动识别为漏血传感器污染。当污染达到一定程度时,自动识别的灵敏度降低。一旦发生漏血,报警是否发生和报警速度取决于跨膜压、透析器膜破裂的程度、透析液流速(双面作用:漏血量小透析液流速快可能监测不到漏血;漏血量大透析液流速快可快速被监测装置监测到)、透析器与漏血装置之间水路的容积(容积大则漏血到达监测装置慢)和超滤速率等。单纯超滤状态下,因透析液侧的液体流速慢,探测到漏血会有延迟。

(五)透析液电导度

透析机显示的电导度是测量透析液导电能力的一个参数(单位为 mS/cm)。它反映透析液中阳离子浓度的总和。透析液中含有大量电解质,有一定的导电能力。因此,透析机普遍通过安装在透析液通路中的电导度传感器测量并计算出透析液的钠离子浓度(单位为 mmol/L 或 mEq/L)。换句话说,透析机显示的电导度值间接反映出透析液离子的浓度。而透析液是由透析浓缩液与透析用水,通过透析机按比例配制而成。有些品牌的透析机采用开环控制,即 A、B 浓缩液根据血液透析机设定的处方定容量吸入,按比例稀释后将实测的电导度值直接显示在操作面板上,过高或过低的电导度值需要医护人员参与修正;另外有些品牌的透析机则采用闭环控制,根据实测电导度值与设定处方比较,血液透析机在一定范围内自动修正 A、B 液泵速,对浓缩液配制误差进行补偿。无论采用开环或闭环控制,触发电导度警报一般以处方值为中心±不超过 5%。报警的同时透析液旁路排放,离子浓度不合格的透析液不会流入透析器,以保证血液透析治疗的安全。

(六)透析液温度

透析液在进入透析器之前需要加温。一般透析液温度设定范围在 35～39 ℃,可以调整。温度控制原理非常简单,几乎所有厂家的血液透析机都使用电加热棒加热,有的直接加热反渗水,或者直接加热透析液。至少有两个温度传感器,一个温度传感器安装在加热装置出口位置,控制加热棒工作以保持透析液恒定在操作者设定的温度范围;另一个温度传感器安装在透析液进入透析器前的位置,对透析液在配比输送过程中的温度变化进行实时监测,并显示温度实际值,当透析液温度发生异常时,触发报警。报警的温度下限一般为 34 ℃,上限为 40 ℃,控制精度±0.5 ℃以内。报警的同时透析液旁路排放,温度不合格的透析液不会流入透析器,以保证血液透析治疗的安全。

(七)透析充分性监测

在线透析充分性监测是指在患者进行血液透析治疗过程中即时测量尿素清除率,在引血前后打开监测装置,输入装置菜单中相应参数即可开始。尿素分子和钠离子的大小相似且无蛋白结合,透析器的尿素和钠清除率几乎相等,可以用钠清除率代替尿素清除率。透析液中含有大量的钠离子,很容易通过电导度传感器测量到。因此在透析液进入透析器前和出透析器后的位置各加装一个电导度传感器,通过控制使透析液电导度在进入透析器前有一个脉动变化,例如:透析液中电导度升高时,钠离子会向透析器血液侧弥散,测量出口处透析液中电导度会降低,相反进入透析器前透析液电导度降低时,血液中的钠离子会向透析液侧弥散,测量出口处电导度会升高。测量透析液流入和流出透析器时的电导度变化曲线,结合血液和透析液,即可计算出尿素清除率(图 1-2),间隔 20～30 分钟重复测量,获得一系列尿素清除率,根据 Kt/V_{urea} 的定义计算出每个时间段的 Kt/V_{urea},将这些值相加即为当时达到的 Kt/V_{urea}。测量周期可以根据情况设定。测量期间,血液透析机面板电导度报警界限将打开,从而屏蔽电导度报警。医师可根据测量结果,对透析剂量立即做出调整,也可通过显示的数据对有关治疗中,诸如穿刺针位置不合适及瘘口再循环等问题进行估计和修正,从而保证透析治疗的效果。

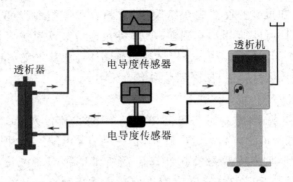

图 1-2　尿素清除率的测量原理

另一种尿素清除率监测方法是通过连续监测透析液实现的。当透析开始时,透析液尿素浓度最高,随着透析的进行,透析液的尿素浓度逐渐下降。把透析过程中任一时间点透析液尿素浓度与初始浓度进行比较,计算尿素下降率,再用 Daugirdas 公式计算 Kt/Vurea。这样可以了解开始透析后一段时间达到的 Kt/Vurea 值。根据尿素可以吸收特定波长的紫外光的特性,可以在透明的透析液管线上安装紫外光发射器和接收器,随着透析的进程,发射同样强度的紫外光,接收器接收到的信号将逐渐增强,根据信号增强的百分比来估计尿素下降率。

(八)血压监测

在线血压监测是在血液透析机上加装了一台电子血压计,治疗过程中随时可以监测患者血压的变化情况,可以即时监测和定时监测,还可以根据患者的情况设置警报界限。一旦超出界限值,即刻发出警报提示。有些品牌的透析机还有控制功能,例如低血压发生时,自动降低超滤率等。

(九)血容量监测

为了减少透析过程中的并发症,现代血液透析机除了必要的透析参数的监测外,还增加了对患者的生理参数的监测与控制。在线血容量监测是即时监测血液透析过程中患者的相对血容量的变化,即相对于透析开始时的血容量下降的百分比。透析治疗过程中,患者红细胞数量和总体积几乎不变,改变的只是血浆中水的含量,通过监测红细胞体积的上升程度,换算出相对血容量变化。容量型低血压发生与其对应的相对血容量是一致的,通过对患者治疗的观察,医师可以找到不同患者可耐受的血容量下降阈值,从而避免透析过程中低血压的发生。同时,通过血容量监测也有利于更好地评估患者的干体重。目前血液透析机上安装的血容量监测装置使用的测量方法为超声波测量法和光学测量法。超声波在血液中的传播速度与血液的密度成正比关系,通过比较透析过程中超声波传播速度变化量来计算相对血容量变化。光学测量法在血液中可以较容易地测量血红蛋白的吸光度,并利用比尔定律来计算出血液浓度。利用三个半导体发光二极管发出三种不同波长的可见光,通过测量光的衰减(吸光度)和干涉来计算血细胞比容、血容量、血氧饱和度等。把透析开始时测得的患者血液浓度作为基准,根据透析过程中测得的即时血液浓度与基准比较后的变化情况,就可计算出相对血容量。无论使用哪种方法测量,大部分品牌的血液透析机都需要使用专用的动脉管路或专用耗材。只有个别品牌的机器不需要专用管路和耗材。

五、透析机的常见故障

(一)超滤失准

在血液透析治疗过程中,超滤准确性是决定治疗效果的重要参数。经过数十年的发展,容量控制型血液透析机基本取代了压力控制型血液透析机。从工程技术上已经完全满足了对精度的要求。超滤误差一般可以控制在1‰以内,平衡误差一般可以控制在1‰以内。然而事实上超滤失准依然普遍发生,总结起来不外乎是操作失误和设备故障方面的问题。本文只讨论设备故障问题。

1.水路密闭系统(透析液通路)泄漏

任何品牌的血液透析机的容量控制设计都是在密闭条件下的,血液透析机在使用过程中由于连接部位管路老化、弹性降低、密封圈磨损、电磁阀关闭不严等都会影响水路系统密闭性能,导致超滤失准。应针对不同品牌机型做出具体分析。这种问题一般通过日常的预防性维护可基本避免。

2.超滤泵与平衡装置故障、超滤泵工作不正常直接关系到超滤失准

尽管超滤泵是非常精密的仪器,但是长时间使用和疏于维护也会失准。在使用中超滤泵损坏极少,大部分是精度下降、使用环境(进出口压力)变化导致超滤出现偏差。平衡装置的故障表现在进出液(新鲜透析液与废液)的容量误差过大。为减少此类故障的发生,需要遵循血液透析机厂家的建议,在安全使用期限内对超滤泵及平衡装置进行校准,防患于未然。

3.透析液除气不良

当除气泵效率降低,透析液中有气体时会影响容量控制装置的进出液量,最终导致超滤失准。应及时查找除气不良的原因,必要时更换除气泵。

(二)电导度漂移

1.电导度测量显示误差

当透析液的实际浓度超出治疗设定的浓度范围,电导度显示值却依然正常,透析机未发生报警,因此透析液也不会旁路。此故障会导致患者严重的电解质失衡。常见原因:电导度传感器结垢导致测量信号错误(传感器敏感系数会随附着层增加而变化)、传感器连接件接触不良、传感器工作点漂移等。为避免此类问题发生,应使用高质量的浓缩液,血液透析机适时进行清洗除钙以避免结垢,每天观察电导度的变化情况并及时调校电导度传感器和显示值。工程技术人员也应配备相应的调校工具。

2.电导度间歇式警报可能的原因

A、B液吸液管连接不良,吸液管路漏气、堵塞,透析机内透析液管路有些较轻微碳酸钙沉积,影响透析液流量等。此类问题较常见,应加强日常维护,及时更换密封圈,使用枸橼酸、醋酸及时除钙防止结晶。

3.多台血液透析机同时电导度报警

这种情况的发生大部分是由于浓缩液供给错误,如果也伴随温度警报,应考虑反渗水供水不足。

4.硬件故障

A、B浓缩液泵吸液不准或损坏,除气泵、流量泵损坏,配比系统问题等都会影响电导度,需要找出原因进行校准或更换相应零配件。

(三)漏血假报警

1.血液透析机消毒清洗除钙不足

由透析器出来的废液污染了血液透析机的漏血探测器使之触发误报警,一般常规用高温热消毒加上间断使用次氯酸钠消毒,可以避免上述故障发生。如果有必要,可以取下漏血探测器进行人工清洁或擦拭。

2.其他的干扰

有些血液透析机在单超治疗模式时或透析液除气不足时发生假漏血报警,可能是因为含有气体的废液干扰了漏血探测器的灵敏度触发误报警,结束单超模式即可解除,但应查找除气不足的原因。

3.灵敏度偏移

在治疗过程中经常出现假漏血报警,需要在治疗结束进行有效消毒,并参照血液透析机维修手册对漏血探测器灵敏度进行校准。

(四)血泵泵管不匹配

1.血泵泵管直径与血泵泵头的间距不匹配

一般常规使用的泵管内径为 8 mm,也有一些针对儿童或特殊情况下使用的不同内径的泵管。不同内径的泵管对应不同的泵管壁厚,如果管壁过厚或泵头间距过小,会导致挤压过度,造成红细胞破坏,可能导致溶血;管壁过薄或泵头间距过大,则不能有效驱动血液流动,导致体外循环血流不足,引起透析不充分或凝血事件。因为血泵无法识别泵管直径,因此当更换使用不同型号泵管时,应核对是否匹配,否则需要通过人工调整间距,或在血液透析机血泵模组上更改相应泵管数据后方能使用。

2.血泵泵管弹性不足

由于泵管的材料问题导致的不良事件不容易被发现。血泵工作时由泵头滚轮挤压泵管带动血液流动,由于泵管的弹性不足,导致实际血流量与血泵显示的数值不符,这个偏差对动静脉压力的测量虽然有影响,但却是稳定的,所以在不足以引起动静脉压报警时,不容易被发现。细心的医护人员会发现,有些患者回血时透析器不干净,以致增加肝素的用量。还有的发现预冲管路的时间有所延长;透析开始时动脉端出血很好,然而血泵开启后血液不能顺利引出;静脉压很低,反复报警等。碰到此类问题后,应核对泵管尺寸,并观察泵头挤压泵管后是否有血液回流现象,适当增加血流速情况会有所改善。也可做模拟实验,用盐水代替血液模拟透析,以观察泵管出水情况与血泵显示的速率是否相符。当然还要考虑到盐水的放置高度和液体黏稠度的干扰。

(宋机光)

第二节 血 液 透 析

一、定义及概述

血液透析是指利用弥散、超滤和对流原理清除血液中有害物质和过多水分,是最常用的肾脏替代治疗方法之一,也可用于治疗药物或毒物中毒等。

二、患者血液透析治疗前准备

(一)加强专科随访

(1)CKD4 期[估算肾小球滤过率(eGFR)＜30 mL/(min·1.73 m²)]的患者均应转至肾脏专科随访。

(2)建议每 3 个月评估 1 次 eGFR。

(3)积极处理并发症和合并症。①贫血:建议外周血血红蛋白(Hb)＜100 g/L 时开始促红细胞生成素治疗。②骨病和矿物质代谢障碍:应用钙剂和/或活性维生素 D 等治疗,建议维持血钙 2.1～2.4 mmol/L、血磷 0.9～1.5 mmol/L、血 iPTH 70～110 pg/mL。③高血压:应用降压药治疗,建议控制血压于 17.3/10.7 kPa(130/80 mmHg)以下。④其他:纠正脂代谢异常、糖代谢异常和高尿酸血症等。

(二)加强患者教育,为透析治疗做好思想准备

(1)教育患者纠正不良习惯,包括戒烟、戒酒,应进行饮食调控。

(2)当 eGFR＜20 mL/(min·1.73 m²)或预计 6 个月内需接受透析治疗时,对患者进行透析知识宣教,增强其对透析的了解,消除顾虑,为透析治疗做好思想准备。

(三)对患者进行系统检查及评估,决定透析模式及血管通路方式

(1)系统病史询问及体格检查。

(2)进行心脏、肢体血管、肺、肝、腹腔等器官组织检查,了解其结构及功能。

(3)在全面评估基础上,制订患者病历档案。

(四)择期建立血管通路

(1)对于 eGFR＜30 mL/(min·1.73 m²)的患者进行上肢血管保护教育,以避免损伤血管,为以后建立血管通路创造好的血管条件。

(2)血管通路应于透析前选择合适的时机建立。

(3)对患者加强血管通路的维护、保养、锻炼教育。

(4)建立血管通路。

(5)定期随访、评估及维护保养血管通路。

(五)患者 eGFR＜15 mL/(min·1.73 m²)时,应更密切随访

(1)建议每 2～4 周进行 1 次全面评估。

(2)评估指标包括症状、体征、肾功能、血电解质(血钾、血钙、血磷等)及酸碱平衡(血 HCO_3^- 或 CO_2CP、动脉血气等)、Hb 等指标,以决定透析时机。

(3)开始透析前应检测患者肝炎病毒、HIV 和梅毒血清学指标。

(4)开始透析治疗前应对患者凝血功能进行评估,为透析抗凝方案的决定做准备。

(5)透析治疗前患者应签署知情同意书。

三、适应证及禁忌证

患者是否需要血液透析治疗应由有资质的肾脏专科医师决定。肾脏专科医师负责患者的筛选、治疗方案的确定等。

(一)适应证

(1)终末期肾病透析指征:非糖尿病肾病 eGFR＜10 mL/(min·1.73 m²);糖尿病肾病

eGFR$<$15 mL/(min $\cdot$ 1.73 m^2)。

当有下列情况时,可酌情提前开始透析治疗:严重并发症,经药物治疗等不能有效控制者,如容量过多包括急性心力衰竭、顽固性高血压;高钾血症;代谢性酸中毒;高磷血症;贫血;体重明显下降和营养状态恶化,尤其是伴有恶心、呕吐等。

(2)急性肾损伤。

(3)药物或毒物中毒。

(4)严重水、电解质和酸碱平衡紊乱。

(5)其他:如严重高热、低体温等。

(二)禁忌证

无绝对禁忌证,但下列情况应慎用。

(1)颅内出血或颅内压增高。

(2)药物难以纠正的严重休克。

(3)严重心肌病变并有难治性心力衰竭。

(4)活动性出血。

(5)精神障碍不能配合血液透析治疗。

四、血管通路的建立

临时或短期血液透析患者可以选用临时中心静脉置管血管通路,需较长期血液透析患者应选用长期血管通路。

五、透析处方确定及调整

(一)首次透析患者(诱导透析期)

1.透析前准备

透析前应有肝炎病毒、HIV 和梅毒血清学指标,以决定透析治疗分区及血透机安排。

2.确立抗凝方案

(1)治疗前患者凝血状态评估:评估内容包括患者出血性疾病发生的危险、临床上血栓栓塞性疾病发生的危险和凝血指标的检测。

(2)抗凝剂的合理选择:①对于临床上没有出血性疾病的发生和风险,没有显著的脂代谢和骨代谢的异常,血浆抗凝血酶Ⅲ活性在 50% 以上,血小板计数、血浆部分凝血活酶时间、凝血酶原时间、国际标准化比值、D-二聚体正常或升高的患者,推荐选择普通肝素作为抗凝药物。②对于临床上没有活动性出血性疾病,血浆抗凝血酶Ⅲ活性在 50% 以上,血小板数量基本正常,但脂代谢和骨代谢的异常程度较重,或血浆部分凝血活酶时间、凝血酶原时间和国际标准化比值轻度延长具有潜在出血风险的患者,推荐选择低分子肝素作为抗凝药物。③对于临床上存在明确的活动性出血性疾病或明显的出血倾向,或血浆部分凝血活酶时间、凝血酶原时间和国际标准化比值明显延长的患者,推荐选择阿加曲班、枸橼酸钠作为抗凝药物,或采用无抗凝剂的方式实施血液净化治疗。④对于以糖尿病肾病、高血压性肾损害等疾病为原发疾病,临床上心血管事件发生风险较大,而血小板数量正常或升高、血小板功能正常或亢进的患者,推荐每天给予抗血小板药物作为基础抗凝治疗。⑤对于长期卧床具有血栓栓塞性疾病发生的风险,国际标准化比值较低、血浆 D-二聚体水平升高,血浆抗凝血酶Ⅲ活性在 50% 以上的患者,推荐每天给予低分子肝素作为基础抗凝治疗。⑥合并肝素诱发的血小板减少症，或先天性、后天性抗凝血酶Ⅲ活性在50%以下的患者，推荐选择阿加曲班或枸橼酸钠作为抗凝药物。此时不宜选择普通肝素或低分子肝素作为抗凝剂。

（3）抗凝方案。①普通肝素：一般首剂量0.3～0.5 mg/kg，追加剂量5～10 mg/h，间歇性静脉注射或持续性静脉输注(常用)；血液透析结束前30～60分钟停止追加。应依据患者的凝血状态个体化调整剂量。②低分子肝素：一般选择60～80 U/kg，推荐在治疗前20～30分钟静脉注射，无须追加剂量。③局部枸橼酸抗凝：枸橼酸浓度为4%～46.7%，以临床常用的4%枸橼酸钠为例。4%枸橼酸钠180 mL/h滤器前持续注入，控制滤器后的游离钙离子浓度在0.25～0.35 mmol/L；在静脉端给予0.056 mmol/L氯化钙生理盐水(10%氯化钙80 mL加入1 000 mL生理盐水中)40 mL/h，控制患者体内游离钙离子浓度在1.0～1.35 mmol/L；直至血液净化治疗结束。也可采用枸橼酸置换液实施。重要的是，临床应用局部枸橼酸抗凝时，需要考虑患者实际血流量，并应依据游离钙离子的检测相应调整枸橼酸钠(或枸橼酸置换液)和氯化钙生理盐水的输入速度。④阿加曲班：一般首剂量250 μg/kg，追加剂量2 μg/(kg·min)，或2 μg/(kg·min)持续滤器前给药，应依据患者血浆部分活化凝血酶原时间的监测，调整剂量。⑤无抗凝剂：治疗前给予0.4 mg/L(4 mg/dL)的肝素生理盐水预冲、保留灌注20分钟后，再给予生理盐水500 mL冲洗；血液净化治疗过程中每30～60分钟，给予100～200 mL生理盐水冲洗管路和滤器。

（4）抗凝治疗的监测：由于血液净化患者的年龄、性别、生活方式、原发疾病及合并症的不同，患者间血液凝血状态差异较大。因此，为确定个体化的抗凝治疗方案，应实施凝血状态监测，包括血液净化前、净化中和结束后凝血状态的监测，不同的药物有不同的监测指标。

（5）并发症处理：并发症主要包括抗凝不足引起的凝血而形成血栓栓塞性疾病，抗凝太过而导致的出血及药物本身的不良反应等。根据病因不同而做相应的处理。

3.确定每次透析治疗时间

建议首次透析时间不超过2～3小时，以后每次逐渐延长透析时间，直至达到设定的透析时间(每周2次透析者5.0～5.5小时/次，每周3次者4.0～4.5小时/次；每周总治疗时间不低于10小时)。

4.确定血流量

首次透析血流速度宜适当减慢，可设定为150～200 mL/min。以后根据患者情况逐渐调高血流速度。

5.选择合适膜面积透析器

首次透析应选择相对小面积透析器，以减少透析失衡综合征发生。

6.透析液流速

透析液流速可设定为500 mL/min。通常不需调整，如首次透析中发生严重透析失衡表现，可调低透析液流速。

7.透析液成分

透析液成分常不做特别要求，可参照透析室常规应用。但如果患者严重低钙，则可适当选择高浓度钙的透析液。

8.透析液温度

透析液温度常设定为36.5℃左右。

9.确定透析超滤总量和速度

根据患者容量状态及心肺功能、残肾功能等情况设定透析超滤量和超滤速度。建议每次透析超滤总量不超过体重的5％。存在严重水肿、急性肺水肿等情况时,超滤速度和总量可适当提高。在1～3个月逐步使患者透后体重达到理想的"干体重"。

10.透析频率

诱导透析期内为避免透析失衡综合征,建议适当调高患者每周透析频率。根据患者透析前残肾功能,可采取开始透析的第1周透析3～5次,以后根据治疗反应及残肾功能、机体容量状态等,逐步过渡到每周2～3次透析。

（二）维持透析期

维持透析患者每次透析前均应进行症状和体征评估,观察有无出血,测量体重,评估血管通路,并定期进行血生化检查及透析充分性评估,以调整透析处方。

1.确立抗凝方案

根据患者的评估确立抗凝方案。

2.超滤量及超滤速度设定

（1）干体重的设定:干体重是指透析后患者体内过多的液体全部或绝大部分被清除时的体重。由于患者营养状态等的变化会影响体重,故建议每2周评估一次干体重。

（2）每次透析前根据患者既往透析过程中血压和透析前血压情况、机体容量状况及透析前实际体重,计算需要超滤量。建议每次透析超滤总量不超过体重的5％。存在严重水肿、急性肺水肿等情况时,超滤速度和总量可适当提高。

（3）根据透析总超滤量及预计治疗时间,设定超滤速度。同时在治疗中应密切监测血压变化,避免透析中低血压等并发症发生。

3.透析治疗时间

依据透析治疗频率,设定透析治疗时间。建议每周2次透析者为5.0～5.5小时/次,每周3次者为4.0～4.5小时/次,每周透析时间至少10小时以上。

4.透析治疗频率

一般建议每周3次透析;对于残肾功能较好[残肾尿素清除率（Kru）2 mL/(min · 1.73 m²)以上]、每天尿量200 mL以上且透析间期体重增长不超过3％、心功能较好者,可给予每周2次透析,但不作为常规透析方案。

5.血流速度

每次透析时,先给予150 mL/min血流速度治疗15分钟左右,如无不适反应,调高血流速度至200～400 mL/min。要求每次透析时血流速度最低200 mL/min。但存在严重心律失常患者,可酌情减慢血流速度,并密切监测患者治疗中心律的变化。

6.透析液设定

（1）每次透析时要对透析液流速、透析液溶质浓度及温度进行设定。

（2）透析液流速:一般设定为500 mL/min。如采用高通量透析,可适当提高透析液流速至800 mL/min。

（3）透析液溶质浓度。①钠浓度:常为135～140 mmol/L,应根据血压情况选择。顽固高血压时可选用低钠透析液,但应注意肌肉抽搐、透析失衡综合征及透析中低血压或高血压的发生危险;反复透析中低血压可选用较高钠浓度透析液,或透析液钠浓度由高到低的序贯钠浓度透析,但易并发口渴、透析间期体重增长过多、顽固性高血压等。②钾浓度:为 $0\sim4.0$ mmol/L,常设定为 2.0 mmol/L。对慢性透析患者,根据患者血钾水平、存在心律失常等合并症或并发症、输血治疗、透析模式(如每天透析者可适当选择较高钾浓度透析液)情况,选择合适钾浓度透析液。过低钾浓度透析液可引起血钾下降过快,并导致心律失常甚至心搏骤停。③钙浓度:常用透析液钙浓度为 $1.25\sim1.75$ mmol/L。透析液钙浓度过高易引起高钙血症,并导致机体发生严重异位钙化等并发症,因此当前应用最多的是钙浓度为 1.25 mmol/L 的透析液。当存在高钙血症、难以控制的继发性甲旁亢时,选用低钙透析液,但建议联合应用活性维生素 D 和磷结合剂治疗;血iPTH 水平过低时也应选用相对低浓度钙的透析液;当透析中反复出现低钙抽搐、血钙较低、血管反应性差导致反复透析低血压时,可短期选用高钙透析液,但此时应密切监测血钙、血磷、血iPTH 水平,并定期评估组织器官的钙化情况,防止出现严重骨盐代谢异常。

(4)透析液温度:为 $35.5\sim36.5$ ℃,常设定为 36.5 ℃。透析中不常对透析液温度进行调整。但如反复发作透析低血压且与血管反应性有关时,可适当调低透析液温度。对于高热患者,也可适当调低透析液温度,以达到降低体温作用。

六、血液透析操作

血液透析操作流程见图 1-3。

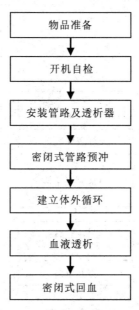

图 1-3 血液透析操作流程

操作步骤如以下几个方面。

(一)物品准备

血液透析器、血液透析管路、穿刺针、无菌治疗巾、生理盐水、碘伏和棉签等消毒物品、止血带、一次性手套、透析液等。

护士治疗前应核对 A、B 浓缩透析液浓度,有效期;检查 A、B 透析液连接。

(二)开机自检

(1)检查透析机电源线连接是否正常。

(2)打开机器电源总开关。

(3)按照要求进行机器自检。

(三)血液透析器和管路的安装

(1)检查血液透析器及透析管路有无破损,外包装是否完好。

(2)查看有效日期、型号。

(3)按照无菌原则进行操作。

(4)安装管路顺序按照体外循环的血流方向依次安装。

(四)密闭式预冲

(1)启动透析机血泵 80～100 mL/min,用生理盐水先排净透析管路和透析器皿室(膜内)气体。生理盐水流向为动脉端→透析器→静脉端,不得逆向预冲。

(2)将泵速调至 200～300 mL/min,连接透析液接头与透析器旁路,排净透析器透析液室(膜外)气体。

(3)生理盐水预冲量应严格按照透析器说明书中的要求;若需要进行闭式循环或肝素生理盐水预冲,应在生理盐水预冲量达到后再进行。

(4)推荐预冲生理盐水直接流入废液收集袋中,并且废液收集袋放于机器液体架上,不得低于操作者腰部以下;不建议预冲生理盐水直接流入开放式废液桶中。

(5)冲洗完毕后根据医嘱设置治疗参数。

(五)建立体外循环(上机)

1.操作流程

如图 1-4。

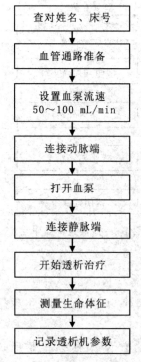

查对姓名、床号

血管通路准备

设置血泵流速
50～100 mL/min

连接动脉端

打开血泵

连接静脉端

开始透析治疗

测量生命体征

记录透析机参数

图 1-4　建立体外循环操作流程

2.血管通路准备

(1)动静脉内瘘穿刺。①检查血管通路:有无红肿、渗血、硬结,并摸清血管走向和搏动。②选择穿刺点后,用碘伏消毒穿刺部位。③根据血管的粗细和血流量要求等选择穿刺针。④采用阶梯式、纽扣式等方法,以合适的角度穿刺血管。先穿刺静脉、再穿刺动脉,以动脉端穿刺点距动静脉内瘘口 3 cm 以上、动静脉穿刺点的距离 10 cm 以上为宜,固定穿刺针。根据医嘱推注首剂量肝素(使用低分子肝素作为抗凝剂,应根据医嘱上机前静脉一次性注射)。

(2)中心静脉留置导管连接。①准备碘伏消毒棉签和医用垃圾袋。②打开静脉导管外层敷料。③患者头偏向对侧,将无菌治疗巾垫于静脉导管下。④取下静脉导管内层敷料,将导管放于无菌治疗巾上。⑤分别消毒导管和导管夹子,放于无菌治疗巾内。⑥先检查导管夹子处于夹闭状态,再取下导管肝素帽。⑦分别消毒导管接头。⑧用注射器回抽导管内封管肝素,推注在纱布上检查是否有凝血块,回抽量为动、静脉管各 2 mL 左右。如果导管回抽血流不畅时,认真查找原因,严禁使用注射器用力推注导管腔。⑨根据医嘱从导管静脉端推注首剂量肝素(使用低分子肝素作为抗凝剂,应根据医嘱上机前静脉一次性注射),连接体外循环。⑩医疗污物放于医疗垃圾桶中。

3.血液透析中的监测

(1)体外循环建立后,立即测量血压、脉搏,询问患者的自我感觉,详细记录在血液透析记录单上。

(2)自我查对:①按照体外循环管路走向的顺序,依次查对体外循环管路系统各连接处和管路开口处,未使用的管路开口应处于加帽密封和夹闭管夹的双保险状态。②根据医嘱查对机器治疗参数。

(3)双人查对:自我查对后,与另一名护士同时再次查对上述内容,并在治疗记录单上签字。

(4)血液透析治疗过程中,每小时 1 次仔细询问患者自我感觉,测量血压、脉搏,观察穿刺部位有无渗血、穿刺针有无脱出移位,并准确记录。

(5)如果患者的血压、脉搏等生命体征出现明显变化,应随时监测,必要时给予心电监护。

(六)回血下机

1.基本方法

(1)消毒用于回血的生理盐水瓶塞和瓶口。

(2)插入无菌大针头,放置在机器顶部。

(3)调整血液流量至 50~100 mL/min。

(4)关闭血泵。

(5)夹闭动脉穿刺针夹子,拔出动脉针,按压穿刺部位。

(6)拧下穿刺针,将动脉管路与生理盐水上的无菌大针头连接。

(7)打开血泵,用生理盐水全程回血。回血过程中,可使用双手揉搓透析器,但不得用手挤压静脉端管路;当生理盐水回输至静脉壶、安全夹自动关闭后,停止继续回血;不宜将管路从安全夹中强制取出,将管路液体完全回输至患者体内(否则易发生凝血块入血或空气栓塞)。

(8)夹闭静脉管路夹子和静脉穿刺针处夹子,拔出静脉针,压迫穿刺部位 2~3 分钟。

(9)用弹力绷带或胶布加压包扎动、静脉穿刺部位 10 分钟后,检查动、静脉穿刺针部位无出血或渗血后松开包扎带。

(10)整理用物。

(11)测量生命体征,记录治疗单,签名。

(12)治疗结束嘱患者平卧10~20分钟,保持生命体征平稳,穿刺部位无出血。

(13)听诊内瘘杂音良好。

(14)向患者交代注意事项,送患者离开血液净化中心。

2.推荐密闭式回血下机

(1)调整血液流量至50~100 mL/min。

(2)打开动脉端预冲侧管,用生理盐水将残留在动脉侧管内的血液回输到动脉壶。

(3)关闭血泵,靠重力将动脉侧管近心侧的血液回输入患者体内。

(4)夹闭动脉管路夹子和动脉穿刺针处夹子。

(5)打开血泵,用生理盐水全程回血。回血过程中,可使用双手揉搓滤器,但不得用手挤压静脉端管路。当生理盐水回输至静脉壶、安全夹自动关闭后,停止继续回血。不宜将管路从安全夹中强制取出,将管路液体完全回输至患者体内(否则易发生凝血块入血或空气栓塞)。

(6)夹闭静脉管路夹子和静脉穿刺针处夹子。

(7)先拔出动脉内瘘针,再拔出静脉内瘘针,压迫穿刺部位2~3分钟。用弹力绷带或胶布加压包扎动、静脉穿刺部位10分钟后,检查动、静脉穿刺针部位无出血或渗血后松开包扎带。

(8)整理用物。

(9)测量生命体征,记录治疗单,签名。

(10)治疗结束嘱患者平卧10~20分钟,保持生命体征平稳,穿刺点无出血。

(11)听诊内瘘杂音良好。

(12)向患者交代注意事项,送患者离开血液净化中心。

七、透析患者的管理及监测

加强维持性血液透析患者的管理及监测是保证透析效果、提高患者生活质量、改善患者预后的重要手段,包括建立系统而完整的病历档案和透析间期患者的教育管理,定期监测、评估各种并发症和合并症情况,并做出相应处理。

(一)建立系统完整的病历档案

应建立透析病史,记录患者原发病、并发症和合并症情况,并对每次透析中出现的不良反应、平时的药物及其他器械等治疗情况、患者的实验室和影像学检查结果进行记录。有利于医护人员全面了解患者病情,调整治疗方案,最终提高患者生活质量和长期生存率。

(二)透析间期的患者管理

(1)加强教育,纠正不良生活习惯。包括戒烟、戒酒等,保持生活规律。

(2)饮食控制:包括控制水和钠盐摄入,使透析间期体重增长不超过5%或每天体重增长不超过1 kg;控制饮食中磷的摄入,少食高磷食物;控制饮食中钾的摄入,以避免发生高钾血症;保证患者每天蛋白质摄入量达到1.0~1.2 g/kg,并保证足够的糖类摄入,以避免出现营养不良。

(3)指导患者记录每天尿量及每天体重情况,并保证大便通畅;教育患者有条件时每天测量血压情况并记录。

(4)指导患者维护和监测血管通路。对采用动静脉内瘘者每天应对内瘘进行检查,包括触诊检查有无震颤,也可听诊检查有无杂音;对中心静脉置管患者每天应注意置管部位出血、局部分泌物和局部出现不适表现等,一旦发现异常应及时就诊。

(三)并发症和合并症定期评估与处理

常规监测指标及其频率如下(表1-1)。

表1-1 血液透析患者常规监测指标及评估频率

指标	推荐频率
血常规,肝、肾功能,血电解质(包括血钾、血钙、血磷、HCO_3^- 或 CO_2CP 等)	每月1次
血糖、血脂等代谢指标	每1~3个月(有条件者)
铁状态评估血	3个月1次
iPTH 水平	3个月1次
营养及炎症状态评估	3个月1次
Kt/V 和尿素下降率(URR)评估	3个月1次
传染病学指标必须检查(包括乙肝、丙肝、HIV和梅毒血清学指标)	开始透析6个月内,应每1~3个月1次;维持透析超过6个月,应6个月1次
心血管结构和功能	6~12个月1次
内瘘血管检查评估	

1.血常规、肾功能、血电解质(包括血钾、血钙、血磷、HCO_3^- 或 CO_2CP 等)等指标

建议每月检测1次。一旦发现异常应及时调整透析处方和药物治疗。血糖和血脂等代谢指标,建议有条件者每1~3个月检测1次。

2.铁指标

建议每3个月检查1次。一旦发现血清铁蛋白低于 200 ng/mL 或转铁蛋白饱和度低于20%,需补铁治疗;如血红蛋白(Hb)低于110 g/L,则应调整促红细胞生成素用量,以维持 Hb 于110~120 g/L。

3.iPTH 监测

建议血 iPTH 水平每3个月检查1次。要求血清校正钙水平维持在正常低限,为2.10~2.37 mmol/L(8.4~9.5 mg/dL);血磷水平维持在 1.13~1.78 mmol/L(3.5~5.5 mg/dL);血钙磷乘积维持在 55 mg/dL 及以下;血 iPTH 维持在 150~300 pg/mL。

4.整体营养评估及炎症状态评估

建议每3个月评估1次。包括血清营养学指标、血 hsCRP 水平、nPCR 及与营养相关的体格检查指标等。

5.Kt/V 和 URR 评估

建议每3个月评估1次。要求 spKt/V 至少1.2,目标为1.4;URR 至少65%,目标为70%。

6.传染病学指标

传染病学指标必须检查,包括肝炎病毒、HIV 和梅毒血清学指标。要求开始透析不满6个月患者,应每1~3个月检测1次;维持性透析6个月以上患者,应每6个月检测1次。

7.心血管结构和功能测定

心血管结构和功能测定包括心电图、心脏超声波、外周血管彩色超声波等检查。建议每 6～12 个月 1 次。

8.内瘘血管检查评估

每次内瘘穿刺前均应检查内瘘皮肤、血管震颤、有无肿块等改变。并定期进行内瘘血管流量、血管壁彩色超声等检查。

八、血液透析并发症及处理

(一)透析中低血压

透析中低血压是指透析中收缩压下降超过 2.7 kPa(20 mmHg)或平均动脉压降低 1.3 kPa(10 mmHg)以上,并有低血压症状。其处理程序如下。

1.紧急处理

对有症状的透析中低血压应立即采取措施处理。

(1)采取头低位。

(2)停止超滤。

(3)补充生理盐水 100 mL,或 20%甘露醇,或清蛋白溶液等。

(4)上述处理后,如血压好转,则逐步恢复超滤,期间仍应密切监测血压变化;如血压无好转,应再次予以补充生理盐水等扩容治疗,减慢血流速度,并立即寻找原因,对可纠正诱因进行干预。如上述处理后血压仍快速降低,则需应用升压药物治疗,并停止血透,必要时可以转换治疗模式,如单纯超滤、血液滤过或腹膜透析。其中最常采用的技术是单纯超滤与透析治疗结合的序贯治疗。如临床治疗中开始先进行单纯超滤,然后再透析,称为序贯超滤透析;如先行透析,然后再行单纯超滤,称为序贯透析超滤。

2.寻找原因

积极寻找透析中低血压的原因,为紧急处理及以后预防提供依据。常见原因有以下几种。

(1)容量相关性因素:包括超滤速度过快[0.35 mL/(kg·min)]、设定的干体重过低、透析机超滤故障或透析液钠浓度偏低等。

(2)血管收缩功能障碍:包括透析液温度较高、透析前应用降压药物、透析中进食、中重度贫血、自主神经功能障碍(如糖尿病神经病变患者)及采用醋酸盐透析等。

(3)心脏因素:如心脏舒张功能障碍、心律失常(如房颤)、心脏缺血、心脏压塞、心肌梗死等。

(4)其他少见原因:如出血、溶血、空气栓塞、透析器反应、脓毒血症等。

3.预防

(1)建议应用带超滤控制系统的血透机。

(2)对于容量相关因素导致的透析低血压患者,应限制透析间期钠盐和水的摄入量,控制透析间期体重增长不超过 5%;重新评估干体重;适当延长每次透析时间(如每次透析延长 30 分钟)等。

(3)与血管功能障碍有关的透析低血压患者,应调整降压药物的剂量和给药时间,如改为透析后用药;避免透析中进食;采用低温透析或梯度钠浓度透析液进行透析;避免应用醋酸盐透析,采用碳酸氢盐透析液进行透析。

(4)心脏因素导致的应积极治疗原发病及可能的诱因。

(5)有条件时可应用容量监测装置对患者进行透析中血容量监测,避免超滤速度过快。

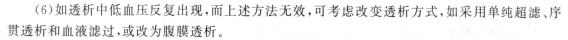

（6）如透析中低血压反复出现，而上述方法无效，可考虑改变透析方式，如采用单纯超滤、序贯透析和血液滤过，或改为腹膜透析。

（二）肌肉痉挛

肌肉痉挛多出现在每次透析的中后期。一旦出现应首先寻找诱因，然后根据原因采取处理措施，并在以后的透析中采取措施，预防再次发作。

1.寻找原因

寻找原因是处理的关键。透析中低血压、低血容量、超滤速度过快及应用低钠透析液治疗等导致肌肉血流灌注降低是引起透析中肌肉痉挛最常见的原因；血电解质紊乱和酸碱失衡也可引起肌肉痉挛，如低镁血症、低钙血症、低钾血症等。

2.治疗

根据诱发原因酌情采取措施，可快速输注生理盐水 100 mL（可酌情重复）、高渗葡萄糖溶液或甘露醇溶液，对痉挛肌肉进行外力挤压按摩也有一定疗效。

3.预防

针对可能的诱发因素，采取措施。

（1）防止透析低血压发生及透析间期体重增长过多，每次透析间期体重增长不超过干体重的 5%。

（2）适当提高透析液钠浓度，采用高钠透析或序贯钠浓度透析。但应注意患者血压及透析间期体重增长。

（3）积极纠正低镁血症、低钙血症和低钾血症等电解质紊乱。

（4）鼓励患者加强肌肉锻炼。

（三）恶心和呕吐

1.寻找原因

常见原因有透析低血压、透析失衡综合征、透析器反应、糖尿病导致的胃轻瘫、透析液受污染或电解质成分异常（如高钠、高钙）等。

2.处理

（1）对低血压导致者采取紧急处理措施。

（2）在针对病因处理基础上采取对症处理，如应用止吐药。

（3）加强对患者的观察及护理，避免发生误吸事件，尤其是神志欠清者。

3.预防

针对诱因采取相应预防措施是避免出现恶心、呕吐的关键，如采取措施避免透析中低血压的发生。

（四）头痛

1.寻找原因

常见原因有透析失衡综合征、严重高血压和脑血管意外等。对于长期饮用咖啡者，由于透析中咖啡血浓度降低，也可出现头痛表现。

2.治疗

（1）明确病因，针对病因进行干预。

（2）如无脑血管意外等颅内器质性病变，可应用对乙酰氨基酚等止痛对症治疗。

3.预防

针对诱因采取适当措施是预防关键,包括应用低钠透析,避免透析中高血压发生,规律透析等。

(五)胸痛和背痛

1.寻找原因

常见原因是心绞痛(心肌缺血),其他原因还有透析中溶血、低血压、空气栓塞、透析失衡综合征、心包炎、胸膜炎等。

2.治疗

在明确病因的基础上采取相应治疗。

3.预防

应针对胸背疼痛的原因采取相应预防措施。

(六)皮肤瘙痒

皮肤瘙痒是透析患者常见的不适症状,有时严重影响患者生活质量。透析治疗会促发或加重症状。

1.寻找原因

尿毒症患者皮肤瘙痒发病机制尚不完全清楚,与尿毒症本身、透析治疗及钙磷代谢紊乱等有关。其中透析过程中发生的皮肤瘙痒需要考虑与透析器反应等变态反应有关。一些药物或肝病也可诱发皮肤瘙痒。

2.治疗

可采取适当的对症处理措施,包括应用抗组胺药物、外用含镇痛药的皮肤润滑油等。

3.预防

针对可能的原因采取相应的预防手段,包括控制患者的血清钙、磷和 iPTH 于适当水平,避免应用一些可能会引起瘙痒的药物,使用生物相容性好的透析器和管路,避免应用对皮肤刺激大的清洁剂,应用一些保湿护肤品以保持皮肤湿度,衣服尽量选用全棉制品等。

(七)失衡综合征

失衡综合征是指发生于透析中或透析后早期,以脑电图异常及全身和神经系统症状为特征的一组病症,轻者可表现为头痛、恶心、呕吐及躁动,重者出现抽搐、意识障碍甚至昏迷。

1.病因

发病机制是由于血液透析快速清除溶质,导致患者血液溶质浓度快速下降,血浆渗透压下降,血液和脑组织液渗透压差增大,水向脑组织转移,从而引起颅内压增高、颅内 pH 改变。失衡综合征可以发生在任何一次透析过程中,但多见于首次透析、透前血肌酐和血尿素氮很高、快速清除毒素(如高效透析)等情况。

2.治疗

(1)轻者仅需减慢血流速度,以减少溶质清除,减轻血浆渗透压和 pH 过度变化。对伴肌肉痉挛者可同时输注高张盐水或高渗葡萄糖,并给予相应对症处理。如经上述处理仍无缓解,则应提前终止透析。

(2)重者(出现抽搐、意识障碍和昏迷)建议立即终止透析,并做出鉴别诊断,排除脑血管意外,同时输注甘露醇。之后根据治疗反应给予其他相应处理。透析失衡综合征引起的昏迷一般于 24 小时内好转。

3.预防

针对高危人群采取预防措施是避免发生透析失衡综合征的关键。

(1)首次透析患者:避免短时间内快速清除大量溶质。首次透析血清尿素氮下降控制在30%~40%。建议采用低效透析方法,包括减慢血流速度、缩短每次透析时间(每次透析时间控制在2~3小时)、应用面积小的透析器等。

(2)维持性透析患者:采用钠浓度曲线透析液序贯透析可降低失衡综合征的发生率。另外,规律和充分透析,增加透析频率、缩短每次透析时间等对预防有益。

(八)透析器反应

透析器反应既往又名"首次使用综合征",但也见于透析器复用患者。临床分为两类:A型反应(变态反应型)和B型反应(表1-2)。其防治程序分别如下。

表 1-2　透析器反应

	A 型透析器反应	B 型透析器反应
发生率	较低,<5 次/10 000 透析例次	3~5 次/100 透析例次
发生时间	多于透析开始后 5 分钟内,部分迟至 30 分钟	透析开始 30~60 分钟
症状	程度较重,表现为皮肤瘙痒、荨麻疹、咳嗽、喷嚏、流清涕、腹痛腹泻、呼吸困难、休克甚至死亡	轻微,表现胸痛和背痛
原因	环氧乙烷、透析膜材料、透析器复用、透析液受污染、肝素过敏、高敏人群及应用 ACEI 等	原因不清,可能与补体激活有关
处理	立即终止透析;夹闭血路管,丢弃管路和透析器中血液;严重者给予抗组胺药、激素或肾上腺素药物治疗;需要时给予心肺支持治疗	排除其他引起胸痛原因;给予对症及支持治疗;吸氧;如情况好转则继续透析
预后	与原因有关,重者死亡	常于 30 分钟后缓解
预防	避免应用环氧乙烷消毒透析器和管路;透析前充分冲洗透析器和管路;停用 ACEI 药物;换用其他类型透析器;采用无肝素透析等	换用合成膜透析器(生物相容性好的透析器);复用透析器可能有一定预防作用

1.A 型反应

A型反应主要发病机制为快速的变态反应,常于透析开始后5分钟内发生,少数迟至透析开始后30分钟。发病率不到5次/10 000透析例次。依据反应轻重可表现为皮肤瘙痒、荨麻疹、咳嗽、喷嚏、流清涕、腹痛、腹泻,甚至呼吸困难、休克、死亡等。一旦考虑A型透析器反应,应立即采取处理措施,并寻找原因,采取预防措施,避免以后再次发生。

(1)紧急处理:①立即停止透析,夹闭血路管,丢弃管路和透析器中血液。②给予抗组胺药、激素或肾上腺素药物治疗。③如出现呼吸循环障碍,立即给予心脏呼吸支持治疗。

(2)明确病因:主要是患者对与血液接触的体外循环管路、透析膜等物质发生变态反应所致,可能的致病因素包括透析膜材料、管路和透析器的消毒剂(如环氧乙烷)、透析器复用的消毒液、透析液受污染、肝素过敏等。另外,有过敏病史及高嗜酸性粒细胞血症、血管紧张素转换酶抑制药(ACEI)应用者,也易出现A型反应。

（3）预防措施：依据可能的诱因，采取相应措施。①透析前充分冲洗透析器和管路。②选用蒸汽或γ射线消毒透析器和管路。③进行透析器复用。④对于高危人群可于透析前应用抗组胺药物，并停用 ACEI。

2.B 型反应

B 型反应常于透析开始后 20～60 分钟出现，发病率为 3～5 次/100 透析例次。其发作程度常较轻，多表现为胸痛和背痛。其诊疗过程如下。

（1）明确病因：透析中出现胸痛和背痛，首先应排除心脏等器质性疾病，如心绞痛、心包炎等。如排除后考虑 B 型透析器反应，则应寻找可能的诱因。B 型反应多认为是补体激活所致，与应用新的透析器及生物相容性差的透析器有关。

（2）处理：B 型透析器反应多较轻，给予鼻导管吸氧及对症处理即可，常不需终止透析。

（3）预防：采用透析器复用及选择生物相容性好的透析器可预防部分 B 型透析器反应。

（九）心律失常

患者多数无症状。其诊疗程序如下。

（1）明确心律失常类型。

（2）找到并纠正诱发因素，常见的诱发因素有血电解质紊乱（如高钾血症或低钾血症、低钙血症等）、酸碱失衡（如酸中毒）、心脏器质性疾病等。

（3）合理应用抗心律失常药物及电复律：对于有症状或一些特殊类型心律失常如频发室性心律失常，需要应用抗心律失常药物，但应用时需考虑肾衰竭导致的药物蓄积。建议在有经验的心脏科医师指导下应用。

（4）严重者需安装起搏器，对于重度心动过缓及潜在致命性心律失常者可安装起搏器。

（十）溶血

溶血表现为胸痛、胸部压迫感、呼吸急促、腹痛、发热、畏寒等。一旦发生应立即寻找原因，并采取措施予以处置。

1.明确病因

（1）血路管相关因素：如狭窄或梗阻等引起对红细胞的机械性损伤。

（2）透析液相关因素：如透析液钠过低，透析液温度过高，透析液受消毒剂、氯胺、漂白粉、铜、锌、甲醛、氟化物、过氧化氢、硝酸盐等污染。

（3）透析中错误输血。

2.处理

一旦发现溶血，应立即予以处理。

（1）重者应终止透析，夹闭血路管，丢弃管路中血液。

（2）及时纠正贫血，必要时可输新鲜全血，将 Hb 提高至许可范围。

（3）严密监测血钾，避免发生高钾血症。

3.预防

（1）透析中严密监测血路管压力，一旦压力出现异常，应仔细寻找原因，并及时处理。

（2）避免采用过低钠浓度透析及高温透析。

（3）严格监测透析用水和透析液，严格消毒操作，避免透析液污染。

（十一）空气栓塞

一旦发现应紧急处理，立即抢救。其处理程序如下。

1.紧急处理

(1)立即夹闭静脉血路管,停止血泵。

(2)采取左侧卧位,并头和胸部低、脚高位。

(3)心肺支持,包括吸纯氧,采用面罩或气管插管。

(4)如空气量较多,有条件者可给予右心房或右心室穿刺抽气。

2.明确病因

与任何可能导致空气进入管腔部位的连接松开、脱落有关,刺针脱落、管路接口松或脱落等,另有部分与管路或透析器破损开裂等有关。

3.预防

空气栓塞一旦发生,死亡率极高。严格遵守血透操作规章操作,如动脉穿刺避免发生空气栓塞。

(1)上机前严格检查管路和透析器有无破损。

(2)做好内瘘针或深静脉插管的固定,透析管路之间、管路与透析器之间的连接。

(3)透析过程中密切观察内瘘针或插管、透析管路连接等有无松动或脱落。

(4)透析结束时不用空气回血。

(5)注意透析机空气报警装置的维护。

(十二)发热

透析相关发热可出现在透析中,表现为透析开始后1～2小时出现;也可出现在透析结束后。一旦血液透析患者出现发热,应首先分析与血液透析有无关系。如由血液透析引起,则应分析原因,并采取相应的防治措施。

1.原因

(1)多由致热原进入血液引起,如透析管路和透析器等复用不规范、透析液受污染等。

(2)透析时无菌操作不严,可引起病原体进入血液或原有感染因透析而扩散,而引起发热。

(3)其他少见原因如急性溶血、高温透析等也可出现发热。

2.处理

(1)对于出现高热患者,首先给予对症处理,包括物理降温、口服退热药等,并适当调低透析液温度。

(2)考虑细菌感染时做血培养,并给予抗生素治疗。通常由致热原引起者24小时内好转,如无好转应考虑是感染引起,应继续寻找病原体证据和抗生素治疗。

(3)考虑非感染引起者,可以应用小剂量糖皮质激素治疗。

3.预防

(1)在透析操作、透析管路和透析器复用中应严格规范操作,避免因操作引起致热原污染。

(2)有条件者可使用一次性透析器和透析管路。

(3)透析前应充分冲洗透析管路和透析器。

(4)加强透析用水及透析液监测,避免使用受污染的透析液进行透析。

(十三)透析器破膜

1.紧急处理

(1)一旦发现应立即夹闭透析管路的动脉端和静脉端,丢弃体外循环中血液。

(2)更换新的透析器和透析管路进行透析。

(3)严密监测患者生命体征、症状和体征情况,一旦出现发热、溶血等表现,应采取相应处理措施。

2.寻找原因

(1)透析器质量问题。

(2)透析器储存不当,如冬天储存在温度过低的环境中。

(3)透析中因凝血或大量超滤等而导致跨膜压过高。

(4)对于复用透析器,如复用处理和储存不当、复用次数过多也易发生破膜。

3.预防

(1)透析前应仔细检查透析器。

(2)透析中严密监测跨膜压,避免出现过高跨膜压。

(3)透析机漏血报警等装置应定期检测,避免发生故障。

(4)透析器复用时应严格进行破膜试验。

(十四)体外循环凝血

1.原因

寻找体外循环发生凝血的原因是预防以后再次发生及调整抗凝剂用量的重要依据。凝血发生常与不用抗凝剂或抗凝剂用量不足等有关。以下因素易促发凝血。

(1)血流速度过慢。

(2)外周血 Hb 过高。

(3)超滤率过高。

(4)透析中输血、血制品或脂肪乳剂。

(5)透析通路再循环过大。

(6)使用了管路中补液壶(引起血液暴露于空气、壶内产生血液泡沫或血液发生湍流)。

2.处理

(1)轻度凝血:常可通过追加抗凝剂用量,调高血流速度来解决。在治疗中仍应严密检测患者体外循环凝血变化情况,一旦凝血程度加重,应立即回血,更换透析器和管路。

(2)重度凝血:常需立即回血。如凝血重而不能回血,则建议直接丢弃体外循环管路和透析器,不主张强行回血,以免凝血块进入体内发生栓塞。

3.预防

(1)透析治疗前全面评估患者凝血状态、合理选择和应用抗凝剂是预防关键。

(2)加强透析中凝血状况的监测,并早期采取措施进行防治。监测包括:压力参数改变(动脉压力和静脉压力快速升高、静脉压力快速降低)、管路和透析器血液颜色变暗、透析器见小黑线、管路(动脉壶或静脉壶内)小凝血块出现等。

(3)避免透析中输注血液、血制品和脂肪乳等,特别是输注凝血因子。

(4)定期监测血管通路血流量,避免透析中再循环过大。

(5)避免透析时血流速度过低。如需调低血流速度,且时间较长,应加大抗凝剂用量。

九、血液透析充分性评估

对终末期肾病患者进行充分的血液透析治疗是提高患者生活质量,减少并发症,改善预后的重要保证。对血液透析进行充分性评估是改进透析,保证透析质量的重要方法。

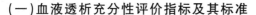

（一）血液透析充分性评价指标及其标准

广义的透析充分性指患者通过透析治疗达到并维持较好的临床状态,包括血压和容量状态、营养、心功能、贫血、食欲、体力、电解质和酸碱平衡、生活质量等。狭义的透析充分性指标主要是指透析对小分子溶质的清除,常以尿素为代表,即尿素清除指数 Kt/V［包括单室 Kt/V(spKt/V)、平衡 Kt/V(eKt/V)和每周标准 Kt/V(std-Kt/V)］及尿素下降率(URR)。

1.评价指标

(1)临床综合指标:临床症状如食欲、体力等;体征如水肿、血压等;干体重的准确评价;血液生化指标如血肌酐、尿素氮、电解质、酸碱指标;营养指标包括清蛋白等;影像学检查如心脏超声波检查等。

(2)尿素清除指标:URR、spKt/V、eKt/V 和 std-Kt/V。

2.充分性评估及其标准

达到如下要求即可认为患者得到了充分透析。

(1)患者自我感觉良好。

(2)透析并发症较少,程度较轻。

(3)患者血压和容量状态控制较好。透析间期体重增长不超过干体重5％,透析前血压低于18.7/12.0 kPa(140/90 mmHg),透析后血压低于 17.3/10.7 kPa(130/80 mmHg)。

(4)血电解质和酸碱平衡指标基本维持在正常范围。

(5)营养状况良好。

(6)血液透析溶质清除较好,具体标准见后。小分子溶质清除指标单次血透 URR 达到65％,spKt/V达到1.2;目标值 URR 达到70％,spKt/V 达到1.4。

（二）采取措施达到充分透析

(1)加强患者教育,提高治疗依从性,以保证完成每次设定透析时间及每周透析计划。

(2)控制患者透析间期容量增长。要求透析间期控制钠盐和水分摄入,透析间期体重增长不超过干体重的5％,一般每天体重增长不超过1 kg。

(3)定期评估和调整干体重。

(4)加强饮食指导,定期进行营养状况评估和干预。

(5)通过调整透析时间和透析频率、采用生物相容性和溶质清除性能好的透析器、调整透析参数等方式保证血液透析对毒素的有效充分清除。

(6)通过改变透析模式(如进行透析滤过治疗)及应用高通量透析膜等方法,努力提高血液透析对中大分子毒素的清除能力。

(7)定期对心血管、贫血、钙磷和骨代谢等尿毒症合并症或并发症进行评估,并及时调整治疗方案。

（三）Kt/V 测定及评估

Kt/V 是评价小分子溶质清除量的重要指标。主要是根据尿素动力学模型,通过测定透析前后血尿素氮水平并计算得来。目前常用的是 spKt/V、eKt/V 和 std-Kt/V,其中 spKt/V 因计算相对简单而应用较广。

1.spKt/V 计算

计算公式:spKt/V＝In［透后血尿素氮/透前血尿素氮－0.008×治疗时间］＋［4－3.5×透后血尿素氮/透前血尿素氮］×(透后体重－透前体重)/透后体重。

治疗时间单位:小时(h)。

2.eKt/V 计算

这是基于 spKt/V 计算得来的。根据血管通路不同,计算公式也不同。

(1)动静脉内瘘者:eKt/V＝spKt/V(0.6×spKt/V)＋0.03。

(2)中心静脉置管者:eKt/V＝spKt/V－(0.47×spKt/V)＋0.02。

3.Kt/V 评价标准

当 Kru<2 mL/(min·1.73 m²)时,每周 3 次透析患者达到最低要求 spKt/V 1.2(或 eKt/V 1.0,不包括 Kru),相当于 stdKt/V 2.0;如每次透析时间短于 5 小时,达到 URR 65%。目标值是 spKt/V 1.4(或 eKt/V 1.2,不包括 Kru),URR 70%。当 Kru 2 mL/(min·1.73 m²)时,spKt/V 的最低要求可略有降低(表 1-3),目标值应该比最低要求高 15%。

表 1-3　不同残肾功能和透析频率时 spt/V 最低要求

透析次数(次/周)	Kru 2 mL/(min·1.73 m²)	Kru 2 mL/(min·1.73 m²)
2	不推荐	2.0 *
3	1.2	0.9
4	0.8	0.6
6	0.5	0.4

* 一般不推荐每周 2 次透析,除非 Kru>3 mL/(min·1.73 m²)。

(1)残肾尿素清除率(Kru)2 mL/(min·1.73 m²)时[相当于 GFR 4.0 mL/(min·1.73 m²)],spKt/V 的最低要求。①每周 3 次透析:spKt/V 需达到 1.2。②每周 4 次透析:spKt/V 需达到 0.8。

(2)Kru≥2 mL/(min·1.73 m²)时,为 spKt/V 的最低要求。①当 Kru 3 mL/(min·1.73 m²)时,可考虑每周 2 次透析,spKt/V 需达到 2.0。②每周 3 次透析,spKt/V 需达到 0.9。③每周 4 次透析,spKt/V 需达到 0.6。

为保证透析充分,要求无残肾功能、每周 3 次透析患者每次透析时间最少不能低于 3 小时,每周透析时间需 10 小时以上。

4.血标本的留取

采取准确的抽血方法是保证精确评价患者 Kt/V 的前提。根据患者血管通路及抽血时间等的不同,操作规程如下。

(1)透析前抽血。①动静脉内瘘者:于透析开始前从静脉端内瘘穿刺针处直接抽血。②深静脉置管者:于透析前先抽取 10 mL 血液并丢弃后,再抽血样送检。避免血液标本被肝素封管溶液等稀释。

(2)透析后抽血:为排除透析及透析后尿素反弹等因素影响血尿素氮水平,要求在透析将结束时,采取如下抽血方法。①方法 1:首先设定超滤速度为 0,然后减慢血流速度至 50 mL/min 维持 10 秒,停止血泵,于20 秒内从动脉端抽取血标本。或首先设定超滤速度为 0,然后减慢血流速度至100 mL/min,15 秒后从动脉端抽取血标本。②方法 2:首先设定超滤速度为 0,然后将透析液设置为旁路,血流仍以正常速度运转3分钟后,从血路管任何部位抽取血标本。

5.Kt/V 监测

对于透析稳定患者,建议至少每 3 个月评估 1 次;对于不稳定患者,建议每月评估 1 次。

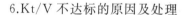

6.Kt/V 不达标的原因及处理

（1）原因分析：①治疗时间没有达到透析处方要求。如：透析中出现并发症而提前停止或中间暂停透析；患者晚到或因穿刺困难而影响治疗时间；透析机是否因报警等原因而使实际透析时间短于处方透析时间；提前终止透析。②分析绝对血流速度是否达到透析处方要求：因血管通路或透析并发症原因，透析中减慢了血流速度；血流速度相对降低如血管通路因素导致血流速度难以达到透析处方要求，此时虽然设定的血流速度较高，但很大部分为再循环血流，为无效血流。③血标本采集不规范可影响 Kt/V 的估算：检查透析前血标本采集是否规范，如是否在开始前采血、中心静脉导管患者抽取送检的血标本前是否把封管液全部抽出并弃除；检查透析后抽血是否规范，如是否停止了超滤、血流速度是否调低或停止血泵、是否把透析液设置为旁路、血流调低后是否有一定的稳定时间再抽血；抽血部位是否正确。④应对透析器进行分析及检测：透析器内是否有凝血；透析器选择是否合适（如选择了小面积或 KoA 小的透析器）；是否高估了透析器性能，如透析器说明书上的清除率数据高于实际清除性能。⑤血液检测：如怀疑血液检测有问题，应该再次抽血重新检测，或送检其他单位；抽取的血样应尽快送检，否则会影响检测结果。⑥其他：透析液流速设置错误；错误关闭了透析液；患者机体内尿素分布异常，如心功能异常患者外周组织中尿素蓄积量增大。

（2）透析方案调整流程：①保证每次透析时间，必要时需要适当延长透析时间。②保证透析中血流速度达到处方要求。③严格规范采血，以准确评估 Kt/V。④定期评估血管通路，检测血流量及再循环情况。至少 3 个月检测 1 次。⑤合理选用透析器。⑥治疗中严密监测，包括管路和透析器凝血、各种压力监测结果、各种透析参数设置是否正确等。

（宋机光）

第三节　短时透析

以每周 12～15 小时透析时间为主要特征的标准血液透析已成为最主要的透析方式，但患者几乎每隔一天就要花费白天的一半时间在透析机旁，它不仅给患者的生活和工作带来诸多不便，增加精神压力，而且标准透析仍存在透析不充分等问题，故透析界一直在探索由标准透析进一步缩短透析时间的方法和技术，以求提高透析效果和满足透析患者及其家属省时的期望。短时透析技术的发展，使这种愿望成为现实。早期国内各大透析中心纷纷就已开展了这一新技术，积累了一定经验，但也发现一些不良反应，而且较常规血透增加了透析费用，因此，如何评价这一新技术亟待讨论。国外使用数年后发现并发症和死亡率略高于常规血透，故国内目前已很少采用。

一、短时透析的定义和种类

短时透析可将每周透析时间缩短到 6～9 小时，即由传统的每次 4～5 小时缩短为 3 小时或 2 小时。短时透析要求。①每次透析时间＜3 小时。②血流速＞300 mL/min。③尿素清除率＞210 mL/min或＞3 mL/(min·kg)。依照采用方法的特点，短时透析可分为以下几种。

（一）高效率透析（high efficiency dialysis，HED）

HED 主要通过增加透析膜面积与血流速度来提高溶质（主要是小分子溶质）的清除率。高效率透析器在高血流速下,超滤率<10 mL/(h·mmHg)时尿素清除率较高,高效率透析器费用较低,常规铜仿膜可在较高的血流速下使尿素清除率达到较高的水平。采用碳酸氢盐透析和超滤控制系统,超滤量相当于治疗时所需的脱水量。

(二)高通量透析(high flux dialysis,HFD)

HFD是应用血液滤过器进行血液透析的一种技术。由于合成的高分子聚合膜具有很高的扩散性能和水通透性,血液与透析液之间有更多的和分子量更大的溶质进行转运,可清除分子量为10~60 D的物质,如β_2-微球蛋白。高通量指溶质和/或水高速率通过半透膜从血液侧向透析液侧移动。是否真正属于高通量透析取决于所选用透析器膜的超滤系数[需>15 mL/(h·mmHg)],而非指血液与透析液的流量,当然若同时提高血液与透析液的流速,透析效果会进一步提高。用高通量透析技术,其溶质清除范围大于高效率透析。在净超滤增高时,反超滤及蛋白漏出会带来新的问题。此技术必须在有容量控制超滤的设备中应用,但不需要像血液滤过机那样复杂的设备,不补充置换液。因有可能出现反超滤,还必须保证透析液无菌和无致热原。

(三)血液透析滤过(hemodiafiltration,HDF)

HDF是将间断血液滤过与血液透析相结合的一种治疗方法。HDF结合了弥散和对流两种清除方式的优点,其总清除率比单纯血滤和血透都高。HDF的超滤量明显大于治疗期间体重的增加量,用后稀释法补充置换液,其目的是使清除的溶质大小与肾小球滤过的溶质大小相当。可以使用与高通量透析相同的滤器与设备。

二、短时透析的技术要求

(一)透析器

用于短时透析的透析器要求面积大(>1.4 m²)、阻力小,即使在血流速为400 mL/min时,血液在透析器内也能保持均匀分布,这样才能充分利用透析膜的表面积,以保持溶质交换。高通透性膜现有的材料分为3类,包括纤维素膜、非醋酸纤维素膜和高通量膜。3种膜材料均能清除小分子物质,但对于中分子物质,高通量膜的清除率及筛漏系数最高,生物相容性最优。改进的铜仿膜生物相容性明显提高,由于膜的厚度薄(5 μm),水的通透性增加,对中分子物质的通透性提高20%。

(二)血流量

标准血液透析的血流量为200~250 mL/min,短时透析要求血流量增加至300~500 mL/min。最好是事先用超声多普勒进行检查。进行高速体外循环时必须有:①高质量血泵;②短而粗(14~15 G)的内瘘穿刺针;③短的血路管道;④成对的泵管;⑤范围较宽的压力报警系统。

(三)透析液流速

短时透析的透析液流速要求提高到600~700 mL/min,而一般的透析机当透析液流速超过500 mL/min时,透析液的配制、加温和压力都会出现问题,故应及时检测上述参数。

(四)透析液

进行短时透析时因有一定量的透析液反超滤到血液中,因此要求透析液无菌、无致热原,常用的方法是用滤器过滤透析液。流水线式置换液制备系统利用反渗水与浓缩液混合,经细菌滤器后制成透析液,临床证明该装置经济、安全。用未过滤的透析液透析前内毒素<1 Eu/mL,透析后内毒素>10 Eu/mL,而用过滤后的透析液透析前后的内毒素分别<0.03 Eu/mL 和

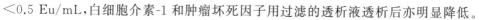

＜0.5 Eu/mL,白细胞介素-1 和肿瘤坏死因子用过滤的透析液透析后亦明显降低。

（五）透析液中的缓冲剂

短时透析必须使用碳酸氢盐透析液,否则会导致醋酸盐过度负荷,发生血流动力学与代谢紊乱。此外,血与透析液中缓冲剂的浓度差、置换液中缓冲剂的浓度与输入量、反滤过量和血液的再循环量等均可影响酸碱平衡。

（六）超滤率

短时透析要求准确控制超滤液,以保证患者能耐受治疗。目前的血透机多采用容量或重量超滤控制系统。

（七）肝素

肝素泵必须能在高达 133.3 kPa(1 000 mmHg)的压力下保证精确的功能。若无此条件且治疗时间为 2.5 小时或更少,开始的肝素冲击量应轻度增加而不进行连续性肝素输入。

三、影响短时透析效果的因素

（一）透析效率降低

由于短时透析治疗时间短,若在治疗过程中发生报警、透析液短路、低血压、血管通路障碍等情况,即使时间不长,也会对透析效果产生明显的影响,因此必须认真仔细地监测上述情况。

（二）血流量

当血流量＞300 mL/min 时,泵管内径的误差、动脉内的负压及设定错误等均可影响血流量。

（三）再循环

动脉穿刺的远端形成负压,静脉穿刺的近端压力也增高,这样就形成了两个穿刺之间的再循环。再循环对大分子物质的清除率影响较小,对小分子物质如肌酐,清除率可减少至再循环率的3/4。短时透析时再循环量可达 20%,显著降低透析效果。

（四）反超滤

反超滤是指液体由透析液侧流向血液侧,是由透析器内血液与透析器间的压力差所造成的,如使用通透性强的透析器,其静脉端的透析液平均压力超过血压,结果透析液反超滤到血液中。反超滤也可以使透析液中的内毒素等致热原进入体内。

（五）低血压

低血压是短时透析失败的主要原因,是由于透析时间缩短,使单位时间内去除体内水分量过多过快,组织液未能及时进入血液,引起患者血管容量缺失而造成低血压。低血压的发生率与超滤量呈指数相关关系,若超滤率＞0.7 mL/(kg·min),即每小时 2.4 L,低血压的发生率＞80%,每小时超滤量在 1.5 L 以下时,低血压的发生率＜20%,因此必须设定透析间期体重增量范围及透析过程中超滤量。

（六）心血管功能

部分患者心脏储备功能欠佳,用标准醋酸盐透析时低血压发生率＞50%,改用碳酸氢盐透析低血压亦常发生,此类患者不适宜进行短时透析。

（七）失衡综合征

失衡综合征是由于血-脑屏障两侧的渗透压不平衡,导致水分进入脑脊液。避免失衡综合征的措施首先是透析治疗的强度,即透析第 1 周后血浆尿素氮水平也至少为透析前的 70%～

80％;控制超滤量和采用高钠透析液亦为避免失衡综合征发生的重要措施。

四、短时透析的优缺点和适应证

(一)优缺点

短时透析可采用生物相容性较好的膜,有碳酸氢盐透析液(钠浓度可变成高钠)和超滤控制系统,使患者对透析的耐受性增加,溶质的清除范围更广,不仅能清除小分子和中分子物质,还能清除 β_2-微球蛋白等,减少了血透的长期并发症。同时由于治疗时间缩短,提高了患者的生活质量。但患者在透析期间需要更严格地控制饮食和水钠的摄入。由于血流速高,增加了血液回路出现并发症的危险,血管通路的有效寿命会减少,出现进行性狭窄和再循环。还需要严格控制透析用水和透析液浓缩物的质量,需要高流量透析器及昂贵的设备,使其治疗费用增加。短时透析对血透操作人员的要求更高。

(二)适应症

短时透析理论上几乎适用于所有透析患者,但下列情况下最好不要进行短时透析。①不能保证血流速在 $300\sim400$ mL/min 的血管通路。②透析间期体重增加过快,达 $5\sim6$ kg。③心血管功能不稳定的患者。④营养状况欠佳、体重过低的患者。

五、远期效果

Keshaviah 报道 200 例短时透析患者的住院率与标准血透相比无差别,随访 1 年,其死亡率亦与标准血透相当。对高血压患者应用 HDF 治疗,几个月内血压有明显下降,治疗中患者耐受性良好,无失衡表现,血压稳定。然而临床应用短时透析的远期疗效还需进行进一步的研究,高通量、短时透析的正面效果是否大于负面效应,目前还不宜做最后结论,应持谨慎态度。另外,配制无菌、无内毒素和致热原的透析液需要更复杂的设备,反超滤现象的发生对透析机的设计和透析器形状等均提出了新的要求,这一切均有待进一步证实。

(宋机光)

第四节　血液透析滤过

Leber 首次提出血液透析滤过技术,是血液透析、血液滤过技术的联合,能通过弥散、对流方法清除溶质,结果是两种技术相互影响的结果,通过弥散主要清除小分子物质,通过对流主要清除中分子物质,在临床上能收到短时高效的效果。近年来血液透析术取得了长足的进步,已成为慢性肾功能不全患者的常规治疗方法。目前全球有至少 120 多万尿毒症患者依靠透析疗法维持生命,这个数字尚在持续增长中。

与生理肾脏所发挥的功能相比,一些血液透析术目前还存在不足:溶质清除效率较低,溶质清除的选择性较差,尤其对大分子毒素的清除;仅能部分模拟肾脏功能,缺乏肾脏内分泌功能,透析膜生物不相容性可导致炎症介质激活等。近年来,新的透析技术不断用于临床,联机血液透析滤过尤为引人注目,极大地提高了各种分子量毒素的清除能力,简化了血液透析滤过技术,经济可行,能减少透析液细菌污染,为超净水透析,技术相对简单,效率较高,逐渐成为常规血液净化方法之一,仅次于血液透析居第二位。中国血液透析用血管通路专家共识在网上发表,介绍了临床目标、质量改进等,对临床有较大的应用价值,详细内容可从网上获取。

一、血液透析滤过的原理

血液透析滤过(HDF)综合了血液透析(HD)和血液滤过(HF)的优点,即通过弥散,高效清除小分子量物质,又通过对流,高效清除中分子量物质,用于临床后,方法并不难。血液透析滤过需要高流量透析器或滤过器、容量控制的血液透析机(除水范围≥4 500 mL/h)、置换液,为了提高效率,减少治疗时间,需要血流量为250～300 mL/min,透析液流量为500 mL/min,治疗时间为4小时,置换液量在10 000 mL以上。置换液可用通常的透析液处方,置换液电解质含量与细胞外液相似,关键是低成本、高流量的透析液和置换液。目前主要采用冷滤过技术,基本原理:高质量的透析液首先通过第一个超滤器以清除内毒素,一部分直接进入高通量透析器的透析室,进行弥散交流,另一部分在通过第二个内毒素超滤器后,直接作为置换液注射入血。注射入血的阶段,可在通过超滤器前(前稀释模式),也可在通过超滤器后(后稀释模式),等量的血浆的水从超滤器中被超滤出,以维持机体出入液量平衡。

二、影响血液透析滤过清除率的因素

血液透析滤过清除溶质有三种方式,对流、弥散、吸附,以前两者为主。弥散主要清除小分子溶质,清除率主要与透析膜两侧的小分子溶质浓度梯度成正相关,此外还与透析器面积、小分子溶质相对分子量、透析膜的弥散通透性、血流量、透析液流量相关。

对流是清除中/大分子量物质最主要的方式,而对流清除率,主要取决于超滤率及溶质筛选系数。筛选系数与某一特定中/大分子量溶质浓度相关,大于或小于此浓度,溶质筛选系数均降低。前稀释模式时血液稀释,中/大分子量溶质清除率降低,筛选系数可提高,一般可将置换液前稀释输入透析滤器,液体流量增加、血液稀释,能使滤器中血液处于良好的流变学及压力状态,可提高置换液交换量,使滤器保持较好的通透性,有利于提高对流清除率;但同时存在的血液稀释作用,又会降低清除率,可以用增加液体交换量来弥补。在后稀释模式时,如超滤率过高,血液较浓缩,中/大分子量溶质的筛选系数可降低。溶质筛选系数还与透析膜的电生化、结构、膜孔径、形状有关。为了增大溶质对流清除率,需增加超滤率,即增加置换液交换量,但当增加到一定程度后,由于溶质筛选系数显著降低,总溶质排除率反而下降。大多数认为,应将血浆水超滤滤过分数保持在理想水平0.30,滤器后血细胞比容应保持在低于50%为宜。

血液稀释作用的大小主要取决于置换液流量与血流量的比例,比例越小,稀释作用影响越小;比例越大,稀释作用影响越大,当比例增加至一定程度后,稀释作用可抵消置换液流量增加所带来的效益,清除率达到平台。在允许范围内尽量增加血液流量,降低血液稀释的负面作用,则可以保持合理的溶质清除率和筛选系数。在置换液交换量小于血流量30%的情况下,使用后稀释有助于提高溶质清除率,也能节省置换液数量。为了综合前、后稀释两种模式的优点,有人提出后稀释混合性输入的模式,但恰当的混合比例还需更多研究来确定。最近一种新的反馈系统问世,能使透析功能自动调整前后稀释比例,并在安全范围内达最高水平,保证最大超滤率及最合适的血浆滤过分数,β_2微球蛋白清除率明显提高。

血液透析滤过最大的优点在于能明显提高对中分子量蛋白的清除,而清除率则取决于置换液交换量,一般能清除β_2微球蛋白、肌球蛋白、终末糖基化产物、终末蛋白氧化产物、同型半胱氨酸、瘦素等尿毒症毒素。

三、血液透析滤过对水质的要求

透析患者每次透析时会接触大量液体(每周 300～500 L),而血液透析滤过中相当部分的置换液直接注射入患者血液中,因此对于血液透析滤过的水质要求极严格。血液透析滤过对水质的控制通常包括两方面:一是透析用水的质量控制,二是置换液的质量控制。

血液透析滤过用的水需达到超纯水程度,细菌数<10 CFU/mL,内毒素含量<0.03 CFU/mL。水处理通常需采用二级反渗装置,一级反渗装置要使水质达标,二级反渗装置要使水质进一步纯化,同时保证在一级反渗装置出现故障后,系统能继续运行。

微生物水平(包括内毒素测定及细菌培养)、硝酸盐水平须每月检测 1 次,化学剂残留、氯离子水平应每天监测 1 次;全面化学检测包括各种微量元素水平,应每 12 个月进行 1 次,应使水质达到国际公认的安全标准。经反渗装置处理后的水,到达透析机与透析液混合后,还需进一步净化处理,要通过两个内毒素滤器后,才能成为直接输入血液的置换液。

四、血液透析滤过器件的维护与管理

(一)内毒素滤器的维护与更换

一般来说,内毒素滤器的效率,取决于以下几个因素:一是膜的特性和质量,有报道,即使是同一种材料,也可因不同厂家和批号,而具有不同的滤过能力。二是使用的条件,包括透析用水前期处理质量、滤器使用时间的长短、透析液内毒素含量等。目前临床上以聚砜膜和聚酰胺膜最为常用,高质量的过滤器,经含高浓度内毒素的液体灌流 7 天以上,仍能保持效率。在常规临床应用条件下,应根据生产厂家的推荐、透析用水的质量、使用时间的长短、日常消毒维护情况等,决定透析膜的替换时间间隔。一般使用 2～3 个月或治疗 300～900 小时更换一个透析膜。

(二)严格的管理制度和监测制度

任何开展联机血液透析滤过的医疗单位,均应制订严格的操作和设备维护的规章制度,重点是保证水处理设备的正常工作,防止血液透析滤过机内再污染和细菌增殖。消毒、滤器替换均要有专人负责,应强调定期监测水质和置换液的微生物学质量,应保证透析 A、B 浓缩液的质量,能达到国家行业标准。由于取样、培养基、培养方法等方面的特殊性,微生物学检测应由有经验的专业人员进行,必要时可进行高敏感的单核细胞激活试验。任何异常的临床反应(如寒战、发热、败血症等)均应立即引起高度重视,并对整个设备进行全面的仔细检查。

五、血液透析滤过的临床应用

血液透析滤过是目前清除溶质最好的透析方式,但它的使用,能否降低一些中/大分子毒素相关的透析并发症如透析相关淀粉样变、肾性骨病的发生率,进而提高患者生存率及生活质量,还需大量的循证医学证实。

(一)对小分子物质的清除能力

对小分子物质(以尿素为代表)的清除能力,为评价透析效率最重要的指标。研究显示,联机血液透析滤过,对小分子毒素的溶质清除能力,优于血液透析或常规血液透析滤过。由于联机血液透析滤过的置换液是从透析液中分流而出,过高的置换液速率虽可增加溶质对流清除率,但同时可能导致弥散清除率的减少。研究证实,前稀释模式小分子物质弥散清除率减少约10%,而

后稀释模式弥散清除率则基本维持。

(二)对中/大分子量毒素的清除能力

血液透析滤过由于对流清除能力更大,可清除中/大分子量毒素,该技术是迄今为止所有治疗方法中,对中/大分子量毒素清除效率最高的方式。

尿毒症毒素主要包括:①小分子量(<0.5 kD)水溶性化合物毒素,如尿素,易被弥散透析清除;②与蛋白结合的溶质毒素,如酚类化合物,能结合清蛋白;③中分子量毒素,分子量$0.5\sim$ 12 kD,大部分是肽类,包括肾上腺髓质素、心钠肽、β_2微球蛋白、β-内啡肽、胆囊收缩素、Clara细胞蛋白、补体D、胱抑素C、脱颗粒抑制蛋白1、δ-睡眠生成肽、内皮素1、K轻链、λ轻链、透明质酸、白细胞介素1β/6/18、瘦素、甲硫氨酸脑啡肽、神经肽Y、甲状旁腺激素、视黄醇结合蛋白、肿瘤坏死因子α、抵抗素、成纤维细胞生长因子、血管紧张素Ⅱ等。中分子量毒素能抑制红细胞生成、抑制白细胞功能、促进血小板聚集,导致细胞免疫功能障碍,与尿毒症症状的产生相关。清除中分子量毒素,能改善尿毒症患者的生存率,减少β_2微球蛋白相关淀粉样变等的风险等。常规的血液透析较难清除中分子量毒素。联机血液透析滤过能有效清除大分子毒素,如终末糖基化产物(AGEs)、终末氧化蛋白产物等。目前仅有联机血液透析滤过可有效清除上述毒素。

(三)对炎症细胞因子的清除能力

维持血液透析滤过,能改善终末期尿毒症患者的预后,但随着存活期的延长,患者血浆中的炎症细胞因子增加,可逐渐出现慢性并发症如心脑血管事件、免疫力低下等,影响患者透析的效果与生活质量。炎症细胞因子分子量为$10\sim45$ kD,多为多肽,包括白细胞介素-1β、肿瘤坏死因子α、白细胞介素-6/8、转化生长因子-β等。炎症细胞因子的清除,主要是通过对流和吸附,与透析膜和透析液有关,联机血液透析滤过清除炎症细胞因子的机制及改善,尚有待进一步研究。

(四)对酸碱平衡的调节

血液透析滤过更符合生理要求,常应用加碳酸氢盐的置换液,透析滤过开始后,患者血清碳酸氢盐水平迅速上升,在3~4个小时达平台水平,接近透析液的碳酸氢盐水平;治疗6个月后,血清碳酸氢盐水平进一步上升;此时常需降低透析液的碳酸氢盐水平,以防止发生代谢性碱中毒。维持适当的透析液碳酸氢盐水平时,患者透析后血pH可维持在较合适的范围内(较轻度的代谢性碱中毒)。

(五)对钙磷代谢的调节

血钙磷水平取决于透析液钙磷水平,取决于钙磷螯合剂、钙三醇即$25(OH)D_3$的使用情况。联机血液透析滤过中,引发患者血清游离钙离子变化的主要因素,是透析液钙离子水平、透析液与透析前血液的钙离子水平梯度;超滤率对血钙水平常无明显影响。

(六)对微量元素水平的调节

如果水处理设备运行正常、维护良好,特别是应用反渗膜,联机血液透析滤过的透析液和置换液的微量元素(如 Al、As、Cd、Cr、Cu、Hg、Pb、Se、Zn)和阴离子水平(F^-、NO_2^-、POF_4^{3-}、SO_4^{2-})均在国际标准范围内。治疗12个月后,血浆 Al、Cd、Cr、Se、Zn水平保持稳定,而 Cu、Pb水平趋向正常。

(七)对骨代谢的影响

血液透析滤过对骨代谢影响的研究较少。一些研究结果表明,联机血液透析滤过对骨代谢的影响优于普通血液透析。

(八)对血流动力学稳定性的影响

血液透析滤过对血流动力学稳定性的影响优于常规血液透析,适用于心血管系统欠稳定的高危患者和老年尿毒症患者,症状性低血压的发生率明显降低,所需用的生理盐水、高张液体量也大大降低。血液透析滤过使血流动力学稳定的机制包括:①联机血液透析滤过,能等渗地清除血液中的钠离子和氢离子,不影响患者细胞外液中的钠离子水平,能保持患者细胞外液的高渗状态,可促使组织间液和细胞内液较易外流,有利于血管再灌注和维持外周血管阻力;②相对低温的置换液,能促使患者外周血管收缩,减少低血压;③含钠离子水平相对较高的置换液,直接回输入静脉回路中;④血管活性物质抑制剂被对流作用清除;⑤生物相容性较佳,导致血管活性物质释放较少。总之,在联机血液透析滤过治疗时,组织间液和细胞内液较易外流,有利于血管再灌注和维持外周血管阻力,心脏射血分数常保持不变,有利于透析期间血压的控制。

(九)对肾性贫血的影响

血液透析滤过可升高血红蛋白水平,减少红细胞生成素的需要量,有利于节约治疗费用,铁代谢指标如铁蛋白水平、转铁蛋白饱和度常无明显变化;联机血液透析滤过,对于未接受红细胞生成素治疗的尿毒症患者,也有升高血细胞比容、血红蛋白水平的作用,可改善贫血;机制可能和透析剂质量提高、超净水减少机体炎症反应,对中/大分子量毒素清除率提高等有关。

(十)对透析患者营养状态的影响

血液透析滤过治疗时,常采用超滤率和通透性较高的血滤器,但治疗前后血浆清蛋白水平常无明显变化;或水平有轻微下降,但随后即恢复正常。患者治疗期间食欲常改善,透析后干体重能持续缓慢增长,治疗9个月后干体重常显著高于治疗前。血液透析滤过患者的营养状态有所改善。

六、血液透析滤过的安全性

血液透析滤过已经受了时间考验,有报道,在总共 4 284 次血液透析滤过中,共输注102 900 L置换液,未观察到有明显的致热原反应,未发现置换液中细菌生长,致热原的试验结果均<0.01 EU/mL。血液透析滤过产生的透析液对单核细胞的刺激作用,和市售的袋装置换液相似,长期治疗后患者血浆炎症细胞因子水平常无明显改变。治疗的安全性较高,即制即用,能保证细菌无足够时间繁殖。

(宋机光)

第五节 血 液 灌 流

血液灌流(hemoperfusion,HP)技术是指将患者的血液引出体外,经过灌流器,通过吸附的方法来清除人体内源性和外源性的毒性物质,达到净化血液的一种治疗方法。

目前常用灌流器按吸附材料分类:活性炭和树脂(合成高分子材料)。以活性炭为吸附剂的灌流器,其特点是吸附速度快、吸附容量高、吸附选择性低,但活性炭与血液接触会引起血液有形成分的破坏,同时炭的微颗粒脱落有引起微血管栓塞的危险。随着科学技术的进步,活性炭灌流器得以改良,采用半透膜材料将活性炭进行包裹,防止炭微颗粒脱落。以树脂为吸附剂的灌流器,对有机物具有较大的吸附能力,选择性高,性能稳定,目前临床应用较广,已应用于多学科和多种疾病的治疗,具有特异性及先进性。

灌流技术与其他血液净化方法联合应用,如血液灌流与连续性肾脏替代疗法(CRRT)、血液透析(HD)或血液透析滤过(HDF)联合可形成不同的杂合式血液净化方法。

一、适应证

(一)急性药物或毒物中毒

当药物或毒物中毒时,利用血液透析也能清除毒物,但仅适用水溶性、不与蛋白质或血浆其他成分结合的物质,且对分子量较大的毒物无效。对大部分毒物或药物,血液灌流效果比血液透析的效果好。

(1)巴比妥类:苯巴比妥、异戊巴比妥、司可巴比妥、甲基巴比妥、硫喷妥钠。

(2)非巴比妥催眠镇静药类:地西泮、甲丙氨酯(眠尔通)、甲喹酮(安眠酮)、硝西泮、水合氯醛、异丙嗪、奥沙西泮。

(3)抗精神失常药:奋乃静、氯丙嗪、氯普噻吨(泰尔登)、阿米替林、硫利达嗪、三氟拉嗪、丙米嗪。

(4)解热镇静药:阿司匹林、对乙酰氨基酚(扑热息痛)、非那西丁、秋水仙碱。

(5)心血管药:地高辛、洋地黄毒苷、奎尼丁、普鲁卡因胺。

(6)除草剂、杀虫剂:氯丹、敌草快、百草枯、有机磷类、有机氯类、氟乙酰胺(灭鼠药)。

(7)食物中毒:如青鱼胆中毒、毒蕈中毒。

(8)其他:士的宁、茶碱、奎宁、苯妥英钠、三氯乙烯。

(二)尿毒症

血液灌流可以清除很多与尿毒症有关的物质,如肌酐、尿酸等,且中分子物质的清除率比血液透析好,但不能清除水分和电解质,因此不能单独用来治疗尿毒症。对尿毒症伴有难治性高血压、顽固性瘙痒等疗效显著。

(三)肝衰竭

对肝衰竭患者血中的芳香族氨基酸、硫醇有机酸酚类和中分子代谢药物有显著的吸附作用,对重症肝炎伴有肝性脑病、高胆红素血症有较好治疗效果。

(四)严重感染

脓毒症或系统性炎症综合征。

(五)其他疾病

银屑病或其他自身免疫性疾病、肿瘤化疗、甲状腺危象等。

二、操作方法

(一)操作前准备

1.灌流器准备

选择合适的灌流器(灌流器型号具有不同功能),使用前阅读说明书,检查包装及有效期。

2.建立血管通路

紧急灌流治疗的患者常规选用临时性血管通路,首选深静脉置管(股静脉或颈内静脉)。若维持性血液透析患者需血液灌流联合治疗,则应用其血液透析时的血管通路。

3.机器准备

根据原治疗中心的设备,可选用 CRRT 机器、血液透析机或血液灌流机。

4.治疗物品的准备

配套的循环管路、生理盐水、肝素、5%葡萄糖注射液、抗凝剂、穿刺针等。

5.抢救物品和药物的准备

心电监护、抢救车、除颤仪等。

(二)操作程序

注意仔细阅读产品说明书,不同的产品有不同的预冲要求。

1.预冲

(1)预冲方法一:将灌流器静脉端向上垂直固定在支架上,血路管分别连接灌流器的动脉端和静脉端,用肝素生理盐水(500 mL 生理盐水含 2 500 U 肝素)从血路管动脉端、灌流器、静脉端依次排出,流速为200~300 mL/min,预冲肝素生理盐水总量为 2 000~5 000 mL(根据说明书要求)。预冲时轻拍和转动灌流器,排出气泡,排出微小炭粒,保证灌流器充分湿化、肝素化、无气泡。

(2)预冲方法二:将灌流器静脉端向上垂直固定在支架上,血路管分别连接灌流器的动脉端和静脉端,先用 5%葡萄糖 500 mL 充满血路管和灌流器(使其糖化),再用肝素生理盐水(500 mL生理盐水含2 500 U肝素)预冲,流速为 200~300 mL/min,预冲肝素生理盐水总量为 2 000~5 000 mL(根据说明书要求)。预冲时轻拍和转动灌流器,排出气泡,排出微小炭粒,保证灌流器充分湿化、肝素化、无气泡。糖化的目的:使灌流器吸附糖的能力饱和,防止治疗时灌流器吸附人体血液中葡萄糖而导致低血糖发生。

(3)预冲方法三:将灌流器静脉端向上垂直固定在支架上,血路管分别连接灌流器的动脉端和静脉端,用肝素生理盐水(500 mL 生理盐水含 2 500 U 肝素)从血路管动脉端、灌流器、静脉端预冲,流速为 200~300 mL/min,预冲肝素生理盐水总量为 2 000 mL;再用生理盐水 500 mL+肝素 12 500 U 的溶液冲洗300 mL。如果血液灌流和血液透析联合应用时,接上透析器(透析器已用生理盐水预冲),灌流器置于透析器前,再进行闭路循环 20 分钟(根据说明书提供)。预冲时轻拍和转动灌流器,排出气泡,排出微小炭粒,保证灌流器充分湿化、肝素化、无气泡。

(4)预冲方法四:打开灌流器上端的帽盖,用无菌针筒去除针头抽取肝素 100~200 mg(12 500~25 000 U),加入灌流器内。加入肝素时缓慢注入,回抽相应量的空气,盖上帽,上下颠倒 10 次,使肝素液与树脂充分融合,置于治疗盘中 30 分钟以上。如果血液灌流和血液透析联合应用时,先将血路管和透析器预冲好,再将灌流器置于透析器前。用生理盐水 3 000 mL、血泵流速 200 mL/min 进行冲洗后,连接患者。

2.抗凝

由于树脂和活性炭具有吸附作用,同时接受灌流治疗的患者病情也有不同,故应根据患者的血红蛋白、凝血状况等合理应用抗凝剂。在护理操作中,除了准确根据医嘱给予抗凝剂外,同时要注意首剂抗凝剂必须在引血治疗前3~5分钟静脉注射,使其充分体内肝素化。

3.治疗前护理评估

(1)判断患者神志状况,监测生命体征。

(2)对烦躁、昏迷、神志不清等患者应加强安全护理,防止坠床,必要时进行约束。

(3)做好抢救的各种准备工作。

（4）评估患者有无出血情况；糖尿病患者还应评估进食情况，防止低血糖发生。

4.建立体外循环

从动脉端引血，血流量为 50～100 mL/min，灌流器静脉端向上，动脉端朝下。如患者的血压、心率平稳可逐渐增加到 150～200 mL/min。

5.治疗时间

灌流器中吸附材料的吸附能力与饱和度决定了每次灌流的时间。一般吸附剂对溶质的吸附在 2～3 小时达到饱和。因此，临床需要可每间隔 2 小时更换 1 次灌流器，但一次治疗不超过 6 小时。对于部分脂溶性的药物或毒物，在一次治疗后很可能会有脂肪组织中的相关物质释放入血的情况，可根据不同物质的特性间隔一定的时间后再次灌流治疗。

6.治疗结束

灌流结束，根据灌流器的成分，选择空气或生理盐水回血（根据临床经验和生产厂家建议，近年来碳罐选择空气回血、树脂罐选择生理盐水回血为宜），血泵速度为 100 mL/min，严密监测，严防空气进入血液。如果是血液灌流和血液透析联合应用，2 小时后灌流器卸除，继续透析治疗。

（宋机光）

第六节　血浆置换

血浆置换是指通过有效的分离、置换方法，迅速地选择性从循环血液中去除病理血浆或血浆中的病理成分（如自身抗体、免疫复合物、副蛋白、高黏度物质、与蛋白质结合的毒物等），同时将细胞成分和等量的血浆替代品回输患者体内，从而治疗使用一般方法治疗无效的多种疾病的血液净化疗法。

自开展血浆置换疗法以来，常规应用两种分离技术，即离心式血浆分离和膜式血浆分离。随着血液净化技术的不断发展，离心式血浆分离已逐步被膜式血浆分离所替代。临床上膜式血浆分离又分为非选择性血浆置换与选择性血浆置换。

一、临床应用

（一）适应证

目前血浆置换的诊疗范畴已扩展至神经系统疾病、结缔组织病、血液病、肾脏病、代谢性疾病、肝脏疾病、急性中毒及移植等 200 多种疾病，其主要适应证如下。

1.作为首选方法的疾病或综合征

冷球蛋白血症、抗肾小球基底膜病、吉兰-巴雷综合征、高黏滞综合征、栓塞性血小板减少性紫癜、纯合子家族性高胆固醇血症、重症肌无力、药物过量（如洋地黄中毒）、与蛋白质结合的物质中毒、新生儿溶血等。

2.作为辅助疗法的疾病或综合征

急进性肾小球肾炎、抗中性粒细胞胞浆抗体阳性的系统性血管炎、累及肾脏的多发性骨髓瘤、系统性红斑狼疮（尤其是狼疮性脑病）。

(二)治疗技术及要求

1.血浆置换的频度

一般置换间隔时间为1～2天,连续3～5次。

2.血浆置换的容量

为了进行合适的血浆置换,需要对正常人的血浆容量进行估算,可按以下公式计算。

$$PV=(1-HCT)(B+C\times W)$$

式中:PV为血浆容量;HCT为血细胞比容;W为干体重;B男性为1 530,女性为864;C男性为41,女性为47.2。

例如一个60 kg的男性患者,HCT为0.40,则PV=(1-0.40)(1530+41×60)。如血细胞比容正常(0.45),则血浆容积大致为40 mL/kg。

3.置换液的种类

置换液包括晶体液和胶体液。血浆置换时应用的晶体液为林格液(富含各种电解质),补充量为丢失血浆量的1/3～1/2,500～1 000 mL。胶体液包括血浆代用品和血浆制品。血浆代用品包括中分子右旋糖酐、右旋糖苷-40、羟乙基淀粉(706代血浆),补充量为丢失血浆量的1/3～1/2;血浆制品有5%清蛋白和新鲜冰冻血浆。一般含有血浆或血浆清蛋白成分的液体占补充液的40%～50%。原则上补充置换液时采用先晶后胶的顺序,即先补充电解质溶液或血浆代用品,再补充蛋白质溶液,目的是使补充的蛋白质尽可能少丢失。

4.置换液的补充方式

血浆置换时必须选择后稀释法。

5.置换液的补充原则

等量置换,即丢弃多少血浆,补充多少血浆;保持血浆胶体渗透压正常;维持水、电解质平衡;如应用的胶体液为4%～5%的清蛋白溶液时,必须补充凝血因子;为防止补体和免疫球蛋白的丢失,可补充免疫球蛋白;应用血浆时应注意减少病毒感染机会;置换液必须无毒性、无组织蓄积。

6.抗凝剂

可使用肝素或枸橼酸钠作为抗凝剂。肝素用量为常规血液透析的1.5～2倍。对于无出血倾向的患者,一般首剂量为40～60 U/kg,维持量为1 000 U/h,但必须根据患者的个体差异来调整。枸橼酸钠一般采用ACD-A配方,即含22 g/L枸橼酸钠和0.73 g/L枸橼酸,其用量为血流速度(mL/min)的1/25～1/15。为防止低血钙,可补充葡萄糖酸钙。

二、常见血浆置换术

(一)非选择性血浆置换

1.原理

用血浆分离器一次性分离血细胞与血浆,将分离出来的血浆成分全部去除,再置换与去除量相等的新鲜血浆(FFP)或清蛋白溶液。

2.适应证

重症肝炎、严重的肝功能不全、血栓性血小板减少性紫癜、多发性骨髓瘤、手术后肝功能不全、急性炎症性多神经炎、多发性硬化症等。

3.护理评估

(1)对患者的体重、生命体征、神志、原发病、治疗依从性进行评估,并做好相应干预措施。准确的体重有助于确定患者血浆置换的总量;对患者依从性的评估,有利于提升患者对治疗的信心和配合程度;评估可能的并发症以确定干预措施。

(2)对设备、器材、药物等进行评估,做好充分准备;对血浆、清蛋白等做好存放和保管。

(3)确认相关的生化检查(凝血指标)、操作过程、治疗参数。

(4)对血管通路及血液流量进行评估,确认静脉回路畅通,以免静脉压增高而引起血浆分离器破膜或再循环。

4.操作准备

(1)物品准备:配套血路管、血浆分离器、生理盐水2 000 mL、血浆分离机器、心电监护仪等。

(2)药品及置换液准备。

1)置换液:置换液成分原则上根据患者的基础疾病制订,如肝功能损害严重、低蛋白血症的患者应适当提高患者胶体渗透压,提高清蛋白成分;血栓性血小板减少性紫癜患者除了常规血浆置换外,可适当补充新鲜血小板;严重肝功能损害患者在血浆置换以后可适当补充凝血因子、纤维蛋白原等。

置换液(以患者置换血浆3 000 mL为例)主要有两种配方:①清蛋白60 g、右旋糖苷-40 1 000 mL、706代血浆500 mL、平衡液1 000 mL、5%或10%葡萄糖500 mL(注:清蛋白根据医嘱稀释于5%或10%葡萄糖溶液500 mL)。②新鲜血浆1 000 mL、706代血浆500 mL、右旋糖苷-40 500 mL、平衡液500 mL、5%或10%葡萄糖500 mL。以上配方可根据患者病情或需要做适当调整。

2)抗凝剂:由于血浆置换患者大多为高危患者,故在抗凝剂的选择上首选低分子肝素。

3)葡萄糖酸钙:非选择性血浆置换时,在输入大量新鲜血浆的同时,枸橼酸钠也被输入体内,枸橼酸钠可以与体内钙离子结合,造成低血钙,患者出现抽搐,故可适当补充葡萄糖酸钙。

4)激素:由于血浆置换时输入了大剂量的异体蛋白,患者在接受治疗过程中可能出现变态反应。

(3)建立血管通路:采用深静脉留置导管或内瘘,动脉血流量应达到150 mL/min。静脉回路必须畅通,采用双腔留置导管时注意防止再循环。

5.操作过程及护理

血浆置换是一种特殊的血液净化方法,操作治疗时应有一个独立的空间,并有专职护士对患者进行管理和监护。术前向患者和家属做好心理护理和治疗风险意识培训,取得患者的积极配合。

(1)打开总电源,打开血浆分离机电源,开机并自检。

(2)连接血路管、血浆分离器,建立通路循环。

(3)阅读说明书,按血浆分离器说明书上的预冲方法,进行管路及血浆分离器的预冲。预冲的血流量一般为100~150 mL/min,预冲液体量为1 500~2 000 mL。用500 mL生理盐水加入2 500 U(20 mg)肝素,使血浆分离器和管路肝素化。

(4)设定各项治疗参数:每分钟血流量(mL/min)、每小时血浆分离量(mL/h)、血浆置换总量、肝素量、治疗时间等。

(5)建立血管通路,静脉端注入抗凝剂(等待3~5分钟,充分体内肝素化),建立血循环,引血时血流量应<100 mL/min。运转5分钟后患者无反应,加大血流量至100~150 mL/min;启动弃浆泵及输液泵。要求保持进出液量平衡,可将弃浆泵及输液泵流量调节至25~40 mL/min。

(6)观察血浆分离器及弃浆颜色,判断有无破膜现象发生。一旦出现破膜,立即更换血浆分离器。

(7)治疗过程中严密监测生命体征;随时观察跨膜压、静脉压、动脉压变化,防止破膜;观察变态反应及低钙反应;观察电解质及容量平衡。

(8)及时记录数据;及时处理各类并发症。

(9)下机前评估:患者生命体征、标本采集、抗凝剂总结、治疗目标值情况。

(10)书写记录,患者转运、交班;整理物品;处理好医疗废弃物及环境。

(二)选择性血浆置换

1.原理

选择性血浆置换也称为双重血浆置换。由血浆分离器分离血细胞和血浆,再将分离出的血浆引入血浆成分分离器(血浆成分分离器原则上按照分子量的大小进行选择,如胆红素分离器、血脂分离器等),能通过血浆成分分离器的小分子物质与清蛋白随血细胞回输入体内,大分子物质被滞留而弃去。根据弃去的血浆量补充相应的清蛋白溶液,清蛋白的相对分子质量为69 000,当致病物质分子量为清蛋白分子量10倍以上时,可采用选择性血浆置换。

2.适应证

多发性骨髓瘤、原发性巨球蛋白血症、家族性难治性高脂血症、难治性类风湿关节炎、系统性红斑狼疮、血栓性血小板减少性紫癜、重症肌无力、多发性硬化症、多发性神经炎及移植前后的抗体去除等。

3.护理评估

同非选择性血浆置换。

4.操作准备

(1)物品准备:配套血路管、血浆分离机、血浆分离器、血浆成分分离器、心电监护仪等。

(2)药品和置换液准备:生理盐水4 000 mL、清蛋白溶液30 g(备用,根据丢弃量补充所需清蛋白)、激素等。

(3)血管通路:同非选择性血浆置换。

(4)抗凝剂应用:同非选择性血浆置换。

5.操作过程与护理

(1)打开总电源,打开血浆分离机电源,开机并自检。

(2)连接血路管、血浆分离器及血浆成分分离器,建立通路循环。

(3)按照说明书要求预冲血浆分离器、成分分离器及管路。预冲流量为100~150 mL/min,预冲液量为2 500~3 000 mL。最后用1 000 mL生理盐水加入2 500 U(40 mg)肝素使血浆分离器、血浆成分分离器和血路管肝素化。

(4)设定各项治疗参数:每分钟血流量(mL/min)、每小时血浆分离量(mL/h)、成分分离器流量(mL/h)、血浆置换总量、肝素量、治疗时间等。

(5)建立血管通路,注入抗凝剂,建立血循环,引血时建议血流量<100 mL/min。运转5分钟后患者无不适反应,治疗血流量增至120~150 mL/min,启动血浆泵、弃浆泵及返浆泵。

(6)操作中严密监测动脉压、静脉压、跨膜压的变化,以防压力增高,引起破膜。

(7)观察血浆分离器、成分分离器及弃浆颜色,判断有无破膜发生。一旦发生破膜,及时更换。

(8)选择性血浆分离,根据患者体重和病情决定血浆置换总量,根据分子大小决定弃浆量,一次选择性血浆置换会丢弃含有大分子蛋白的血浆 100～500 mL。

(9)治疗过程中严密监测 T、P、R、BP;随时观察跨膜压、静脉压、动脉压变化,防止破膜;观察电解质及容量平衡。

(10)及时记录数据;及时处理各类并发症。

(11)达到治疗目标值,下机。

(12)完成护理记录;向患者所在病房交班;合理转运危重患者;整理物品;处理医疗废弃物。

三、并发症

血浆置换的并发症同常规血液净化的并发症、血管通路的相关并发症、抗凝的并发症等。与血浆置换特别相关的并发症如下。

(一)变态反应

新鲜冰冻血浆含有凝血因子、补体和清蛋白,但由于其成分复杂,常可诱发变态反应。据文献报道,变态反应发生率为 0～12%。补充血液制品前,静脉给予地塞米松 5～10 mg 或 10%葡萄糖酸钙 20 mL,并选择合适的置换液是预防和减少过敏的关键。

治疗过程中要严密观察,如出现皮肤瘙痒、皮疹、寒战、高热时不可随意搔抓皮肤,应及时给予激素、抗组胺药或钙剂,可摩擦皮肤以缓解瘙痒。治疗前认真执行三查七对,核对血型,血浆输入速度不宜过快。

(二)低血压

引起低血压的主要原因:置换液补充过缓,有效血容量减少;应用血制品引起变态反应;补充晶体溶液时,血浆胶体渗透压下降。血浆置换中应注意血浆等量置换,即血浆出量应与置换液输入量保持相等。当患者血压下降时可先输入胶体溶液,血压稳定时再输入晶体溶液。要维持水、电解质的平衡,保持血浆胶体渗透压稳定。当患者出现低血压时可延长血浆置换时间,血流量应控制在 50～80 mL/min,血浆流速相应减低,血浆出量与输入的血浆和液体量保持平衡。

(三)低血钙

新鲜血浆含有枸橼酸钠,过多、过快输入新鲜血浆容易导致低血钙,患者会出现口麻、腿麻及小腿肌肉痉挛等低血钙症状,严重时发生心律失常。治疗前应常规静脉注射 10%葡萄糖酸钙 10 mL,注意控制枸橼酸钠输入速度,出现低钙反应时及时补充钙剂。

(四)出血

严密观察皮肤及黏膜、消化道等有无出血点,进行医疗护理操作时,动作轻柔、娴熟、熟练掌握静脉穿刺技巧,避免反复穿刺加重出血。一旦发生出血,立即通知医师采取措施,必要时用鱼精蛋白中和肝素,用无菌纱布加压包扎穿刺点,并观察血小板的变化。

(五)感染

当置换液含有致热原、血管通路发生感染、操作不严谨时,患者会出现感染、发热等。血浆置换是一种特殊的血液净化疗法,必须严格无菌操作,患者应置于单间进行治疗,要求治疗室清洁,操作前紫外线照射 30 分钟,家属及无关人员不得进入治疗场所。操作人员必须认真洗手,戴口罩、帽子,配置置换液时需认真核对、检查、消毒,同时做到现配现用。

(六)破膜

血浆分离的滤器因为制作工艺的原因而受到血流量及跨膜压的限制,如置换时血流量过大或置换量增大,往往会导致破膜。故应注意血流量在 $100\sim150$ mL/min,每小时分离血浆 $<1\ 000$ mL,跨膜压控制于 6.7 kPa(50 mmHg)。预冲分离器时注意不要用血管钳敲打,防止破膜。

四、非选择性血浆分离和选择性血浆分离的比较

(一)非选择性血浆分离

1.优点

非选择性血浆分离可补充凝血因子(使用新鲜冰冻血浆时);排出含有致病物质的全部血浆成分。

2.缺点

因使用他人的血浆,有感染的可能性;因混入微小凝聚物,有产生相应不良反应的可能。必须选用新鲜血浆或清蛋白溶液。

(二)选择性血浆分离

1.优点

选择性血浆分离对患者血浆容量的改变较小、特异性高,故所用置换量少,约为常规血浆置换量的 1/4,有时甚至可完全不用。这既节省了开支,又减少了感染并发症的发生机会。选择性血浆分离法不但可选择使用不同孔径的血浆成分分离器,同时可根据血浆中致病介质的分子量,选择不同的膜滤过器治疗不同的疾病,如应用 $0.02\sim0.04$ μm 孔径的滤膜治疗冷球蛋白血症、家族性高胆固醇血症等。

2.缺点

因利用分子量大小进行分离(根据膜孔的不同分离),故可能会除去一些有用的蛋白质。

(宋机光)

第二章

神经内科疾病

第一节　三叉神经痛

一、概述

三叉神经痛是指原因未明的三叉神经分布范围内的突发性、短暂性、反复性及刻板性的剧烈的疼痛。

三叉神经痛常见于中年女性。该病的发病率为 5.7/10 万～8.1/10 万。患病率 45.1/10 万。

二、病因及发病机制

三叉神经痛的病因及发病机制目前还不清楚。

(一)周围病变学说

有的学者根据手术、尸体解剖或 MRA 检查的资料,发现很多三叉神经痛的患者在三叉神经入脑桥的地方有异常的血管网压迫,刺激三叉神经根,从而产生疼痛。

(二)中枢性学说

根据患者的发作具有癫痫发作的特点,学者认为患者的病变是在中枢神经系统,是与面部疼痛有关的丘脑-皮质-三叉神经脊束核的刺激性病变所致。

(三)短路学说

三叉神经进入脑桥有一段无髓鞘区,由于受血管压迫等因素的作用,可以造成无髓鞘的神经纤维紧密的结合,在这些神经纤维之间形成假性"突触",相邻神经纤维之间的传入、传出冲动之间发生"短路"(传入、传出的冲动由于"短路",而都可以成为传入的信号)冲动的叠加,容易达到神经元的痛阈,诱发疼痛。

三、病理

有关三叉神经痛的病理报道很少。有的研究发现,患者的三叉神经节细胞有变性,轴突有增生,其髓鞘有节段性的脱失等。

四、临床表现

(一)发病情况

常见于 50 岁左右的女性患者,男女患者的比例为 1∶3。

(二)疼痛部位

三叉神经一侧的下颌支疼痛最为常见,其次是上颌支、眼支。有部分患者可以累及两支(多为下颌支和上颌支)甚至三支。

(三)疼痛特点

疼痛具有突发性、短暂性、反复性及刻板性的特点。发作前没有先兆,突然发作,发作常常持续数秒,很少超过 1~2 分钟,每次发作的疼痛性质及部位固定,疼痛的程度剧烈,患者难以忍受,疼痛的性质常常为电击样、刀割样。

(四)伴随症状

疼痛发作时可伴有面部潮红、流泪、结膜充血。

(五)疼痛的扳机点

患者疼痛的发作常常可以由触摸、刺激(如说话、咀嚼、洗脸、刷牙)以下部位诱发:口角、面颊、鼻翼。

(六)诱发因素

因吞咽动作能诱发疼痛,所以可摄取流食。与舌咽神经痛不同,因睡眠中吞咽动作不能诱发疼痛,故睡眠中不出现疼痛发作。温暖时不易疼痛发作,故入浴可预防疼痛发作,也有的患者愿在洗浴中进食。

(七)体征

神经系统检查没有异常的神经系统体征(除刺激"扳机点"诱发疼痛)。

五、诊断及鉴别诊断

(一)诊断

三叉神经痛的诊断根据患者的临床表现,尤其是其发作特点,诊断并不困难。但是要与继发性的三叉神经痛鉴别。继发性三叉神经痛有以下特点:①疼痛的程度常常不如原发性三叉神经痛剧烈,尤其是在起病的初期。②疼痛往往为持续性隐痛、阵痛,阵发性加剧。③有神经系统的阳性体征(尤其是角膜反射的改变、同侧面部的感觉障碍及三叉神经运动支的功能障碍)。常见的继发性三叉神经痛的病因有鼻咽癌颅内转移、听神经瘤、胆脂瘤及多发性硬化等(表 2-1)。

表 2-1 原发性三叉神经痛与继发性三叉神经痛的鉴别

鉴别要点	原发性三叉神经痛	继发性三叉神经痛
病因	不明	鼻咽癌颅内转移、听神经瘤、胆脂瘤等
疼痛程度	剧烈	较轻,常为钝痛
疼痛的范围	局限	常累及整个半侧面部
疼痛的持续时间	短暂	持续性痛
扳机点	有	没有
神经系统体征	无	有

(二)鉴别诊断

三叉神经痛还应与以下 5 种疾病鉴别。

1.颞下颌关节综合征

颞下颌关节综合征常常为一侧面部的疼痛,以颞下颌关节处为甚,颞下颌关节活动可以诱发、加重疼痛。患者张口受限,颞下颌关节有压痛。

2.牙痛

很多三叉神经痛的患者被误诊为牙痛,有的甚至拔了多颗牙。牙痛常常为持续性,进食冷、热食品可以诱发、加重疼痛。

3.舌咽神经痛

该病的发作特点及疼痛的性质与三叉神经痛极其相似,但是疼痛的部位有很大的不同。舌咽神经痛的疼痛部位在舌后部及咽部,说话、吞咽及刺激咽部可以诱发疼痛,所以,常有睡眠中疼痛发作。

4.颞动脉炎

颞动脉炎常常见于老年男性,疼痛为一侧颞部的持续性跳痛、胀痛,常常伴有低热、乏力、精神差等全身症状。查体可见患侧颞动脉僵硬,呈"竹筷"样改变。经激素治疗症状可以缓解、消失。

5.偏头痛

此病的发病率远较三叉神经痛的发病率高,常常见于青年女性,疼痛发作前常常有前驱症状,主要表现为乏力、注意力不集中、精神差等。约 65% 的患者有先兆症状,主要有视觉的先兆,表现为闪光、暗点、视野的改变等。疼痛表现为一侧头部的跳痛,发作以后,疼痛的程度渐进加重,持续数小时到 72 小时。发作时患者常常有自主神经功能障碍的表现。

六、治疗

(一)药物治疗

目前,三叉神经痛还没有有效的治疗方法。药物治疗控制疼痛的程度及发作的频率仍为首选的治疗方法。药物治疗的原则为个体化原则,从小剂量开始用药,尽量单一用药并适时注意药物的不良反应。

常用的药物有以下几种。

1.卡马西平

由于卡马西平的半衰期为 12～35 小时,故理论上可以每天只服 2 次。常常从小剂量开始,0.1 g,2 次/天,3～5 天后根据患者症状控制的程度来决定加量。每次加 0.1 g(早、晚各 0.05 g),直到疼痛控制为止。卡马西平每天的用量不要超过 1.2 g。

卡马西平常见的不良反应有头昏、共济运动障碍,尤其是女性发生率更高。长期用药要注意检测血象及肝功能的变化。此外,卡马西平可以引起过敏,导致剥脱性坏死性皮炎,所以,用药的初期一定要观察有无皮疹。孕妇忌用。

卡马西平是目前报道的治疗三叉神经痛的有效率最高的药物,其有效率据国内外的报道可达70%～80%。

2.苯妥英钠

苯妥英钠也可以作为治疗三叉神经痛的药物,但是有效率远较卡马西平低。根据国内外文献报道,其有效率为 20%～64%。剂量为 0.1 g,口服,3 次/天。效果不佳时可增加剂量,通常每天增加 0.05 g。最大剂量不超过 0.6 g。

苯妥英钠的常见不良反应有头昏、共济运动障碍、肝功能损害及牙龈增生等。

3.托吡酯

托吡酯是一种多重机制的新型抗癫痫药物。近年来,国内外有文献报道,在用以上两种经典的治疗三叉神经痛的药物治疗无效时,可以选用该药。通常可以从 50 mg,2 次/天开始,3～5 天症状控制不明显可以加量,每天加 25 mg,观察 3～5 天,直到症状控制为止。每天的最大剂量不要超过 250～300 mg。

托吡酯的不良反应极少。常见的不良反应有头昏、食欲下降及体重减轻。国内外还有报道,有的患者用药以后出现出汗障碍。

4.氯硝西泮

氯硝西泮通常作为备选药物。4～6 mg/d。常见的不良反应为头昏、嗜睡、共济运动障碍,尤其在用药的前几天。

5.氯甲酰氮䓬

氯甲酰氮䓬300 mg/d,分 3 次餐前 30 分钟口服,无效时可增加到 600 mg。该药不良反应发生率高,常见的不良反应有困倦、蹒跚、药疹和粒细胞减少等,有时可见肝功能损害。应用该药治疗应每2 个月进行一次血液检查。

6.中(成)药

中(成)药如野木瓜片(七叶莲),3 片,4 次/天。根据临床观察,该药单独使用治疗三叉神经痛的有效率不高,但是可以作为以上药物治疗的辅助治疗药物。此外,还有痛宁片,4 片,3 次/天。

7.常用的方剂

(1)麻黄附子细辛汤加味:麻黄、川芎、附子各 20～30 g,细辛、荆芥、蔓荆子、菊花、桃仁、石膏、白芷各 12 g,全虫 10 g。

(2)面痛化解汤:珍珠母 30 g,丹参 15 g,川芎、当归、赤芍、秦艽、钩藤各 12 g,僵蚕、白芷各 10 g,红花、羌活各 9 g,防风 6 g,甘草 5 g,细辛 3 g。

(二)非药物治疗

三叉神经痛的"标准(经典)"治疗为药物治疗,但以下情况时可以考虑非药物治疗。①经应用各种药物正规的治疗(足量、足疗程)无效。②患者不能耐受药物的不良反应。③患者坚决要求不用药物治疗。非药物治疗的方法很多,主要原理是破坏三叉神经的传导。

常用的方法有以下几种。

1.神经阻滞(封闭)治疗

该方法是用一些药物(如无水乙醇、甘油、酚等),有选择地注入三叉神经的某一支或三叉神经半月神经节内。现在由于影像技术的发展,在放射诱导下,可以较准确地将药物注射到三叉神经半月节,达到治疗的目的。由于甘油注射维持时间较长,故目前多采用甘油半月神经节治疗。采用神经阻滞(封闭)治疗的方法,患者面部的感觉通常能保留,没有明显的并发症。但是复发率较高,尤其是 1 年以后。

2.其他方法的三叉神经半月神经节毁坏术

如用射频热凝、伽玛刀治疗等。这些方法的远期疗效目前尚未肯定。

3.手术治疗

(1)周围支切除术:通常只适用于三叉神经第一支疼痛的患者。

(2)显微的三叉神经血管减压术:这是目前正在被大家接受的一种手术治疗方法。该方法具有创伤小、安全、并发症少(尤其是对触觉及运动功能的保留)及有效率高的特点。

(3)三叉神经感觉神经根切断:该方法止痛疗效确切。

(4)三叉神经脊束切断术:目前射线(X刀、伽玛刀等)治疗在三叉神经痛的治疗中以其微创、安全、疗效好越来越受到大家的重视。

4.经皮穿刺微球囊压迫(percutaneous microballoon compression,PMC)

自Mullan等1983年首次报道使用经皮穿刺微球囊压迫治疗三叉神经痛的技术以来,至今已有大量学者报道他们采用该手段所取得的临床结果。一般认为,PMC方法与当代使用的微血管减压手术及射频热凝神经根切断术在成功率、并发症及复发率方面都有明显的可比性。其优点是操作简单、安全性高,尤其对于高龄或伴有严重疾病不能耐受较大手术者更是首选方法。其简要的方法:丙芬诱导气管内插管全身麻醉。在整个治疗过程中监测血压和心率。患者取仰卧位,使用14号穿刺针进行穿刺,皮肤进入点为口角外侧2 cm及上方0.5 cm。在荧光屏指引下调正方向直至进入卵圆孔。应避免穿透卵圆孔。撤除针芯,放入带细不锈钢针芯的4号Fogarty Catheter直至其尖端超过穿刺针尖12~14 cm。去除针芯,在侧位X射线下用Omnipaque造影剂充盈球囊直至凸向颅后窝。参考周围的骨性标志(斜坡、蝶鞍、岩骨)检查和判断球囊的形状及位置;必要时排空球囊并重新调整导管位置,直至获得乳头凸向颅后窝的理想的梨形出现。球囊充盈容量为0.4~1.0 mL,压迫神经节3~10分钟后,排空球囊,撤除导管,手压穿刺点5分钟。该法具有疗效确切、方法简单及不良反应少等优点。

(马　娜)

第二节　面肌痉挛

一、概述

面肌痉挛又称面肌抽搐,以一侧面肌阵发性不自主抽动为表现。发病率约为64/10万。

二、病因与病理生理

病因未明。多数认为是面神经行程的某一部位受到刺激或压迫导致异位兴奋或为突触传导所致,邻近血管压迫较多见。

三、诊断步骤

(一)病史采集要点

1.起病情况

慢性起病,多见于中老年人,女性多见。

2.主要临床表现

从眼轮匝肌的轻微间歇性抽动开始,逐渐扩散至口角、一侧面肌,严重时可累及同侧颈阔肌。疲劳、精神紧张可诱发症状加剧,入睡后抽搐停止。

3.既往病史

少数患者曾有面神经炎病史。

(二)体格检查要点

(1)一般情况:好。

(2)神经系统检查:可见一侧面肌阵发性不自主抽搐,无其他阳性体征。

(三)门诊资料分析

根据典型的临床表现和无其他阳性体征,可以作出诊断。

(四)进一步检查项目

在必要时可行下列检查。

(1)肌电图:可见肌纤维震颤和肌束震颤波。

(2)脑电图检查:结果正常。

(3)极少数患者的颅脑 MRI 可以发现小血管对面神经的压迫。

四、诊断与鉴别诊断

(一)诊断

一侧面肌阵发性抽动、无神经系统阳性体征可以诊断。

(二)鉴别诊断

1.继发性面肌痉挛

炎症、肿瘤、血管性疾病、外伤等均可出现面肌痉挛,但常常伴有其他神经系统阳性体征,不难鉴别,颅脑 CT/MRI 检查可以帮助明确诊断。

2.部分运动性发作癫痫

面肌抽搐幅度较大,多伴有头颈、肢体的抽搐。脑电图可有癫痫波发放,颅脑 CT/MRI 可有阳性发现。

3.睑痉挛-口下颌肌张力障碍综合征(Meige 综合征)

Meige 综合征多见于老年女性,双侧眼睑痉挛,伴有口舌、面肌、下颌和颈部的肌张力障碍。

4.舞蹈病

舞蹈病可出现双侧性面肌抽动,伴有躯干、四肢的不自主运动。

5.习惯性面肌抽搐

习惯性面肌抽搐多见于儿童和青少年,为短暂的面肌收缩,常为双侧,可由意志力短时控制,发病和精神因素有关。肌电图和脑电图正常。

6.功能性眼睑痉挛

功能性眼睑痉挛多见于中年以上女性,局限于双侧的眼睑,不累及下半面部。

五、治疗

(一)治疗原则

消除痉挛,病因治疗。

（二）治疗计划

1.药物治疗

药物治疗可用抗癫痫药或镇静药，如卡马西平开始每次 0.1 g，每天 2～3 次，口服，逐渐增加剂量，最大量不能超过 1.2 g/d；巴氯芬开始每次 5 mg，每天 2～3 次，口服，以后逐渐增加剂量至 30～40 mg/d，最大量不超过 80 mg/d；氯硝西泮，0.5～6.0 mg/d，维生素 B_{12}，每次 500 μg，每天 3 次，口服，可酌情选用。

2.A 型肉毒毒素（BTXA）注射治疗

本法是目前最安全有效的治疗方法。BTXA 作用于局部胆碱能神经末梢的突触前膜，抑制乙酰胆碱囊泡的释放，减弱肌肉收缩力，缓解肌肉痉挛。根据受累的肌肉可注射于眼轮匝肌、颊肌、颧肌、口轮匝肌、颏肌等，不良反应有注射侧面瘫、视蒙、暴露性角膜炎等。疗效可维持 3～6 个月，复发可重复注射。

3.面神经梳理术

通过手术对茎乳孔内的面神经主干进行梳理，可缓解症状，但有不同程度的面瘫，数月后可能复发。

4.面神经阻滞

可用酒精、维生素 B_{12} 等对面神经主干或分支注射以缓解症状。伴有面瘫，复发后可重复治疗。

5.微血管减压术

通过手术将面神经和相接触的微血管隔开以解除症状，并发症有面瘫、听力下降等。

（三）治疗方案的选择

对于早期症状轻的患者可先予药物治疗，效果欠佳可用 BTXA 局部注射治疗，无禁忌也可考虑手术治疗。

六、病程观察及处理

定期复诊，记录治疗前后的痉挛强度分级的评分（0 级无痉挛；1 级外部刺激引起瞬目增多；2 级轻度，眼睑面肌轻微颤动，无功能障碍；3 级中度，痉挛明显，有轻微功能障碍；4 级重度，严重痉挛和功能障碍，如行走困难、不能阅读等）变化，评估疗效。

七、预后评估

本症一般不会自愈，积极治疗疗效满意，如 BTXA 注射治疗的有效率高达 95％以上。

（马　娜）

第三章

呼吸内科疾病

第一节　支气管扩张

支气管扩张是支气管慢性异常扩张的疾病,直径＞2 mm 中等大小近端支气管及其周围组织慢性炎症及支气管阻塞,引起支气管组织结构较严重的病理性破坏所致。儿童及青少年多见,常继发于麻疹、百日咳后的支气管炎,迁延不愈的支气管肺炎等。主要症状为慢性咳嗽、咳大量脓痰和/或反复咯血。

一、病因和发病机制

(一)支气管-肺组织感染

婴幼儿时期支气管肺组织感染是支气管扩张最常见的病因。由于婴幼儿支气管较细,且支气管壁发育尚未完善,管壁薄弱,易于阻塞和遭受破坏。反复感染破坏支气管壁各层组织,尤其是肌层组织及弹性组织的破坏,减弱了对管壁的支撑作用。支气管炎使支气管黏膜充血、水肿、分泌物堵塞引流不畅,从而加重感染。左下叶支气管细长且位置低,受心脏影响,感染后引流不畅,故发病率高。左舌叶支气管开口与左下叶背段支气管开口相邻,易被左下叶背段感染累及,因此两叶支气管同时扩张也常见。

支气管内膜结核引起管腔狭窄、阻塞、引流不畅,导致支气管扩张。肺结核纤维组织增生、牵拉收缩,也导致支气管变形扩张,因肺结核多发于上叶,引流好,痰量不多或无痰,所以称为"干性"支气管扩张。其他如吸入腐蚀性气体、支气管曲霉菌感染、胸膜粘连等可损伤或牵拉支气管壁,反复继发感染,引起支气管扩张。

(二)支气管阻塞

肿瘤、支气管异物和感染均引起支气管腔内阻塞,支气管周围肿大淋巴结或肿瘤的外压可致支气管阻塞。支气管阻塞导致肺不张,失去肺泡弹性组织缓冲,胸腔负压直接牵拉支气管壁引起支气管扩张。右肺中叶支气管细长,有三组淋巴结围绕,因非特异性或结核性淋巴结炎而肿大,从而压迫支气管,引起右肺中叶肺不张和反复感染,又称"中叶综合征"。

(三)支气管先天性发育障碍和遗传因素

支气管先天发育障碍,如巨大气管-支气管症,可能是先天性结缔组织异常、管壁薄弱所致的扩张。因软骨发育不全或弹性纤维不足,导致局部管壁薄弱或弹性较差所致支气管扩张,常伴有

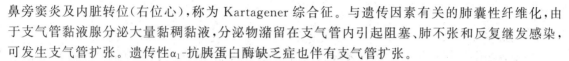

鼻旁窦炎及内脏转位(右位心),称为Kartagener综合征。与遗传因素有关的肺囊性纤维化,由于支气管黏液腺分泌大量黏稠黏液,分泌物潴留在支气管内引起阻塞、肺不张和反复继发感染,可发生支气管扩张。遗传性α_1-抗胰蛋白酶缺乏症也伴有支气管扩张。

(四)全身性疾病

近年来发现类风湿关节炎、克罗恩病、溃疡性结肠炎、系统性红斑狼疮、支气管哮喘和泛细支气管炎等疾病可同时伴有支气管扩张。一些不明原因的支气管扩张,其体液和细胞免疫功能有不同程度的异常,提示支气管扩张可能与机体免疫功能失调有关。

二、病理

发生支气管扩张的主要原因是炎症。支气管壁弹力组织、肌层及软骨均遭到破坏,由纤维组织取代,使管腔逐渐扩张。支气管扩张的形状可为柱状或囊状,也常混合存在呈囊柱状。典型的病理改变为支气管壁全层均有破坏,黏膜表面常有溃疡及急、慢性炎症,纤毛柱状上皮细胞鳞状化生、萎缩,杯状细胞和黏液腺增生,管腔变形、扭曲、扩张,腔内含有大量分泌物。常伴毛细血管扩张,或支气管动脉和肺动脉的终末支扩张与吻合,进而形成血管瘤,破裂可出现反复大量咯血。支气管扩张发生反复感染,病变范围扩大蔓延,逐渐发展影响肺通气功能及肺弥散功能,导致肺动脉高压,引起肺心病、右心衰竭。

三、临床表现

本病多起病于小儿或青年,呈慢性经过,多数患者在童年期有麻疹、百日咳或支气管肺炎迁延不愈的病史。早期常无症状,随病情发展可出现典型临床症状。

(一)症状

(1)慢性咳嗽、大量脓痰:与体位改变有关,每天痰量可达100~400 mL,支气管扩张分泌物积聚,体位变动时分泌物刺激支气管黏膜,引起咳嗽和排痰。痰液静置后分3层,上层为泡沫,中层为黏液或脓性黏液,底层为坏死组织沉淀物。合并厌氧菌混合感染时,则痰有臭味,常见病原体为铜绿假单胞菌、金黄色葡萄球菌、流感嗜血杆菌、肺炎链球菌和卡他莫拉菌。

(2)反复咯血:50%~70%的患者有不同程度的咯血史,从痰中带血至大量咯血,咯血量与病情严重程度、病变范围不一定成比例。部分患者以反复咯血为唯一症状,平时无咳嗽、咳脓痰等症状,称为干性支气管扩张,病变多位于引流良好的上叶支气管。

(3)反复肺部感染:特点为同一肺段反复发生肺炎并迁延不愈,此由于扩张的支气管清除分泌物的功能丧失,引流差,易于反复发生感染。

(4)慢性感染中毒症状:反复感染可引起发热、乏力、头痛、食欲减退等,病程较长者可有消瘦、贫血,儿童可影响生长发育。

(二)体征

早期或干性支气管扩张可无异常肺部体征。典型者在下胸部、背部可闻及固定、持久的局限性粗湿啰音,有时可闻及哮鸣音。部分慢性患者伴有杵状指(趾),病程长者可有贫血和营养不良,出现肺炎、肺脓肿、肺气肿、肺心病等并发症时可有相应体征。

四、辅助检查

(一)实验室检查

白细胞总数与分类一般正常,急性感染时白细胞总数及中性粒细胞比例可增高,贫血患者血红蛋白含量下降,血沉可增快。

(二)影像学检查

早期轻症患者胸部 X 线平片可无特殊发现,典型 X 线表现为一侧或双侧下肺纹理增粗紊乱,其中有多个不规则的透亮阴影,或沿支气管分布的蜂窝状、卷发状阴影,急性感染时阴影内可出现小液平面。柱状支气管扩张的 X 线表现是"轨道征",为增厚的支气管壁影。胸部 CT 显示支气管管壁增厚的柱状扩张,并延伸至肺周边,或成串、成簇的囊状改变,可含气液平面。支气管造影可确诊此病,并明确支气管扩张的部位、形态、范围和病变严重程度,为手术治疗提供资料。高分辨 CT 较常规 CT 具有更高的空间和密度分辨力,能够显示以次级肺小叶为基本单位的肺内细微结构,已基本取代支气管造影(图 3-1)。

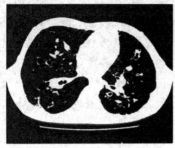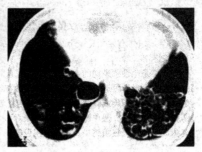

图 3-1　胸部 CT

(三)支气管镜检

可发现出血、扩张或阻塞部位及原因,可进行局部灌洗、清除阻塞,局部止血,取灌洗液行细菌学、细胞学检查,有助于诊断、鉴别诊断与治疗。

五、诊断

根据慢性咳嗽、咳大量脓痰、反复咯血和肺同一肺段反复感染等病史,查体于下胸部及背部可闻及固定而持久的粗湿啰音,结合童年期有诱发支气管扩张的呼吸道感染病史,X 线显示局部肺纹理增粗、紊乱或呈蜂窝状、卷发状阴影,可作出初步临床诊断,支气管造影或高分辨 CT 可明确诊断。

六、鉴别诊断

(一)慢性支气管炎

多发生于中老年吸烟者,于气候多变的冬春季节咳嗽、咳痰明显,多为白色黏液痰,感染急性发作时出现脓性痰,反复咯血症状不多见,两肺底散在的干湿啰音,咳嗽后可消失。胸片肺纹理紊乱,或有肺气肿改变。

(二)肺脓肿

起病急,全身中毒症状重,有高热、咳嗽、大量脓臭痰,X 线检查可见局部浓密炎症阴影,其中有空洞伴气液平面,有效抗生素治疗炎症可完全吸收。慢性肺脓肿则以往有急性肺脓肿的病史。支气管扩张和肺脓肿可以并存。

(三)肺结核

常有低热、盗汗、乏力等结核中毒症状,干、湿性啰音多位于上肺部,X 线胸片和痰结核菌检查可作出诊断。结核可合并支气管扩张,部位多见于双肺上叶及下叶背段支气管。

(四)先天性肺囊肿

是一种先天性疾病,无感染时可无症状,X线检查可见多个薄壁的圆形或椭圆形阴影,边界纤细,周围肺组织无炎症浸润,胸部CT检查和支气管造影有助于诊断。

(五)弥漫性泛细支气管炎

慢性咳嗽、咳痰,活动时呼吸困难,合并慢性鼻旁窦炎,胸片与胸CT有弥漫分布的边界不太清楚的小结节影。类风湿因子、抗核抗体、冷凝集试验可呈阳性,需病理学确诊。大环内酯类的抗生素治疗2个月以上有效。

七、治疗

支气管扩张的治疗原则是防治呼吸道反复感染,保持呼吸道引流通畅,必要时手术治疗。

(一)控制感染

控制感染是急性感染期的主要治疗措施。应根据病情参考细菌培养及药物敏感试验结果选用抗菌药物。轻者可选用氨苄西林或阿莫西林0.5 g,每天4次,或用第一、二代头孢菌素;也可用氟喹诺酮类或磺胺类药物。重症患者需静脉联合用药,如三代头孢菌素加氨基糖苷类药物有协同作用。假单胞菌属细菌感染者可选用头孢他啶、头孢吡肟和亚胺培南等。若痰有臭味,多伴有厌氧菌感染,则可加用甲硝唑0.5 g静脉滴注,每天2~3次;或替硝唑0.4~0.8 g静脉滴注,每天2次。其他抗菌药物如大环内酯类、四环素类可酌情应用。经治疗后如体温正常,脓痰明显减少,则1周左右考虑停药。缓解期不必常规使用抗菌药物,应适当锻炼,增强体质。

(二)清除痰液

清除痰液是控制感染和减轻全身中毒症状的关键。

(1)祛痰剂:口服氯化铵0.3~0.6 g,或溴己新8~16 mg,每天3次。

(2)支气管舒张剂:由于支气管痉挛,部分患者痰液排出困难,在无咯血的情况下,可口服氨茶碱0.1~0.2 g,每天3~4次,或其他缓解气道痉挛的药物,也可加用β_2受体激动剂或异丙托溴铵吸入。

(3)体位引流:体位引流是根据病变部位采取不同的体位,原则上使患处处于高位,引流支气管的开口朝下,以利于痰液排入大气道咳出,对于痰量多、不易咳出者更重要。每天2~4次,每次15~30分钟。引流前可行雾化吸入,体位引流时轻拍病变部位以提高引流效果。

(4)纤维支气管镜吸痰:若体位引流痰液难以排出,可行纤维支气管镜吸痰,清除阻塞。可用生理盐水冲洗稀释痰液,并局部应用抗生素治疗,效果明显。

(三)咯血的处理

大咯血最重要的环节是防止窒息。若经内科治疗未能控制,可行支气管动脉造影,对出血的小动脉定位后注入可吸收明胶海绵或聚乙烯醇栓,或导入钢圈进行栓塞止血。

(四)手术治疗

适用于心肺功能良好,反复呼吸道感染或大咯血内科治疗无效,病变范围局限于一叶或一侧肺组织者。危及生命的大咯血,明确出血部位时部分病患需急诊手术。

八、预防及预后

积极防治婴幼儿麻疹、百日咳、支气管肺炎及肺结核等慢性呼吸道疾病,增强机体免疫及抗病能力,防止异物及尘埃误吸,预防呼吸道感染。

病变较轻者及病灶局限内科治疗无效手术切除者预后好;病灶广泛,后期并发肺心病者预后差。

(周鲁亮)

第二节 慢性阻塞性肺疾病

一、慢性阻塞性肺疾病的概述

(一)定义

慢性阻塞性肺疾病(COPD)是一种以气流受限为特征的可以预防和治疗的疾病,气流受限不完全可逆,呈进行性发展,与肺部对香烟烟雾等有害气体或颗粒的异常炎症反应有关,COPD主要累及肺脏,但也可以引起全身(或称肺外)的不良反应。

COPD是指具有气流受限的慢性支气管炎和/或肺气肿。慢性支气管炎或肺气肿可单独存在,但在绝大多数情况下是合并存在的,无论是单独或合并存在,只要有气流受限,均可以称为COPD,当其合并存在时,各自所占的比重则因人而异。

慢性支气管炎的定义为"慢性咳嗽、咳痰,每年至少3个月,连续2年以上,并能除外其他肺部疾病者"。

肺气肿的定义为"终末细支气管远侧气腔异常而持久的扩大,并伴有气腔壁的破坏,而无明显的纤维化"。

以上慢性支气管炎和肺气肿的定义中都没有提到气流受限,而COPD是以气流受限为特征的疾病,因此,现在国内外均逐渐以COPD这一名称取代具有气流受限的慢性支气管炎和/或肺气肿。如果一个患者,具有COPD的危险因素,又有长期咳嗽、咳痰的症状,但肺功能检查正常,则只能视为COPD的高危对象,其中一部分患者在以后的随访过程中,可出现气流受限,但也有些患者肺功能始终正常,当其出现气流受限时,才能称为COPD。

以往有些学者认为支气管哮喘,甚至支气管扩张都应包括在COPD之内,但支气管哮喘在发病机制上与COPD完全不同,虽然也有慢性气流受限,但其程度完全可逆或可逆性比较大,支气管扩张相对来说是一种局限性病变,二者均不应包括在COPD之内。

COPD不仅累及肺,对全身也有影响,COPD晚期常有体重下降、营养不良、骨骼肌无力、精神抑郁,由于呼吸衰竭,可并发肺源性心脏病、肺性脑病,还可伴发心肌梗死、骨质疏松等。因此,COPD不仅是一种呼吸系统疾病,还是一种全身性疾病,在评定COPD的严重程度时,不仅要看肺功能,还要看全身的状况。

(二)流行病学

COPD是呼吸系统最常见的疾病之一。据世界卫生组织(WHO)调查,1990年全球COPD病死率占各种疾病病死率的第6位,到2020年上升至第3位。据2003年文献报道,亚太地区12国根据其流行病学调查推算,30岁以上人群中重度COPD的平均患病率为6.3%。对我国7个地区20 245个成年人进行调查,COPD患病率占40岁以上人群的8.2%,患病率之高,十分惊人。另外流行病学调查还表明 COPD 患病率在吸烟者、戒烟者中比不吸烟者明显高,男性比女性高,40 岁以上者比 40 岁以下者明显高。

二、慢性阻塞性肺疾病的病因、病理

(一)病因

COPD 的病因至今仍不十分清楚,但已知与某些危险因素有关,吸烟是最主要的危险因素,但吸烟者中也只有 15%～20% 发生 COPD,因此个体的易感性也是重要原因,环境因素与个体的易感因素相结合导致发病。

1.环境因素

(1)吸烟:已知吸烟为 COPD 最主要的危险因素,大多数患者均有吸烟史,吸烟数量越大,年限越长,则发病率越高。被动吸烟能够增加吸入有害气体和颗粒的总量,也可以导致 COPD 的发生。

(2)职业性粉尘和化学物质:包括有机或无机粉尘,化学物质和烟雾,如二氧化硅、煤尘、棉尘、蔗尘、盐酸、硫酸、氯气。

(3)室内空气污染:用生物燃料如木材、畜粪等或煤炭做饭或取暖,通风不良,在不发达国家,是不吸烟而发生 COPD 的重要原因。

(4)室外空气污染:在城市里汽车、工厂排放的废气,如一氧化氮、二氧化氮、二氧化硫、二氧化碳,其他如臭氧等,作为独立的因素,在 COPD 的发生上可能起的作用较小,但可以引起 COPD 的急性加重。

2.易感性

包括易感基因和后天获得的易感性。

(1)易感基因:比较明确的是表达先天性 α_1-抗胰蛋白酶缺乏的基因,是 COPD 的一个致病原因,但这种病在我国还未见报道。有报道 COPD 在一个家庭中多发,但迄今尚未发现明确的基因。COPD 的表型较多,很可能是一种多基因疾病。流行病学调查发现吸烟者与早期慢性支气管炎患者,其 FEV_1 逐年下降率与气道反应性有关,气道反应性高者,其 FEV_1 下降率加速,因此认为气道高反应性也是 COPD 发病的危险因素。某些研究资料表明气道高反应性与基因有关,总之基因与 COPD 的关系,尚待深入研究。

(2)出生低体重:学龄儿童调查发现出生低体重者肺功能较差,这些儿童以后若吸烟,可能是 COPD 的一个易感因素。

(3)儿童时期下呼吸道感染:许多调查报告表明儿童时期下呼吸道感染与成年后 COPD 的发病有关,如果这些患病的儿童以后吸烟,则 COPD 的发病率显著增加,如果不吸烟,则对 COPD 的发生无明显影响。上述结果提示儿童时期下呼吸道感染可能是吸烟者发生 COPD 的易感因素,因儿童时期肺组织尚在发育,下呼吸道感染对肺组织的结构与功能均会发生不利影响,如果再吸烟,气道就更容易受到损害而发生 COPD。这种因果关系尚有待今后更多的研究资料证实。

(4)气道高反应性:气道高反应性是 COPD 的一个危险因素。气道高反应性除与基因有关外也可以是后天获得,继发于环境因素,如氧化应激反应,可使气道反应性增高。

(二)病理

1.病理变化

COPD 特征性的病理变化见于中央气道、周围气道、肺实质和肺血管,存在着慢性炎症,在普通的吸烟者,也可以看到这种慢性炎症,是对吸入的有害物质的正常防御反应,但在 COPD 患者,这种炎症反应被放大而且持久,这种异常的炎症反应可能是由易感基因决定的。COPD 在不同的部位,有不同的炎症细胞,气道腔内中性粒细胞计数增多,气道腔、气道壁、肺实质巨噬细胞增加,气道壁和肺实质 CD8$^+$T 淋巴细胞增加,反复的组织损伤和修复导致气道结构的重塑和狭窄。

(1)中央气道(气管和内径＞2 mm 的支气管)。①炎症细胞:↑巨噬细胞,↑CD8$^+$(细胞毒)T 淋巴细胞,↑气腔内中性粒细胞。②结构变化:↑杯状细胞,黏膜下腺体增大(二者致黏液分泌增多),上皮鳞状化生。

(2)周围气道(细支气管内径＜2 mm)。①炎症细胞:↑巨噬细胞,↑T 淋巴细胞(CD8$^+$＞CD4$^+$),B 淋巴细胞,淋巴滤泡,↑成纤维细胞,↑气腔内中性粒细胞。②结构变化:气道壁增厚,支气管壁纤维化,腔内炎性渗出,气道狭窄(阻塞性细支气管炎),炎性反应和渗出随病情加重而加重。

(3)肺实质(呼吸性细支气管和肺泡)。①炎症细胞:↑巨噬细胞,↑CD8$^+$T 淋巴细胞,↑肺泡腔内中性粒细胞。②结构变化:肺泡壁破坏,上皮细胞和内皮细胞凋亡。

(4)肺血管。①炎症细胞:↑巨噬细胞,↑T 淋巴细胞。②结构变化:内膜增厚,内皮细胞功能不全。↑平滑肌→肺动脉高压。

2.病理分类

各类型肺气肿如图 3-2 所示。

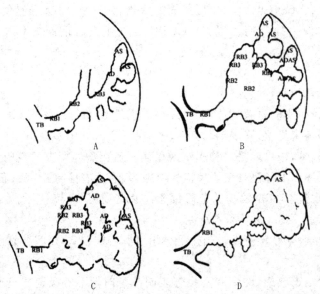

TB:终末细支气管;RB1～3:呼吸性细支气管;AD:肺泡导管;AS:肺泡囊

图 3-2 不同类型肺气肿示意图

A.正常肺小叶;B.小叶中心型肺气肿:呼吸性细支气管破坏融合,肺泡导管、肺泡囊正常;C.全小叶型肺气肿:终末细支气管远端气腔全部破坏、融合扩大;D.隔旁肺气肿:小叶周围的肺泡腔破坏融合,靠近胸膜。

(1)小叶中心型肺气肿:呼吸性细支气管的破坏和扩张,常见于吸烟者和肺上部(图 3-2B)。

(2)全小叶型肺气肿:肺泡囊与呼吸性细支气管的破坏和融合,常见于先天性 α_1-抗胰蛋白酶缺乏者,也可见于吸烟者(图 3-2C)。

(3)隔旁肺气肿:为小叶远端肺泡导管、肺泡囊、肺泡的破坏与融合,位于肺内叶间隔或靠近胸壁的胸膜旁,常与以上两种肺气肿并存(图3-2D)。

(4)肺大疱:肺气肿可伴有肺大疱,为直径>1 cm的扩张的肺气肿气腔。肺气肿应与其他肺泡过度充气相鉴别,支气管哮喘由于支气管痉挛狭窄,远端肺泡腔残气增加,肺泡扩张,但并无肺泡壁的破坏,并非肺气肿。

(5)代偿性肺气肿:也是正常的肺泡过度扩张,不同于COPD中的肺气肿。

(6)老年性肺气肿:部分老年患者也可见到肺泡腔扩张,肺容量增加,主要是肺泡壁的弹性组织退行性变,肺泡弹性降低所致,并无肺泡壁的破坏,也无明显的症状。

三、慢性阻塞性肺疾病的发病机制

近年来对COPD的研究已有了很大进展,但对其发病机制至今尚不完全明了。

(一)气道炎症

香烟的烟雾与大气中的有害物质能激活气道内的肺泡巨噬细胞,巨噬细胞处在COPD慢性炎症的关键位置,它被激活后释放各种细胞因子,包括白细胞介素-8(IL-8)、肿瘤坏死因子-α(TNF-α)、干扰素诱导性蛋白-10(IP-10)、单核细胞趋化肽-1(MCP-1)与白三烯 B_4(LTB$_4$)。IL-8与LTB$_4$是中性粒细胞的趋化因子,MCP-1是巨噬细胞的趋化因子,IP-10是CD8$^+$T淋巴细胞的趋化因子,这些炎症细胞被募集至气道后,在其与组织细胞相互作用下,发生了慢性炎症。TNF-α能上调血管内皮细胞间黏附分子-1(ICAM-1)的表达,使中性粒细胞黏附于血管壁并移行至血管外并向气道内聚集,巨噬细胞与中性粒细胞释放的弹性蛋白酶与TNF-α均能损伤气道上皮细胞,使其释放更多的IL-8,进一步加剧了气道炎症,蛋白酶还可刺激黏液腺增生肥大,使黏液分泌增多,上皮细胞损伤后脱纤毛以及免疫球蛋白受到蛋白酶的破坏,都能削弱气道的防御功能,容易继发感染,气道潜在的腺病毒感染,可以激活上皮细胞内的核因子NF-κB的转录,产生IL-8与ICAM-1,吸引更多的中性粒细胞,使炎症持久不愈,这也可以解释为何COPD患者在戒烟以后,病情仍持续进展。CD8$^+$T淋巴细胞也是重要的炎症细胞,其释放的TNF-α、穿孔素等能使肺泡细胞溶解和凋亡,导致肺气肿。

气道炎症引起的分泌物增多,使气道狭窄,炎症细胞释放的介质可引起气道平滑肌的收缩,使其增生肥厚,上皮细胞与黏膜下组织损伤后的修复过程可导致气道壁的纤维化与气道重塑,以上病理改变共同导致阻塞性通气障碍。巨噬细胞在COPD炎症反应中的枢纽作用如图3-3所示,小气道阻塞发生的机制如图3-4所示。

(二)蛋白酶与抗蛋白酶的失平衡

香烟等有害气体与颗粒除了引起支气管、细支气管的炎症以外,还可引起肺泡的慢性炎症,肺泡腔内有大量的巨噬细胞与中性粒细胞聚集,前者可产生半胱氨酸蛋白酶与基质金属蛋白酶(MMP),后者可产生丝氨酸蛋白酶与基质金属蛋白酶,它们可水解肺泡壁中的弹性蛋白与胶原蛋白,使肺泡壁溶解破裂,许多小的肺泡腔融合成大的肺泡腔,产生肺气肿,在呼吸性细支气管,则可引起呼吸性细支气管的破坏、融合,产生小叶中心型肺气肿。

在正常情况下,由于抗蛋白酶的存在,可与蛋白酶保持平衡,使其不致对组织产生过度的破坏,血浆中的α_2巨球蛋白、α_1-抗胰蛋白酶能与中性粒细胞释放的丝氨酸蛋白酶结合而使其失去活性,此外气道的黏液细胞、上皮细胞尚可分泌低分子的分泌型白细胞蛋白酶抑制剂(SLPI),能够抑制中性粒细胞释放的弹性蛋白酶的活性。许多组织能产生半胱氨酸蛋白酶抑制剂与组织基质金属蛋白酶抑制剂(TIMPs)使这两种蛋白酶失活,但在COPD患者,可能由于基因的多态性,影响了某些抗蛋白酶的产量或功能,使其不足以对抗蛋白酶的破坏作用而发生肺气肿(图3-5)。

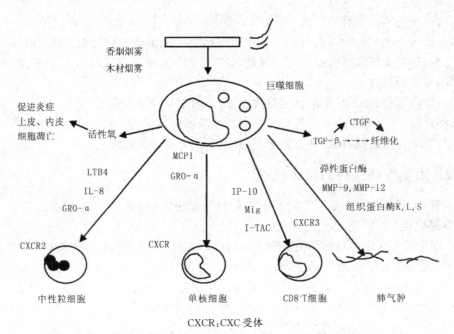

图 3-3 巨噬细胞在 COPD 炎症反应中的枢纽作用

巨噬细胞被香烟烟雾等激活后,可分泌许多炎症因子,促进了 COPD 炎症的发生,IL-8,生长相关性肿瘤基因 α(GRO-α)和白三烯 B_4(LTB$_4$)趋化中性粒细胞,巨噬细胞趋化蛋白 1(MCP$_1$)趋化单核细胞,γ-干扰素诱导性蛋白(IP-10),γ-干扰素诱导性单核细胞因子(Mig)与干扰素诱导性 T 细胞 α-趋化因子(I-TAC)趋化 CD8$^+$ T 细胞。巨噬细胞释放基质金属蛋白酶(MMP)和组织蛋白酶溶解弹性蛋白并释放转化生长因子(TGF-β)和结缔组织生长因子(CTGF)导致纤维化。巨噬细胞还产生活性氧,放大炎症反应,损伤上皮和内皮细胞。

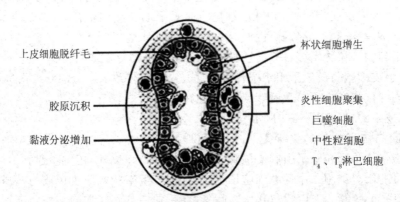

图 3-4 COPD 小气道阻塞发生机制

杯状细胞增生,气道炎症,黏液分泌增多,上皮细胞脱落纤毛,清除能力降低,胶原沉积,气道重塑

(三)氧化与抗氧化的不平衡

香烟的烟雾中含有许多活泼的氧化物,包括氮氧化物、氧自由基等,此外炎症细胞如巨噬细胞与中性粒细胞均可产生氧自由基,它们可氧化抗蛋白酶,使其失去活性,氧化物还可激活上皮细胞中的 NF-κB,促使其进入细胞核,加强了某些炎前因子的转录,如 IL-8 与 TNF-α 等,加重了气道的炎症(图 3-6)。中性粒细胞释放的活性氧还可以上调黏附分子的表达和增加气道的反应性,放大慢性炎症。

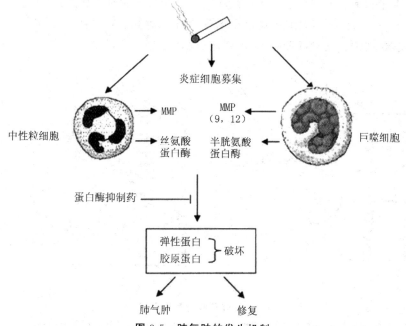

图 3-5 肺气肿的发生机制

香烟等烟雾导致炎症细胞向气道和肺泡聚集,巨噬细胞和中性粒细胞释放多种蛋白酶,而抗蛋白酶的作用减弱,二者失去平衡。细胞外基质包括弹性蛋白、胶原蛋白,受到破坏,发生肺气肿。MMP:基质金属蛋白酶

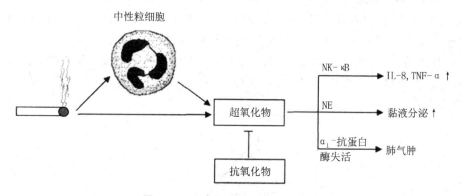

图 3-6 COPD 氧化-抗氧化失平衡

香烟烟雾与炎性细胞产生超氧化物能使上皮细胞中的 NF-κB 激活,进入细胞核,转录 IL-8、TNF-α,中性粒细胞弹性蛋白酶(NE)可刺激黏液腺分泌,超氧化物可使 α_1-抗蛋白酶失活,有利于肺气肿的形成

四、慢性阻塞性肺疾病的病理生理

COPD 的主要病理生理变化是气流受限,肺泡过度充气和通气灌注比例(V/Q)不平衡。

(一)气流受限

支气管炎症导致黏膜水肿增厚,分泌物增多,支气管痉挛,平滑肌肥厚和气管壁的纤维化使支气管狭窄,阻力增加,流速变慢。

肺气肿时由于肺泡壁的弹性蛋白减少,弹性压降低,呼气时驱动压降低,故流速变慢,此外由于细支气管壁上,均有许多肺泡附着,肺泡壁的弹力纤维对其有牵拉扩张作用,当弹性蛋白减少时,扩张作用减弱,故细支气管壁萎陷,气流受限(图 3-7)。

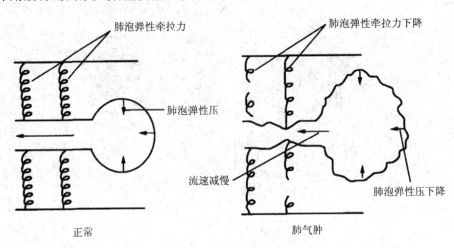

图 3-7　肺气肿时气流受限

左:正常肺泡与气道,气道壁外的弹簧表示附着在肺泡壁上的肺泡组织的弹性压力对气道壁的牵拉;右:肺气肿时,虽然肺泡容积增加,但弹性压降低,附着在气道壁外侧的肺泡由于弹性压降低,使其对气道的牵拉作用减弱,气道变窄,以上两种原因使气体流速受限

在 COPD 患者,由于肺泡弹性压的降低,支气管阻力的增加,最大呼气流速(V_{max})也明显受限。

图 3-8 为最大呼气流速容积(MEFV)曲线,从肺总量(TLC)位用力呼气至残气容积(RV)位,纵坐标为流速,横坐标为肺容积,左边线为升支,代表用力呼气的前 1/3,右边线为降支,代表用力呼气的后 2/3,顶点代表用力呼气峰流速,它是用力依赖性的,呼气愈用力,则该点愈高,而在该点以后各点的 V_{max},则是非用力依赖性的,是在该点的肺容积情况下所得到的最大流速,即使再用力呼气,流速也不再增加,其发生的机制可以用在用力呼气时,胸腔内的气道受到的动态压迫解释(图 3-9)。

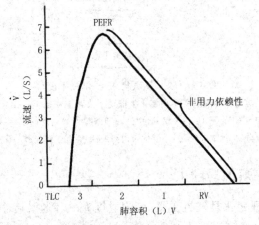

图 3-8　正常人最大呼气流速容积(MEFV)曲线

纵坐标为流速(V),横坐标为肺容积(V),曲线的顶点为呼气峰流速(PEFR),是用力依赖性的,曲线下降支各点的流速为非用力依赖性的

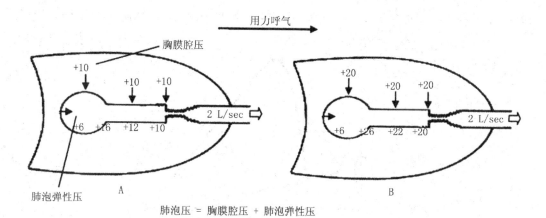

肺泡压 = 胸膜腔压 + 肺泡弹性压

图 3-9 非用力依赖部分的流速受限

A.肺泡弹性压=0.6 kPa(6 cmH₂O),开始用力呼气时,胸膜腔压=1.0 kPa(10 cmH₂O),肺泡压=
1.6 kPa(16 cmH₂O)。随着呼气的进行,气道内压逐渐降低,等压点为 1.0 kPa(10 cmH₂O),等压
点下游的气道内压<气道外压,动态压迫变窄。B.呼气用力加大,胸膜腔压由 1.0 kPa(10 cmH₂O)
增加到 2.0 kPa(20 cmH₂O),肺泡压由 1.6 kPa(16 cmH₂O)增加到 2.6 kPa(26 cmH₂O),气道内外
的压力增加量是一样的,等压点不变,气道受压部位不变,流速没有增加

图 3-8A 显示在某肺容积情况下,用力呼气时的流速受限,设肺泡弹性压(Pel)=0.59 kPa
(6 cmH₂O),胸膜腔压(Ppl)=0.98 kPa(10 cmH₂O),肺泡压(Palv)=Pel+Ppl=1.57 kPa
(16 cmH₂O),肺泡压为驱动压,驱动肺泡气向口腔侧运动,形成气道内压,在肺泡压驱动流速前
进的过程中,必须不断地克服气道的阻力,消耗能量。因此气道内压从肺泡侧到口腔侧,逐渐地
减弱,最后气道内压等于大气压,流速停止,由于气道内压不断地减弱,胸腔内的气道必有一点,
气道内外的压力达到平衡,这一点称为等压点(EPP),在图 3-9A 中,等压点的压力为 0.98 kPa
(10 cmH₂O),在等压点的上游(肺泡侧),气道内压大于胸膜腔压,气道不致萎陷,但在等压点的
下游(口腔侧),气道内压小于胸膜腔压,因此气道萎陷,阻力增加,流速降低(动态压迫)。在用力
呼气时,胸膜腔压增加,一方面增加肺泡压,同时也增加了对胸腔内气道外侧壁的压力,而且这两
个压力增加的量是相等的,因此等压点不变,即使再用力,流速也不会增加,如图 3-9B 所示,胸膜
腔压由 0.98 kPa(10 cmH₂O)增加到 1.96 kPa(20 cmH₂O),肺泡压由1.57 kPa(16 cmH₂O)变为
2.55 kPa(26 cmH₂O),气道外压也由 0.98 kPa(10 cmH₂O)变为1.96 kPa(20 cmH₂O),气道内
外增加的压力量是一样的,等压点不变,流速仍然受限,应当注意,肺容积不同,等压点的位置也
不同,在高肺容积时,肺泡弹性压也加大,同时对气道壁的牵拉作用也加大,因此胸腔内气道是扩
张的,此时等压点在有软骨支撑的气管附近,用力呼气,气管不致萎陷,而只会增加流速,故 V_max
是用力依赖性的,随着呼气的进行,肺容积越来越小,肺泡弹性压也越来越低,气道的阻力越来越
大,为克服气道阻力,气道内压更早地消耗变小,气道内外的压力更早地达到平衡,也就是说,等
压点逐渐向肺泡侧移位,气道壁越来越缺少软骨的支撑,容易受到胸膜腔压力的压迫,使流速受
限,此时 V_max 变为非用力依赖性的,等压点的上游,最大流速取决于肺泡弹性压与气道阻力的大
小,而与用力的大小无关。

正常人在用力呼气时的流速容积曲线,同样也显示,开始 1/3 是用力依赖性的,后 2/3 是非
用力依赖性的,但在 COPD 患者,由于肺泡弹性压降低,气道阻力增加,等压点向上游移位,比正
常人更靠近肺泡侧,常常在小气道,在用力呼气时,气道容易过早地陷闭,使 RV 加大,而且在相同

肺容积情况下,其 V_{max} 比正常人为小,在 MEFV 曲线上,表现为降支呈勺状向内凹陷(图 3-10)。

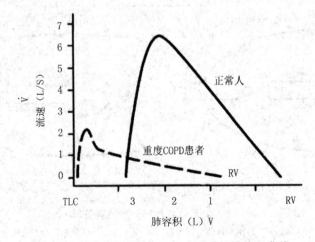

图 3-10　正常人与重度 COPD 患者的流速容积曲线

纵坐标为流速($\dot{V}$),横坐标为肺容积(V),COPD 患者 TLC 与 RV 明显增加,呼
气峰流速降低,肺容积＜70％FVC 时,流速明显受限,曲线的降支呈勺状凹陷

　　图 3-10 为一重度 COPD 患者(左侧)和一正常人(右侧)MEFV 曲线的比较,纵坐标为流速,横坐标为肺容积,COPD 患者的肺容积大,PEFR 明显降低,且降支明显地呈勺状向内凹陷。

(二)肺泡过度充气

　　在 COPD 患者常有 RV 和功能残气量(FRC)的增加,由于肺泡弹性压的降低和气道阻力的增加,呼气时间延长,在用力呼气末,肺泡气往往残留较多,因而 RV 增加,前述用力呼气时,小气道过早地陷闭,也是 RV 增加的原因,FRC 是潮气呼气末的肺容积,此时向外的胸壁弹性压和向内的肺泡弹性压保持平衡,肺气肿时,肺泡弹性压降低,向外扩张的力强,因而 FRC 增加,COPD 患者在潮气呼吸(平静呼吸)时,由于气道阻力的增加和呼吸频率的增快,呼气时间不够长,往往不足以排出过多的肺泡气,就要开始下一次吸气,因此 FRC 越来越高,这种情况称为动态性过度充气,随着 FRC 的增加,肺泡弹性压也增加,在呼气末,肺泡压可大于大气压,所增加的压力称为内源性呼气末正压(PEEPi),在下一次吸气时,胸膜腔的负压必须先抵消 PEEPi 后,才能有空气吸入,因而增加了呼吸功。

　　由于肺容积增加,横膈低平,在吸气开始时,横膈肌的肌纤维缩短,不在原始位置,因而收缩力减弱,容易发生呼吸肌疲劳。

　　由以上的病理生理可见,中重度 COPD 患者由于动态性肺泡过度充气,肺泡内源性 PEEP,吸气时对膈肌不利的几何学位置,在吸气时均会加重呼吸功,因此感到呼吸困难,特别是体力活动时,需要增加通气量,更感呼吸困难,最后导致呼吸肌疲劳和呼吸衰竭。

　　COPD 患者呼气的时间常数延长,时间常数＝肺顺应性×气道阻力,COPD 患者常有肺顺应性与气道阻力的增加,所以时间常数延长,呼气时间常常不足以排出过多的肺泡气,使肺容积增加,肺容积过高时,肺顺应性反而降低(图 3-11),以致呼吸功增加,肺泡通气量(VA)减少,但若肺泡的血流灌注量更少,肺气肿区仍然是通气大于灌注,存在无效腔通气,无效腔通气是无效通气,徒然增加呼吸功。

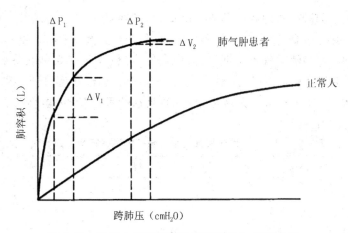

图 3-11　正常人和肺气肿患者肺的压力-容积曲线

当肺容积较小时,肺气肿肺比正常人肺的顺应性(顺应性＝△V/△P)大;而当肺

容积过高时,其顺应性比正常人小。△P:压力的改变,△V:容积的变化

(三)通气灌注比例不平衡

COPD 患者的各个肺区肺泡顺应性和气道阻力常有差异,因而时间常数也不一致,造成肺泡通气不均,有的肺泡区通气高于血流灌注(高 V/Q 区),有的肺泡区通气低于血流灌注(低 V/Q 区),高 V/Q 区有部分气体是无效通气(无效腔通气),低 V/Q 区则流经肺泡的血液得不到充分的氧合,即进入左心,产生低氧血症,这种低氧血症发生的机制是由于 V/Q 比例不平衡所致。慢性低氧血症会引起肺血管收缩,血管内皮、平滑肌增生和管壁重塑与继发性红细胞计数增多,产生肺动脉高压和肺源性心脏病。

五、慢性阻塞性肺疾病的临床表现

早期患者,即使肺功能持续下降,可毫无症状,及至中晚期,出现咳嗽、咳痰、气短等症状,痰量因人而异,为白色黏液痰,合并细菌感染后则变为黏液脓性。在长期患病过程中,反复急性加重和缓解是本病的特点,病毒或细菌感染常常是急性加重的重要诱因,常发生于冬季,咯血不常见,但痰中可带血丝,如咯血量较多,则应进一步检查,以除外肺癌和支气管扩张,晚期患者气短症状常非常明显,即使是轻微的活动,都不能耐受。进行性的气短,提示肺气肿的存在。

晚期患者可见缩唇呼吸,呼气时嘴唇呈吹口哨状,以增加气道内压,使肺泡气缓慢地呼出,避免小气道过早地萎陷,以减少 RV。患者常采取上身前倾,两手支撑在椅上的特殊体位,此种姿势,可固定肩胛带,使胸大肌和背阔肌活动度增加,以协助肋骨的运动。患者胸廓前后径增加,肺底下移,呈桶状胸,呼吸运动减弱,叩诊为过清音,呼吸音减弱,肺底可有少量湿啰音,如湿性啰音较多,则应考虑合并支气管扩张、肺炎、左心衰竭等。COPD 在急性加重期,肺部可听到哮鸣音,表示支气管痉挛或黏膜水肿,黏液堵塞,但其程度常不如支气管哮喘那样严重而广泛。患者缺氧时,可出现发绀,如果有杵状指,则应考虑其他原因所致,例如合并肺癌或支气管扩张等,因 COPD 或缺氧本身,并不会发生杵状指。合并肺源性心脏病时,可见颈静脉曲张,伴三尖瓣收缩期反流杂音,肝大、下肢水肿等,但水肿并不一定表示都有肺源性心脏病,因 COPD 呼吸衰竭伴低氧血症和高碳酸血症时,肾小球滤过率减少也可发生水肿。单纯肺源性心脏病心力衰竭时,很少有胸腔积液,如有胸腔积液则应进一步检查,以除外其他原因所致,例如合并左心衰竭或肿瘤等,呼吸衰竭伴膈肌疲劳时可出现胸腹矛盾呼吸运动,即在吸气时,胸廓向外,腹部内陷,呼气时相反。并发肺性脑病时,患者可出现嗜睡,神志障碍,与严重的低氧血症和高碳酸血症有关。

COPD 可分两型,即慢性支气管炎型和肺气肿型。慢性支气管炎型又称紫肿型(BB),因缺氧发绀较重,常常合并肺源性心脏病,水肿明显;肺气肿型又称红喘型(PP),因缺氧相对较轻,发绀不明显,而呼吸困难、气喘较重。大多数患者,兼具这两型的特点,但临床上以某型的表现为主,确可见到。两型的特点见表 3-1。

表 3-1　COPD 慢性支气管炎型与肺气肿型临床特点的比较

项目	慢性支气管炎型	肺气肿型
气短	轻	重
咳痰	多	少
支气管感染	频繁	少
呼吸衰竭	反复出现	终末期表现
胸部 X 线	纹理增重,心脏大	肺透光度增加、肺大疱、心界小
PaO_2(mmHg)	<60	>60
$PaCO_2$(mmHg)	>50	<45
血细胞比容	高	正常
肺源性心脏病	常见	少见或终末期表现
气道阻力	高	正常至轻度
弥散能力	正常	降低

六、慢性阻塞性肺疾病的实验室检查

(一)胸部 X 线与 CT

慢性支气管炎可见肺纹理增多;如果病变以肺气肿为主,可见肺透光度增加,肺纹理稀少,肋间隙增宽,横膈低平,有时可见肺大疱,普通 X 线对肺气肿的诊断阳性率不高,即使在中重度肺气肿,其阳性率也只有 40%。薄层(1.0～1.5 mm)高分辨 CT 阳性率比较高,与病理表现高度相关,CT 上可见到低密度的肺泡腔、肺大疱与肺血管减少,并可区别小叶中心型肺气肿、全小叶型肺气肿或隔旁肺气肿。胸部 X 线检查的另一重要功能在于发现其他肺疾病或心脏疾病,有助于 COPD 的鉴别诊断和并发症的诊断。

(二)肺功能

COPD 的特点是慢性气流受限,要证实有无气流受限,只能依靠肺功能检查,最常用的指标是一秒钟用力呼气容积(FEV_1)占其预计值的百分比(FEV_1%预计值)和 FEV_1 与其用力肺活量(FVC)之比(FEV_1/FVC)。后者是检出早期 COPD 一项敏感的指标,而 FEV_1%预计值对中晚期 COPD 的检查比较可靠,因中晚期 COPD,FVC 的降低比 FEV_1 的降低可相对更多,如果以 FEV_1/FVC 作为检测指标,则其比值可以不低或高。在诊断 COPD 时,必须以使用支气管舒张药以后测定的 FEV_1 为准,FEV_1<80%预计值,和/或 FEV_1/FVC<70%可认为存在气流受限,FEV_1 值要求是使用支气管舒张药以后测定的,是为了去除可逆因素的影响,反映的是基础 FEV_1 值,如果基础值低于正常,则证明该气流受限不完全可逆。因 FEV_1 可反映大小气道功能,且其重复性好,最为常用,呼气峰流速(PEF)的重复性比 FEV_1 差,一般不常用。

中晚期 COPD 患者常有 TLC、FRC、RV 与 RV/TLC 比例的增加,但这些改变均非特异性的,不能区别慢性支气管炎和肺气肿。

肺气肿时由于肺泡壁破坏,肺血管床面积减少,因此肺一氧化碳弥散量(DL_{CO})降低,降低的程度与肺气肿的严重程度大致平行,如果有 DL_{CO} 的降低,则提示有肺气肿存在,但无 DL_{CO} 的降低,不能排除有肺气肿,因 DL_{CO} 不是一项敏感的指标。

肺顺应性(CL)可以用肺泡弹性压(Pel)与肺容积(V)相对应的变化表示,即 $CL = \triangle V/\triangle Pel(L/cmH_2O)$,肺气肿时,Pel 降低,CL 增加,可作为肺气肿的一个标志,但测定 Pel,需先测定胸膜腔内压,需放置食管气囊,实际工作中不易实行。

中重度 COPD 患者常常伴有明显的气短和活动耐力的降低,但气短症状与 FEV_1、FVC 的降低常常不平行,因此许多学者认为现在 COPD 轻重程度的分级,仅根据肺功能是不全面的,还应参考呼吸困难程度(分级)、营养状况[体重指数=体重(kg)/身高^2(m^2)]、运动耐力(6 分钟步行试验)等指标,但也应指出,现在的肺功能分级,仅根据 FEV_1、FVC 的改变也是不全面的,COPD 的气短常常与肺泡的动态性过度充气,内源性 PEEP 等有关,而 FEV_1、FVC 并不是反映肺泡动态性过度充气的指标,深吸气量(IC)=TLC-FRC,因 TLC 在短期内变化不大,IC 与 FRC 成反比,IC 能间接反映 FRC 的大小,而 FRC 代表肺泡的充气程度,当肺泡过度充气时,FRC 增加,IC 减少,过度充气改善时,FRC 减少,IC 增加,它是反映气短和活动耐力程度较好的指标,当 IC 降至 40% 正常预计值以下时,常有明显的气短和活动耐力的下降,IC 的改变也可作为评价 COPD 治疗反应和预后的重要指标。

(三)动脉血气

测定的指标包括动脉氧分压(PaO_2)、二氧化碳分压($PaCO_2$)、酸碱度(pH)。平静时在海平面吸空气情况下,$PaO_2 < 8.0$ kPa(60 mmHg),$PaCO_2 \leqslant 6.0$ kPa(45 mmHg),表示 COPD 伴有 Ⅰ 型呼吸衰竭;$PaO_2 < 8.0$ kPa(60 mmHg),$PaCO_2 > 6.7$ kPa(50 mmHg),表示伴有 Ⅱ 型呼吸衰竭,pH 的正常范围为 7.35～7.45,其测定可帮助判断有无酸碱失衡。

当 PaO_2 低于正常值时,FEV_1 常在 50% 预计值以下,肺源性心脏病时,FEV_1 常在 30% 预计值以下,PaO_2 常在 7.3 kPa(55 mmHg)以下,慢性呼吸衰竭可导致肺源性心脏病的发生,当有肺源性心脏病的临床表现时,即使 $FEV_1 > 30\%$ 预计值,也提示属于第 Ⅳ 级极重度 COPD。

(四)血红蛋白

当 $PaO_2 < 7.3$ kPa(55 mmHg)时,常伴有红细胞的增多与血红蛋白浓度的增加,因此血红蛋白浓度高时,提示有慢性缺氧的存在。

七、慢性阻塞性肺疾病的诊断与鉴别诊断

(一)诊断

COPD 是一种渐进性疾病,经过多年的发展才发生症状,因此发病年龄多在 40 岁以后,大多数患者有吸烟史或有害气体粉尘接触史,晚期患者根据其年龄、病史、症状、体征、胸部 X 线、肺功能、血气检查结果不难做出诊断,但在诊断上应注意以下几点。

(1)COPD 患者早期可无任何症状,要做到早期诊断,必须做肺功能检查,正常人自 25 岁以后,肺功能呈自然下降趋势,FEV_1 每年下降 20 mL,但 COPD 患者每年下降 40 mL,甚至更多,如果一个吸烟者经随访数年(3～4 年),FEV_1 逐年下降明显,即应认为是在向 COPD 发展,应劝患者戒烟。FEV_1/FVC 对早期 COPD 的诊断是一个较敏感的指标。

(2)慢性支气管炎的诊断标准是每年咳嗽、咳痰时间＞3个月，连续2年以上，并能除外其他心肺疾病，但这个时间标准是为做流行病学调查而人为制订的，对个体患者，要了解有无慢性气流受限及其程度，则必须做肺功能检查，如果已有肺功能异常，虽然咳嗽、咳痰时间未达到上述标准，亦应诊断为COPD，反之，咳嗽、咳痰时间虽然达到了上述标准，但肺功能正常，亦不能诊断为COPD，而应随访观察。

(3)COPD患者中，绝大多数慢性支气管炎与肺气肿并存，但二者的严重程度各异，肺气肿的诊断实际上是一个解剖学诊断，因根据其定义，必须有广泛的气腔壁的破坏，但在实际工作中，要求解剖诊断是不可能的，而慢性支气管炎与肺气肿都可引起慢性气流受限，二者在肺功能上较难区别，如果DL_{CO}减少，肺顺应性增加，则有助于肺气肿的诊断，胸部薄层高分辨率CT对肺气肿的诊断也有帮助。但应注意吸烟者中有相当一部分人胸部高分辨率CT可见肺气肿的影像，只有在肺功能检查时出现气流受限，才能诊断为COPD。

(4)COPD轻重程度肺功能的分级见表3-2。

表3-2　COPD轻重程度肺功能的分级（FEV_1：吸入支气管舒张药后值）

级别	肺功能
Ⅰ（轻度）	$FEV_1/FVC<70\%$，$FEV_1 \geq 80\%$预计值
Ⅱ（中度）	$FEV_1/FVC<70\%$，$50\% \leq FEV_1<80\%$预计值
Ⅲ（重度）	$FEV_1/FVC<70\%$，$30\% \leq FEV_1<50\%$预计值
Ⅳ（极重度）	$FEV_1/FVC<70\%$，$FEV_1<30\%$预计值或$30\% \leq FEV_1<50\%$预计值，伴有慢性呼吸衰竭

(5)COPD发展过程中，根据病情可分为急性加重期和稳定期。急性加重期是指患者在其自然病程中咳嗽、咳痰、气短急性加重，超越了平常日与日间的变化，需要改变经常性治疗者。急性加重的诱因，主要是支气管病毒或细菌的感染和空气污染，但也有1/3原因不明，急性加重时，痰量增加，变为脓性或黏液脓性，肺部可出现哮鸣音或伴发热等，合并肺炎时，虽然也可诱发急性加重，但肺炎本身并不属于急性加重的范畴；稳定期患者咳嗽、咳痰、气短等症状稳定或症状轻微。

(6)晚期支气管哮喘和支气管扩张患者，肺功能可类似COPD，不应诊断为COPD，但可合并有COPD。在诊断COPD时必须除外其他可能引起气流受限的疾病。

(二)鉴别诊断

COPD应注意与支气管扩张、肺结核、支气管哮喘、特发性间质性肺炎等鉴别。前二者根据其临床表现和胸部X线不难鉴别，而COPD与支气管哮喘的鉴别有时比较困难，二者均有FEV_1的降低，通常是以慢性气流受限的可逆程度协助诊断，具体方法如下。

支气管舒张试验：①试验时患者应处于临床稳定期，无呼吸道感染。试验前6小时、12小时分别停用短效与长效β_2受体激动药，试验前24小时停用茶碱制剂。②试验前休息15分钟，然后测定FEV_1共3次，取其最高值，吸入沙丁胺醇，或特布他林2~4喷，10~15分钟后再测定FEV_1 3次，取其最高值。③计算FEV_1改善值，如果FEV_1绝对值在吸药后增加200 mL以上，为支气管舒张试验阳性，表示气流受限可逆性较大，支持支气管哮喘的诊断；如吸药后FEV_1改善率＜15%则支持COPD的诊断。本试验在吸药后FEV_1改善率愈大，则对阳性的判断可靠性愈大，如果吸药后FEV_1绝对值的改善＞400 mL，则更有意义。

因有10%~20%的COPD患者支气管舒张试验也可出现阳性，故单纯根据这一项检查来鉴别是哮喘或COPD是不可取的，还应结合临床表现，综合判断才比较可靠。

在临床工作中经常遇到的是关于慢性喘息型支气管炎(慢喘支)的鉴别诊断问题,慢喘支与支气管哮喘很难区别,所谓慢喘支可能包括两种情况,一种是 COPD 合并了支气管哮喘,另一种是 COPD 急性加重期时,肺部出现了哮鸣音。如果一个 COPD 患者,出现了典型的支气管哮喘症状,例如接触某些变应原或刺激性气体后,肺部出现广泛的哮鸣音,过敏性体质,皮肤变应原试验阳性,支气管舒张试验阳性,对皮质激素治疗反应良好,则应诊断为 COPD 合并支气管哮喘。哮鸣音并非支气管哮喘所独有,某些 COPD 患者在急性加重时亦可出现哮鸣音,如果不具备以上哮喘发作的特点,则不应诊断为 COPD 合并哮喘,而应诊断为单纯的 COPD。慢性喘息型支气管炎这一名词以不用为宜,因应用这一名词,容易与 COPD 合并支气管哮喘发生混淆。

COPD 还应与特发性间质性肺炎相鉴别,因二者均有慢性咳嗽,气短等症状,后者胸部 X 线上的网状纹理容易误认为是慢性支气管炎,但如果注意到其他特点则不难鉴别,COPD 的肺容积增加而特发性间质性肺炎肺容积减小,前者肺功能为阻塞性通气障碍而后者为限制性通气障碍,胸部高分辨率 CT 更容易将二者区别开来。应当注意的是 COPD 合并特发性间质性肺炎或其他限制性肺疾病时,其肺功能则兼具阻塞性通气障碍和限制性通气障碍的特点,因二者 FEV_1、FVC 都可以降低,此时诊断阻塞性通气障碍主要是根据 FEV_1/FVC 的降低,而限制性通气障碍主要是根据 TLC 的减少。

八、慢性阻塞性肺疾病的治疗

本病治疗原则:①缓解症状;②预防疾病进展;③改善活动的耐受性;④改善全身状况;⑤预防治疗并发症;⑥预防治疗急性加重;⑦降低病死率。

(一)稳定期的治疗

1.戒烟

COPD 与吸烟的关系十分密切,应尽一切努力劝患者戒烟,戒烟以后,咳嗽、咳痰可有很大程度的好转,对已有肺功能损害的患者,即使肺功能不能逆转,但戒烟后也可以明显延缓病情的发展,提高生存率,对每一个 COPD 患者,劝其戒烟是医师应尽的职责,也是一项重要的治疗,据调查经医师 3 分钟的谈话,可使 5%～10% 的患者终生戒烟,其效果是可观的。

2.预防治疗感染

病毒与细菌感染常是病情加重的诱因,因寄生于 COPD 患者下呼吸道的细菌经常为肺炎链球菌与流感嗜血杆菌,如痰色变黄,提示细菌感染,可选用阿莫西林、阿莫西林/棒酸、头孢克洛、头孢呋辛等,重症患者可根据痰培养结果,给予抗生素治疗。为预防流感与肺炎,可行流感疫苗与肺炎链球菌疫苗的预防注射,流感疫苗能减少 COPD 的重症和病死率 50% 左右,效果显著;肺炎链球菌疫苗可减少肺炎的发生,对 65 岁以上的老年人或肺功能较差者推荐应用。

3.排痰

COPD 患者的咳嗽是因痰多引起,因此应助其排痰而不是单纯镇咳,有些患者痰液黏稠,不易咳出,不仅影响通气功能,还会增加感染机会,可口服沐舒坦、氯化铵或中药祛痰药等,也可超声雾化吸入,注意补充液体,入量过少则会使痰液干燥黏稠,不易咳出。

4.抗胆碱能药物

COPD 患者的迷走神经张力较高,而支气管基础口径是由迷走神经张力决定的,迷走神经张力愈高,则支气管基础口径愈窄。此外各种刺激,均能刺激迷走神经末梢,反射性地引起支气管痉挛,抗胆碱能药物可与迷走神经末梢释放的乙酰胆碱竞争性地与平滑肌细胞表面的胆碱能受体相结合,因而可阻断乙酰胆碱所致的支气管平滑肌收缩,对 COPD 患者有舒张支气管的作用,并可与 β_2 受体激动药合用,比单一制剂作用更强。

抗胆碱能药物吸入剂有溴化异丙托品,它是阿托品的四胺衍生物,难溶于脂质,因此与阿托品不同,经呼吸道或胃肠道黏膜吸收的量很少,从而可避免吸入后类似阿托品的一些不良反应。用定量吸入器(MDI)每天喷 3～4 次,每次 2 喷,每喷 20 μg,必要时每次可喷 40～80 μg,水溶液用雾化器雾化吸入,每次剂量可用 0.025% 水溶液 2 mL(0.5 mg),用生理盐水 1 mL 稀释,吸入后起效时间为 5 分钟,30～60 分钟达高峰,维持 4～6 小时,由于此药不良反应较少,可长期吸入,但溴化异丙托品的作用时间短,疗效也不是很理想。

新近研制的长效抗胆碱能药噻托溴铵,一次吸入后,其作用 >24 小时。胆碱能的受体为毒蕈碱受体,在人体主要有 M_1、M_2、M_3 3 种亚型,M_1 存在于副交感神经节,能介导乙酰胆碱的传递,M_3 分布在气道平滑肌细胞上,可能还分布在黏膜下腺体细胞上,能介导乙酰胆碱的作用,故 M_1、M_3 能促进气道平滑肌收缩和黏液腺分泌,M_2 分布在胆碱能神经末梢上,能反馈性地抑制乙酰胆碱的释放,故能部分地抵消 M_1、M_3 的作用。噻托溴铵能够竞争性地阻断乙酰胆碱与以上受体的结合,其对 M_1、M_3 的亲和力,比溴化异丙托晶强 10 倍,而其解离速度则慢 100 倍,对 M_2 的亲和力,虽然噻托溴铵也比溴化异丙托品强 10 倍,但二者与 M_2 的解离速度都比与 M_1、M_3 的解离速度快得多,因此噻托溴铵对 M 受体具有选择性,对乙酰胆碱的阻断作用比溴化异丙托品强而且持久,每天吸入 18 μg,作用持续 >24 小时,能够有效地舒张支气管,减少肺泡动态性过度充气,缓解呼吸困难,其治疗作用 6 周达到高峰,能够减少 COPD 的急性加重和住院率。噻托溴铵的缺点是起效时间稍慢,约为 30 分钟,吸入后 3 小时作用达高峰,因此在急性加重期,不宜于单独用药,其口干的不良反应较溴化异丙托品常见,但并不严重,多数患者可以耐受。

5.β_2 受体激动药

其能舒张支气管,并有刺激支气管上皮细胞纤毛运动以利排痰的作用,可以预防各种刺激引起的支气管痉挛。常用的气雾剂有沙丁胺醇、特布他林等。前者每次吸入 100～200 μg(即喷吸 1～2 次),每天 3～4 次,后者每次吸入 250～500 μg,每天 3～4 次,吸入后起效时间为 5 分钟,1 小时作用达高峰,维持 4～6 小时。

6.氨茶碱

其有舒张支气管,加强支气管上皮细胞纤毛运动,改善膈肌收缩力的作用,根据病情缓急,可口服或静脉滴注,但后者可使心率增快,宜慎用,目前有长效茶碱控释片,每天 2 次,一次 1 片,可维持疗效 24 小时。茶碱血浓度监测对估计疗效和不良反应有一定意义,>5 mg/L 即有治疗作用,>15 mg/L 时,不良反应明显增加。

7.糖皮质激素

长期吸入皮质激素并不能改变 COPD 患者 FEV_1 下降的趋势,但对 FEV_1 <50% 预计值并有症状和反复发生急性加重的 COPD 患者,规则地每天吸入布地奈德/福莫特罗,或沙美特罗/氟地卡松联合制剂可减少急性加重的发作。前者干粉每吸的剂量为 160 μg/4.5 μg,后者干粉每天吸入的剂量为 50 μg/250 μg,每次 1～2 吸,每天 2 次。

8.氧疗

氧疗的指征:①PaO_2 ≤7.3 kPa(55 mmHg)或动脉血氧饱和度(SaO_2)≤88%,有或无高碳酸血症;②PaO_2 7.3～8.0 kPa(55～60 mmHg),或 SaO_2 <89%,并有肺动脉高压、心力衰竭水肿或红细胞增多症(血细胞比容 >55%)。COPD 呼吸衰竭患者除低氧血症外,常伴有二氧化碳潴留,吸入氧浓度（FiO_2）过高，会加重二氧化碳潴留，对呼吸衰竭患者应控制性给氧，氧流量 $1\sim2$ L/min。呼吸衰竭患者最大的威胁为低氧血症，因会造成脑缺氧的不可逆性损害，因此对 COPD 合并明显的低氧血症患者，应首先给氧，但氧疗的目标是在静息状态下，将 PaO_2 提高到 $8.0\sim10.0$ kPa($60\sim75$ mmHg)，或使 SaO_2 升至 $90\%\sim92\%$，如果要求更高，则需加大 FiO_2，容易发生二氧化碳麻醉。

对 COPD 所致的慢性低氧血症患者，使用长期的家庭氧疗，每天吸氧 ≥15 小时，生存率有所改善。长期吸氧可以缓解患者的呼吸困难，改善生活质量，树立生活信心，对肺源性心脏病患者可以降低肺动脉压，改善心功能，因此应作为一个重要的治疗手段。

9.强心药与血管扩张药

对肺源性心脏病患者除伴有左心衰竭或室上性快速心律失常需用洋地黄外，一般不宜用，因缺氧时容易发生洋地黄中毒，对肺源性心脏病的治疗主要依靠纠正低氧血症和高碳酸血症，改善通气，控制感染，适当利尿等。近年来使用血管扩张药以降低肺动脉压的报道很多，其目的是减少右心室的后负荷，增加心排血量，改善氧合和组织的供氧，但使用血管扩张药后，有些患者的 PaO_2 反而下降，因 COPD 患者缺氧的主要原因，是肺内的 V/Q 比例不平衡，低 V/Q 区因为流经肺泡的血液不能充分氧合，势必降低 PaO_2，出于机体的自我保护机制，低 V/Q 区的供血小动脉发生反射性痉挛，以维持 V/Q 比例的平衡，使用血管扩张药后，低 V/Q 区的供血增加，又恢复了 V/Q 比例的不平衡，故 PaO_2 下降，而这部分增加的供血，则是由正常 V/Q 区或高 V/Q 区转来，使这两个区域的 V＞Q，增加了无效腔通气，使 $PaCO_2$ 增加。一氧化碳吸入是选择性肺血管扩张药，但对 COPD 的缺氧治疗同样无效，还会增加 V/Q 比例的不平衡，而对急性呼吸窘迫综合征（ARDS）治疗有效，是因后者的缺氧机制是肺内分流，而前者的缺氧机制是 V/Q 比例不平衡，故吸入一氧化碳对 COPD 不宜。

10.肺减容手术(LVRS)

对非均匀性肺气肿，上叶肺气肿较重而活动耐力下降的患者，切除过度扩张的部分，保留较轻的部分，可以减少 TLC、FRC，改善肺的弹性压与呼吸肌功能，改善生活质量，但由于费用昂贵，又是一种姑息手术，只能有选择地用于某些患者。

11.肺移植

对晚期 COPD 患者，经过适当的选择，肺移植可改善肺功能和生活质量，但肺移植的并发症多，成功率低，费用高，目前很难推广。

12.呼吸锻炼

对 COPD 患者应鼓励其做缓慢的深吸气深呼气运动，胸腹动作要协调，深呼气时要缩唇，以增加呼气时的阻力，防止气道萎陷，每天要有适合于自身体力的运动，以增加活动的耐力。

13.营养支持

重度 COPD 患者常有营养不良表现，可影响呼吸肌功能和呼吸道的防御功能，因此饮食中应含足够的热量和营养成分，接受呼吸机治疗的 COPD 患者，如果输入碳水化合物过多，会加重高碳酸血症，但对非呼吸机治疗患者则不必过多地限制碳水化合物，因减少碳水化合物，必然要增加脂肪含量，会引起患者厌食，营养支持是否能减少重症的发作和病死率，尚有待进一步的研究。

总之，稳定期 COPD 的治疗应根据病情而异，其分级治疗，表3-3可供参考。

表 3-3　稳定期 COPD 患者的推荐治疗

分期	特征	治疗方案
Ⅰ(轻度)	$FEV_1/FVC<70\%$,$FEV_1\geqslant80\%$预计值	避免危险因素;接种流感疫苗;按需使用支气管扩张药
Ⅱ(中度)	$FEV_1/FVC<70\%$,$50\%\leqslant FEV_1<80\%$预计值	在上一级治疗的基础上,规律应用一种或多种长效支气管扩张药,康复治疗
Ⅲ(重度)	$FEV_1/FVC<70\%$,$30\%\leqslant FEV_1<50\%$预计值	在上一级治疗的基础上,反复急性发作,可吸入糖皮质激素
Ⅳ(极重度)	$FEV_1/FVC<70\%$,$FEV_1<30\%$预计值或$30\%\leqslant FEV_1<50\%$预计值,伴有慢性呼吸衰竭	在上一级治疗的基础上,如有呼吸衰竭,长期氧疗,可考虑外科治疗

(二)急性加重期的治疗

(1)重症患者应测动脉血气,如果 pH 失代偿,说明患者的病情是近期内加重,肾脏还未来得及代偿。应当详细了解过去急性加重的诱因、频率和治疗情况,稳定期和加重期的血气情况,以作为此次治疗的参考。

(2)去除诱因。COPD 急性加重的诱因常见的有呼吸道感染(病毒或细菌)、空气污染,其他如使用镇静药、吸氧浓度过高或其他并发症,也可使病情加重,其中吸氧浓度过高,可抑制呼吸,$PaCO_2$ 上升,以致发生神志障碍,甚为常见,必须仔细询问病史,当 $PaCO_2$ 在 12.0 kPa(90 mmHg)以上,又有吸氧史,常常提示吸氧浓度过高,应采用控制性给氧。肺源性心脏病患者因使用利尿药或皮质激素,均容易造成低钾、低氯性代谢性碱中毒,代谢性碱中毒可抑制呼吸,脑血管收缩和氧解离曲线左移,加重缺氧,去除诱因后,病情自然会有所好转。其他肺炎、肺血栓栓塞、左心衰竭、自发性气胸等所产生的症状也很类似 COPD 急性加重,必须仔细鉴别,予以相应的治疗。

(3)低流量氧吸入,每分钟氧流量≤2 L,氧疗的目标是保持 PaO_2 在 8.0~10.0 kPa(60~75 mmHg),或 $SaO_2$90%~92%,吸氧后 30~60 分钟应再测血气,如果 PaO_2 上升且 pH 下降不明显,或病情好转,说明给氧适当,如果 $PaO_2>10.0$ kPa(75 mmHg),就有可能加重二氧化碳潴留和酸中毒。

(4)重症患者可经雾化器吸入支气管舒张药,0.025%溴化异丙托品水溶液 2 mL(0.5 mg)加生理盐水 1 mL 和/或 0.5%沙丁胺醇 0.5 mL 加生理盐水 2 mL 吸入,4~6 小时一次,雾化器的气源应使用压缩空气,而避免用氧气,因使用雾化器时,气源的流量近 5~7 L/min,可使 $PaCO_2$ 急剧升高,但在用雾化器时,应同时给予低流量氧吸入。在急性加重期也可联合糖皮质激素和 β_2 受体激动药治疗,或短效支气管舒张药,加用噻托溴铵。

(5)酌情静脉滴注氨茶碱 500~750 mg/d,速度宜慢,在可能条件下应动态监测氨茶碱血清浓度,使其保持在 10~15 $\mu g/mL$。

(6)应用广谱抗生素和祛痰药。

(7)如无糖尿病、溃疡、高血压等禁忌证,可口服泼尼松 30~40 mg/d,或静脉滴注其他相当剂量的糖皮质激素,共 7~10 天。延长疗程并不会增加疗效,反而增加不良反应。

(8)如有肺源性心脏病心力衰竭体征,可适当应用利尿药。

(9)机械通气治疗。目的是通过机械通气,支持生命,降低病死率,缓解症状,同时争取时间,通过药物等其他治疗使病情得到逆转。机械通气包括有创或无创,近年来通过随机对照研究,证明无创通气治疗急性呼吸衰竭的成功率,能达 80%~85%,能够降低 $PaCO_2$,改善呼吸性酸中毒,减少呼吸频率和呼吸困难,缩短住院时间,因为减少了插管有创通气,避免了并发症,也就降低了病死率,但无创通气并非适合所有患者,其适应证和禁忌证见表 3-4。有创性机械通气的适应证见表 3-5。

表 3-4 无创性正压通气在 COPD 加重期的应用指征

适应证(至少符合其中两项)

中至重度呼吸困难,伴辅助呼吸肌参与呼吸并出现胸腹矛盾呼吸运动

中至重度酸中毒(pH7.30~7.35)和高碳酸血症(PaCO₂6.0~8.0 kPa/45~60 mmHg)

呼吸频率>25 次/分

禁忌证(符合下列条件之一)

呼吸抑制或停止

心血管系统功能不稳定(低血压,心律失常,心肌梗死)

嗜睡、意识障碍或不合作者

易误吸者(吞咽反射异常,严重上消化道出血)

痰液黏稠或有大量气道分泌物

近期曾行面部或胃食管手术

头面部外伤,固有的鼻咽部异常

极度肥胖

严重的胃肠胀气

表 3-5 有创性机械通气在 COPD 加重期的应用指征

严重呼吸困难,辅助呼吸肌参与呼吸,并出现胸腹矛盾呼吸运动

呼吸频率>35 次/分

危及生命的低氧血症(PaO_2<5.3 kPa/40 mmHg 或 PaO_2/FiO_2<26.7 kPa/200 mmHg)

严重的呼吸性酸中毒(pH<7.25)及高碳酸血症

呼吸抑制或停止

嗜睡、意识障碍

严重心血管系统并发症(低血压、休克、心力衰竭)

其他并发症(代谢紊乱、脓毒血症、肺炎、肺血栓栓塞、气压伤、大量胸腔积液)

无创性正压通气治疗失败或存在无创性正压通气的使用禁忌证

机械通气的目标是使 PaO_2 维持在 8.0~10.0 kPa(60~75 mmHg),或 $SaO_2$90%~92%,$PaCO_2$ 也不必降至正常范围,而是使其恢复至稳定期水平,pH 保持正常即可,如果要使 $PaCO_2$ 降至正常,则会增加脱机的困难,同时 $PaCO_2$ 下降过快,肾脏没有足够的时间代偿,排出体内过多的 HCO_3^- 由呼吸性酸中毒转为代谢性碱中毒,对机体极为不利。

(10)呼吸兴奋药。COPD 呼吸衰竭急性加重期患者,是否应使用呼吸兴奋药,尚有不同意见,呼吸衰竭患者大多有呼吸中枢兴奋性增高,对这类患者使用呼吸兴奋药,徒然增加全身的氧耗,弊多利少。

(三)预后

影响预后的因素很多,但据观察,与预后关系最为密切的是患者的年龄与初始 FEV_1 值,年

龄愈大、初始 FEV_1 值愈低,则预后愈差,长期家庭氧疗已被证明可改善预后。COPD 的预后,在个体间的差异较大,因此对一个具体患者,预言其生存时间的长短是不明智的。

九、慢性阻塞性肺疾病合并急性呼吸衰竭

COPD 是一种常见的呼吸系统疾病,由于其患病人数多,死亡率高,社会经济负担重,已成为一个重要的公共卫生问题。在世界,COPD 居当前死亡原因的第四位。根据世界银行/WHO 发表的研究,至 2020 年 COPD 将成为世界疾病经济负担的第五位。在我国,COPD 同样是严重危害人民群体健康的重要慢性呼吸系统疾病,近来对我国北部及中部地区农村 102 230 成年人群调查,COPD 约占 15 岁以上人口的 3%,患病率之高是十分惊人的。

为了促使对 COPD 这一疾病的关注,降低 COPD 的患病率和病死率,继欧、美等各国制定 COPD 诊治指南以后,美国国立心、肺、血液研究所(NHLBI)和 WHO 共同发表了《慢性阻塞性肺疾病全球倡议》(Global lnitiative for Chronic Obstructive Lung Disease,GOLD)。

(一)定义

COPD 是一种具有气流受限特征的疾病,气流受限不完全可逆、呈进行性发展,与肺部对有害气体或有害颗粒的异常炎症反应有关。目前 COPD 合并急性呼吸衰竭(ARF)尚无确切定义,其特征为慢性呼吸困难急性加重,常伴有喘息、胸闷、咳嗽加剧、痰量增多、痰液颜色和/或黏度改变、发热以及气体交换受损,气体交换受损表现为静息时动脉二氧化碳分压升高伴呼吸性酸中毒和低氧血症。通常情况下,ARF 患者的血气分析提示:$PaO_2 < 8.0$ kPa(60 mmHg)和/或 $PaCO_2 > 6.7$ kPa(50 mmHg)。

(二)发病机制

COPD 合并 ARF 的发病机制尚未完全明了。目前普遍认为与 COPD 的发病机制密切相关,以气道、肺实质和肺血管的慢性炎症为特征,在肺的不同部位有肺泡巨噬细胞、T 淋巴细胞(尤其是 $CD8^+$)和中性粒细胞增加。激活的炎症细胞释放多种递质,包括白三烯 B_4(LTB$_4$)、白细胞介素 8(IL-8)、肿瘤坏死因子 α(TNF-α)和其他递质。这些递质能破坏肺的结构和/或促进中性粒细胞炎症反应。除炎症外,肺部的蛋白酶和抗蛋白酶失衡及氧化与抗氧化失衡也在 COPD 发病中起重要作用。吸入有害颗粒或气体可导致肺部炎症;吸烟能诱导炎症并直接损害肺脏;COPD 的各种危险因素都可产生类似的炎症过程,从而导致 COPD 的发生。

COPD 合并 ARF 时存在缺氧和二氧化碳潴留,其发病机制考虑与以下因素有关。

1.通气不足

健康成人呼吸空气时,约需 4 L/min 肺泡通气量,才能保持有效氧和二氧化碳通过血-气屏障进行气体交换的气体分压差。肺泡通气量不足,肺泡氧分压下降,二氧化碳分压增加,肺泡-毛细血管分压差减少,都可诱发呼吸衰竭。

2.弥散障碍

弥散是氧和二氧化碳通过呼吸膜进行气体交换的过程。二氧化碳弥散能力是氧的 20 倍,故在病理情况下弥散障碍主要影响氧的交换,产生单纯缺氧。在临床上肺的气体弥散面积减少(如肺实质病变、肺气肿等)和弥散膜增厚(如肺间质纤维化、肺水肿等)均可引起氧的弥散障碍而导致低氧。

3.通气/血流比例失调

肺泡通气量与灌注周围毛细血管血流的比例必须协调,才能保证有效的气体交换。一般肺

泡通气为 4 L/min,肺毛细血管血流量为 5 L/min,二者的比例为 0.8。当通气/血流比值>0.8时,则形成生理无效腔增加;当通气/血流比值<0.8时,造成右向左分流。通气血流比例失调通常仅产生缺氧,并无二氧化碳潴留。这是由于:①静-动脉血二氧化碳分压差较小,仅0.8 kPa(6 mmHg)。二氧化碳弥散能力大,约为氧气的 20 倍,可借健全的肺泡过度通气,排出较多的二氧化碳,不致出现二氧化碳潴留。然而,严重的通气/血流比例失调亦可导致二氧化碳潴留。②氧解离曲线呈 S 形,健全肺泡毛细血管血氧饱和度已处于曲线的平坦段,吸空气时肺泡氧分压虽有所增加,但血氧饱和度上升极少,因此,借健全的通气过度的肺泡不能代偿通气不足的肺泡所致的摄氧不足,发生缺氧。

4.动-静脉分流

肺动静脉瘘或由于肺部病变如肺泡萎陷、肺不张、肺炎和肺水肿,均可导致肺内分流量增加,使静脉血没有接触肺泡气进行气体交换的机会,直接流入肺静脉。故提高吸氧浓度并不能增加动脉血氧分压。如分流量超过 30%,吸氧对血氧分压的影响有限。

5.氧耗量

氧耗量增加是呼吸功能不全时加重缺氧的原因之一。发热、寒战、呼吸困难和抽搐均增加氧耗量。

(三)病理及病理生理

COPD 合并 ARF 的病理学改变是在 COPD 的基础上形成的,特征性的病理学改变存在于中央气道、外周气道、肺实质和肺的血管系统。在中央气道-气管、支气管以及内径>4 mm 的细支气管,炎症细胞浸润表层上皮,黏液分泌腺增大和杯状细胞增多使黏液分泌增加。在外周气道内径<2 mm 的小支气管和细支气管内,慢性炎症导致气道壁损伤和修复过程反复循环发生。修复过程导致气道壁结构重构,胶原含量增加及瘢痕组织形成,这些病理改变造成气腔狭窄,引起固定性气道阻塞。

典型的肺实质破坏表现为小叶中央型肺气肿,涉及呼吸性细支气管的扩张和破坏。病情较轻时,这些破坏常发生于肺的上部区域,但病情发展可弥漫分布于全肺,并有肺毛细血管床的破坏。由于遗传因素或炎症细胞和递质的作用,肺内源性蛋白酶和抗蛋白酶失衡,为肺气肿性肺破坏的主要机制,氧化作用和其他炎症后果也起作用。

肺血管的改变以血管壁的增厚为特征,这种增厚始于疾病的早期。内膜增厚是最早的结构改变,接着出现平滑肌增加和血管壁炎症细胞浸润。COPD 合并急性呼吸衰竭,由于低氧导致肺动脉广泛收缩,进一步增加右心负荷。

在 COPD 肺部病理学改变的基础上出现相应 COPD 特征性病理生理学改变,包括黏液高分泌、纤毛功能失调、气流受限、肺过度充气、气体交换异常、肺动脉高压和肺源性心脏病。黏液高分泌和纤毛功能失调导致慢性咳嗽及多痰,这些症状可出现在其他症状和病理生理异常发生之前。呼气气流受限是 COPD 病理生理改变的标志,是疾病诊断的关键,主要是由气道固定性阻塞及随之发生的气道阻力增加所致。肺泡附着的破坏,使小气道维持开放的能力受损,但这在气流受限中所起的作用较小。

随着 COPD 的进展,外周气道阻塞、肺实质破坏及肺血管的异常等减少了肺气体交换容量,产生低氧血症,以后可出现高碳酸血症。长期慢性缺氧可导致肺血管广泛收缩和肺动脉高压,常伴有血管内膜增生,某些血管发生纤维化和闭塞,造成肺循环的结构重组。在肺血管结构重组的过程中可能涉及血管内皮生长因子、成纤维生成因子以及内皮素-1(ET-1)。慢性缺氧所致的肺

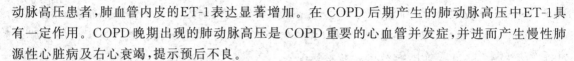

动脉高压患者,肺血管内皮的ET-1表达显著增加。在COPD后期产生的肺动脉高压中ET-1具有一定作用。COPD晚期出现的肺动脉高压是COPD重要的心血管并发症,并进而产生慢性肺源性心脏病及右心衰竭,提示预后不良。

(四)诱因

1.降低通气驱动力

过量使用镇静药、安眠药和麻醉药,甲状腺功能减退和脑干损伤等。

2.呼吸肌群功能降低

营养不良、休克、肌病、低磷血症、低镁血症、低钙血症、低钾血症、重症肌无力、中枢和外周神经损伤、药物(氨基糖苷类、类固醇药物)和心律失常等。

3.减少胸壁弹性

肋骨骨折、胸腔积液、气胸、肠梗阻、腹胀和腹水等。

4.降低肺弹性或气体交换容积

肺不张、肺水肿和肺炎等。

5.增加气道阻力

支气管痉挛(吸入变应原等)、气道炎症(病毒、细菌感染、环境污染、吸烟等)、上呼吸道阻塞(阻塞性睡眠呼吸暂停低通气综合征等)等。

6.增加机体代谢需氧量

全身感染、甲状腺功能亢进等。

(五)临床表现

1.病史

COPD患病过程应有以下特征。①吸烟史:多有长期较大量吸烟史。②职业性或环境有害物质接触史:如较长期粉尘、烟雾、有害颗粒或有害气体接触。③家族史:COPD有家族聚集倾向。④发病年龄及好发季节:多于中年以后发病,症状好发于秋冬寒冷季节,常有反复呼吸道感染及急性加重史。随病情进展,急性加重愈渐频繁。⑤慢性肺源性心脏病史:COPD后期出现低氧血症和/或高碳酸血症,可并发慢性肺源性心脏病和右心衰竭。

2.症状

(1)呼吸系统症状。①咳嗽、咳痰:在慢性咳嗽、咳痰的基础上痰量明显增加,呈黄绿色或脓痰。②气急、胸闷:COPD加重时呼吸困难加重,严重者不能平卧,被迫取坐位,辅助呼吸肌参与呼吸。③胸痛。④呼吸衰竭:缺氧、CO_2潴留及酸中毒的表现,呼吸节律、频率与强度都可异常。$PaCO_2$超过8.0 kPa(60 mmHg)或急剧上升时,可出现CO_2麻醉(肺性脑病)。表现为睡眠倒错,即白天思睡而夜间失眠,晨起因夜间CO_2潴留而出现头痛,后出现精神症状,如嗜睡、朦胧或不同程度的昏迷,亦可为兴奋性的,如烦躁不安、抽搐以致惊厥。

(2)心血管系统症状。主要是右心衰竭,可伴有左心衰竭。右心衰竭早期可表现为咳嗽、气急、心悸、下肢轻度水肿等,加重时可出现气急加重、上腹胀痛、食欲缺乏、尿少、腹水等。

3.体征

COPD早期体征可不明显,随疾病进展常有以下体征。①视诊及触诊:胸廓形态异常,呈桶状胸,包括胸部过度膨胀、前后径增大、剑突下胸骨下角(腹上角)增宽及腹部膨凸等;常见呼吸变浅、频率增快、辅助呼吸肌如斜角肌及胸锁乳突肌参加呼吸运动,重症可出现胸腹矛盾运动;呼吸困难加重时常采取前倾坐位;低氧血症者可出现黏膜及皮肤发绀,伴右心衰竭者可见颈静脉充盈

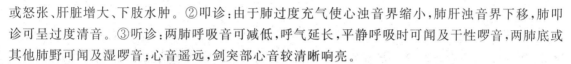

或怒张、肝脏增大、下肢水肿。②叩诊：由于肺过度充气使心浊音界缩小，肺肝浊音界下移，肺叩诊可呈过度清音。③听诊：两肺呼吸音可减低，呼气延长，平静呼吸时可闻及干性啰音，两肺底或其他肺野可闻及湿啰音；心音遥远，剑突部心音较清晰响亮。

当合并急性呼吸衰竭时可出现：①发热。急性感染时体温可急剧升高；②发绀。常有口唇、舌、鼻尖和指甲的发绀；③肺部体征。多数患者有肺气肿征象、心浊音界多缩小甚至消失。呼吸显著减弱，呼气时间延长，肺底可有干湿啰音，有时可有哮鸣音和广泛的湿啰音；④心脏体征。当有肺动脉高压、右心室肥厚时可出现肺动脉第二音亢进和三尖瓣区收缩期杂音。右心衰竭时可出现心率增快、胸骨左下缘和剑突下闻及收缩期吹风样杂音和舒张期奔马律。常有颈静脉怒张、肝大压痛、肝颈静脉回流征阳性、下肢甚至全身皮下水肿，少数病例腹部有移动性浊音。

（六）实验室检查及特殊检查

1.血常规检查

长期缺氧可使血红蛋白和红细胞增多。合并呼吸道感染时白细胞计数$>10.0 \times 10^9$/L，中性粒细胞计数$>7.5 \times 10^9$/L。

2.肺功能检查

肺功能检查是判断气流受限且重复性好的客观指标，对 COPD 的诊断、严重度评价、疾病进展、预后及治疗反应等均有重要意义。气流受限是以第 1 秒用力呼气量（FEV_1）和 FEV_1 与用力肺活量（FVC）之比（FEV_1/FVC）降低来确定的。FEV_1/FVC 是 COPD 的一项敏感指标，可检出轻度气流受限。FEV_1 占预计值的百分比是中、重度气流受限的良好指标，它变异性小，易于操作，应作为 COPD 肺功能检查的基本项目。吸入支气管舒张剂后 $FEV_1 < 80\%$ 预计值且 FEV_1/FVC$<70\%$者，可确定为不能完全可逆的气流受限。呼气峰流速（PEF）及最大呼气流量-容积曲线（MEFV）也可作为气流受限的参考指标，但 COPD 时 PEF 与 FEV_1 的相关性不够强，PEF 有可能低估气流阻塞的程度。气流受限可导致肺过度充气，使肺总量（TLC）、功能残气量（FRC）和残气容积（RV）增高，肺活量（VC）减低。TLC 增加不及 RV 增加的程度大，故 RV/TLC 增高。肺泡隔破坏及肺毛细血管床丧失可使弥散功能受损，一氧化碳弥散量（DL_{CO}）降低，DL_{CO} 与肺泡通气量（V_A）之比（DL_{CO}/V_A）比单纯 DL_{CO} 更敏感。作为辅助检查，支气管舒张试验有一定价值，因为：①有利于鉴别 COPD 与支气管哮喘。②可获知患者能达到的最佳肺功能状态。③与预后有更好的相关性。④可预测患者对支气管舒张剂和吸入皮质激素的治疗反应。

3.胸部 X 线检查

X 线检查对确定肺部并发症及与其他疾病（如肺间质纤维化、肺结核等）鉴别有重要意义。COPD 早期胸部 X 线片可无明显变化，以后出现肺纹理增多、紊乱等非特征性改变。主要 X 线征为肺过度充气：肺容积增大，胸腔前后径增长，肋骨走向变平，肺野透亮度增高，横膈位置低平，心脏悬垂狭长，肺门血管纹理呈残根状，肺野外周血管纹理纤细稀少等，有时可见肺大疱形成。并发肺动脉高压和肺源性心脏病时，除右心增大的 X 线征外，还可有肺动脉圆锥膨隆，肺门血管影扩大及右下肺动脉增宽等。

4.胸部 CT 检查

CT 检查一般不作为常规检查，但当诊断有疑问时高分辨率 CT（HRCT）有助于鉴别诊断。另外，HRCT 对辨别小叶中央型或全小叶型肺气肿及确定肺大疱的大小和数量有很高的敏感性和特异性，对预计肺大疱切除或外科减容手术等的效果有一定价值。

5.血气检查

血气检查对晚期患者十分重要。$FEV_1 < 40\%$ 预计值者及具有呼吸衰竭或右心衰竭临床征象者均应做血气检查。血气异常首先表现为轻、中度低氧血症。随疾病进展,低氧血症逐渐加重,并出现高碳酸血症。呼吸衰竭的血气诊断标准为海平面吸空气时动脉血氧分压(PaO_2)降低 $[< 8.0\ kPa(60\ mmHg)]$ 伴或不伴动脉血二氧化碳分压($PaCO_2$)增高 $[\geq 6.7\ kPa(60\ mmHg)]$。

6.其他化验检查

(1)肝、肾功能:急性加重期尿中可出现少量蛋白、管型和白细胞。血尿素氮可高于正常。少数患者可并发肾衰竭和肝功能损害。

(2)血电解质和酸碱平衡。①酸碱平衡紊乱:呼吸性酸中毒多见,$PaCO_2$ 升高,碳酸氢盐 (HCO_3^-)相对减少,剩余碱(BE)呈负值,pH < 7.35。复合性酸碱失衡中以呼吸性酸中毒合并代谢性碱中毒多见,此时 pH 及 HCO_3^- 显著降低,BE 呈负值。少数患者可有呼吸性碱中毒,这是由于机械通气时通气过量,使 $PaCO_2$ 下降至正常值以下所致。②电解质紊乱:有低氯、低钾、低钠、高钾,也可有高钠、低镁、低钙等情况。

(3)痰液检查:并发感染时痰涂片可见大量白细胞,痰培养可检出各种病原菌,常见者为肺炎链球菌、流感嗜血杆菌、卡他摩拉菌、肺炎克雷伯菌等。

(七)诊断

根据 COPD 患病史,在慢性咳嗽、咳痰的基础上痰量明显增加,呈黄绿色或脓痰;体温可急剧升高;呼吸困难加重,严重者不能平卧,被迫取坐位,辅助呼吸肌参与呼吸;胸痛;出现缺氧、CO_2 潴留及酸中毒的表现:呼吸节律、频率与强度都可异常,$PaCO_2$ 超过 $8.0\ kPa(60\ mmHg)$ 或急剧上升时可表现为睡眠倒错,即白天思睡而夜间失眠,晨起出现头痛、嗜睡、朦胧或不同程度的昏迷,或烦躁不安、抽搐以至惊厥。合并右心衰竭时,早期可表现为咳嗽、气急、心悸、下肢轻度水肿等,加重时可出现气急加重、上腹胀痛、食欲缺乏、尿少、腹水等。常有口唇、舌、鼻尖和指甲的发绀。多数患者有肺气肿征象、心浊音界多缩小甚至消失。呼吸显著减弱,呼气时间延长,肺底可有干湿啰音,有时可有哮鸣音和广泛的湿啰音。当有肺动脉高压、右心室肥厚时可出现肺动脉第二音亢进和三尖瓣区收缩期杂音。右心衰竭时可出现心率增快、胸骨左下缘和剑突下闻及收缩期吹风样杂音和舒张期奔马律。常有颈静脉曲张、肝大压痛、肝颈静脉回流征阳性、下肢甚至全身皮下水肿,少数病例腹部有移动性浊音等临床症状、体征,结合实验室检查等资料,综合分析确定。存在不完全可逆性气流受限是诊断 COPD 的必备条件。肺功能检查是诊断 COPD 的金标准。用支气管舒张剂后 $FEV_1 < 80\%$ 预计值及 $FEV_1/FVC < 70\%$ 可确定为不完全可逆性气流受限。COPD 早期轻度气流受限时可有或无临床症状。胸部 X 线检查有助于确定肺过度充气的程度及与其他肺部疾病鉴别。

(八)鉴别诊断

1.支气管哮喘

多在儿童或青少年期起病,常伴过敏体质、过敏性鼻炎和/或湿疹等,部分患者有哮喘家族史。以发作性哮喘为特征,血嗜酸粒细胞可升高,血免疫球蛋白 E(IgE)增高,支气管激发或舒张试验阳性。

2.充血性心力衰竭

多有高血压、冠状动脉粥样硬化、二尖瓣狭窄等病史,发作以夜间较重,稍咳,可伴有血性泡沫痰,双肺底有湿性啰音,胸片显示心脏扩大、肺水肿。

3.支气管扩张

多数患者有大量脓性痰或反复大量咯血史。胸部 X 线或高分辨 CT 显示支气管扩张、支气管壁增厚。

4.气胸

常有突发胸部锐痛、刺激性干咳、患侧叩诊呈鼓音、呼吸音明显减弱或消失。胸部 X 线上显示无肺纹理的均匀透亮区,其内侧有呈弧形的线状肺压缩边缘。

5.胸腔积液

患侧液平面以下叩诊浊音,呼吸音明显减弱或消失,胸片可见肋膈角变钝,中等量积液时可见密度均匀阴影,其上缘呈下凹的弧形影。

6.肺栓塞

有栓子来源的基础病,$PaCO_2$ 降低,$P_{(A-a)}$ 增高,肺 V/Q 显像、肺动脉造影可确诊。

(九)治疗

COPD 患者发生 ARF 的治疗原则:①纠正威胁生命的低氧血症,使动脉血氧饱和度(SaO_2)＞90%。②纠正威胁生命的呼吸性酸中毒,使 pH＞7.2。③治疗原发病。④防止和治疗并发症,营养支持治疗。具体措施如下。

1.评估病情的严重性

根据症状、血气、胸部 X 线等评估病情的严重性。

2.低氧血症的治疗

予控制性氧疗,30 分钟后复查血气,以确认氧合满意而未引起 CO_2 潴留或酸中毒。如果胸部 X 片未显示肺浸润,吸室内空气时 $PaCO_2$ 在 5.3～6.7 kPa(40～50 mmHg),可用鼻导管或鼻塞供氧,氧流量由 1～2 L/min 开始,以后根据动脉血气调整。如果患者存在肺炎或充血性心力衰竭,胸部 X 线上有新出现的肺浸润,则开始治疗时应增加供氧量(如吸氧浓度在 35%～40%),$PaCO_2$＞8.0 kPa(60 mmHg)或 SaO_2＞90%是合理的氧疗指标。若低浓度氧疗不能使 SaO_2 达适当水平,应提高吸氧浓度。常用的吸氧方法有以下几种。

(1)鼻导管或鼻塞给氧,此为常用的氧疗方法,吸入氧浓度(FiO_2)与吸入氧流量大致呈如下关系:$FiO_2＝[21＋4×吸入氧流量(L/min)]×100\%$。这只是粗略的估计值。在同样吸氧流量下,$FiO_2$ 还与潮气量、呼吸频率、分钟通气量和吸呼比等因素有关。总的来说每分通气量较小时,实际 FiO_2 要比计算值高;相反则较计算值低。张口呼吸时的计算值亦低。

(2)简易开放面罩:面罩两侧有气孔,呼出气可经气孔排出,当氧流量＞4 L/min 时不会产生重复呼吸现象。增大氧流量最高 FiO_2 可达 50%～60%。这种面罩封闭不好,FiO_2 不稳定是其主要缺点。

(3)空气稀释面罩:Venturi 面罩是通过 Venturi 原理,利用氧流量产生负压,吸入空气以稀释氧,调节空气进量,可控制吸入氧浓度在 25%～50%范围内,面罩内氧浓度相对稳定,其缺点是进食、咳痰不便。

氧疗中注意氧疗不能代替病因及其他综合治疗。如对感染和呼吸困难的患者适当应用抗生素和平喘药物,控制感染、消除气道痉挛,注意调节水、电解质平衡等。①加强氧疗监护:要观察患者的意识、发绀、呼吸、心率变化。如意识清、发绀好转、心率减少 10 次/分以上说明氧疗有效。对高浓度氧疗特别是正压机械通气,要防止氧中毒。氧中毒对肺和全身组织细胞都能引起损伤,引起组织细胞损伤的原因是氧化基团和过氧化氢相互作用侵犯 DNA 和细胞膜的后果。症状为

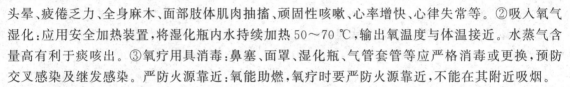
头晕、疲倦乏力、全身麻木、面部肢体肌肉抽搐、顽固性咳嗽、心率增快、心律失常等。②吸入氧气湿化：应用安全加热装置，将湿化瓶内水持续加热 50～70 ℃，输出氧温度与体温接近。水蒸气含量高有利于痰咳出。③氧疗用具消毒：鼻塞、面罩、湿化瓶、气管套管等应严格消毒或更换，预防交叉感染及继发感染。严防火源靠近：氧能助燃，氧疗时要严防火源靠近，不能在其附近吸烟。

3.呼吸性酸中毒的治疗

酸中毒较轻时，通过改善低氧、纠正二氧化碳潴留，酸中毒可纠正；酸中毒严重时(pH<7.2)可静脉内应用少量碳酸氢钠。

4.原发病的治疗

(1)急性诱因的治疗：当有细菌感染时应根据患者所在地常见病原菌类型及药敏情况积极选用抗生素。长期应用广谱抗生素和激素者易继发真菌感染，宜采取预防和抗真菌措施。①单药治疗：随着广谱 β-内酰胺和氟喹诺酮类药的问世，临床开始单用亚胺培南、头孢哌酮舒巴坦、头孢他啶、替卡西林/克拉维酸等治疗下呼吸道感染，临床治愈率常可达 80% 以上。单药疗法的明显缺点是抗菌谱不可能覆盖所有致病菌，而呼吸道感染特别是院内呼吸道感染，常由多种细菌混合感染所致。氟喹诺酮类药对肠杆菌科和流感嗜血杆菌有较强杀菌作用，但对肺炎球菌和厌氧菌作用较弱。第二代头孢菌素和氟喹诺酮类药对金黄色葡萄球菌有效，而第三代头孢菌素如头孢他啶等对其作用甚弱。头孢噻肟对铜绿假单胞菌作用较弱等。单药疗法还易出现耐药菌株和重复感染，有单用亚胺培南或氟喹诺酮类药后出现耐药金黄色葡萄球菌、铜绿假单胞菌等报道。②联合用药：应选用针对常见致呼吸道感染的革兰阳性或阴性病原菌的抗生素。常用方案：β-内酰胺类+氨基糖苷类；β-内酰胺类+氟喹诺酮类；氨基糖苷类+氟喹诺酮类药；β-内酰胺类+β-内酰胺类；克林霉素+氨基糖苷类。联合用药的优点是拓宽抗菌谱、减少重复感染概率、延缓耐药菌株的出现。选用抗生素时应考虑既往用药、基础病、发病过程及治疗反应等因素。如慢性支气管炎患者易受流感嗜血杆菌感染；接受激素治疗的神经外科患者以金黄色葡萄球菌感染常见、肺囊性纤维化和接受机械通气治疗者常有铜绿假单胞菌感染；治疗术后呼吸道感染应兼顾抗厌氧菌等。因此，临床上必须根据药物的作用特点及抗菌范围，并参照本地区细菌耐药情况，选择有效的抗生素治疗呼吸道感染。目前肺炎链球菌对青霉素仍相当敏感，有报道对耐药菌株大剂量青霉素仍有效，故对肺炎链球菌感染仍首选青霉素。对于金黄色葡萄球菌感染，90% 菌株对青霉素耐药，50% 菌株对苯唑西林耐药，临床上常选苯唑西林、头孢唑啉、头孢美唑、氟喹诺酮类等加一种氨基糖苷类药联用。亚胺培南、头孢哌酮/舒巴坦及第四代头孢菌素如头孢吡肟等也可选用。对于耐甲氧苯青霉素的金黄色葡萄球菌(MR-SA)感染，一般首选万古霉素。对于铜绿假单胞菌感染，可选择哌拉西林、头孢哌酮、头孢他啶、环丙沙星等与氨基糖苷类联用。第三代头孢菌素中以头孢他啶抗铜绿假单胞菌活性最强。亚胺培南、第四代头孢菌素、单环菌素类如氨曲南等也可选用。近年来，国内报道革兰阴性菌产生超广谱 β-内酰胺酶(ESBL)日益增多，以克雷伯菌属及大肠埃希菌等肠杆菌科细菌为多见，对第三代头孢菌素普遍耐药，已引起临床高度重视。当怀疑细菌产生 ESBL 时，应考虑使用碳青霉烯类抗生素和 ESBL 抑制剂治疗。③抗厌氧菌治疗：厌氧菌所致的呼吸道感染常有下列特征：痰液呈臭味；标本涂片革兰染色有大量形态较一致的细菌，但普通细菌培养呈阴性；多有原发疾病和诱发因素如肺癌、支气管扩张症、意识障碍、胃肠道或生殖道手术后、长期应用免疫抑制剂或氨基糖苷类药等。目前常选用的抗厌氧菌药为青霉素、甲硝唑、克林霉素、替硝唑等。替硝唑为咪唑类药，对大多数厌氧菌有效，其中对脆弱拟杆菌和梭杆菌属的活性较甲硝唑强，常用剂量为 800 mg 静脉滴注，每天 1 次，连用 5～7 天。④抗真菌治疗;呼吸道感染经多种抗生素治疗无效,可能存在下列因素:长期应用广谱抗生素或抗生素,导致菌群失调;应用肾上腺皮质激素、免疫抑制剂、抗癌药物、放射治疗;恶性肿瘤、糖尿病、尿毒症、大面积烧伤、COPD 等,需高度怀疑真菌感染。应及时行痰找真菌丝或孢子、真菌培养及相关血清学检查。临床常用氟康唑、伊曲康唑、大蒜素、两性霉素 B 等。此外,青霉素为治疗放线菌病的首选药,磺胺药(复方 SMZ)为治疗奴卡菌病的首选药。部分慢性呼吸衰竭患者因年老体弱、机体反应性差,当出现呼吸道感染时常仅有咳嗽和咳痰或气道分泌物增加(机械通气时)的表现,或呼吸频率增快、PaO_2 降低。而较少有发热及外周血白细胞的升高,胸部 X 线检查可缺乏特征性改变。此时,观察咳嗽和咳痰或气道分泌物的变化常成为判断抗感染治疗是否有效的重要指标。

(2)慢性气流阻塞的治疗:①支气管舒张剂,COPD 患者发生 ARF 时首选短效、吸入性 $β_2$ 受体激动剂。疗效不显著者加用抗胆碱能药物。以使用贮雾器或气动雾化器吸入比较合适。对于较为严重的 COPD 患者可考虑静脉滴注茶碱类药物;监测血茶碱浓度对估计疗效和不良反应有一定意义。口服茶碱缓释片,100 mg,每天 2 次,或静脉滴注氨茶碱,一般每天总量不超过 1 g。氨茶碱除松弛支气管平滑肌外,尚有抗炎、兴奋呼吸中枢、增强膈肌收缩力的作用。因茶碱可使患者出现心慌甚至心律失常,静脉使用时输液速度不宜过快。近年来,国内使用定量气雾器(MDI)和雾化器吸入 $β_2$ 受体激动剂(常用沙丁胺醇或特布他林)治疗,效果较好,临床使用时需注意心脏的不良反应。国外将吸入抗胆碱能药物作为治疗 COPD 患者的首选治疗药物,常用溴化异丙托品(爱全乐)气雾剂,该药吸入后5~10 分钟起效,30~90 分钟时达血峰值,持续 4~6 小时。患者宜在应用支气管舒张剂基础上加服或静脉使用糖皮质激素。激素的剂量要权衡疗效及安全性,建议口服泼尼松龙每天 30~40 mg,连续 10~14 天。也可静脉给予甲泼尼龙。延长给药时间不能增加疗效,反而使不良反应增加。②增加分泌物的排出,咳嗽是清除支气管分泌物的最有效方法。坐位咳嗽及应用支气管扩张剂后立即咳嗽可增加咳嗽的有效性。叩击背部及体位引流对痰量超过 25 mL/d 的患者或有肺叶不张的患者可能有效。对于痰多黏稠难以咳出的患者可用祛痰药使痰液稀释,常选用溴己新(必嗽平)16 mg,每天 3 次,或溴环己胺醇(沐舒坦)30 mg,每天 3 次。溴环己胺醇的祛痰作用较前者强,它不仅降低痰液黏度,而且增强黏膜纤毛运动,促进痰液排出。另外可选用中药鲜竹沥液,或使用 α-糜蛋白酶雾化吸入。对于神志清楚的患者应鼓励咳嗽,多翻身叩背,促进痰液排出。对于无力咳嗽的患者可间断经鼻气管吸引痰液。对于建立人工气道的患者应定时吸引气道内分泌物,定期湿化气道。

5.呼吸兴奋剂的应用

对呼吸衰竭患者是否应使用呼吸兴奋剂,学者们一直有争议。由于其使用简单、经济,且有一定疗效,故仍较广泛使用于临床。呼吸兴奋剂刺激呼吸中枢或周围化学感受器通过增强呼吸中枢驱动,增加呼吸频率和潮气量,改善肺泡通气。与此同时,患者的氧耗量和 CO_2 产生量亦相应增加,且与通气量呈正相关。故应掌握好其临床适应证。

在慢性 CO_2 潴留患者,呼吸中枢对 CO_2 的敏感性已降低,吸氧后缺氧的刺激被消除,呼吸中枢受限制,$PaCO_2$ 升高,应用呼吸兴奋剂可降低 $PaCO_2$,增加氧合作用,促使患者清醒,有利于咳嗽、排痰。呼吸兴奋剂需与支气管扩张剂、抗感染、增强呼吸肌收缩力药物并用,使潮气量加大,方能发挥作用。常用的呼吸兴奋剂为尼可刹米,在 $PaCO_2$ 显著增高伴意识障碍者,先用0.75 g静脉注射,继以 1.875~3.75 g 加入 5%葡萄糖液中持续静脉滴注,可使呼吸深度及频率增加而改善通气,有利于 CO_2 排除,同时可促进神志恢复,提高咳嗽反射和改善排痰能力。少数患者可出现皮肤瘙痒、烦躁不安,此时可减慢滴速或降低药物浓度。个别还出现肌颤及抽搐,则应停用。纳洛酮是阿片受体阻滞药,有兴奋呼吸中枢作用,可行肌内注射或静脉注射,每次 0.4~

0.8 mg或1.2～2.8 mg加入5%葡萄糖液250 mL中静脉滴注。

因呼吸兴奋剂能引起烦躁不安、肌肉颤动、心悸等不良反应。因此,在应用呼吸兴奋剂的同时必须采取措施减轻通气阻力,如控制感染、吸痰、应用支气管解痉剂等,并密切随访动脉血气,如动脉血气无改善应立即停药。

6.呼吸肌疲劳的防治

应采取措施纠正诱发呼吸肌疲劳的原因,如痰液湿化引流、支气管解痉剂的应用、控制肺部感染、改善营养状态、纠正水和电解质失衡,发热患者应用退热药物。经鼻面罩机械通气,使呼吸肌得到适当休息。

辅酶 Q_{10} 能改善心肌和呼吸肌氧的利用,从而提高其收缩力,每天60 mg可使最大吸气力上升。茶碱类药物能增加细胞质内的钙离子浓度,提高呼吸肌的储备能力,可用于防治膈肌疲劳。咖啡因增加膈肌收缩力,优于氨茶碱,长期口服可延缓呼吸肌疲劳的发生。洋地黄类药物亦有增加膈肌收缩力的作用,对呼吸衰竭患者有一定危险性,宜慎用。由于缺氧、营养不良、呼吸负荷过重可造成呼吸肌损伤、膈肌萎缩,因此对慢阻肺患者纠正缺氧、补充营养、保证能量供应至关重要。糖类过多会产生大量 CO_2 ,糖的呼吸商为1,过多的糖分解,呼吸商增大,呼吸肌负荷加重;脂肪的呼吸商为0.7,在饮食和静脉营养中,增加脂肪与蛋白质,可减少 CO_2 的产生。呼吸肌训练,采用腹式呼吸,可增加潮气量,减少无效腔通气,提高通气效率。

7.机械通气

(1)无创性机械通气(NIPPV):无创性机械通气可用于COPD慢性呼吸衰竭急性加重,还可用于有效撤机,作为从机械通气向自主呼吸过渡的桥梁。

COPD 急性加重期患者应用无创性正压通气(NIPPV)可以降低 $PaCO_2$,减轻呼吸困难,从而降低气管插管和有创机械通气的使用,缩短住院天数,降低患者的病死率。使用 NIPPV 要注意掌握合理的操作方法,避免漏气,从低压力开始逐渐增加辅助吸气压和采用有利于降低 $PaCO_2$ 的方法,从而提高 NIPPV 的效果。NIPPV 的应用指征目前尚不统一,表3-6 所列标准可作为参考。

表 3-6　NIPPV 在 COPD 合并急性呼吸衰竭时选用和排除标准

选用标准(至少符合其中2项)
中至重度呼吸困难,伴辅助呼吸肌参与呼吸并出现胸腹矛盾运动
中至重度酸中毒(pH7.30～7.35)和高碳酸血症($PaCO_2$ 6～8 kPa)
呼吸频率超过25次/分
排除标准(符合下列条件之一)
呼吸抑制或停止
心血管系统功能不稳定(低血压、心律失常、心肌梗死)
嗜睡、神志障碍及不合作者
易误吸者(吞咽反射异常,严重上消化道出血)
痰液黏稠或有大量气道分泌物
近期曾行面部或胃食管手术
头面部外伤,固有的鼻咽部异常
极度肥胖
严重的胃肠胀气

辅助通气应从低压力开始,吸气压力从 $0.392\sim0.785$ kPa($4\sim8$ cmH_2O)开始,呼气压力从 $0.196\sim0.294$ kPa($2\sim3$ cmH_2O)开始,经过 $5\sim20$ 分钟逐渐增加到合适的治疗水平。为了避免胃胀气,应在保证疗效的前提下避免吸气压力过高。另外应避免饱餐后应用 NIPPV,适当的头高位或半坐卧位和应用促进胃动力的药物有利于减少误吸。

使用无创通气可明显降低气管插管率。如果无创通气后患者的临床及血气无改善[$PaCO_2$ 下降至小于 16%,pH<7.30,$PaCO_2\leq5.3$ kPa(40 mmHg)],应尽快调整治疗方案或改为气管插管和常规有创机械通气。

(2)有创性(常规)机械通气:在积极药物治疗的条件下,患者呼吸衰竭仍进行性恶化,出现危及生命的酸碱异常和/或神志改变时宜用有创性机械通气治疗。有创性机械通气具体应用指征见表3-7。

表 3-7　有创性机械通气在 COPD 合并急性呼吸衰竭的应用指征

严重呼吸困难,辅助呼吸肌参与呼吸,并出现胸腹矛盾呼吸
呼吸频率超过 35 次/分
危及生命的低氧血症($PaO_2<5.33$ kPa 或 $PaO_2/FiO_2<200$)
严重的呼吸性酸中毒(pH<7.25)及高碳酸血症
呼吸抑制或停止
嗜睡、神志障碍
严重心血管系统并发症(低血压、休克、心力衰竭)
其他并发症(代谢紊乱、脓毒血症、肺炎、肺血栓栓塞症、气压伤、大量胸腔积液)
NIPPV 失败或存在 NIPPV 的排除指征

在决定患者是否使用机械通气时还需参考病情好转的可能性,患者自身意愿及强化治疗的条件。

使用最广泛的 3 种通气模式包括辅助-控制通气(A-CMV)、压力支持通气(PSV)或同步间歇强制通气(SIMV)与 PSV 联合模式(SIMV+PSV)。因 COPD 患者广泛存在内源性呼气末正压(PEEPi),为减少因 PEEPi 所致吸气功耗增加和人-机不协调,可常规加用-适度水平(为 PEEPi 的 $70\%\sim80\%$)的外源性呼气末正压(PEEP)。

COPD 病例的撤机可能会遇到困难,需设计和实施一周密的方案。解决呼吸机撤离困难的原则是尽早撤机、避免有害并发症的发生。首先应避免碱血症,碱血症存在时不能撤机;呼吸性酸中毒和 HCO_3^- 潴留可在低 V_A 时撤机。避免使用过量镇静剂。撤机过程中呼吸功一定要减小。给予患者足够的潮气量,保持充足的通气支持,以使患者的呼吸频率低于 $30\sim35$ 次/分。

8.并发症的治疗

(1)肺性脑病:COPD Ⅱ 型呼吸衰竭,严重的缺氧和二氧化碳潴留[$PaCO_2\leq5.3$ kPa(40 mmHg),$PaCO_2>8.0$ kPa(60 mmHg),pH<7.30],常出现脑水肿、脑血管扩张、颅压升高甚至并发脑疝。患者可出现意识丧失、昏迷、抽搐、呼吸节律及频率异常,进而发生呼吸心搏骤停。治疗上应积极改善呼吸衰竭,当患者意识障碍进行性恶化时,出现缓脉、呕吐、视盘水肿、脑脊液压力升高时应给予脱水治疗,可给予甘露醇、清蛋白、地塞米松、利尿剂以减轻脑疝、降低颅压。出现神经精神症状和颅内高压的表现,原则上以改善呼吸功能、纠正缺氧和 CO_2 潴留为主,仅当脑水肿症状明显或有脑疝时可短期使用 20% 甘露醇,按每次 $0.5\sim1.0$ g/kg 快速静脉滴注,

每天1～2次,心功能不好的患者用量宜少。使用脱水剂时应注意电解质的变化,并防止痰液变黏稠不易排出。

(2)心力衰竭:慢性肺动脉高压,使右心负荷加重,左心室肥大,严重或长期缺氧招致心肌收缩力减弱,心搏量减少,最后导致心力衰竭。治疗:①减轻右心前后负荷,早期肺源性心脏病应降低肺动脉高压,减轻右室后负荷。已有心力衰竭者给予硝酸异山梨酯(消心痛)、硝苯地平(心痛定)、卡托普利(开博通)等,减轻右心前后负荷,改善左心功能,从而降低肺动脉压,使右室功能得到改善。②利尿剂的应用,给予氢氯噻嗪或呋塞米(速尿),并用氨苯蝶啶或螺内酯(安体舒通),小剂量,短疗程,注意电解质紊乱,及时纠正。如氢氯噻嗪25 mg,每天1～3次,螺内酯40 mg,每天1～2次。对肺性脑病出现脑水肿或重度水肿者可选用呋塞米20 mg缓慢静脉注射。应注意利尿剂可引起低血钾、低血氯,诱发或加重代谢性碱中毒;利尿过多可致血液浓缩、痰液黏稠加重气道阻塞。③强心剂的应用,洋地黄制剂可直接作用于心肌,增加心排血量,减慢心率,增加膈肌收缩力及利尿效果,对并发左心衰竭者疗效明显。由于在缺氧、电解质紊乱等情况下易出现中毒症状,一般选用速效制剂,剂量为正常的1/2～2/3,长期应用时宜定期监测血药浓度。对难治性心力衰竭可并用辅酶Q_{10}、多巴胺等,能增加心排血量,加强利尿。④血管扩张剂的应用,血管扩张剂可降低肺血管阻力和肺动脉压,减轻右心负荷,减轻右心衰竭的发作和加剧,是治疗COPD急性发作期右心衰竭的重要措施。目前临床常用的有α受体阻滞剂、血管紧张素转化酶抑制剂、钙通道阻滞剂、磷酸二酯酶抑制剂、NO吸入等。血管扩张剂在降低肺动脉压力和肺血管阻力的同时也降低体循环血压,应引起注意。

(3)心律失常:患者常因传导系统和心肌损害,或因缺氧、酸碱失衡、电解质紊乱和应用药物发生各种心律失常,严重者可发生猝死。主要是识别和治疗引起心律失常的代谢原因,如低氧血症、低钾血症、低镁血症、呼吸性酸中毒或碱中毒及治疗原发病。纠正上述原因心律失常多可消失。当诱因不能去除或纠正上述原因后仍有心律失常,可考虑应用抗心律失常药物。如未用过洋地黄类药物,可考虑以毛花苷C(西地兰)0.2～0.4 mg或毒毛花苷K 0.125～0.250 mg加入葡萄糖液20 mL内缓慢静脉注射(20分钟)。应注意纠正缺氧、防治低血钾,不宜依据心率的快慢观察疗效。如患者血压稳定可考虑使用血管紧张素转化酶抑制剂治疗。也可选用维拉帕米(异搏定)5 mg缓慢静脉注射,或口服40～80 mg,每天3次;出现室性异位心律时可用利多卡因50～100 mg静脉注射,必要时15分钟再注射1次,亦可应用其他抗心律失常药物。

(4)消化道出血:患者常并发消化道出血,低氧导致胃肠道黏膜糜烂,广泛渗血。由于严重缺氧,胃肠道血管收缩,微循环障碍,黏膜防御功能减低,高碳酸血症又使氢离子增多,胃酸分泌增加,以及胃肠道淤血、药物刺激、弥散性血管内凝血(DIC)等招致应激性溃疡、黏膜糜烂,患者先有进行性腹胀,相继发生大出血。治疗:①制酸剂,给予质子泵抑制剂奥美拉唑(洛赛克)或新H_2受体阻滞剂西咪替丁/法莫替丁等,山莨菪碱能抑制胃酸,改善微循环,兴奋呼吸中枢,可以并用。②黏膜保护剂,枸橼酸铋钾(得乐)可保护胃黏膜、减少出血。③止血剂,如无DIC并存,可给酚磺乙胺(止血敏)、6-氨基己酸等;局部止血采用冰盐水加去甲肾上腺素洗胃后给予黏膜保护剂,亦可用凝血酶口服。

(5)休克:并发休克常由于急性严重感染、消化道大出血、严重心律失常或心力衰竭、低血容量等,或综合因素所引起,进行血流动力学监测,有助于诊断。低血容量休克患者,血压、中心静脉压、心排血量均降低,心率快,体循环阻力升高;继发感染休克时,心率快,血压、体循环阻力下降,而中心静脉压不降低,心排血量上升或下降;心源性休克时,血压、心排血量下降,肺小动脉嵌压升高,中心静脉压、体循环阻力多上升。治疗:找出病因,采取相应措施。低血容量或感染性休克可给予平衡液,增加有效细胞外液量,纠正酸中毒,改善微循环;血浆、清蛋白可提高胶体渗透压,增加有效循环血量,降低颅压、利尿;右旋糖酐-40、羟乙基淀粉除扩容外,可降低血黏度,改善微循环。失血性休克应及时输新鲜全血,纠正电解质紊乱与酸碱失衡。休克患者当血容量补足后血压仍低时,可给予血管活性药物多巴胺或并用间羟胺静脉滴注,维持血压在 10.7~12.0 kPa (80~90 mmHg),脉压>2.7 kPa(20 mmHg),尿量>25 mL/h。心源性休克、心功能不全者可给多巴酚丁胺、洋地黄等增强心肌收缩力。感染性休克时大剂量激素可改善中毒症状,减少毛细血管通透性,阻滞 α 受体使血管扩张,稳定溶酶体膜,保护细胞,防止细胞自溶。

(6)DIC:肺源性心脏病患者由于感染、缺氧、酸中毒、休克等可激活凝血因子,引起内源系统的凝血连锁反应,使患者进入高凝状态,微血管内发生广泛血栓,致使血小板、纤维蛋白原等凝血因子大量消耗,继而引起纤维蛋白溶解。临床表现为皮肤、黏膜、脏器的栓塞出血,血小板进行性减少,凝血酶原时间较正常对照延长 3 秒以上,纤维蛋白原<1.5 g/L,3P 试验阳性或FDP>20 mg/L。治疗:①控制原发病。②肝素,抗凝治疗是阻断 DIC 病理过程的重要措施,早期给予肝素50 mg,每天 2 次,缓慢静脉滴注,或以 10~15 U/(kg·h)静脉滴注,使凝血时间维持在 20 分钟左右。有局部大出血者如溃疡病、支气管扩张、脑出血患者禁用。③抗血小板凝聚药,双嘧达莫每天400 mg,右旋糖酐-40 500 mL,每天 1~2 次静脉滴注,用于高凝状态期。④补充凝血因子,输新鲜血、新鲜冰冻血浆、纤维蛋白原等均应与肝素同时使用。⑤抗纤溶药物,DIC 晚期,纤溶亢进已占主要地位,可在肝素化的基础上给氨甲苯酸(抗血纤溶芳酸)或 6-氨基己酸等。

(7)高黏血症:慢性缺氧继发红细胞增多,血黏度增加,招致微循环障碍,影响组织供氧,加重多脏器衰竭。治疗:给予右旋糖酐-40 及肝素治疗。右旋糖酐-40 可抑制红细胞聚集,改善微循环,每次500 mL静脉滴注;肝素能降低血黏度,促进肺循环,并可阻止血小板释放 5-羟色胺等介质,缓解支气管痉挛,每天 50 mg 静脉滴注。血细胞比容>0.60 时采用血液稀释疗法,每次放血300 mL,输入右旋糖酐-40 500 mL。

(8)肝损害:严重心力衰竭、缺氧可致淤血性肝大,肝小叶中心坏死和退变,PaO_2<5.3 kPa (40 mmHg),可使丙氨酸转氨酶、天冬氨酸转氨酶、胆红素上升,凝血酶原时间延长,缺氧纠正后肝功能恢复者称为功能性肝损伤。治疗:纠正缺氧,心衰患者给予利尿剂、多巴胺静脉滴注可增加肝血流量,高渗葡萄糖和氨基酸静脉滴注能提高血中支链/芳氨基酸比例,避免或慎用对肝功能可能损害的药物,加强护肝药物治疗,还原型谷胱甘肽每天 0.6 g 静脉给药。肝性昏迷者可行人工肝治疗。

(9)肾衰竭:严重缺氧、心衰可导致肾功能损害,PaO_2<5.2 kPa(40 mmHg)时,肾血流量降低,尿量减少,血肌酐、尿素氮升高,心力衰竭时肾脏可有淤血变性。随着病情好转肾功能恢复者,称为功能性肾损害。治疗:①避免肾毒性药物。②纠正缺氧,改善心功能,给予利尿、强心剂,增加肾血流量。右旋糖酐-40 可改善肾循环。③纠正水、电解质平衡失调,控制蛋白质摄入。④使用利尿剂。⑤透析治疗,当血尿素氮>29 mmol/L,血肌酐>707 μmol/L,血钾>6.5 mmol/L时,应行腹膜或血液透析。

(10)肺源性心脏病合并肺栓塞:肺源性心脏病心力衰竭患者长期卧床,血黏稠度增高,易引起深部静脉血栓形成,血栓脱落可造成肺栓塞,或肺内炎症侵蚀,使肺动脉分支闭塞。患者表现为呼吸困难突然加重、胸痛、胸闷、烦躁不安,进行性右心衰竭,氧分压、二氧化碳分压下降等。

(周鲁亮)

第三节 肺炎球菌性肺炎

一、定义

肺炎球菌性肺炎是由肺炎链球菌感染引起的急性肺部炎症,为社区获得性肺炎中最常见的细菌性肺炎。起病急骤,临床以高热、寒战、咳嗽、血痰及胸痛为特征,病理为肺叶或肺段的急性表现。近年来,因抗生素的广泛应用,典型临床和病理表现已不多见。

二、病因

致病菌为肺炎球菌,革兰阳性,有荚膜,复合多聚糖荚膜共有 86 个血清型。成人致病菌多为1 型、5 型。为口咽部定植菌,不产生毒素(除Ⅲ型),主要靠荚膜对组织的侵袭作用而引起组织的炎性反应,通常在机体免疫功能低下时致病。冬春季因带菌率较高(40%～70%)为本病多发季节。青壮年男性或老幼多见。长期卧床、心力衰竭、昏迷和手术后等易发生肺炎球菌性肺炎。常间诱因有病毒性上呼吸道感染史或受寒、酗酒、疲劳等。

三、诊断

(一)临床表现

因患者年龄、基础疾病及有无并发症,就诊是否使用过抗生素等影响因素,临床表现差别较大。

(1)起病:多急骤,短时寒战继之出现高热,呈稽留热型,肌肉酸痛及全身不适,部分患者体温低于正常。

(2)呼吸道症状:起病数小时即可出现,初起为干咳,继之咳嗽,咳黏性痰,典型者痰呈铁锈色,累及胸膜可有针刺样胸痛,下叶肺炎累及膈胸膜时疼痛可放射至上腹部。

(3)其他系统症状:食欲缺乏、恶心、呕吐以及急腹症消化道状。老年人精神萎靡、头痛,意识朦胧等。部分严重感染的患者可发生周围循环衰竭,甚至早期出现休克。

(4)体检:急性病容,呼吸急促,体温达 39～40 ℃,口唇单纯疱疹,可有发绀及巩膜黄染,肺部听诊为实变体征或可听到啰音,累及胸膜时可有胸膜摩擦音甚至胸腔积液体征。

(5)并发症及肺外感染表现:①脓胸(5%～10%),治疗过程中又出现体温升高、白细胞计数增高时,要警惕并发脓胸和肺脓肿的可能。②脑膜炎,可出现神经症状或神志改变。③心肌炎或心内膜炎,心率快,出现各种心律失常或心脏杂音,脾大,心力衰竭。

(6)败血症或毒血症(15%～75%):可出现皮肤、黏膜出血点,巩膜黄染。

(7)感染性休克:表现为周围循环衰竭,如血压降低、四肢厥冷、心动过速等,个别患者起病既表现为休克而呼吸道症状并不明显。

(8)麻痹性肠梗阻。

(9)罕见 DIC、ARDS。

（二）实验室检查

（1）血常规：白细胞数为（10～30）×10⁹/L，中型粒细胞计数增多 80％以上，分类核左移并可见中毒颗粒。酒精中毒、免疫力低下及年老体弱者白细胞总数可正常或减少，提示预后较差。

（2）病原体检查：①痰涂片及荚膜染色镜检，可见革兰染色阳性双球菌，2～3 次痰检为同一细菌有意义。②痰培养加药敏可助确定菌属并指导有效抗生素的使用，干咳无痰者可做高渗盐水雾化吸入导痰。③血培养致病菌阳性者可做药敏试验。④脓胸者应做胸腔积液菌培养。⑤对重症或疑难病例，有条件时可采用下呼吸道直接采样法做病原学诊断。如防污染毛刷采样（PSB）、防污染支气管-肺泡灌洗（PBAL）、经胸壁穿刺肺吸引（LA）、环甲膜穿刺经气管引（TTA）。

（三）胸部 X 线检查

（1）早期病变肺段纹理增粗、稍模糊。

（2）典型表现为大叶性、肺段或亚肺段分布的浸润、实变阴影，可见支气管气道征及肋膈角变钝。

（3）病变吸收较快时可出现浓淡不均假空洞征。

（4）吸收较慢时可出现机化性肺炎。

（5）老年人、婴儿多表现为支气管肺炎。

四、鉴别诊断

（1）干酪样肺炎：常有结枝中毒症状，胸部 X 线表现肺实变、消散慢，病灶多在肺尖或锁骨下、下叶后段或下叶背段，新旧不一、有钙化点、易形成空洞并肺内播散。痰抗酸菌染色可发现结核菌，PPD 试验常阳性，青霉素 G 治疗无效。

（2）其他病原体所致肺炎：①多为院内感染，金黄色葡萄球菌肺炎和肺炎克雷伯菌肺炎的病情通常较重。②多有基础疾病。③痰或血的细菌培养阳性可鉴别。

（3）急性肺脓肿：早期临床症状相似，病情进展可出现可大量脓臭痰，查痰菌多为金黄色葡萄球菌、克雷伯菌、革兰阴性杆菌、厌氧菌等。胸部 X 线可见空洞及液平。

（4）肺癌伴阻塞性肺炎：常有长期吸烟史、刺激性干咳和痰中带血史，无明显急性感染中毒症状；痰脱落细胞可阳性；症状反复出现；可发现肺肿块、肺不张或肿大的肺门淋巴结；胸部 CT 及支气管镜检查可帮助鉴别。

（5）其他：ARDS、肺梗死、放射性肺炎和胸膜炎等。

五、治疗

（一）抗菌药物治疗

首先应给予经验性抗生素治疗，然后根据细菌培养结果进行调整。经治疗不好转者，应再次复查病原学及药物敏感试验进一步调整治疗方案。

1.轻症患者

（1）首选青霉素：青霉素每天 240 万 U，分 3 次肌内注射。或普鲁卡因青霉素每天 120 万 U，分 2 次肌内注射，疗程 5～7 天。

（2）青霉素过敏者：可选用大环内酯类，如红霉素每天 2 g，分 4 次口服，或红霉素每天 1.5 g，分次静脉滴注；或罗红霉素每天 0.3 g，分 2 次口服或林可霉素每天 2 g，肌内注射或静脉滴注；或克林霉素每天0.6～1.8 g，分 2 次肌内注射，或克林霉素每天 1.8～2.4 g 分次静脉滴注。

2.较重症患者

青霉素每天 120 万 U,分 2 次肌内注射,加用丁胺卡那每天 0.4 g 分次肌内注射;或红霉素每天1.0～2.0 g,分 2～3 次静脉滴注;或克林霉素每天 0.6～1.8 g,分 3～4 次静脉滴注;或头孢噻吩钠(先锋霉素 I)每天 2～4 g,分 3 次静脉注射。

疗程 2 周或体温下降 3 天后改口服。老人、有基础疾病者可适当延长。8％～15％青霉素过敏者对头孢菌素类有交叉过敏应慎用。如为青霉素速发性变态反应则禁用头孢菌素。如青霉素皮试阳性而头孢菌素皮试阴性者可用。

3.重症或有并发症患者(如胸膜炎)

青霉素每天 1 000 万～3 000 万 U,分 4 次静脉滴注;头孢唑啉钠(先锋霉素 V),每天 2～4 g,分 2 次静脉滴注。

4.极重症者如并发脑膜炎

头孢曲松每天 1～2 g 分次静脉滴注;碳青霉素烯类如亚胺培南-西司他丁(泰能)每天 2 g,分次静脉滴注;或万古霉素每天 1～2 g,分次静脉滴注并加用第 3 代头孢菌素;或亚胺培南加第 3 代头孢菌素。

5.耐青霉素肺炎链球菌感染者

近年来,耐青霉素肺炎链球菌感染不断增多,通常最小抑制浓度(MIC)≥1.0 mg/L 为中度耐药,MIC≥2.0 mg/L 为高度耐药。临床上可选用以下抗生素:克林霉素每天 0.6～1.8 g 分次静脉滴注;或万古霉素每天 1～2 g 分次静脉滴注;或头孢曲松每天 1～2 g 分次静脉滴注;或头孢噻肟每天 2～6 g 分次静脉滴注;或氨苄西林/舒巴坦、替卡西林/棒酸、阿莫西林/棒酸。

(二)支持疗法

包括卧床休息、维持液体和电解质平衡等。应根据病情及检查结果决定补液种类。给予足够热量以及蛋白和维生素。

(三)对症治疗

胸痛者止痛;刺激性咳嗽可给予可待因,止咳祛痰可用氯化铵或棕色合剂,痰多者禁用止咳剂;发热物理降温,不用解热药;呼吸困难者鼻导管吸氧。烦躁、谵妄者服用地西泮 5 mg 或水合氯醛 1.0～1.5 g 灌肠,慎用巴比妥类。鼓肠者给予缸管排气,胃扩张给予胃肠减压。

(四)并发症的处理

(1)呼吸衰竭:机械通气、支持治疗(面罩、气管插管、气管切开)。

(2)脓胸:穿刺抽液必要时肋间引流。

(五)感染性休克的治疗

1.补充血容量

右旋糖酐-40 和平衡盐液静脉注射,以维持收缩压 12.0～13.3 kPa(90～100 mmHg)。脉压＞4.0 kPa(30 mmHg),尿量＞30 mL/h,中心静脉压 0.6～0.9 kPa(4.4～7.4 mmHg)。

2.血管活性药物的应用

输液中加入血管活性药物以维持收缩压 12.0～13.3 kPa(90～100 mmHg)以上。为升高血压的同时保证和调节组织血流灌注,近年来主张血管活性药物为主,配合收缩性药物,常用的有多巴胺、间羟胺、去甲肾上腺素和山莨菪碱等。

3.控制感染

及时、有效地控制感染是治疗中的关键。要及时选择足量、有效的抗生素静脉并联合给药。

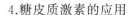

4.糖皮质激素的应用

病情或中毒症状重及上述治疗血压不恢复者,在使用足量抗生素的基础上可给予氢化可的松 100～200 mg 或地塞米松 5～10 mg 静脉滴注,病情好转立即停药。

5.纠正水、电解质和酸碱平衡紊乱

严密监测血压、心率、中心静脉压、血气、水电解质变化,及时纠正。

6.纠正心力衰竭

严密监测血压、心率、中心静脉压、意识及末梢循环状态,及时给予利尿及强心药物,并改善冠状动脉供血。

(周鲁亮)

第四节　肺炎克雷伯菌肺炎

一、概述

肺炎克雷伯菌肺炎是最早被认识的 G⁻ 杆菌肺炎,并且仍居当今社区获得性 G⁻ 杆菌肺炎的首位,医院获得性 G⁻ 杆菌肺炎的第二或第三位。肺炎克雷伯菌是克雷伯菌属最常见菌种,约占临床分离株的 95%。肺炎克雷伯菌又分肺炎、臭鼻和鼻硬结 3 个亚种,其中又以肺炎克雷伯菌肺炎亚种最常见。根据荚膜抗原成分的不同,肺炎克雷伯菌分78个血清型,肺炎者以 1～6 型为多。该病好发于原有慢性肺部疾病、糖尿病、手术后和酒精中毒者,以中老年为多见。

二、诊断

(一)临床表现

多数患者起病突然,部分患者可有上呼吸道感染的前驱症状,主要症状为寒战、高热、咳嗽、咳痰、胸痛、呼吸困难和全身衰弱。痰色如砖红色,被认为是该病的特征性表现,可惜临床上甚为少见;有的患者咳痰呈铁锈色,或痰带血丝,或伴明显咯血。体检患者呈急性病容,常有呼吸困难和发绀,严重者有全身衰竭、休克和黄疸。肺叶实变期可发生相应实变体征,并常闻及湿啰音。

(二)辅助检查

1.一般实验室检查

周围血白细胞总数和中性粒细胞比例增加,核型左移。若白细胞计数不高或反见减少,提示预后不良。

2.细菌学检查

经筛选的合格痰标本(鳞状上皮细胞<10 个/低倍视野或白细胞>25 个/低倍视野),或下呼吸道防污染标本培养分离到肺炎克雷伯菌,且达到规定浓度(痰培养菌量≥10^6 cfu/mL,防污染样本毛刷标本菌是≥10^3 cfu/mL),可以确诊。据报道 20%～60%病例血培养阳性,更具有诊断价值。

3.影像学检查

X 线征象包括大叶实变、小叶浸润和脓肿形成。右上叶实变时重而黏稠的炎性渗出物,使叶

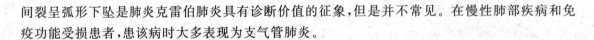

间裂呈弧形下坠是肺炎克雷伯肺炎具有诊断价值的征象,但是并不常见。在慢性肺部疾病和免疫功能受损患者,患该病时大多表现为支气管肺炎。

三、鉴别诊断

该病应与各类肺炎包括肺结核相鉴别,主要依据病原体检查,并结合临床做出判别。

四、治疗

(一)一般治疗
与其他细菌性肺炎治疗相同。

(二)抗菌治疗

轻、中症患者最初经验性抗菌治疗,应选用 β-内酰胺类联合氨基糖苷类抗生素,然后根据药敏试验结果进行调整。若属产 ESBL 菌株,或既往常应用第 3 代头孢菌素治疗或在 ESBL 流行率高的病区(包括 ICU)或临床重症患者最初经验性治疗应选择碳青霉烯类抗生素(亚胺培南或美罗培南),因为目前仅有该类抗生素对 ESBLs 保持高度稳定,没有耐药。哌拉西林/三唑巴坦、头孢吡肟对部分 ESBLs 菌株体外有效,还有待积累更多经验。

(韩　亚)

第五节　急性呼吸衰竭

一、病因和发病机制

急性呼吸衰竭(acute respiratory failure,ARF)简称急性呼衰,是指患者既往无呼吸系统疾病,由于突发因素,在数秒或数小时迅速发生呼吸抑制或呼吸功能突然衰竭,在海平面大气压、静息状态下呼吸空气时,由于通气和/或换气功能障碍,导致缺氧伴或不伴二氧化碳潴留,产生一系列病理生理改变的紧急综合征。

病情危重时,因机体难以得到代偿,如不及时诊断,尽早抢救,会发生多器官功能损害,乃至危及生命。必须注意在实际临床工作中,经常会遇到在慢性呼吸衰竭的基础上,由于某些诱发因素而发生急性呼吸衰竭。

(一)急性呼吸衰竭的分类

一般呼吸衰竭分为通气和换气功能衰竭两类,亦有人分为三类,即再加上一个混合型呼吸衰竭。其标准如下。

(1)换气功能衰竭(Ⅰ型呼吸衰竭)以低氧血症为主,$PaO_2 < 8.0$ kPa(60 mmHg),$PaCO_2 < 6.7$ kPa(50 mmHg),$P_{(A-a)}O_2 > 3.3$ kPa(25 mmHg),$PaO_2/PaO_2 < 0.6$。

(2)通气功能衰竭(Ⅱ型呼吸衰竭)以高碳酸血症为主,$PaCO_2 > 6.7$ kPa(50 mmHg),PaO_2 正常,$P_{(A-a)}O_2 < 3.3$ kPa(25 mmHg),$PaO_2/PaO_2 > 0.6$。

(3)混合性呼吸衰竭(Ⅲ型呼吸衰竭):$PaCO_2 < 8.0$ kPa(60 mmHg),$PaCO_2 > 6.7$ kPa(50 mmHg),$P_{(A-a)}O_2 > 3.3$ kPa(25 mmHg)。

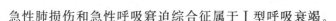

急性肺损伤和急性呼吸窘迫综合征属于Ⅰ型呼吸衰竭。

(二)急性呼吸衰竭的病因

可以引起急性呼吸衰竭的疾病很多,多数是呼吸系统的疾病。

1.各种导致气道阻塞的疾病

急性病毒或细菌性感染,或烧伤等物理化学性因子所引起的黏膜充血、水肿,造成上气道(指隆突以上至鼻的呼吸道)急性梗阻。异物阻塞也可以引起急性呼吸衰竭。

2.引起肺实质病变的疾病

感染性因子引起的肺炎为此类常见疾病,误吸胃内容物,淹溺或化学毒性物质以及某些药物、高浓度长时间吸氧也可引起吸入性肺损伤而发生急性呼吸衰竭。

3.肺水肿

(1)各种严重心脏病、心力衰竭引起的心源性肺水肿。

(2)有人称非心源性肺水肿为通透性肺水肿,如急性高山病、复张性肺水肿。ARDS为此种肺水肿的代表。此类疾病可造成严重低氧血症。

4.肺血管疾病

肺血栓栓塞是可引起急性呼吸衰竭的一种重要病因,还包括脂肪栓塞、气体栓塞等。

5.胸部疾病

如胸壁外伤、连枷胸、自发性气胸或创伤性气胸、大量胸腔积液等影响胸廓运动,从而导致通气减少或吸入气体分布不均,均有可能引起急性呼吸衰竭。

6.脑损伤

镇静药和对脑有毒性的药物、电解质平衡紊乱及酸、碱中毒、脑和脑膜感染、脑肿瘤、脑外伤等均可导致急性呼吸衰竭。

7.神经肌肉系统疾病

即便是气体交换的肺本身并无病变,因神经或肌肉系统疾病造成肺泡通气不足也可发生呼吸衰竭。如安眠药物或一氧化碳、有机磷等中毒,颈椎骨折损伤脊髓等直接或间接抑制呼吸中枢。也可因多发性神经炎、脊髓灰质炎等周围神经性病变,多发性肌炎、重症肌无力等肌肉系统疾病,造成肺泡通气不足而呼吸衰竭。

8.睡眠呼吸障碍

睡眠呼吸障碍表现为睡眠中呼吸暂停,频繁发生并且暂停时间显著延长,可引起肺泡通气量降低,导致乏氧和CO_2潴留。

二、病理生理

(一)肺泡通气不足

正常成人在静息时有效通气量约为 4 L/min,若单位时间内到达肺泡的新鲜空气量减少到正常值以下,则为肺泡通气不足。

由于每肺泡通气量(VA)的下降,引起缺氧和CO_2潴留,PaO_2下降,$PaCO_2$升高。同时,根据肺泡气公式:$PaO_2 = (PB - PH_2O) \cdot FiO_2 - PaCO_2/R$($PaO_2$,PB 和 PH_2O 分别表示肺泡气氧分压、大气压和水蒸气压力,FiO_2 代表吸入气氧浓度,R 代表呼吸商),由已测得的 $PaCO_2$ 值,就可推算出理论的肺泡气氧分压理论值。如 $PaCO_2$ 为 9.3 kPa(70 mmHg),PB 为101.1 kPa(760 mmHg),37 ℃时 PH_2O 为6.3 kPa(47 mmHg),R 一般为 0.8,则 PaO_2 理论值为 7.2 kPa

（54 mmHg）。假若 $PaCO_2$ 的升高单纯因 VA 下降引起，不存在影响气体交换肺实质病变的因素，则说明肺泡气与动脉血的氧分压差应该在正常范围，一般为 $0.4\sim0.7$ kPa（$3\sim5$ mmHg），均在 1.3 kPa（10 mmHg）以内。所以，当 $PaCO_2$ 为 9.3 kPa（70 mmHg）时，PaO_2 为 7.2 kPa（54 mmHg），动脉血氧分压应当在 6.7 kPa（50 mmHg）左右，则为高碳酸血症型的呼吸衰竭。

通气功能障碍分为阻塞性和限制性功能障碍。阻塞性通气功能障碍多由气道炎症、黏膜充血水肿等因素引起的气道狭窄导致。由于气道阻力与管径大小呈负相关，故管径越小，阻力越大，肺泡通气量越小，此为阻塞性通气功能障碍缺氧和二氧化碳潴留的主要机制。而限制性通气功能障碍主要机制则是胸廓或肺的顺应性降低导致的肺泡通气量不足，进而导致缺氧或合并二氧化碳潴留。

（二）通气/血流灌流（V/Q）失调

肺泡的通气与其灌注周围的毛细血管血流的比例必须协调，才能保证有效的气体交换。正常肺泡每分通气量为 4 L，肺毛细血管血流量是 5 L，两者之比是 0.8。如肺泡通气量与血流量的比率＞0.8，示肺泡灌注不足，形成无效腔，此种无效腔效应多见于肺泡通气功能正常或增加，而肺血流减少的疾病（如换气功能障碍或肺血管疾病等），临床以缺氧为主。肺泡通气量与血流量的比率＜0.8，使肺动脉的混合静脉血未经充分氧合进入肺静脉，则形成肺内静脉样分流，多见于通气功能障碍，肺泡通气不足，临床以缺氧或伴二氧化碳潴留为主。通气/血流比例失调，是引起低氧血症最常见的病理生理学改变。

（三）肺内分流量增加（右到左的肺内分流）

在肺部疾病如肺水肿、急性呼吸窘迫综合征（ARDS）中，肺泡无气所致肺毛细血管混合静脉血未经气体交换，流入肺静脉引起右至左的分流增加。动-静脉分流使静脉血失去在肺泡内进行气体交换的机会，故 PaO_2 可明显降低，但不伴有 $PaCO_2$ 的升高，甚至因过度通气反而降低，至病程晚期才出现二氧化碳蓄积。另外用提高吸入氧气浓度的办法（氧疗）不能有效地纠正此种低氧血症。

（四）弥散功能障碍

肺在肺泡-毛细血管膜完成气体交换。它由 6 层组织构成，由内向外依次为肺泡表面活性物质、肺泡上皮细胞、肺泡上皮细胞基膜、肺间质、毛细血管内皮细胞基膜和毛细血管内皮细胞。弥散面积减少（肺气肿、肺实变、肺不张）和弥散膜增厚（肺间质纤维化、肺水肿）是引起弥散量降低的最常见原因。因氧的弥散能力仅为二氧化碳的 1/20，故弥散功能障碍只产生单纯缺氧。由于正常人肺泡毛细血管膜的面积大约为 70 m^2，相当于人体表面积的 40 倍，故人体弥散功能的储备巨大，虽是发生呼吸衰竭病理生理改变的原因之一，但常需与其他 3 种主要的病理生理学变化同时发生、参与作用使低氧血症出现。吸氧可使 PaO_2 升高，提高肺泡膜两侧的氧分压时，弥散量随之增加，可以改善低氧血症。

（五）氧耗量增加

氧耗量增加是加重缺氧的原因之一，发热、寒战、呼吸困难和抽搐均将增加氧耗量。寒战耗氧量可达 500 mL，健康者耗氧量为 250 mL/min。氧耗量增加，肺泡氧分压下降，健康者借助增加肺泡通气量代偿缺氧。氧耗量增加的通气功能障碍患者，肺泡氧分压得不到提高，故缺氧也难以缓解。

总之，不同的疾病发生呼吸衰竭的途径不全相同，经常是一种以上的病理生理学改变的综合作用。

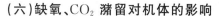

(六)缺氧、CO_2 潴留对机体的影响

1.对中枢神经的影响

脑组织耗氧量占全身耗量的 $1/5\sim1/4$。中枢皮质神经元细胞对缺氧最为敏感,缺氧程度和发生的急缓对中枢神经的影响也不同。如突然中断供氧,改吸纯氮 20 秒可出现深昏迷和全身抽搐。逐渐降低吸氧的浓度,症状出现缓慢,轻度缺氧可引起注意力不集中、智力减退、定向障碍;随缺氧加重,$PaO_2<6.7$ kPa(50 mmHg)可致烦躁不安、意识恍惚、谵妄;<4.0 kPa(30 mmHg)时,会使意识消失、昏迷;<2.7 kPa(20 mmHg)则会发生不可逆转的脑细胞损伤。

CO_2 潴留使脑脊液氢离子浓度增加,影响脑细胞代谢,降低脑细胞兴奋性,抑制皮质活动;随着 CO_2 的增加,对皮质下层刺激加强,引起皮质兴奋;若 CO_2 继续升高,皮质下层受抑制,使中枢神经处于麻醉状态。在出现麻醉前的患者,往往有失眠、精神兴奋、烦躁不安的先兆兴奋症状。

缺氧和 CO_2 潴留均会使脑血管扩张,血流阻力减小,血流量增加以代偿之。严重缺氧会发生脑细胞内水肿,血管通透性增加,引起脑间质水肿,导致颅内压增高,挤压脑组织,压迫血管,进而加重脑组织缺氧,形成恶性循环。

2.对心脏、循环的影响

缺氧可刺激心脏,使心率加快和心搏量增加,血压上升。冠状动脉血流量在缺氧时明显增加,心脏的血流量远超过脑和其他脏器。心肌对缺氧非常敏感,早期轻度缺氧即在心电图上有变化,急性严重缺氧可导致心室颤动或心脏骤停。缺氧和 CO_2 潴留均能引起肺动脉小血管收缩而增加肺循环阻力,导致肺动脉高压和增加右心负荷。

吸入气中 CO_2 浓度增加,可使心率加快、心搏量增加,使脑、冠状血管舒张,皮下浅表毛细血管和静脉扩张,而使脾和肌肉的血管收缩,再加心搏量增加,故血压仍升高。

3.对呼吸的影响

缺氧对呼吸的影响远较 CO_2 潴留的影响为小。缺氧主要通过颈动脉窦和主动脉体化学感受器的反射作用刺激通气,如缺氧程度逐渐加重,这种反射迟钝。

CO_2 是强有力的呼吸中枢兴奋剂,吸入 CO_2 浓度增加,通气量成倍增加,急性 CO_2 潴留出现深大快速的呼吸;但当吸入 CO_2 浓度超过 12% 时,通气量不再增加,呼吸中枢处于被抑制状态。而慢性高碳酸血症,并无通气量相应增加,反而有所下降,这与呼吸中枢反应性迟钝;通过肾脏对碳酸氢盐再吸收和 H^+ 排出,使血 pH 无明显下降;还与患者气道阻力增加、肺组织损害严重、胸廓运动的通气功能减退有关。

4.对肝、肾和造血系统的影响

缺氧可直接或间接损害肝功能使谷丙转氨酶上升,但随着缺氧的纠正,肝功能逐渐恢复正常。动脉血氧降低时,肾血流量、肾小球滤过量、尿排出量和钠的排出量均有增加;但当 $PaO_2<5.3$ kPa(40 mmHg)时,肾血流量减少,肾功能受到抑制。

组织低氧分压可增加红细胞生成素促使红细胞增生。肾脏和肝脏产生一种酶,将血液中非活性红细胞生成素的前身物质激活成生成素,刺激骨髓引起继发性红细胞增多。有利于增加血液携氧量,但亦增加血液黏稠度,加重肺循环和右心负担。

轻度 CO_2 潴留会扩张肾血管,增加肾血流量,尿量增加;当 $PaCO_2$ 超过 8.7 kPa(65 mmHg),血pH 明显下降,则肾血管痉挛,血流减少,HCO_3^- 和 Na^+ 再吸收增加,尿量减少。

5.对酸碱平衡和电解质的影响

严重缺氧可抑制细胞能量代谢的中间过程,如三羧酸循环、氧化磷酸化作用和有关酶的活动。这不但降低产生能量效率,还因产生乳酸和无机磷引起代谢性酸中毒。由于能量不足,体内离子转运的钠泵遭损害,使细胞内钾离子转移至血液,而 Na^+ 和 H^+ 进入细胞内,造成细胞内酸中毒和高钾血症。代谢性酸中毒产生的固定酸与缓冲系统中碳酸氢盐起作用,产生碳酸,使组织二氧化碳分压增高。

pH 取决于碳酸氢盐与碳酸的比值,前者靠肾脏调节(1～3 天),而碳酸调节靠肺(数小时)。健康人每天由肺排出碳酸达 15 000 mmoL,故急性呼吸衰竭 CO_2 潴留对 pH 影响十分迅速,往往与代谢性酸中毒同时存在时,因严重酸中毒引起血压下降,心律失常,乃至心脏停搏。而慢性呼吸衰竭因 CO_2 潴留发展缓慢,肾碳酸氢根排出减少,不致使 pH 明显降低。因血中主要阴离子 HCO_3^- 和 Cl^- 之和为一常数,当 HCO_3^- 增加,则 Cl^- 相应降低,产生低氯血症。

三、临床表现

因低氧血症和高碳酸血症所引起的症状和体征是急性呼吸衰竭时最主要的临床表现。由于造成呼吸衰竭的基础病因不同,各种基础疾病的临床表现自然十分重要,需要注意。

(一)呼吸困难

呼吸困难是呼吸衰竭最早出现的症状。可表现为频率、节律和幅度的改变。早期表现为呼吸困难,呼吸频率可增加,深大呼吸、鼻翼翕动,进而辅助呼吸肌肉运动增强(三凹征),呼吸节律紊乱,失去正常规则的节律。呼吸频率增加(30～40 次/分)。中枢性呼吸衰竭,可使呼吸频率改变,如陈-施呼吸、比奥呼吸等。

(二)低氧血症

当动脉血氧饱和度低于 90%,$PaO_2 < 6.7$ kPa(50 mmHg)时,可在口唇或指甲出现发绀,这是缺氧的典型表现。但患者的发绀程度与体内血红蛋白含量、皮肤色素和心脏功能相关,所以发绀是一项可靠但不特异的诊断体征。因神经与心肌组织对缺氧均十分敏感,在机体出现低氧血症时常出现中枢神经系统和心血管系统功能异常的临床征象。如判断力障碍、运动功能失常、烦躁不安等中枢神经系统症状。缺氧严重时,可表现为谵妄、癫痫样抽搐、意志丧失以致昏迷、死亡。肺泡缺氧时,肺血管收缩,肺动脉压升高,使肺循环阻力增加,右心负荷增加,乃是低氧血症时血流动力学的一项重要变化。在心血管方面常表现为心率增快、血压升高。缺氧严重时则可出现各种类型的心律失常,进而心率减慢,周围循环衰竭,甚至心搏停止。

(三)高碳酸血症

由于急性呼吸衰竭时,二氧化碳蓄积进展很快,因此产生严重的中枢神经系统和心血管功能障碍。高碳酸血症出现中枢抑制之前的兴奋状态,如失眠、躁动,但禁忌给予镇静或安眠药。严重者可出现肺性脑病(CO_2 麻醉),临床表现为头痛、反应迟钝、嗜睡以至神志不清、昏迷。急性高碳酸血症主要通过降低脑脊液 pH 而抑制中枢神经系统的活动。扑翼样震颤也是二氧化碳蓄积的一项体征。二氧化碳蓄积引起的心血管系统的临床表现因血管扩张或收缩程度而异。如多汗,球结膜充血水肿,颈静脉充盈,周围血压下降等。

(四)其他重要脏器的功能障碍

严重的缺氧和二氧化碳蓄积损伤肝、肾功能,出现血清转氨酶增高,碳酸酐酶活性增加,胃壁细胞分泌增多,出现消化道溃疡、出血。当 $PaO_2 < 5.3$ kPa(40 mmHg)时,肾血流减少,肾功能抑

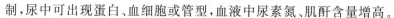

制,尿中可出现蛋白、血细胞或管型,血液中尿素氮、肌酐含量增高。

(五)水、电解质和酸碱平衡的失调

严重低氧血症和高碳酸血症常有酸碱平衡的失调,如缺氧而通气过度可发生急性呼吸性碱中毒;急性二氧化碳潴留可表现为呼吸性酸中毒。严重缺氧时无氧代谢引起乳酸堆积,肾脏功能障碍使酸性物质不能排出体外,二者均可导致代谢性酸中毒。代谢性和呼吸性酸碱失衡又可同时存在,表现为混合性酸碱失衡。

酸碱平衡失调的同时,将会发生体液和电解质的代谢障碍。酸中毒时钾从细胞内逸出,导致高血钾,pH 每降低 0.1 血清钾大约升高 0.7 mmol/L。酸中毒时发生高血钾,如同时伴有肾衰(代谢性酸中毒),易发生致命性高血钾症。在诊断和处理急性呼吸衰竭时均应予以足够的重视。

又如当测得的 PaO_2 的下降明显超过理论上因肺泡通气不足所引起的结果时,则应考虑存着除肺泡通气不足以外的其他病理生理学变化,因在实际临床工作中,单纯因肺泡通气不足引起呼吸衰竭并不多见。

四、诊断

一般说来,根据急慢性呼吸衰竭基础病史,如胸部外伤或手术后、严重肺部感染或重症革兰阴性杆菌败血症等,结合其呼吸、循环和中枢神经系统的有关体征,及时做出呼吸衰竭的诊断是可能的。但对某些急性呼吸衰竭早期的患者或缺氧、二氧化碳蓄积程度不十分严重时,单依据上述临床表现做出诊断有一定困难。动脉血气分析的结果直接提供动脉血氧和二氧化碳分压水平,可作为诊断呼吸衰竭的直接依据。而且,它还有助于我们了解呼吸衰竭的性质和程度,指导氧疗,呼吸兴奋剂和机械通气的参数调节,以及纠正电解质、酸碱平衡失调有重要价值故血气分析在呼吸衰竭诊断和治疗上具有重要地位。

急性呼吸衰竭患者,只要动脉血气证实 $PaO_2 < 8.0$ kPa(60 mmHg),常伴 $PaCO_2$ 正常或 < 4.7 kPa(35 mmHg),则诊断为Ⅰ型呼吸衰竭,若伴 $PaCO_2 > 6.7$ kPa(50 mmHg),即可诊断为Ⅱ型呼吸衰竭。若缺氧程度超过肺泡通气不足所致的高碳酸血症,则诊断为混合型或Ⅲ型呼衰。

应当强调的是不但要诊断呼吸衰竭的存在与否,尚需要判断呼吸衰竭的性质,是急性呼吸衰竭还是慢性呼吸衰竭基础上的急性加重,更应当判别产生呼吸衰竭的病理生理学过程,明确为Ⅰ型或Ⅱ型呼吸衰竭,以利采取恰当的抢救措施。

此外还应注意在诊治过程中,应当尽快去除产生呼吸衰竭的基础病因,否则患者经氧疗或机械通气后因得到足够的通气量维持氧和二氧化碳分压在相对正常的水平后可再次发生呼吸衰竭。

五、治疗

急性呼吸衰竭是需要抢救的急症。对它的处理要求迅速、果断。数小时或更短时间的犹豫、观望或拖延,可以造成脑、肾、心、肝等重要脏器因严重缺氧发生不可逆性的损害。同时及时、合宜的抢救和处置才有可能为去除或治疗诱发呼吸衰竭的基础病因争取到必要的时间。治疗措施集中于立即纠正低氧血症,急诊插管或辅助通气、足够的循环支持。

(一)氧疗

通过鼻导管或面罩吸氧,提高肺泡氧分压,增加肺泡膜两侧氧分压差,增加氧弥散能力,以提高动脉氧分压和血氧饱和度,是纠正低氧血症的一种有效措施。氧疗作为一种治疗手段使用时,要选择适宜的吸入氧流量,应以脉搏血氧饱和度＞90％为标准,并了解机体对氧的摄取与代谢以及它在体内的分布,注意可能产生的氧毒性作用。

由于高浓度(FiO_2＞21％)氧的吸入可以使肺泡气氧分压提高。若因PaO_2降低造成低氧血症或主因通气/血流失调引起的PaO_2下降,氧疗可以改善。氧疗可以治疗低氧血症,降低呼吸功和减少心血管系统低氧血症。

根据肺泡通气和PaO_2的关系曲线,在低肺泡通气量时,吸入低浓度的氧气,即可显著提高PaO_2,纠正缺氧。所以通气与血流比例失调的患者吸低浓度氧气就能纠正缺氧。

弥散功能障碍患者,因二氧化碳的弥散能力为氧的弥散能力20倍,需要更大的肺泡膜分压差才足以增强氧的弥散能力,所以应吸入更高浓度的氧(＞35％)才能改善缺氧。

由肺内静脉分流增加的疾病导致的缺氧,因肺泡内充满水肿液,肺萎陷,尤在肺炎症血流增多的患者,肺内分流更多,所以需要增加外源性呼气末正压(PEEP),才可使萎陷肺泡复张,增加功能残气量和气体交换面积,提高PaO_2、SaO_2,改善低氧血症。

(二)保持呼吸道通畅

进行各种呼吸支持治疗的首要条件是通畅呼吸道。呼吸道黏膜水肿、充血,以及胃内容物误吸或异物吸入都可使呼吸道梗阻。保证呼吸道的畅通才能保证正常通气,所以是急性呼吸衰竭处理的第一步。

1.开放呼吸道

首先要注意清除口咽部分泌物或胃内反流物,预防呕吐物反流至气管,使呼吸衰竭加重。口咽部护理和鼓励患者咳痰很重要,可用多孔导管经鼻孔或经口腔负压吸引法,清除口咽部潴留物。吸引前短时间给患者吸高浓度氧,吸引后立即重新通气。无论是直接吸引或是经人工气道吸引均需注意操作技术,管径应适当选择,尽量避免损伤气管黏膜,在气道内一次负压吸引时间不宜超过10～15秒,以免引起低氧血症、心律失常或肺不张等因负压吸引造成的并发症。此法亦能刺激咳嗽,有利于气道内痰液的咳出。对于痰多、黏稠难咳出者,要经常鼓励患者咳痰。多翻身拍背,协助痰液排出;给予祛痰药使痰液稀释。对于有严重排痰障碍者可考虑用纤支镜吸痰。同时应重视无菌操作,使用一次性吸引管,或更换灭菌后的吸引管。吸痰时可同时作深部痰培养以分离病原菌。

2.建立人工气道

当以上措施仍不能使呼吸道通畅时,则需建立人工气道。所谓人工气道就是进行气管插管,于是吸入气体就可通过导管直接抵达下呼吸道,进入肺泡。其目的是为了解除上呼吸道梗阻,保护无正常咽喉反射患者不致误吸,和进行充分有效的气管内吸引,以及为了提供机械通气时必要的通道。临床上常用的人工气道为气管插管和气管造口术后置入气管导管两种。

气管插管有经口和经鼻插管两种。前者借喉镜直视下经声门插入气管,容易成功,较为安全。后者分盲插或借喉镜、纤维支气管镜等的帮助,经鼻沿后鼻道插入气管。与经口插管比较需要一定的技巧,但经鼻插管容易固定,负压吸引较为满意,与机械通气等装置衔接比较可靠,给患者带来的不适也较经口者轻,神志清醒患者常也能耐受。尤需注意勿压伤鼻翼组织或堵塞咽鼓管、鼻窦开口等,造成急性中耳炎或鼻窦炎等并发症。

近年来已有许多组织相容性较理想的高分子材料制成的导管与插管,为密封气道用的气囊也有低压、大容量的气囊问世,鼻插管可保留的时间也在延长。具体对人工气道方法的选择,各单位常有不同意见,应当根据病情的需要,手术医师和护理条件的可能,以及人工气道的材料性能来考虑。肯定在 3 天(72 小时)以内可以拔管时,应选用鼻或口插管,需要超过 3 周时当行气管造口置入气管导管,3～21 天的情况则当酌情灵活掌握。

使用人工气道后,气道的正常防御机制被破坏,细菌可直接进入下呼吸道;声门由于插管或因气流根本不通过声门而影响咳嗽动作的完成,不能正常排痰,必须依赖气管负压吸引来清除气道内的分泌物;由于不能发音,失去语言交流的功能,影响患者的心理精神状态;再加上人工气道本身存在着可能发生的并发症。因此人工气道的建立常是抢救急性呼吸衰竭所不可少的,但必须充分认识其弊端,慎重选择,尽力避免可能的并发症,及时撤管。

3.气道湿化

无论是经过患者自身气道或通过人工气道进行氧化治疗或机械通气,均必须充分注意到呼吸道黏膜的湿化。因为过分干燥的气体长期吸入将损伤呼吸道上皮细胞和支气管表面的黏液层,使黏膜纤毛清除能力下降,痰液不易咳出,肺不张,容易发生呼吸道或肺部感染。

保证患者足够液体摄入是保持呼吸道湿化最有效的措施。目前已有多种提供气道湿化用的温化器或雾化器装置,可以直接使用或与机械通气机连接应用。

湿化是否充分最好的标志,就是观察痰液是否容易咳出或吸出。应用湿化装置后应当记录每天通过湿化器消耗的液体量,以免湿化过量。

(三)改善 CO_2 的潴留

高碳酸血症主要是由于肺泡通气不足引起,只有增加通气量才能更好地排出二氧化碳,改善高碳酸血症。现多采用呼吸兴奋剂和机械通气支持,以改善通气功能。

1.呼吸兴奋剂的合理应用

呼吸兴奋剂能刺激呼吸中枢或周围化学感受器,增强呼吸驱动、呼吸频率、潮气量,改善通气,同时氧耗量和二氧化碳的产出也随之增加。故临床上应用呼吸兴奋剂时要严格掌握适应证。

常用的药物有尼可刹米(可拉明)和洛贝林,用量过大可引起不良反应,近年来在西方国家几乎被淘汰。取而代之的有多沙普仑,对末梢化学感受器和延脑呼吸中枢均有作用,增加呼吸驱动和通气,对原发性肺泡低通气、肥胖低通气综合征有良好疗效,可防止 COPD 呼衰氧疗不当所致的 CO_2 麻醉。其治疗量和中毒量有较大差距故安全性大,一般用 0.5～2.0 mg/kg 静脉滴注,开始滴速 1.5 mg/min,以后酌情加快,其可致心律失常,长期用有肝毒性及并发消化性溃疡。都可喜通过刺激颈动脉体和主动脉体的化学感受器兴奋呼吸,无中枢兴奋作用,对肺泡通气不良部位的血流重新分配而改善 PaO_2,都可喜不用于哺乳、孕妇和严重肝病,也不主张长期应用以防止发生外周神经病变。

(1)COPD 并意识障碍的呼衰患者:临床常见大多数 COPD 患者的呼衰与意识障碍程度呈正相关,患者意识障碍后自主翻身、咳痰动作、对呼吸兴奋剂的反应均迟钝,并易于吸入感染,对此种病情,可明显改善通气外,并有改善中枢神经兴奋和神志作用,因而患者的防御功能增强,呼衰的病情亦随之好转。

(2)间质性肺疾病、肺水肿、ARDS 等疾病:无气道阻塞但有呼吸中枢驱动增强,这种患者 PaO_2、$PaCO_2$ 常均降低,由于患者呼吸功能已增强,故无应用呼吸兴奋剂的指征,且呼吸兴奋剂可加重呼吸性碱中毒的程度而影响组织获氧,故主要应给予氧疗。

(3)COPD 并膈肌疲劳、无心功能不全、无心律失常,心率≤100 次/分的呼衰可选用氨茶碱,其有舒张支气管、改善小气道通气、减少闭合气量,抑制炎性介质和增强膈肌、提高潮气量作用,已观察到血药浓度达 13 mg/L 时对膈神经刺激则膈肌力量明显增强,且可加速膈肌疲劳的恢复。以上的茶碱综合作用使呼吸功减少、呼吸困难程度减轻,同时由于呼吸肌能力的提高对咳嗽、排痰等气道清除功能加强,还有助于药物吸入治疗,以及对呼吸机撤离的辅助作用;剂量以 5 mg/kg于 30 分钟静脉滴注使之达有效血药浓度,继以 $0.5\sim0.6$ mg/(kg·h)静脉滴注维持有效剂量,在应用中注意对心率、心律的影响,及时酌情减量和停用。

(4)COPD、肺心病呼衰合并左心功能不全、肺水肿的患者,应先用强心利尿剂使肺水肿消退以改善肺顺应性,用抗生素控制感染以改善气道阻力,再使用呼吸兴奋剂才可取得改善呼吸功能的较好疗效。否则,呼吸兴奋剂虽可兴奋呼吸,但增加 PaO_2 有限,且呼吸功耗氧和生成 CO_2 量增多,反使呼衰加重。此种患者亦应不用增加心率和影响心律的茶碱类和较大剂量的都可喜,小剂量都可喜(<1.5 mg/kg)静脉滴注后即可达血药峰值,增强通气不好部位的缺氧性肺血管收缩,和增加通气好的部位肺血流,从而改善换气使 PaO_2 增高,且此种剂量很少发生不良反应,但剂量 >1.5 mg/kg 可致全部肺血管收缩,且使肺动脉压增高、右心负荷增大。

不宜使用呼吸兴奋剂的情况如下。①使用肌肉松弛剂维持机械通气者:如破伤风肌强直时、有意识打掉自主呼吸者。②周围性呼吸肌麻痹者:多发性神经根神经炎、严重重症肌无力、高颈髓损伤所致呼吸肌无力、全脊髓麻痹等。③自主呼吸频率 >20 次/分,而潮气量不足者:呼吸频率能够增快,说明呼吸中枢对缺氧或 CO_2 潴留的反应性较强,若使用呼吸兴奋剂不但效果不佳,而且加速呼吸肌疲劳。④中枢性呼衰的早期:如安眠药中毒早期。⑤患者精神兴奋、癫痫频发者。⑥呼吸兴奋剂慎用于缺血性心脏病、哮喘状态、严重高血压及甲亢患者。

2.机械通气

符合下述条件应实施机械通气:①经积极治疗后病情仍继续恶化。②意识障碍。③呼吸形式严重异常,如呼吸频率 $>35\sim40$ 次/分或 $<6\sim8$ 次/分,或呼吸节律异常,或自主呼吸微弱或消失。④血气分析提示严重通气和/或氧合障碍:$PaO_2<6.7$ kPa(50 mmHg),尤其是充分氧疗后仍 <6.7 kPa(50 mmHg)。⑤$PaCO_2$ 进行性升高,pH 动态下降。

机械通气初始阶段,可给高 FiO_2(100%)以迅速纠正严重缺氧,然后依据目标 PaO_2、PEEP 水平、平均动脉压水平和血流动力学状态,酌情降低 FiO_2 至 50% 以下。设法维持 $SaO_2>90\%$,若不能达到上述目标,即可加用 PEEP、增加平均气道压,应用镇静剂或肌松剂。若适当 PEEP 和平均动脉压可以使 $SaO_2>90\%$,应保持最低的 FiO_2。

正压通气相关的并发症包括呼吸机相关肺损伤、呼吸机相关肺炎、氧中毒和呼吸机相关的膈肌功能不全。

(四)抗感染治疗

呼吸道感染是呼吸衰竭最常见的诱因。建立人工气道机械通气和免疫功能低下的患者易反复发生感染。如呼吸道分泌物引流通畅,可根据痰细菌培养和药物敏感实验结果,选择有效的抗生素进行治疗。

(五)营养支持

呼吸衰竭患者因摄入能量不足、呼吸做功增加、发热等因素,机体处于负代谢,出现低蛋白血症,降低机体的免疫功能,使感染不宜控制,呼吸肌易疲劳不易恢复。可常规给予高蛋白、高脂肪和低碳水化合物,以及多种维生素和微量元素,必要时静脉内高营养治疗。

(韩 亚)

第六节 慢性呼吸衰竭

一、病因

慢性呼吸衰竭最常见的病因是支气管、肺疾病,如 COPD、重症肺结核、肺间质纤维化等,此外还有胸廓、神经肌肉病变及肺血管疾病,如胸廓畸形、脊椎畸形、广泛胸膜肥厚粘连、肺血管炎等。

二、发病机制和病理生理

(一)缺氧和二氧化碳潴留的发生机制

1.肺通气不足

在 COPD 时,细支气管慢性炎症所致管腔狭窄的基础上,感染使气道炎性分泌物增多,阻塞呼吸道造成阻塞性通气不足,肺泡通气量减少,肺泡氧分压下降,二氧化碳排出障碍,最终导致 PaO_2 下降,$PaCO_2$ 升高。

2.通气/血流比例失调

正常情况下肺泡通气量为 4 L/min,肺血流量 5 L/min,通气/血流比值为 0.8。病理状态下,如慢性阻塞性肺气肿,由于肺内病变分布不均,有些区域有通气,但无血流或血流量不足,使通气/血流>0.8,吸入的气体不能与血液进行有效的交换,形成无效腔效应。在另一部分区域,虽有血流灌注,但因气道阻塞,肺泡通气不足,使通气/血流<0.8,静脉血不能充分氧合,形成动脉-静脉样分流。通气/血流比例失调的结果主要是缺氧,而不伴二氧化碳潴留。

3.弥散障碍

由于氧和二氧化碳通透肺泡膜的能力相差很大,氧的弥散力仅为二氧化碳的 1/20。病理状态下,弥散障碍主要影响氧交换产生以缺氧为主的呼吸衰竭。

4.氧耗量增加

发热、寒战、呼吸困难和抽搐等均增加氧耗,正常人此时借助增加通气量以防止缺氧的发生。而 COPD 患者在通气功能障碍基础上,如出现氧耗量增加的因素时,则可出现严重的缺氧。

(二)缺氧对机体的影响

1.对中枢神经系统的影响

缺氧对中枢神经系统影响的程度随缺氧的程度和急缓而不同。轻度缺氧仅有注意力不集中、智力减退、定向力障碍等。随着缺氧的加重可出现烦躁不安、神志恍惚、谵妄,甚至昏迷。各部分脑组织对缺氧的敏感性不一样,以皮质神经元最为敏感,因此临床上缺氧的最早期表现是精神症状。严重缺氧可使血管通透性增加,引起脑间质和脑细胞水肿,颅内压急剧升高,进而加重脑组织缺氧,形成恶性循环。

2.对心脏、循环的影响

缺氧可使心率增加,血压升高,冠状动脉血流量增加以维持心肌活动所必需的氧。心肌对缺氧十分敏感,早期轻度缺氧心电图即有变化,急性严重缺氧可导致心室颤动或心搏骤停。长期慢性缺氧可使心肌纤维化、硬化。肺小动脉可因缺氧收缩而增加肺循环阻力,引起肺动脉高压、右心肥厚,最终导致肺源性心脏病,右心衰竭。

3.对呼吸的影响

轻度缺氧可通过颈动脉窦和主动脉体化学感受器的反射作用刺激通气。但缺氧程度缓慢加重时,这种反射变得迟钝。

4.缺氧对肝、肾功能和造血系统的影响

缺氧直接或间接损害肝细胞,使丙氨酸氨基转移酶升高,缺氧纠正后肝功能可恢复正常。缺氧可使肾血流量减少,肾功能受到抑制。慢性缺氧可引起继发性红细胞增多,在有利于增加血液携氧量的同时,亦增加了血液黏稠度,甚至可加重肺循环阻力和右心负荷。

5.对细胞代谢、酸碱平衡和电解质的影响

严重缺氧使细胞能量代谢的中间过程受到抑制,同时产生大量乳酸和无机磷的积蓄引起代谢性酸中毒。因能量的不足,体内离子转运钠泵受到损害,使钾离子由细胞内转移到血液和组织间液,钠和氢离子进入细胞内,造成细胞内酸中毒及高钾血症。

(三)二氧化碳潴留对人体的影响

1.对中枢神经系统的影响

轻度二氧化碳潴留,可间接兴奋皮质,引起失眠、精神兴奋、烦躁不安等兴奋症状;随着二氧化碳潴留的加重,皮质下层受到抑制,使中枢神经处于麻醉状态,表现为嗜睡、昏睡,甚至昏迷。二氧化碳潴留可扩张脑血管,严重时引起脑水肿。

2.对循环系统的影响

二氧化碳潴留可使心率加快,心排血量增加,脑血管、冠状动脉、皮下浅表毛细血管及静脉扩张,而部分内脏血管收缩,早期引起血压升高,严重时导致血压下降。

3.对呼吸系统的影响

二氧化碳是强有力的呼吸中枢兴奋剂,随着吸入二氧化碳浓度的增加,通气量逐渐增加。但当其浓度持续升高至12%时通气量不再增加,呼吸中枢处于抑制状态。临床上Ⅱ型呼吸衰竭患者并无通气量的增加原因在于存在气道阻力增高、肺组织严重损害和胸廓运动受限等多种因素。

4.对泌尿系统的影响

轻度二氧化碳潴留可使肾血管扩张,肾血流量增加,尿量增加。严重二氧化碳潴留时,由于pH的下降,使肾血管痉挛,血流量减少,尿量随之减少。

5.对酸碱平衡的影响

二氧化碳潴留可导致呼吸性酸中毒,血pH取决于碳酸氢盐和碳酸的比值,碳酸排出量的调节靠呼吸,故呼吸在维持酸碱平衡中起着十分重要的作用。慢性呼吸衰竭二氧化碳潴留发展较慢,由于肾脏的调节使血pH维持正常称为代偿性呼吸性酸中毒。急性呼吸衰竭或慢性呼吸衰竭的失代偿期,肾脏尚未发生代偿或代偿不完全,使pH下降称为失代偿性呼吸性酸中毒。若同时有缺氧、摄入不足、感染性休克和肾功能不全等因素使酸性代谢产物增加,pH下降,则与代谢性酸中毒同时存在,即呼吸性酸中毒合并代谢性酸中毒。如在呼吸性酸中毒的基础上大量应用利尿剂,而氯化钾补充不足,则导致低钾低氯性碱中毒,即呼吸性酸中毒合并代谢性碱中毒,此型在呼吸衰竭中很常见。

三、临床表现

除引起慢性呼吸衰竭原发病的症状体征外,主要是缺氧和二氧化碳潴留引起的呼吸衰竭和多脏器功能紊乱的表现。

(一)呼吸困难

呼吸困难是临床最早出现的症状,主要表现在呼吸节律、频率和幅度的改变。COPD所致的呼吸衰竭,开始只表现为呼吸费力伴呼气延长,严重时则为浅快呼吸,因辅助呼吸肌的参与可表现为点头或提肩样呼吸。并发肺性脑病,二氧化碳麻醉时,则出现呼吸浅表、缓慢甚至呼吸停止。

(二)发绀

发绀是缺氧的典型症状。由于缺氧使血红蛋白不能充分氧合,当动脉血氧饱和度<90%时,可在口唇、指端、耳垂、口腔黏膜等血流量较大的部位出现发绀。但因发绀主要取决于血液中还原血红蛋白的含量,故贫血患者即使血氧饱和度明显降低,也可无发绀表现,而COPD患者由于继发红细胞增多,即使血氧饱和度轻度降低也会有发绀。此外发绀还受皮肤色素及心功能的影响。

(三)神经精神症状

缺氧和二氧化碳潴留均可引起精神症状。但因缺氧及二氧化碳潴留的程度、发生急缓及机体代偿能力的不同而表现不同。慢性缺氧多表现为记忆力减退,智力或定向力的障碍。急性严重缺氧可出现精神错乱、躁狂、昏迷、抽搐等症状。轻度二氧化碳潴留可表现为兴奋症状,如失眠、烦躁、夜间失眠而白天嗜睡,即昼睡夜醒;严重二氧化碳潴留可导致肺性脑病的发生,表现为神志淡漠、肌肉震颤、抽搐、昏睡甚至昏迷。肺性脑病是典型二氧化碳潴留的表现,在肺性脑病前期,即发生二氧化碳麻醉状态之前,切忌使用镇静、催眠药,以免加重二氧化碳潴留,诱发肺性脑病。

(四)血液循环系统

严重缺氧,酸中毒可引起心律失常、心肌损害、周围循环衰竭、血压下降。二氧化碳潴留可使外周浅表静脉充盈、皮肤红润、潮湿、多汗、血压升高,因脑血管扩张可产生搏动性头痛。COPD因长期缺氧、二氧化碳潴留,可导致肺动脉高压,右心衰竭。严重缺氧可导致循环淤滞,诱发弥散性血管内凝血(DIC)。

(五)消化和泌尿系统

由于缺氧使胃肠道黏膜充血水肿、糜烂渗血,严重者可发生应激性溃疡引起上消化道出血。严重呼吸衰竭可引起肝、肾功能异常,出现丙氨酸氨基转移酶、血尿素氮升高。

四、诊断

根据患者有慢性肺部疾病史或其他导致呼吸功能障碍的疾病,如COPD、严重肺结核等,新近呼吸道感染史以及缺氧、二氧化碳潴留的临床表现,结合动脉血气分析,不难做出诊断。

血气分析在呼吸衰竭的诊断及治疗中是必不可少的检查项目,不仅可以明确呼吸衰竭的诊断,并有助于了解呼吸衰竭的性质、程度,判断治疗效果,对指导氧疗、机械通气各种参数的调节,纠正酸碱失衡和电解质紊乱均有重要意义。常用血气分析指标如下。

(一)动脉血氧分压(PaO_2)

动脉血氧分压是物理溶解于血液中的氧分子所产生的分压力,是决定血氧饱和度的重要因素,反映机体氧合状态的重要指标。正常值为$12.7\sim13.3$ kPa($95\sim100$ mmHg)。随着年龄增长 PaO_2 逐渐降低。当$PaO_2<8.0$ kPa(60 mmHg)可诊断为呼吸衰竭。

(二)动脉血氧饱和度(SaO_2)

动脉血氧饱和度是动脉血中血红蛋白实际结合的氧量与所能结合的最大氧量之比,即血红蛋白含氧的百分数,正常值为$96\% \pm 3\%$。SaO_2作为缺氧指标不如PaO_2灵敏。

(三)pH

pH是反映体液氢离子浓度的指标。动脉血pH是酸碱平衡中最重要的指标,它可反映血液的酸碱度,正常值为$7.35 \sim 7.45$。pH<7.35为失代偿性酸中毒,>7.45为失代偿性碱中毒。但pH的异常并不能说明酸碱失衡的性质,即是代谢性还是呼吸性;pH在正常范围,不能说明没有酸碱失衡。

(四)动脉血二氧化碳分压($PaCO_2$)

动脉血二氧化碳分压是物理溶解于血液中的二氧化碳气体的分压力。它是判断呼吸性酸碱失衡的重要指标,亦是衡量肺泡通气的可靠指标。正常值为$4.7 \sim 6.0$ kPa($35 \sim 45$ mmHg),平均5.3 kPa(40 mmHg)。$PaCO_2 > 6.0$ kPa(45 mmHg),提示通气不足。如是原发性的,为呼吸性酸中毒;如是继发性的,可以是由于代偿代谢性碱中毒而引起的改变。如$PaCO_2 < 4.7$ kPa(35 mmHg),提示通气过度,可以是原发性呼吸性碱中毒,也可以是为了代偿代谢性酸中毒而引起的继发性改变。当$PaCO_2 > 6.7$ kPa(50 mmHg)时,可结合$PaO_2 < 8.0$ kPa(60 mmHg)诊断为呼吸衰竭(Ⅱ型呼吸衰竭)。

(五)碳酸氢离子(HCO_3^-)

HCO_3^-是反映代谢方面的指标,但也受呼吸因素的影响,$PaCO_2$增加时HCO_3^-也略有增加。正常值$22 \sim 27$ mmol/L,平均值24 mmol/L。

(六)剩余碱(BE)

只反映代谢的改变,不受呼吸因素影响。正常值为$-3 \sim +3$ mmol/L。血液偏碱时为正值,偏酸时为负值,BE>$+3$ mmol/L为代谢性碱中毒,BE<-3 mmol/L为代谢性酸中毒。

(七)缓冲碱(BB)

指1 L全血(以BBb表示)或1 L血浆(以BBp表示)中所有具缓冲作用的阴离子总和,正常值:$42(40 \sim 44)$ mmol/L。

五、治疗

(一)保持气道通畅

保持气道通畅是纠正呼吸衰竭的重要措施。

1.清除气道分泌物

鼓励患者咳嗽,对于无力咳痰或意识障碍者应加强呼吸道护理,帮助翻身拍背。

2.稀释痰液、化痰祛痰

痰液黏稠不易咳出者给予口服化痰祛痰药(如羧甲司坦1.0,每天3次或盐酸氨溴索15 mg,必要时用)或雾化吸入药物治疗。

3.解痉平喘

对有气道痉挛者,可雾化吸入β_2受体激动剂或溴化异丙托品,口服氨茶碱(或静脉滴注)、沙丁胺醇、特布他林等。

4.建立人工气道

经以上处理无效或病情危重者,应采用气管插管或气管切开,并给予机械通气辅助呼吸。机械通气的适应证:①意识障碍,呼吸不规则。②气道分泌物多而黏稠,不易排出。③严重低氧血症和/或 CO_2 潴留,危及生命[如 $PaO_2 \leqslant 6.0$ kPa(45 mmHg),$PaCO_2 \geqslant 9.3$ kPa(70 mmHg)]。④合并多器官功能障碍。在机械通气治疗过程中应密切观察病情,监测血压、心率,加强护理,随时吸痰,根据血气分析结果随时调整呼吸机治疗参数,预防并发症的发生。

(二)氧疗

吸氧是治疗呼吸衰竭必需的措施。

1.吸氧浓度

对于 I 型呼吸衰竭,以缺氧为主,不伴有 CO_2 潴留,应吸入较高浓度(>35%)的氧,使 PaO_2 提高到8.0 kPa(60 mmHg)或 SaO_2 在 90% 以上。对于既有缺氧又有 CO_2 潴留的 II 型呼衰,则应持续低浓度吸氧(小于35%)。因慢性呼吸衰竭失代偿者缺氧伴 CO_2 潴留是由通气不足所造成,由于 CO_2 潴留,其呼吸中枢化学感受器对二氧化碳反应性差,呼吸的维持主要靠低氧血症对颈动脉窦、主动脉体化学感受器的驱动作用。若吸入高浓度氧,首先 PaO_2 迅速上升,使外周化学感受器丧失低氧血症的刺激,解除了低氧性呼吸驱动从而抑制呼吸中枢。患者的呼吸变浅变慢,$PaCO_2$ 随之上升,严重时可陷入二氧化碳麻醉状态。

2.吸氧的装置

一般使用双腔鼻管、鼻导管或鼻塞吸氧,吸氧浓度%=21+4×吸入氧流量(L/min)。对于慢性 II 型呼衰患者,长期家庭氧疗(1~2 L/min,每天 16 小时以上),有利于降低肺动脉压,改善呼吸困难和睡眠,增强活动能力和耐力,提高生活质量,延长患者的寿命。

(三)增加通气量、减少 CO_2 潴留

除治疗原发病、积极控制感染、通畅气道等治疗外,增加肺泡通气量是有效排出 CO_2 的关键。根据患者的具体情况,若有明显嗜睡,可给予呼吸兴奋剂,常用药物有尼可刹米与洛贝林[如5%或10%葡萄糖液 300 mL+尼可刹米 0.375×(3~5)支,静脉滴注,每天 1~2 次]。通过刺激呼吸中枢和外周化学感受器,增加呼吸频率和潮气量以改善通气。需注意必须在气道通畅的基础上应用,且患者的呼吸肌功能基本正常,否则治疗无效且增加氧耗量和呼吸功,对脑缺氧、脑水肿、有频繁抽搐者慎用。主要适用于以中枢抑制为主、通气量不足引起的呼吸衰竭,对肺炎、弥散性肺病变等以肺换气障碍为主的呼吸衰竭患者不宜应用。近年来尼可刹米与洛贝林这两种药物在西方国家几乎被多沙普仑取代,此药对镇静催眠药过量引起的呼吸抑制和COPD并发急性呼吸衰竭有显著的呼吸兴奋作用,对于慢性呼吸衰竭患者可口服呼吸兴奋剂,都可喜 50~100 mg,一天 2 次,该药通过刺激颈动脉体和主动脉体的化学感受器而兴奋呼吸中枢,从而增加通气量。

(四)水、电解质紊乱和酸碱失衡的处理

多种因素均可导致慢性呼衰患者发生水、电解质紊乱和酸碱失衡。

(1)应根据患者心功能状态酌情补液。

(2)未经治疗的慢性呼吸衰竭失代偿的患者,常表现为单纯性呼酸或呼酸合并代谢性酸中毒,此时治疗的关键是改善通气,增加通气量,促进 CO_2 的排出,同时积极治疗代酸的病因,补碱不必太积极。如 pH 过低,可适当补碱,先一次给予 5% 碳酸氢钠 100~150 mL 静脉滴注,使 pH 升至 7.25 左右即可。因补碱过量有可能加重 CO_2 潴留。

(3)如经利尿剂、糖皮质激素等药物治疗,又未及时补钾、补氯,则易发生呼酸合并代谢性碱中毒,此时除积极改善通气外,应注意补氯化钾,必要时(血 pH 明显增高)可补盐酸精氨酸(10%

葡萄糖液500 mL＋盐酸精氨酸10～20 g)，并根据血气分析结果决定是否重复应用。

(五)治疗原发病

呼吸道感染是呼吸衰竭最常见的诱因,故病因治疗首先是根据敏感致病菌选用有效抗生素,积极控制感染。

六、预防

首先应加强慢性胸肺疾病的防治,防止肺功能逐渐恶化和呼吸衰竭的发生。已有慢性呼吸衰竭的患者应注意预防呼吸道感染。

七、预后

本病的预后取决于慢性呼衰患者原发病的严重程度及肺功能状态。

(韩 亚)

第四章

消化内科疾病

第一节　消化性溃疡

消化性溃疡主要指发生在胃和十二指肠的慢性溃疡,即胃溃疡(GU)和十二指肠溃疡(DU),因溃疡形成与胃酸/胃蛋白酶的消化作用有关而得名。溃疡的黏膜缺损超过黏膜肌层,不同于糜烂。

一、流行病学

消化性溃疡是全球性常见病。我国临床统计资料提示,消化性溃疡患病率在近十多年来也开始呈下降趋势。本病可发生于任何年龄,但中年最为常见,DU 多见于青壮年,而 GU 多见于中老年,后者发病高峰比前者约迟 10 年。男性患病比女性较多。临床上,DU 比 GU 为多见,两者之比为(2～3):1,但有地区差异,在胃癌高发区 GU 所占的比例有所增加。

二、病因和发病机制

在正常生理情况下,胃十二指肠黏膜经常接触有强侵蚀力的胃酸和在酸性环境下被激活、能水解蛋白质的胃蛋白酶。此外,还经常受摄入的各种有害物质的侵袭,但却能抵御这些侵袭因素的损害,维持黏膜的完整性,这是因为胃十二指肠黏膜具有一系列防御和修复机制。目前认为,胃十二指肠黏膜的这一完善而有效的防御和修复机制,足以抵抗胃酸/胃蛋白酶的侵蚀。一般而言,只有当某些因素损害了这一机制才可能发生胃酸/胃蛋白酶侵蚀黏膜而导致溃疡形成。近年的研究已经明确,幽门螺杆菌和非甾体抗炎药是损害胃十二指肠黏膜屏障从而导致消化性溃疡发病的最常见病因。少见的特殊情况,当过度胃酸分泌远远超过黏膜的防御和修复作用也可能导致消化性溃疡发生。现将这些病因及其导致溃疡发生的机制分述如下。

(一)幽门螺杆菌

确认幽门螺杆菌为消化性溃疡的重要病因主要基于两方面的证据:①消化性溃疡患者的幽门螺杆菌检出率显著高于对照组的普通人群,在 DU 的检出率约为 90%、GU 为 70%～80%(幽门螺杆菌阴性的消化性溃疡患者往往能找到 NSAIDs 服用史等其他原因);②大量临床研究肯定,成功根除幽门螺杆菌后溃疡复发率明显下降,用常规抑酸治疗后愈合的溃疡年复发率为50%～70%,而根除幽门螺杆菌可使溃疡复发率降至 5% 以下,这就表明去除病因后消化性溃疡可获治愈。至于何以在感染幽门螺杆菌的人群中仅有少部分人(约15%)发生消化性溃疡,一般认为,这是幽门螺杆菌、宿主和环境因素三者相互作用的不同结果。

幽门螺杆菌感染导致消化性溃疡发病的确切机制尚未阐明。目前比较普遍接受的一种假说试图将幽门螺杆菌、宿主和环境3个因素在DU发病中的作用统一起来。该假说认为,胆酸对幽门螺杆菌生长具有强烈的抑制作用,因此正常情况下幽门螺杆菌无法在十二指肠生存,十二指肠球部酸负荷增加是DU发病的重要环节,因为酸可使结合胆酸沉淀,从而有利于幽门螺杆菌在十二指肠球部生长。幽门螺杆菌只能在胃上皮组织定植,因此在十二指肠球部存活的幽门螺杆菌只有当十二指肠球部发生胃上皮化生才能定植下来,而据认为十二指肠球部的胃上皮化生是十二指肠对酸负荷的一种代偿反应。十二指肠球部酸负荷增加的原因,一方面与幽门螺杆菌感染引起慢性胃窦炎有关,幽门螺杆菌感染直接或间接作用于胃窦D、G细胞,削弱了胃酸分泌的负反馈调节,从而导致餐后胃酸分泌增加;另一方面,吸烟、应激和遗传等因素均与胃酸分泌增加有关。定植在十二指肠球部的幽门螺杆菌引起十二指肠炎症,炎症削弱了十二指肠黏膜的防御和修复功能,在胃酸/胃蛋白酶的侵蚀下最终导致DU发生。十二指肠炎症同时导致十二指肠黏膜分泌碳酸氢盐减少,间接增加十二指肠的酸负荷,进一步促进DU的发生和发展过程。

对幽门螺杆菌引起GU的发病机制研究较少,一般认为是幽门螺杆菌感染引起的胃黏膜炎症削弱了胃黏膜的屏障功能,胃溃疡好发于非泌酸区与泌酸区交界处的非泌酸区侧,反映了胃酸对屏障受损的胃黏膜的侵蚀作用。

(二)非甾体抗炎药(NSAIDs)

NSAIDs是引起消化性溃疡的另一个常见病因。大量研究资料显示,服用NSAIDs患者发生消化性溃疡及其并发症的危险性显著高于普通人群。临床研究报道,在长期服用NSAIDs患者中10%~25%可发现胃或十二指肠溃疡,有1%~4%的患者发生出血、穿孔等溃疡并发症。NSAIDs引起的溃疡以GU较DU多见。溃疡形成及其并发症发生的危险性除与服用NSAIDs种类、剂量、疗程有关外,尚与高龄、同时服用抗凝血药、糖皮质激素等因素有关。

NSAIDs通过削弱黏膜的防御和修复功能而导致消化性溃疡发病,损害作用包括局部作用和系统作用两方面,系统作用是主要致溃疡机制,主要是通过抑制环加氧酶(COX)而起作用。COX是花生四烯酸合成前列腺素的关键限速酶,COX有两种异构体,即结构型COX-1和诱生型COX-2。COX-1在组织细胞中恒量表达,催化生理性前列腺素合成而参与机体生理功能调节;COX-2主要在病理情况下由炎症刺激诱导产生,促进炎症部位前列腺素的合成。传统的NSAIDs如阿司匹林、吲哚美辛等旨在抑制COX-2而减轻炎症反应,但特异性差,同时抑制了COX-1,导致胃肠黏膜生理性前列腺素E合成不足。后者通过增加黏液和碳酸氢盐分泌、促进黏膜血流增加、细胞保护等作用在维持黏膜防御和修复功能中起重要作用。

NSAIDs和幽门螺杆菌是引起消化性溃疡发病的两个独立因素,至于两者是否有协同作用则尚无定论。

(三)胃酸/胃蛋白酶

消化性溃疡的最终形成是由胃酸/胃蛋白酶对黏膜自身消化所致。因胃蛋白酶活性是pH依赖性的,在pH>4时便失去活性,因此,在探讨消化性溃疡发病机制和治疗措施时主要考虑胃酸。无酸情况下罕有溃疡发生及抑制胃酸分泌药物能促进溃疡愈合的事实均确证胃酸在溃疡形成过程中的决定性作用,是溃疡形成的直接原因。胃酸的这一损害作用一般只有在正常黏膜防御和修复功能遭受破坏时才能发生。

DU 患者中约有 1/3 存在五肽胃泌素刺激的最大酸排量(MAO)增高,其余患者 MAO 多在正常高值,DU 患者胃酸分泌增高的可能因素及其在 DU 发病中的间接及直接作用已如前述。GU 患者基础酸排量(BAO)及 MAO 多属正常或偏低。对此,可能解释为 GU 患者多伴多灶萎缩性胃炎,因而胃体壁细胞泌酸功能已受影响,而 DU 患者多为慢性胃窦炎,胃体黏膜未受损或受损轻微因而仍能保持旺盛的泌酸能力。少见的特殊情况如胃泌素瘤患者,极度增加的胃酸分泌的攻击作用远远超过黏膜的防御作用,而成为溃疡形成的起始因素。近年来,非幽门螺杆菌、非 NSAIDs(也非胃泌素瘤)相关的消化性溃疡报道有所增加,这类患者病因未明,是否与高酸分泌有关尚有待研究。

(四)其他因素

下列因素与消化性溃疡发病有不同程度的关系。

1.吸烟

吸烟者消化性溃疡发生率比不吸烟者高,吸烟影响溃疡愈合和促进溃疡复发。吸烟影响溃疡形成和愈合的确切机制未明,可能与吸烟增加胃酸分泌、减少十二指肠及胰腺碳酸氢盐分泌、影响胃十二指肠协调运动、黏膜损害性氧自由基增加等因素有关。

2.遗传

遗传因素曾一度被认为是消化性溃疡发病的重要因素,但随着幽门螺杆菌在消化性溃疡发病中的重要作用得到认识,遗传因素的重要性受到挑战。例如,消化性溃疡的家族史可能是幽门螺杆菌感染的"家庭聚集"现象;O 型血胃上皮细胞表面表达更多黏附受体而有利于幽门螺杆菌定植。因此,遗传因素的作用尚有待进一步研究。

3.情绪应激

急性应激可引起应激性溃疡已是共识。但在慢性溃疡患者,情绪应激和心理障碍的致病作用却无定论。临床观察发现长期精神紧张、过劳,确实易使溃疡发作或加重,但这多在慢性溃疡已经存在时发生,因此情绪应激可能主要起诱因作用,可能通过神经内分泌途径影响胃十二指肠分泌、运动和黏膜血流的调节。

4.胃十二指肠运动异常

研究发现部分 DU 患者胃排空增快,这可使十二指肠球部酸负荷增大;部分 GU 患者有胃排空延迟,这可增加十二指肠液反流入胃,加重胃黏膜屏障损害。但目前认为,胃肠运动障碍不大可能是原发病因,但可加重幽门螺杆菌或 NSAIDs 对黏膜的损害。

概言之,消化性溃疡是一种多因素疾病,其中幽门螺杆菌感染和服用 NSAIDs 是已知的主要病因,溃疡发生是黏膜侵袭因素和防御因素失平衡的结果,胃酸在溃疡形成中起关键作用。

三、病理

DU 发生在球部,前壁比较常见;GU 多在胃角和胃窦小弯。组织学上,GU 大多发生在幽门腺区(胃窦)与泌酸腺区(胃体)交界处的幽门腺区一侧。幽门腺区黏膜可随年龄增长而扩大(假幽门腺化生和/或肠化生),使其与泌酸腺区之交界线上移,故老年患者 GU 的部位多较高。溃疡一般为单个,也可多个,呈圆形或椭圆形。DU 直径多<10 mm,GU 要比 DU 稍大。也可见到直径>2 cm 的巨大溃疡。溃疡边缘光整、底部洁净,由肉芽组织构成,上面覆盖有灰白色或灰黄色纤维渗出物。活动性溃疡周围黏膜常有炎症水肿。溃疡浅者累及黏膜肌层,深者达肌层甚至浆膜层,溃破血管时引起出血,穿破浆膜层时引起穿孔。溃疡愈合时周围黏膜炎症、水肿消退,边缘上皮细胞增生覆盖溃疡面,其下的肉芽组织纤维转化,变为瘢痕,瘢痕收缩使周围黏膜皱襞向其集中。

四、临床表现

上腹痛是消化性溃疡的主要症状,但部分患者可无症状或症状较轻以致不为患者所注意,而以出血、穿孔等并发症为首发症状。典型的消化性溃疡有如下临床特点:①慢性过程,病史可达数年至数十年;②周期性发作,发作与自发缓解相交替,发作期可为数周或数月,缓解期也长短不一,短者数周、长者数年;发作常有季节性,多在秋冬或冬春之交发病,可因精神情绪不良或过劳而诱发;③发作时上腹痛呈节律性,表现为空腹痛即餐后 2～4 小时和/或午夜痛,腹痛多为进食或服用抗酸药所缓解,典型节律性表现在 DU 多见。

(一)症状

上腹痛为主要症状,性质多为灼痛,也可为钝痛、胀痛、剧痛或饥饿样不适感。多位于中上腹,可偏右或偏左。一般为轻至中度持续性痛。疼痛常有典型的节律性如上述。腹痛多在进食或服用抗酸药后缓解。

部分患者无上述典型表现的疼痛,而仅表现为无规律性的上腹隐痛或不适。具或不具典型疼痛者均可伴有反酸、嗳气、上腹胀等症状。

(二)体征

溃疡活动时上腹部可有局限性轻压痛,缓解期无明显体征。

五、特殊类型的消化性溃疡

(一)复合溃疡

复合溃疡指胃和十二指肠同时发生的溃疡。DU 往往先于 GU 出现。幽门梗阻发生率较高。

(二)幽门管溃疡

幽门管位于胃远端,与十二指肠交界,长约 2 cm。幽门管溃疡与 DU 相似,胃酸分泌一般较高。幽门管溃疡上腹痛的节律性不明显,对药物治疗反应较差,呕吐较多见,较易发生幽门梗阻、出血和穿孔等并发症。

(三)球后溃疡

DU 大多发生在十二指肠球部,发生在球部远段十二指肠的溃疡称球后溃疡。多发生在十二指肠乳头的近端。具 DU 的临床特点,但午夜痛及背部放射痛多见,对药物治疗反应较差,较易并发出血。

(四)巨大溃疡

巨大溃疡指直径>2 cm 的溃疡。对药物治疗反应较差、愈合时间较慢,易发生慢性穿透或穿孔。胃的巨大溃疡注意与恶性溃疡鉴别。

(五)老年人消化性溃疡

近年,老年人发生消化性溃疡的报道增多。临床表现多不典型,GU 多位于胃体上部甚至胃底部,溃疡常较大,易误诊为胃癌。

(六)无症状性溃疡

约 15% 消化性溃疡患者可无症状,而以出血、穿孔等并发症为首发症状。可见于任何年龄,

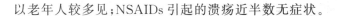

以老年人较多见;NSAIDs 引起的溃疡近半数无症状。

六、实验室和其他检查

(一)胃镜检查

胃镜检查是确诊消化性溃疡首选的检查方法。胃镜检查不仅可对胃十二指肠黏膜直接观察、摄像,还可在直视下取活组织作病理学检查及幽门螺杆菌检测,因此胃镜检查对消化性溃疡的诊断及胃良、恶性溃疡鉴别诊断的准确性高于 X 线钡餐检查。例如,在溃疡较小或较浅时钡餐检查有可能漏诊;钡餐检查发现十二指肠球部畸形可有多种解释;活动性上消化道出血是钡餐检查的禁忌证;胃的良、恶性溃疡鉴别必须由活组织检查来确定。

内镜下消化性溃疡多呈圆形或椭圆形,也有呈线形,边缘光整,底部覆有灰黄色或灰白色渗出物,周围黏膜可有充血、水肿,可见皱襞向溃疡集中。内镜下溃疡可分为活动期(A)、愈合期(H)和瘢痕期(S)3 个病期,其中每个病期又可分为 1 和 2 两个阶段。

(二)X 线钡餐检查

X 线钡餐检查适用于对胃镜检查有禁忌或不愿接受胃镜检查者。溃疡的 X 线征象有直接和间接两种:龛影是直接征象,对溃疡有确诊价值;局部压痛、十二指肠球部激惹和球部畸形、胃大弯侧痉挛性切迹均为间接征象,仅提示可能有溃疡。

(三)幽门螺杆菌检测

幽门螺杆菌检测应列为消化性溃疡诊断的常规检查项目,因为有无幽门螺杆菌感染决定治疗方案的选择。检测方法分为侵入性和非侵入性两大类。前者需通过胃镜检查取胃黏膜活组织进行检测,主要包括快呋塞米素酶试验、组织学检查和幽门螺杆菌培养;后者主要有 ^{13}C 或 ^{14}C 尿素呼气试验、粪便幽门螺杆菌抗原检测及血清学检查(定性检测血清抗幽门螺杆菌 IgG 抗体)。

快呋塞米素酶试验是侵入性检查的首选方法,操作简便、费用低。组织学检查可直接观察幽门螺杆菌,与快呋塞米素酶试验结合,可提高诊断准确率。幽门螺杆菌培养技术要求高,主要用于科研。^{13}C 或 ^{14}C 尿素呼气试验检测幽门螺杆菌敏感性及特异性高而无须胃镜检查,可作为根除治疗后复查的首选方法。

应注意,近期应用抗生素、质子泵抑制剂、铋剂等药物,因有暂时抑制幽门螺杆菌作用,会使上述检查(血清学检查除外)呈假阴性。

(四)胃液分析和血清胃泌素测定

胃液分析和血清胃泌素测定一般仅在疑有胃泌素瘤时做鉴别诊断之用。

七、诊断和鉴别诊断

(一)诊断

慢性病程、周期性发作的节律性上腹疼痛,且上腹痛可为进食或抗酸药所缓解的临床表现是诊断消化性溃疡的重要临床线索。但应注意,一方面有典型溃疡样上腹痛症状者不一定是消化性溃疡,另一方面部分消化性溃疡患者症状可不典型甚至无症状。因此,单纯依靠病史难以做出可靠诊断。确诊有赖胃镜检查。X 线钡餐检查发现龛影也有确诊价值。

(二)鉴别诊断

鉴别诊断本病主要临床表现为慢性上腹痛,当仅有病史和体检资料时,需与其他有上腹痛症状的疾病如肝、胆、胰、肠疾病和胃的其他疾病相鉴别。功能性消化不良临床常见且临床表现与消化性溃疡相似,应注意鉴别。如做胃镜检查,可确定有无胃十二指肠溃疡存在。

胃镜检查如见胃十二指肠溃疡,应注意与引起胃十二指肠溃疡的少见特殊病因或以溃疡为主要表现的胃十二指肠肿瘤鉴别。其中,与胃癌、胃泌素瘤的鉴别要点如下。

1.胃癌

内镜或X线检查见到胃的溃疡,必须进行良性溃疡(胃溃疡)与恶性溃疡(胃癌)的鉴别。Ⅲ型(溃疡型)早期胃癌单凭内镜所见与良性溃疡鉴别有困难,放大内镜和染色内镜对鉴别有帮助,但最终必须依靠直视下取活组织检查鉴别。恶性溃疡的内镜特点:①溃疡形状不规则,一般较大;②底凹凸不平、苔污秽;③边缘呈结节状隆起;④周围皱襞中断;⑤胃壁僵硬、蠕动减弱(X线钡餐检查也可见上述相应的X线征)。活组织检查可以确诊,但必须强调,对于怀疑胃癌而一次活检阴性者,必须在短期内复查胃镜进行再次活检;即使内镜下诊断为良性溃疡且活检阴性,仍有漏诊胃癌的可能,因此对初诊为胃溃疡者,必须在完成正规治疗的疗程后进行胃镜复查,胃镜复查溃疡缩小或愈合不是鉴别良、恶性溃疡的最终依据,必须重复活检加以证实。

2.胃泌素瘤

胃泌素瘤也称 Zollinger-Ellison 综合征,是胰腺非β细胞瘤分泌大量胃泌素所致。肿瘤往往很小(直径<1 cm);生长缓慢,半数为恶性。大量胃泌素可刺激壁细胞增生,分泌大量胃酸,使上消化道经常处于高酸环境,导致胃十二指肠球部和不典型部位(十二指肠降段、横段,甚或空肠近端)发生多发性溃疡。胃泌素瘤与普通消化性溃疡的鉴别要点是该病溃疡发生于不典型部位,具难治性特点,有过高胃酸分泌(BAO 和 MAO 均明显升高,且 BAO/MAO>60%)及高空腹血清胃泌素(>200 pg/mL,常>500 pg/mL)。

八、并发症

(一)出血

溃疡侵蚀周围血管可引起出血。出血是消化性溃疡最常见的并发症,也是上消化道大出血最常见的病因(约占所有病因的50%)。

(二)穿孔

溃疡病灶向深部发展穿透浆膜层则并发穿孔。溃疡穿孔临床上可分为急性、亚急性和慢性3种类型,以第一种常见。急性穿孔的溃疡常位于十二指肠前壁或胃前壁,发生穿孔后胃肠的内容物漏入腹腔而引起急性腹膜炎。十二指肠或胃后壁的溃疡深至浆膜层时已与邻近的组织或器官发生粘连,穿孔时胃肠内容物不流入腹腔,称为慢性穿孔,又称为穿透性溃疡。这种穿透性溃疡改变了腹痛规律,变得顽固而持续,疼痛常放射至背部。邻近后壁的穿孔或游离穿孔较小,只引起局限性腹膜炎时称亚急性穿孔,症状较急性穿孔轻而体征较局限,且易漏诊。

(三)幽门梗阻

幽门梗阻主要是由 DU 或幽门管溃疡引起。溃疡急性发作时可因炎症水肿和幽门部痉挛而引起暂时性梗阻,可随炎症的好转而缓解;慢性梗阻主要由于瘢痕收缩而呈持久性。幽门梗阻临床表现为餐后上腹饱胀、上腹疼痛加重,伴有恶心、呕吐,大量呕吐后症状可以改善,呕吐物含发酵酸性宿食。严重呕吐可致失水和低氯低钾性碱中毒。可发生营养不良和体重减轻。体检可见胃型和胃蠕动波,清晨空腹时检查胃内有振水声。进一步做胃镜或X线钡剂检查可确诊。

(四)癌变

少数 GU 可发生癌变,DU 则否。GU 癌变发生于溃疡边缘,据报道癌变率在1%左右。长期慢性 GU 病史、年龄在 45 岁以上、溃疡顽固不愈者应提高警惕。对可疑癌变者,在胃镜下取多点活检做病理检查;在积极治疗后复查胃镜,直到溃疡完全愈合;必要时定期随访复查。

九、治疗

治疗的目的是消除病因、缓解症状、愈合溃疡、防止复发和防治并发症。针对病因的治疗如根除幽门螺杆菌,有可能彻底治愈溃疡病,是近年消化性溃疡治疗的一大进展。

(一)一般治疗

生活要有规律,避免过度劳累和精神紧张。注意饮食规律,戒烟、酒。服用 NSAIDs 者尽可能停用,即使未用也要告诫患者今后慎用。

(二)治疗消化性溃疡的药物及其应用

治疗消化性溃疡的药物可分为抑制胃酸分泌的药物和保护胃黏膜的药物两大类,主要起缓解症状和促进溃疡愈合的作用,常与根除幽门螺杆菌治疗配合使用。现就这些药物的作用机制及临床应用分别简述如下。

1.抑制胃酸药物

溃疡的愈合与抑酸治疗的强度和时间成正比。抗酸药具中和胃酸作用,可迅速缓解疼痛症状,但一般剂量难以促进溃疡愈合,故目前多作为加强止痛的辅助治疗。H_2 受体拮抗剂(H_2RA)可抑制基础及刺激的胃酸分泌,以前一作用为主,而后一作用不如 PPI 充分。使用推荐剂量各种 H_2RA 溃疡愈合率相近,不良反应发生率均低。西咪替丁可通过血-脑屏障,偶有精神异常不良反应;与雄激素受体结合而影响性功能;经肝细胞色素 P_{450} 代谢而延长华法林、苯妥英钠、茶碱等药物的肝内代谢。雷尼替丁、法莫替丁和尼扎替丁上述不良反应较少。已证明 H_2RA 全天剂量于睡前顿服的疗效与每天 2 次分服相仿。由于该类药物价格较 PPI 便宜,临床上特别适用于根除幽门螺杆菌疗程完成后的后续治疗及某些情况下预防溃疡复发的长程维持治疗。质子泵抑制剂(PPI)作用于壁细胞胃酸分泌终末步骤中的关键酶 H^+-K^+-ATP 酶,使其不可逆失活,因此抑酸作用比 H_2RA 更强且作用持久。与 H_2RA 相比,PPI 促进溃疡愈合的速度较快、溃疡愈合率较高,因此特别适用于难治性溃疡或 NSAIDs 溃疡患者不能停用 NSAIDs 时的治疗。对根除幽门螺杆菌治疗,PPI 与抗生素的协同作用较 H_2RA 好,因此是根除幽门螺杆菌治疗方案中最常用的基础药物。使用推荐剂量的各种 PPI,对消化性溃疡的疗效相仿,不良反应均少。

2.保护胃黏膜药物

硫糖铝和胶体铋目前已少用作治疗消化性溃疡的一线药物。枸橼酸铋钾(胶体次枸橼酸铋)因兼有较强抑制幽门螺杆菌作用,可作为根除幽门螺杆菌联合治疗方案的组分,但要注意此药不能长期服用,因会过量蓄积而引起神经毒性。米索前列醇具有抑制胃酸分泌、增加胃十二指肠黏膜的黏液及碳酸氢盐分泌和增加黏膜血流等作用,主要用于 NSAIDs 溃疡的预防,腹泻是常见不良反应,因会引起子宫收缩,故孕妇忌服。

(三)根除幽门螺杆菌治疗

对幽门螺杆菌感染引起的消化性溃疡,根除幽门螺杆菌不但可促进溃疡愈合,而且可预防溃疡复发,从而彻底治愈溃疡。因此,凡有幽门螺杆菌感染的消化性溃疡,无论初发或复发、活动或静止、有无并发症,均应予以根除幽门螺杆菌治疗。

1.根除幽门螺杆菌的治疗方案

已证明在体内具有杀灭幽门螺杆菌作用的抗生素有克拉霉素、阿莫西林、甲硝唑(或替硝唑)、四环素、呋喃唑酮、某些喹诺酮类如左氧氟沙星等。PPI 及胶体铋体内能抑制幽门螺杆菌,与上述抗生素有协同杀菌作用。目前尚无单一药物可有效根除幽门螺杆菌,因此必须联合用药。应选择幽门螺杆菌根除率高的治疗方案力求一次根除成功。研究证明以 PPI 或胶体铋为基础加上两种抗生素的三联治疗方案有较高根除率。这些方案中,以 PPI 为基础的方案所含 PPI 能通过抑制胃酸分泌提高口服抗生素的抗菌活性从而提高根除率,再者 PPI 本身具有快速缓解症状和促进溃疡愈合作用,因此是临床中最常用的方案。而其中,又以 PPI 加克拉霉素再加阿莫西林或甲硝唑的方案根除率最高。幽门螺杆菌根除失败的主要原因是患者的服药依从性问题和幽门螺杆菌对治疗方案中抗生素的耐药性。因此,在选择治疗方案时要了解所在地区的耐药情况,近年世界不少国家和我国一些地区幽门螺杆菌对甲硝唑和克拉霉素的耐药率在增加,应引起注意。呋喃唑酮(200 mg/d,分 2 次)耐药性少见、价廉,国内报道用呋喃唑酮代替克拉霉素或甲硝唑的三联疗法也可取得较高的根除率,但要注意呋喃唑酮引起的周围神经炎和溶血性贫血等不良反应。治疗失败后地再治疗比较困难,可换用另外两种抗生素(阿莫西林原发和继发耐药均极少见,可以不换)如 PPI 加左氧氟沙星(500 mg/d,每天 1 次)和阿莫西林,或采用 PPI 和胶体铋合用再加四环素(1 500 mg/d,每天 2 次)和甲硝唑的四联疗法。

2.根除幽门螺杆菌治疗结束后的抗溃疡治疗

在根除幽门螺杆菌疗程结束后,继续给予一个常规疗程的抗溃疡治疗(如 DU 患者予 PPI 常规剂量,每天 1 次,总疗程 2～4 周,或 H_2RA 常规剂量、疗程 4～6 周;GU 患者 PPI 常规剂量、每天 1 次、总疗程 4～6 周,或 H_2RA 常规剂量、疗程 6～8 周)是最理想的。这在有并发症或溃疡面积大的患者尤为必要,但对无并发症且根除治疗结束时症状已得到完全缓解者,也可考虑停药以节省药物费用。

3.根除幽门螺杆菌治疗后复查

治疗后应常规复查幽门螺杆菌是否已被根除,复查应在根除幽门螺杆菌治疗结束至少 4 周后进行,且在检查前停用 PPI 或铋剂 2 周,否则会出现假阴性。可采用非侵入性的 ^{13}C 或 ^{14}C 尿素呼气试验,也可通过胃镜在检查溃疡是否愈合的同时取活检做尿素酶和/或组织学检查。对未排除胃恶性溃疡或有并发症的消化性溃疡应常规进行胃镜复查。

(四)NSAIDs 溃疡的治疗、复发预防及初始预防

对服用 NSAIDs 后出现的溃疡,如情况允许应立即停用 NSAIDs,如病情不允许可换用对黏膜损伤少的 NSAIDs 如特异性 COX-2 抑制剂(如塞来昔布)。对停用 NSAIDs 者,可予常规剂量常规疗程的 H_2RA 或 PPI 治疗;对不能停用 NSAIDs 者,应选用 PPI 治疗(H_2RA 疗效差)。因幽门螺杆菌和 NSAIDs 是引起溃疡的两个独立因素,因此应同时检测幽门螺杆菌,如有幽门螺杆菌感染应同时根除幽门螺杆菌。溃疡愈合后,如不能停用 NSAIDs,无论幽门螺杆菌阳性还是阴性都必须继续 PPI 或米索前列醇长程维持治疗以预防溃疡复发。对初始使用 NSAIDs 的患者是否应常规给药预防溃疡的发生仍有争论。已明确的是,对于发生 NSAIDs 溃疡并发症的高危患者,如既往有溃疡病史、高龄、同时应用抗凝血药(包括低剂量的阿司匹林)或糖皮质激素者,应常规予抗溃疡药物预防,目前认为 PPI 或米索前列醇预防效果较好。

(五)溃疡复发的预防

有效根除幽门螺杆菌及彻底停服 NSAIDs,可消除消化性溃疡的两大常见病因,因而能大大减少溃疡复发。对溃疡复发同时伴有幽门螺杆菌感染复发(再感染或复燃)者,可予根除幽门螺杆菌再治疗。下列情况则需用长程维持治疗来预防溃疡复发:①不能停用 NSAIDs 的溃疡患者,无论幽门螺杆菌阳性还是阴性(如前述);②幽门螺杆菌相关溃疡,幽门螺杆菌感染未能被根除;③幽门螺杆菌阴性的溃疡(非幽门螺杆菌、非 NSAIDs 溃疡);④幽门螺杆菌相关溃疡,幽门螺杆菌虽已被根除,但曾有严重并发症的高龄或有严重伴随病患者。长程维持治疗一般以 H_2RA 或 PPI 常规剂量的半量维持,而 NSAIDs 溃疡复发的预防多用 PPI 或米索前列醇,已如前述。

(六)外科手术指征

由于内科治疗的进展,目前外科手术主要限于少数有并发症者,包括以下几种:①大量出血经内科治疗无效;②急性穿孔;③瘢痕性幽门梗阻;④胃溃疡癌变;⑤严格内科治疗无效的顽固性溃疡。

十、预后

由于内科有效治疗的发展,预后远较过去为佳,病死率显著下降。死亡主要见于高龄患者,死亡的主要原因是并发症,特别是大出血和急性穿孔。

(韩 亚)

第二节 胃食管反流病

一、概说

胃食管反流病(GERD)是指胃内容物反流入食管,引起不适症状和/或并发症的一种疾病。如酸(碱)反流导致的食管黏膜破损称为反流性食管炎(RE)。常见症状有胸骨后疼痛或烧灼感、反酸、胃灼热、恶心、呕吐、咽下困难,甚至吐血等。

本病经常和慢性胃炎,消化性溃疡或食管裂孔疝等病并存,但也可单独存在。广义上讲,凡能引起胃食管反流的情况,如进行性系统性硬化症、妊娠呕吐及任何原因引起的呕吐,或长期放置胃管、三腔管等,均可导致胃食管反流,引起继发性反流性食管炎。长期反复不愈的食管炎可致食管瘢痕形成、食管狭窄,或裂孔疝、慢性局限性穿透性溃疡,甚至发生癌变。

中国胃食管反流病共识意见中提出 GERD 可分为非糜烂性反流病(NERD)、糜烂性食管炎(EE)和 Barrett 食管(BE)三种类型,也可称为 GERD 相关疾病。有人认为 GERD 的三种类型相对独立,相互之间不转化或很少转化,但有些学者则认为这三者之间可能有一定相关性。①NERD 是指存在反流相关的不适症状,但内镜下未见 BE 和食管黏膜破损。②EE 是指内镜下可见食管远端黏膜破损。③BE 是指食管远端的鳞状上皮被柱状上皮所取代。

在 GERD 的三种疾病形式中,NERD 最为常见,EE 可合并食管狭窄、溃疡和消化道出血,BE 有可能发展为食管腺癌。这三种疾病形式之间相互关联和进展的关系需作进一步研究。

蒙特利尔共识意见对 GERD 进行了分类,将 GERD 的表现分为食管综合征和食管外综合征,食管外综合征再分为明确相关和可能相关。食管综合征包括以下两种。①症状综合征:典型反流综合征,反流性胸痛综合征。②伴食管破损的综合征:反流性食管炎,反流性食管狭窄,Barrett 食管,食管腺癌。食管外综合征包括以下两种:①明确相关的:反流性咳嗽综合征,反流性喉炎综合征,反流性哮喘综合征,反流性牙侵蚀综合征。②可能相关的:咽炎,鼻窦炎,特发性肺纤维化,复发性中耳炎。广泛使用 GERD 蒙特利尔定义中公认的名词将会使 GERD 的研究更加全球化。

在正常情况下,食管下端与胃交界线上 3~5 cm,有一高压带(LES)构成一个压力屏障,能防止胃内容物反流入食管。当食管下端括约肌关闭不全时,或食管黏膜防御功能破坏时,不能防止胃十二指肠内容物反流到食管,以致胃酸、胃蛋白酶、胆盐和胰酶等损伤食管黏膜,均可促使发生胃食管反流病。其中尤以 LES 功能失调引起的反流性食管炎为主要机制。

二、诊断

(一)临床表现

本病初起,可不出现症状,但有胃食管明显反流者,常出现下列自觉症状。

1.胸骨后烧灼感或疼痛

此为最早最常见的症状,表现为在胸骨后感到烧灼样不适,并向胸骨上切迹、肩胛部或颈部放射,在餐后 1 小时躺卧或增高腹压时出现,严重者可使患者于夜间醒来,口服抗酸剂后迅速缓解,但一部分长期有反流症状的患者,也可伴有挤压性疼痛,与体位或进食无关,抗酸剂不能使之缓解,进酸性或热性液体时,则反使疼痛加重。

但胃灼热也可在食管运动障碍或心、胆囊及胃十二指肠疾病中出现,确诊仍有赖于其他客观检查。

2.胃、食管反流

胃、食管反流表现为酸性或苦味液体反流到口腔,偶尔有食物从胃反流到口内,若严重者夜间出现反酸,可将液体或食物吸入肺内,引起阵发性咳嗽、呼吸困难及非季节性哮喘等。

3.咽下困难

初期多因炎症而有咽下轻度疼痛和阻塞不顺之感觉,进而食管痉挛,多有间歇性咽下梗阻,后期食管狭窄则咽下困难,甚至有进食后不能咽下的间断反吐现象,严重患者可呈间歇性咽下困难,伴有咽下疼痛,此时,不一定有食管狭窄,可能为食管远端的运动功能障碍,继发食管痉挛所致。慢性患者由于持续的咽下困难,饮食减少,摄取营养不足,体重明显下降。

4.出血

严重的活动性炎症,由于黏膜糜烂出血,可出现大便隐血阳性,或吐出物带血,或引起轻度缺铁性贫血,饮酒后,出血更重。

5.消化道外症状

Delahuntg 综合征即发生慢性咽炎,慢性声带炎和气管炎等综合征。这是由于胃食管的经常性反流,对咽部和声带产生损伤性炎症,引起咽部灼酸苦辣感觉;还可以并发 Zenker 憩室和"唇烧灼"综合征,即发生口腔黏膜糜烂和舌、唇、口腔的烧灼感;反流性食管炎还可导致反复发作的咳嗽、哮喘、夜间呼吸暂停、心绞痛样胸痛。

反流性食管炎出现症状的轻重,与反流量,伴发裂孔疝的大小及内镜所见的组织病变程度均无明显的正相关,而与反流物质和食管黏膜接触时间有密切关系。症状严重者,反流时食管 pH 在 4.0 以下,而且酸清除时间明显延长。

(二)辅助检查

1.上消化道内镜检查

上消化道内镜检查有助于确定有无反流性食管炎及有无并发症,如食管裂孔疝、食管炎性狭

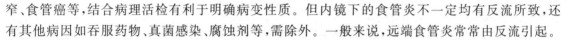

窄、食管癌等,结合病理活检有利于明确病变性质。但内镜下的食管炎不一定均有反流所致,还有其他病因如吞服药物、真菌感染、腐蚀剂等,需除外。一般来说,远端食管炎常常由反流引起。

2.钡餐检查

反流性食管炎患者的食管钡餐检查可显示下段食管黏膜皱襞增粗、不光滑,可见浅龛影或伴有狭窄等,食管蠕动可减弱。有时可显示食管裂孔疝,表现为贲门增宽,胃黏膜疝入食管内,尤其在头低位时,钡剂可向食管反流。卧位时如吞咽小剂量的硫酸钡,则显示多数 GERD 患者的食管体部和 LES 排钡延缓。一般来说,此项检查阳性率不高,有时难以判断病变性质。

3.食管 pH 监测

24 小时食管 pH 监测能详细显示酸反流、昼夜酸反流规律、酸反流与症状的关系及患者对治疗的反应,使治疗个体化。其对 EE 的阳性率>80%,对 NERD 的阳性率为 50%～75%。此项检查虽能显示过多的酸反流,也是迄今为止公认的金标准,但也有假阴性。

4.食管测压

食管测压能显示 LESP 低下,一过性 LES 松弛情况。尤其是松弛后蠕动压低及食管蠕动收缩波幅低下或消失,这些正是胃食管反流的运动病理基础。在 GERD 的诊断中,食管测压除帮助食管 pH 电极定位、术前评估食管功能和预测手术外,还能预测抗反流治疗的疗效和是否需长期维持治疗。

5.食管胆汁反流监测

其方法是将光纤导管的探头放置 LES 上缘之上 5 cm 处,以分光光度法监测食管反流物内的胆红素含量,并将结果输回光电子系统。胆汁是十二指肠内容物的重要成分。其中含有的胆红素是胆汁中的主要的色素成分,在 453 nm 处有特殊的吸收高峰,可间接表明食管暴露于十二指肠内容物的情况。此项检查虽能间接反映十二指肠胃食管的反流情况,但有其局限性,一是胆红素不是唯一的有害物质,二是反流物中的黏液、食物颗粒、血红蛋白等的影响可出现假阳性的结果。

6.其他

对食管黏膜超微结构的研究可了解反流存在的病理生理学基础;无线食管 pH 测定可提供更长时间的酸反流检测;腔内阻抗技术的应用可监测所有反流事件,明确反流物的性质(气体、液体或气体液体混合物),与食管 pH 监测联合应用可明确反流物为酸性或非酸性及反流物与反流症状的关系。

三、临床诊断

(一)GERD 诊断

1.临床诊断

(1)有典型的胃灼热和反流症状,且无幽门梗阻或消化道梗阻的证据,临床上可考虑为 GERD。

(2)有食管外症状,又有反流症状,可考虑是反流相关或可能相关的食管外症状,如反流相关的咳嗽、哮喘。

(3)如仅有食管外症状,但无典型的胃灼热和反流症状,尚不能诊断为 GERD。宜进一步了解食管外症状发生的时间、与进餐和体位的关系及其他诱因。需注意有无重叠症状(如同时有 GERD 和肠易激综合征或功能性消化不良)、焦虑、抑郁状态、睡眠障碍等。

2.上消化道内镜检查

由于我国是胃癌、食管癌的高发国家,内镜检查已广泛开展,因此,对于拟诊患者一般先进行内镜检查,特别是症状发生频繁、程度严重,伴有报警征象,或有肿瘤家族史,或患者很希望内镜检查时。上消化道内镜检查有助于确定有无反流性食管炎及有无并发症,如食管裂孔疝、食管炎性狭窄及食管癌等;有助于 NERD 的诊断;先行内镜检查比先行诊断性治疗,能够有效地缩短诊断时间。对食管黏膜破损者,可按洛杉矶会议提出的分级标准,将内镜下食管病变严重程度分为 A～D 级。①A 级:食管黏膜有一个或几个<5 mm 的黏膜损伤。②B 级:同 A 级外,连续病变黏膜损伤>5 mm。③C 级:非环形的超过两个皱襞以上的黏膜融合性损伤(范围<75%食管周径)。④D 级:广泛黏膜损伤,病灶融合,损伤范围>75%食管周径或全周性损伤。

3.诊断性治疗

对拟诊患者或疑有反流相关食管外症状的患者,尤其是上消化道内镜检查阴性时,可采用诊断性治疗。

质子泵抑制剂(PPI)诊断性治疗(PPI 试验)已被证实是行之有效的方法。建议服用标准剂量 PPI 一天 2 次,疗程为 1～2 周。服药后如症状明显改善,则支持酸相关 GERD 的诊断;如症状改善不明显,则可能有酸以外的因素参与或不支持诊断。

PPI 试验不仅有助于诊断 GERD,同时还启动了治疗。其本质在于 PPI 阳性与否充分强调了症状与酸之间的关系,是反流相关的检查。PPI 阴性有以下几种可能:①抑酸不充分;②存在酸以外因素诱发的症状;③症状不是反流引起的。

PPI 试验具有方便、可行、无创和敏感性高的优点,缺点是特异性较低。

(二)NERD 诊断

1.临床诊断

NERD 主要依赖症状学特点进行诊断,典型的症状为胃灼热和反流。患者以胃灼热症状为主诉时,如能排除可能引起胃灼热症状的其他疾病,且内镜检查未见食管黏膜破损,可做出 NERD 的诊断。

2.相关检查

内镜检查对 NERD 的诊断价值在于可排除 EE 或 BE 及其他上消化道疾病,如溃疡或胃癌。

3.诊断性治疗

PPI 试验是目前临床诊断 NERD 最为实用的方法。PPI 治疗后,胃灼热等典型反流症状消失或明显缓解提示症状与酸反流相关,如内镜检查无食管黏膜破损的证据,临床可诊断为 NERD。

(三)BE 诊断

1.临床诊断

BE 本身通常不引起症状,临床主要表现为 GERD 的症状,如胃灼热、反流、胸骨后疼痛、吞咽困难等。但约 25%的患者无 GERD 症状,因此在筛选 BE 时不应仅局限于有反流相关症状的人群,行常规胃镜检查时,对无反流症状的患者也应注意有无 BE 存在。

2.内镜诊断

BE 的诊断主要根据内镜检查和食管黏膜活检结果。如内镜检查发现食管远端有明显的柱状上皮化生并得到病理学检查证实时,即可诊断为 BE。按内镜下表现分型如下。①全周型:红色黏膜向食管延伸,累及全周,与胃黏膜无明显界限,游离缘距 LES 在 3 cm 以上。②岛型:齿状线 1 cm 以上出现斑片状红色黏膜。③舌型：与齿状线相连,伸向食管呈火舌状。

按柱状上皮化生长度分为以下 2 种：①长段 BE。上皮化生累及食管全周,且长度≥3 cm。②短段 BE。柱状上皮化生未累及食管全周,或虽累及全周,但长度<3 cm。

内镜表现：①SCJ 内镜标志,食管鳞状上皮表现为淡粉色光滑上皮,胃柱状上皮表现为橘红色,鳞、柱状上皮交界处构成的齿状 Z 线,即为 SCJ。②EGJ 内镜标志,管状食管与囊状胃的交界处,其内镜下定位的标志为最小充气状态下胃黏膜皱襞的近侧缘和/或食管下端纵行栅栏样血管末梢。③明确区分 SCJ 及 EGJ,这对于识别 BE 十分重要,因为在解剖学上 EGJ 与内镜观察到的 SCJ 并不一致,且反流性食管炎黏膜在外观上可与 BE 混淆,所以确诊 BE 需病理活检证实。④BE 内镜下典型表现,EGJ 近端出现橘红色柱状上皮,即 SCJ 与 EGJ 分离。BE 的长度测量应从 EGJ 开始向上至 SCJ。内镜下亚甲蓝染色有助于对灶状肠化生的定位,并能指导活检。

3.病理学诊断

(1)活检取材：推荐使用四象限活检法,即常规从 EGJ 开始向上以 2 cm 的间隔分别在 4 个象限取活检;对疑有 BE 癌变者应向上每隔 1 cm 在 4 个象限取活检对有溃疡、糜烂、斑块、小结节狭窄和其他腔内异常者,均应取活检行病理学检查。

(2)组织分型。①贲门腺型：与贲门上皮相似,有胃小凹和黏液腺,但无主细胞和壁细胞。②胃底腺型：与胃底上皮相似,可见主细胞和壁细胞,但 BE 上皮萎缩较明显,腺体较少且短小,此型多分布于 BE 远端近贲门处。③特殊肠化生型：又称Ⅲ型肠化生或不完全小肠化生型,分布于鳞状细胞和柱状细胞交界处,化生的柱状上皮中可见杯状细胞为其特征性改变。

(3)BE 的异型增生。①低度异型增生(LGD)：由较多小而圆的腺管组成,腺上皮细胞拉长,细胞核染色质浓染,核呈假复层排列,黏液分泌很少或不分泌,增生的细胞可扩展至黏膜表面。②高度异型增生(HGD)：腺管形态不规则,呈分支或折叠状,有些区域失去极性。与 LGD 相比,HGD 细胞核更大、形态不规则且呈簇状排列,核膜增厚,核仁呈明显双嗜性,间质无浸润。

四、鉴别诊断

(一)反流性食管炎

两病可合并存在,在临床上,两者均可出现反流性症状,如胃灼热感、反酸、咽下困难及出血等。也可因腹压或胃内压增高而加重症状。但反流性食管炎症状仅限于胃食管反流现象。而食管裂孔疝不但影响食管,也侵及附近神经,甚至影响心肺功能,故其反流症状较重,胸骨后可出现明显疼痛,也可出现咽部异物感和阵发性心律不齐。而在诊断上,食管裂孔疝主要依靠 X 线钡餐,而反流性食管炎主要依靠内镜。

(二)食管贲门黏膜撕裂综合征

前者最典型的病史是先有干呕或呕吐正常胃内容物一次或多次,随后呕吐新鲜血液,诊断主要靠内镜。由于浅表的撕裂病损,在出血后 48～72 小时多数已愈合,因此应及时做内镜检查。

(三)食管贲门失弛缓症

这是一种食管的神经肌肉功能障碍性疾病,也可出现如反流性食管炎样的食物反流、吞咽困难及胸骨后疼痛等症状。但本症多见于 20～40 岁的年轻患者,发病常与情绪波动及冷饮有关。X 线钡餐检查可见鸟嘴状及钡液平面等特征性改变。食管压力测定可观察到食管下端 2/3 无蠕动,吞咽时 LES 压力比静止压升高 1.3 kPa,并松弛不完全,必要时可做内镜检查,以排除其他疾病。

(四)弥漫性食管痉挛

弥漫性食管痉挛也可伴有吞咽困难和胸骨后疼痛,是一种食管下端 2/3 无蠕动而又强烈收缩的疾病,一般不常见,可发生在任何年龄。食管钡餐检查可见"螺旋状食管",即食管收缩时食管外观呈锯齿状。食管测压试验可观察到反复非蠕动性高幅度持久的食管收缩。

(五)食管癌

食管癌以进行性咽下困难为典型症状,出现胃灼热和反酸的症状较少,但若由于癌瘤的糜烂及溃疡形成或伴有食管炎症,也可见到胸骨后烧灼痛,一般进行食管 X 线钡餐检查,或食管镜检查,不难与反流性食管炎做出鉴别。

五、并发症

(一)食管并发症

1.反流性食管炎

反流性食管炎是内镜下可见远段食管黏膜的破损,甚至出现溃疡,是胃食管反流病食管损伤的最常见后果和表现。

2.Barrett 食管

Barrett 食管多发生于鳞状上皮与柱状上皮交界处。蒙特利尔定义认为,当内镜疑似食管化生活检发现柱状上皮时,应诊断为 Barrett 食管,并具体说明是否存在肠型化生。

3.食管狭窄和出血

反流性食管狭窄是严重反流性疾病的结果。长期食管炎症由于瘢痕形成而致食管狭窄,表现为吞咽困难,反胃和胸骨后疼痛,狭窄多发生于食管下段。GERD 引起的出血罕见,主要见于食管溃疡者。

4.食管腺癌

蒙特利尔共识意见明确指出食管腺癌是 GERD 的并发症,食管腺癌的危险性与胃灼热的频率和时间成正比,慢性 GERD 症状增加食管腺癌的危险性。长节段 Barrett 食管伴化生是食管腺癌最重要的、明确的危险因素。

(二)食管外并发症

反流性食管炎由于反流的胃液侵袭咽部、声带和气管,引起慢性咽炎、声带炎和气管炎,甚至吸入性肺炎。

六、治疗

(一)改变生活方式

抬高床头、睡前 3 小时不再进食、避免高脂肪食物、戒烟酒、减少摄入可以降低食管下段括约肌(LES)压力的食物(如巧克力、薄荷、咖啡、洋葱、大蒜等)。减轻体质量可减少 GERD 患者反流症状。

(二)抑制胃酸分泌

抑制胃酸的药物包括 H_2 受体拮抗剂(H_2RA)和质子泵抑制剂(PPI)等。

1.初始治疗的目的是尽快缓解症状,治愈食管炎

(1)H_2RA 仅适用于轻至中度 GERD 治疗。H_2RA(西咪替丁、雷尼替丁、法莫替丁等)治疗反流性 GERD 的食管炎愈合率为 $50\%\sim60\%$,胃灼热症状缓解率为 50%。

（2）PPI是GERD治疗中最常用的药物,伴有食管炎的GERD治疗首选。临床奥美拉唑、兰索拉唑、泮托拉唑、雷贝拉唑和埃索美拉唑可供选用。在标准剂量下,新一代PPI具有更强的抑酸作用。

PPI治疗糜烂性食管炎的内镜下4周、8周愈合率分别为80%和90%,PPI推荐采用标准剂量,疗程8周。部分患者症状控制不满意时可加大剂量或换一种PPI。

（3）非糜烂性反流病（NERD）治疗的主要药物是PPI。由于NERD发病机制复杂,PPI对其症状疗效不如糜烂性食管炎,但PPI是治疗NERD的主要药物,治疗的疗程应不少于8周。

2.维持治疗是巩固疗效、预防复发的重要措施

GERD是一种慢性疾病,停药后半年的食管炎与症状复发率分别为80%和90%,故经初始治疗后,为控制症状、预防并发症,通常需采取维持治疗。

目前维持治疗的方法有3种:维持原剂量或减量、间歇用药、按需治疗。采取哪一种维持治疗方法,主要根据患者症状及食管炎分级来选择药物与剂量,通常严重的糜烂性食管炎（LAC-D级）需足量维持治疗,NERD可采用按需治疗。H_2RA长期使用会产生耐受性,一般不适合作为长期维持治疗的药物。

（1）原剂量或减量维持:维持原剂量或减量使用PPI,每天1次,长期使用以维持症状持久缓解,预防食管炎复发。

（2）间歇治疗:PPI剂量不变,但延长用药周期,最常用的是隔天疗法。3天1次或周末疗法因间隔太长,不符合PPI的药代动力学,抑酸效果较差,不提倡使用。在维持治疗过程中,若症状出现反复,应增至足量PPI维持。

（3）按需治疗:按需治疗仅在出现症状时用药,症状缓解后即停药。按需治疗建议在医师指导下,由患者自己控制用药,没有固定的治疗时间,治疗费用低于维持治疗。

3.Barrett食管治疗

虽有文献报道PPI能延缓BE的进程,尚无足够的循证依据证实其能逆转Barrett食管。Barrett食管伴有糜烂性食管炎及反流症状者,采用大剂量PPI治疗,并长期维持治疗。

4.控制夜间酸突破（NAB）

NAB指在每天早、晚餐前服用PPI治疗的情况下,夜间胃内pH<4持续时间>1小时。控制NAB是治疗GERD的措施之一。治疗方法包括调整PPI用量、睡前加用H_2RA、应用血浆半衰期更长的PPI等。

（三）对GERD可选择性使用促动力药物

在GERD的治疗中,抑酸药物治疗效果不佳时,考虑联合应用促动力药物,特别是对于伴有胃排空延迟的患者。

（四）手术与内镜治疗应综合考虑,慎重决定

GERD手术与内镜治疗的目的是增强LES抗反流作用,缓解症状,减少抑酸剂的使用,提高患者的生活质量。

BE伴高度不典型增生、食管严重狭窄等并发症,可考虑内镜或手术治疗。

（周静怡）

第三节 慢性胃炎

慢性胃炎是由各种病因引起的胃黏膜慢性炎症。根据新悉尼胃炎系统和我国颁布的《中国慢性胃炎共识意见》标准,由内镜及病理组织学变化,将慢性胃炎分为非萎缩性(浅表性)胃炎及萎缩性胃炎两大基本类型和一些特殊类型胃炎。

一、流行病学

幽门螺杆菌(Hp)感染为慢性非萎缩性胃炎的主要病因。大致上说来,慢性非萎缩性胃炎发病率与 Hp 感染情况相平行,慢性非萎缩性胃炎流行情况因不同国家、不同地区 Hp 感染情况而异。一般 Hp 感染率发展中国家高于发达国家,感染率随年龄增加而升高。我国属 Hp 高感染率国家,估计人群中 Hp 感染率为 40%～70%。慢性萎缩性胃炎是原因不明的慢性胃炎,在我国是一种常见病、多发病,在慢性胃炎中占 10%～20%。

二、病因

(一)慢性非萎缩性胃炎的常见病因

1.Hp 感染

Hp 感染是慢性非萎缩性胃炎最主要的病因,两者的关系符合 Koch 提出的确定病原体为感染性疾病病因的 4 项基本要求,即该病原体存在于该病的患者中,病原体的分布与体内病变分布一致,清除病原体后疾病可好转,在动物模型中该病原体可诱发与人相似的疾病。

研究表明,80%～95%的慢性活动性胃炎患者胃黏膜中有 Hp 感染,5%～20%的 Hp 阴性率反映了慢性胃炎病因的多样性;Hp 相关胃炎者,Hp 胃内分布与炎症分布一致;根除 Hp 可使胃黏膜炎症消退,一般中性粒细胞消退较快,但淋巴细胞、浆细胞消退需要较长时间;志愿者和动物模型中已证实 Hp 感染可引起胃炎。

Hp 感染引起的慢性非萎缩性胃炎中,胃窦为主全胃炎患者胃酸分泌可增加,十二指肠溃疡发生的危险度较高;而胃体为主全胃炎患者胃溃疡和胃癌发生的危险性增加。

2.胆汁和其他碱性肠液反流

幽门括约肌功能不全时含胆汁和胰液的十二指肠液反流入胃,可削弱胃黏膜屏障功能,使黏膜遭到消化液的刺激作用,产生炎症、糜烂、出血和上皮化生等病变。

3.其他外源性因素

酗酒、服用 NSAIDs 等药物、某些刺激性食物等均可反复损伤胃黏膜。这类因素均可各自或与 Hp 感染协同作用而引起或加重胃黏膜慢性炎症。

(二)慢性萎缩性胃炎的主要病因

Strickland 将慢性萎缩性胃炎分为 A、B 两型,A 型是胃体弥漫性萎缩,导致胃酸分泌下降,影响维生素 B_{12} 及内因子的吸收,因此常合并恶性贫血,与自身免疫有关;B 型在胃窦部,少数人可发展成胃癌,与幽门螺杆菌、化学损伤(胆汁反流、非皮质激素消炎药、吸烟、酗酒等)有关,在我国,80%以上的属于第二类。

胃内攻击因子与防御修复因子失衡是慢性萎缩性胃炎发生的根本原因。具体病因与慢性非萎缩性胃炎相似。其包括 Hp 感染;长期饮浓茶、烈酒、咖啡,食用过热、过冷、过于粗糙的食物,可导致胃黏膜的反复损伤;长期大量服用非甾体抗炎药如阿司匹林、吲哚美辛等可抑制胃黏膜前列腺素的合成,破坏黏膜屏障;烟草中的尼古丁不仅影响胃黏膜的血液循环,还可导致幽门括约肌功能紊乱,造成胆汁反流;各种原因的胆汁反流均可破坏黏膜屏障造成胃黏膜慢性炎症改变。比较特殊的是壁细胞抗原和抗体结合形成免疫复合体在补体参与下,破坏壁细胞;胃黏膜营养因子(如胃泌素、表皮生长因子等)缺乏;心力衰竭、动脉粥样硬化、肝硬化合并门脉高压、糖尿病、甲状腺病、慢性肾上腺皮质功能减退、尿毒症、干燥综合征、胃血流量不足及精神因素等均可导致胃黏膜萎缩。

三、病理生理学和病理学

(一)病理生理学

1.Hp 感染

Hp 感染途径为粪-口或口-口途径,其外壁靠黏附素而紧贴胃上皮细胞。

Hp 感染的持续存在,致使腺体破坏,最终发展成为萎缩性胃炎。而感染 Hp 后胃炎的严重程度则除了与细菌本身有关外,还决定与患者机体情况和外界环境。如带有空泡毒素(VacA)和细胞毒相关基因(CagA)者,胃黏膜损伤明显较重。患者的免疫应答反应强弱、胃酸的分泌情况、血型、民族和年龄差异等也影响胃黏膜炎症程度。此外,患者饮食情况也有一定作用。

2.自身免疫机制

研究早已证明,以胃体萎缩为主的 A 型萎缩性胃炎患者血清中,存在壁细胞抗体(PCA)和内因子抗体(IFA)。前者的抗原是壁细胞分泌小管微绒毛膜上的质子泵 H^+/K^+-ATP 酶,它破坏壁细胞而使胃酸分泌减少。而 IFA 则对抗内因子(壁细胞分泌的一种糖蛋白),使食物中的维生素 B_{12} 无法与后者结合被末端回肠吸收,最后引起维生素 B_{12} 吸收不良,甚至导致恶性贫血。IFA 具有特异性,几乎仅见于胃萎缩伴恶性贫血者。

造成胃酸和内因子分泌减少或丧失,恶性贫血是 A 型萎缩性胃炎的终末阶段,是自身免疫性胃炎最严重的标志。当泌酸腺完全萎缩时称为胃萎缩。

另外,近年发现 Hp 感染者中也存在着自身免疫反应,其血清抗体能与宿主胃黏膜上皮及黏液起交叉反应,如菌体 LewisX 和 LewisY 抗原。

3.外源性损伤因素破坏胃黏膜屏障

碱性十二指肠液反流等,可减弱胃黏膜屏障功能。致使胃腔内 H^+ 通过损害的屏障,反弥散入胃黏膜内,使炎症不易消散。长期慢性炎症,又加重屏障功能的减退,如此恶性循环使慢性胃炎久治不愈。

4.生理因素和胃黏膜营养因子缺乏

萎缩性变化和肠化生等皆与衰老相关,而炎症细胞浸润程度与年龄关系不大。这主要是老龄者的退行性变-胃黏膜小血管扭曲,小动脉壁玻璃样变性,管腔狭窄导致黏膜营养不良、分泌功能下降引起的。

新近研究证明,某些胃黏膜营养因子(胃泌素、表皮生长因子等)缺乏或胃黏膜感觉神经终器对这些因子不敏感可引起胃黏膜萎缩。如手术后残胃炎原因之一是 G 细胞数量减少,而引起胃泌素营养作用减弱。

5.遗传因素

萎缩性胃炎、维生素 B_{12} 吸收不良的患病率和 PCA、IFA 的阳性率很高,提示可能有遗传因素的影响。

(二)病理学

慢性胃炎病理变化是由胃黏膜损伤和修复过程所引起。病理组织学的描述包括活动性慢性炎症、萎缩和化生及异型增生等。此外,在慢性炎症过程中,胃黏膜也有反应性增生变化,如胃小凹上皮形成、黏膜肌增厚、淋巴滤泡形成、纤维组织和腺管增生等。

近年来对于慢性胃炎尤其是慢性萎缩性胃炎的病理组织学,有不少新的进展。以下结合中华医学会消化病学分会的"全国第二届慢性胃炎共识会议"中制订的慢性胃炎诊治的共识意见,论述以下关键进展问题。

1.萎缩的定义

新悉尼系统把萎缩定义为"腺体的丧失",这是模糊而易产生歧义的定义,反映了当时肠化是否属于萎缩,病理学家有不同认识。其后国际上一个病理学家的自由组织——萎缩联谊会进行了3次研讨会,并发表了对萎缩的新分类,12 位学者中有 8 位也曾是悉尼系统的执笔者,故此意见可认为是悉尼系统的补充和发展,有很高的权威性。

萎缩联谊会把萎缩新定义为"萎缩是胃固有腺体的丧失",将萎缩分为 3 种情况:无萎缩、未确定萎缩和萎缩,进而将萎缩分两个类型:非化生性萎缩和化生性萎缩。前者特点是腺体丧失伴有黏膜固有层中的纤维化或纤维肌增生;后者是胃黏膜腺体被化生的腺体所替换。这两类萎缩的程度分级仍用最初悉尼系统标准和新悉尼系统的模拟评分图,分为 4 级,即无、轻度、中度和重度萎缩。国际的萎缩新定义对我国来说不是新的,我国学者早年就认为"肠化或假幽门腺化生不是胃固有腺体,因此尽管胃腺体数量未减少,但也属萎缩",并在"全国第一届慢性胃炎共识会议"中做了说明。

对于上述第 2 个问题,答案显然是肯定的。这是因为多灶性萎缩性胃炎的胃黏膜萎缩呈灶状分布,即使活检块数少,只要病理活检发现有萎缩,就可诊断为萎缩性胃炎。在此次全国慢性胃炎共识意见中强调,需注意取材于糜烂或溃疡边缘的组织易存在萎缩,但不能简单地视为萎缩性胃炎。此外,活检组织太浅、组织包埋方向不当等因素均可影响萎缩的判断。

"未确定萎缩"是国际新提出的观点,其认为黏膜层炎症很明显时,单核细胞密集浸润造成腺体被取代、移置或隐匿,以致难以判断这些"看来似乎丧失"的腺体是否真正丧失,此时暂先诊断为"未确定萎缩",最后诊断延期到炎症明显消退(大部分在 Hp 根除治疗 3~6 个月后),再取活检时做出。对萎缩的诊断采取了比较谨慎的态度。

目前,我国共识意见并未采用此概念。因为:①炎症明显时腺体被破坏、数量减少,在这个时候,按照病理可以诊断为萎缩,非病理不能。②一般临床希望活检后有病理结论,病理如不做诊断,会出现临床难做出诊断、对治疗效果无法评价的情况。尤其是在临床研究上,设立此诊断项会使治疗前或后失去相当一部分统计资料。慢性胃炎是个动态过程,炎症可以有两个结局:完全修复和不完全修复(纤维化和肠化),炎症明显期病理无责任预言今后趋向哪个结局。可以预料对萎缩采用的诊断标准不一,治疗有效率也不一,采用"未确定萎缩"的研究课题,因为事先去除了一部分可逆的萎缩,萎缩的可逆性就低。

2.肠化分型的临床意义与价值

用 AB-PAS 和 HID-AB 黏液染色能区分肠化亚型,然而,肠化分型的意义并未明了。传统观念认为,肠化亚型中的小肠型和完全型肠化无明显癌前病变意义,而大肠型肠化的胃癌发生危险性增高,从而引起临床的重视。支持肠化分型有意义的学者认为化生是细胞表型的一种非肿瘤性改变,通常在长期不利环境作用下出现。这种表型改变可以是干细胞内出现体细胞突变的结果,或是表现遗传修饰的变化导致后代细胞向不同方向分化的结果。胃内肠化生部位发现很多遗传改变,这些改变甚至可出现在异型增生前。他们认为肠化生中不完全型结肠型者,具有大多数遗传学改变,有发生胃癌的危险性。但近年来,越来越多的临床资料显示其预测胃癌价值有限而更强调重视肠化范围,肠化分布范围越广,其发生胃癌的危险性越高。多年来罕有从大肠型肠化随访发展成癌的报道。另外,从病理检测的实际情况看,肠化以混合型多见,大肠型肠化的检出率与活检块数有密切关系,即活检块数越多,大肠型肠化检出率越高。客观地讲,该型肠化生的遗传学改变和胃不典型增生(上皮内瘤)的改变相似。因此,对肠化分型的临床意义和价值的争论仍未有定论。

3.关于异型增生

异型增生(上皮内瘤变)是重要的胃癌癌前病变,分为轻度和重度(或低级别和高级别)两级。异型增生和上皮内瘤变是同义词,后者是世界卫生组织国际癌症研究协会推荐使用的术语。

4.萎缩和肠化发生过程是否存在不可逆转点

胃黏膜萎缩的产生主要有两种途径:一是干细胞区室和/或腺体被破坏;二是选择性破坏特定的上皮细胞而保留干细胞。这两种途径在慢性 Hp 感染中均可发生。

萎缩与肠化的逆转报道已经不在少数,但是否所有病患均有逆转可能,是否在萎缩的发生与发展过程中存在某一不可逆转点。这一转折点是否可能为肠化生,已明确 Hp 感染可诱发慢性胃炎,经历慢性炎症→萎缩→肠化→异型增生等多个步骤最终发展至胃癌(Correa 模式)。可否通过根除 Hp 来降低胃癌发生危险性始终是近年来关注的热点。多数研究表明,根除 Hp 可防止胃黏膜萎缩和肠化的进一步发展,但萎缩、肠化是否能得到逆转尚待更多研究证实。

Mera 和 Correa 等最新报道了一项长达 12 年的大型前瞻性随机对照研究,纳入 795 例具有胃癌前病变的成人患者,随机给予他们抗 Hp 治疗和/或抗氧化治疗。他们观察到萎缩黏膜在 Hp 根除后持续保持阴性 12 年后可以完全消退,而肠化黏膜也有逐渐消退的趋向,但可能需要随访更长时间。他们认为通过抗 Hp 治疗来进行胃癌的化学预防是可行的策略。

但是,部分学者认为在考虑萎缩的可逆性时,需区分缺失腺体的恢复和腺体内特定细胞的再生。在后一种情况下,干细胞区室被保留,去除有害因素可使壁细胞和主细胞再生,并完全恢复腺体功能。当腺体及干细胞被完全破坏后,腺体的恢复只能由周围未被破坏的腺窝单元来完成。

当萎缩伴有肠化生时,逆转机会进一步减小。如果肠化生是对不利因素的适应性反应,而且不利因素可以被确定和去除,此时肠化生有可能逆转。但是,肠化生还有很多其他原因,如胆汁反流、高盐饮食、乙醇。这意味着即使在 Hp 感染个体,感染以外的其他因素也可以引发或加速化生的发生。如果肠化生是稳定的干细胞内体细胞突变的结果,则改变黏膜的环境也许不能使肠化生逆转。

在 34 篇研究文献里,根治 Hp 后萎缩可逆和无好转的基本各占一半,主要由于萎缩诊断标准、随访时间和间隔长短、活检取材部位和数量不统一所造成。建议今后制订统一随访方案,联合各医疗单位合作研究,使能得到大宗患者的统计资料。根治 Hp 可以产生某些有益效应,如消除炎症,消除活性氧所致的 DNA 损伤,缩短细胞更新周期,提高低胃酸者的泌酸量,并逐步恢复胃液维生素 C 的分泌。在预防胃癌方面,这些已被证实的结果可能比希望萎缩和肠化生逆转重要得多。

实际上,国际著名学者对有否此不可逆转点也有争论。如美国的 Correa 教授并不认同它的存在,而英国 Aberdeen 大学的 Emad Munir El-Omar 教授则强烈认为在异型增生发展至胃癌的过程中有某个节点,越过此则基本处于不可逆转阶段,但至今为止尚未明确此点的确切位置。

四、临床表现

流行病学研究表明,多数慢性非萎缩性胃炎患者无任何症状。少数患者可有上腹痛或不适、上腹胀、早饱、嗳气、恶心等非特异性消化不良症状。某些慢性萎缩性胃炎患者可有上腹部灼痛、胀痛、钝痛或胀闷且以餐后为著,食欲缺乏、恶心、嗳气、便秘或腹泻等症状。内镜检查和胃黏膜组织学检查结果与慢性胃炎患者症状的相关分析表明,患者的症状缺乏特异性,且症状的有无及严重程度与内镜所见及组织学分级并无肯定的相关性。

伴有胃黏膜糜烂者,可有少量或大量上消化道出血,长期少量出血可引起缺铁性贫血。胃体萎缩性胃炎可出现恶性贫血,常有全身衰弱、疲软、神情淡漠、隐性黄疸,消化道症状一般较少。

体征多不明显,有时上腹轻压痛,胃体胃炎严重时可有舌炎和贫血。

慢性萎缩性胃炎的临床表现不仅缺乏特异性,而且与病变程度并不完全一致。

五、辅助检查

(一)胃镜及病理组织学检查

1.胃镜检查

随着内镜器械的长足发展,内镜观察更加清晰。内镜下慢性非萎缩性胃炎可见红斑(点状、片状、条状)、黏膜粗糙不平、出血点(斑)、黏膜水肿及渗出等基本表现,尚可见糜烂及胆汁反流。萎缩性胃炎则主要表现为黏膜色泽白,不同程度的皱襞变平或消失。在不过度充气状态下,可透见血管纹,轻度萎缩时见到模糊的血管,重度时看到明显血管分支。内镜下肠化黏膜呈灰白色颗粒状小隆起,重者贴近观察有绒毛状变化。肠化也可以呈平坦或凹陷外观的。如果喷撒亚甲蓝色素,肠化区可能被染上蓝色,非肠化黏膜不着色。

胃黏膜血管脆性增加可致黏膜下出血,谓之壁内出血,表现为水肿或充血胃黏膜上见点状、斑状或线状出血,可多发、新鲜和陈旧性出血相混杂。如观察到黑色附着物常提示糜烂等致出血。

值得注意的是,少数 Hp 感染性胃炎可有胃体部皱襞肥厚,甚至宽度达到 5 mm,且在适当充气后皱襞不能展平,用活检钳将黏膜提起时,可见帐篷征,这是和恶性浸润性病变鉴别点之一。

2.病理组织学检查

萎缩的确诊依赖于病理组织学检查。萎缩的肉眼与病理之符合率仅为 38%~78%,这与萎缩或肠化甚至 Hp 的分布都是非均匀的,或者说多灶性萎缩性胃炎的胃黏膜萎缩呈灶状分布有关。当然,只要病理活检发现有萎缩,就可诊断为萎缩性胃炎。但如果未能发现萎缩,却不能轻易排除之。如果不取足够多的标本或者内镜医师并未在病变最重部位(这也需要内镜医师的经验)活检,则势必可能遗漏病灶。反之,当在糜烂或溃疡边缘的组织活检时,即使病理发现了萎缩,却不能简单地视为萎缩性胃炎,这是因为活检组织太浅、组织包埋方向不当等因素均可影响萎缩的判断。还有,根除 Hp 可使胃黏膜活动性炎症消退,慢性炎症程度减轻。一些因素可影响结果的判断,如①活检部位的差异。②Hp 感染时胃黏膜大量炎症细胞浸润,形如萎缩;但根除

Hp 后胃黏膜炎症细胞消退,黏膜萎缩、肠化可望恢复。然而在胃镜活检取材多少问题上,病理学家的要求与内镜医师出现了矛盾。从病理组织学观点来看,5 块或更多则有利于组织学的准确判断,然而,就内镜医师而言,考虑到患者的医疗费用,主张 2～3 块即可。

(二)Hp 检测

活组织病理学检查时可同时检测 Hp,并可在内镜检查时多取 1 块组织做快呋塞米素酶检查以增加诊断的可靠性。其他检查 Hp 的方法包括以下几种:①胃黏膜直接涂片或组织切片,然后以 Gram 或 Giemsa 或 Warthin-Starry 染色(经典方法),甚至 HE 染色,免疫组化染色则有助于检测球形 Hp。②细菌培养:金标准;需特殊培养基和微需氧环境,培养时间 3～7 天,阳性率可能不高但特异性高,且可做药物敏感试验。③血清 Hp 抗体测定:多在流行病学调查时用。④尿素呼吸试验:一种非侵入性诊断法,口服 ^{13}C 或 ^{14}C 标记的尿素后,检测患者呼气中的 $^{13}CO_2$ 或 $^{14}CO_2$ 量,结果准确。⑤聚合酶联反应法(PCR 法):能特异地检出不同来源标本中的 Hp。

根除 Hp 治疗后,可在胃镜复查时重复上述检查,也可采用非侵入性检查手段,如 ^{13}C 或 ^{14}C 尿素呼气试验、粪便 Hp 抗原检测及血清学检查。应注意,近期使用抗生素、质子泵抑制剂、铋剂等药物,因有暂时抑制 Hp 作用,会使上述检查(血清学检查除外)呈假阴性。

(三)X 线钡剂检查

X 线钡剂检查主要是很好地显示胃黏膜相的气钡双重造影。对于萎缩性胃炎,常常可见胃皱襞相对平坦和减少。但依靠 X 线诊断慢性胃炎价值不如胃镜和病理组织学。

(四)实验室检查

1.胃酸分泌功能测定

非萎缩性胃炎胃酸分泌常正常,有时可以增高。萎缩性胃炎病变局限于胃窦时,胃酸可正常或低酸,低酸是由于泌酸细胞数量减少和 H^+ 向胃壁反弥散所致。测定基础胃液分泌量(BAO)及注射组胺或五肽胃泌素后测定最大泌酸量(MAO)和高峰泌酸量(PAO)以判断胃泌酸功能,有助于萎缩性胃炎的诊断及指导临床治疗。A 型慢性萎缩性胃炎患者多无酸或低酸,B 型慢性萎缩性胃炎患者可正常或低酸,往往在给予酸分泌刺激药后,也不见胃液和胃酸分泌。

2.胃蛋白酶原(PG)测定

胃体黏膜萎缩时血清 PGⅠ水平及 PGⅠ/Ⅱ比例下降,严重者可伴餐后血清 G-17 水平升高;胃窦黏膜萎缩时餐后血清 G-17 水平下降,严重者可伴 PGⅠ水平及 PGⅠ/Ⅱ比例下降。然而,这主要是一种统计学上的差异。

日本学者发现无症状胃癌患者,本法 85% 阳性,PGⅠ 或比值降低者,推荐进一步胃镜检查,以检出伴有萎缩性胃炎的胃癌。该试剂盒用于诊断萎缩性胃炎和判断胃癌倾向在欧洲国家应用要多于我国。

3.血清胃泌素测定

如果以放射免疫法检测血清胃泌素,则正常值应低于 100 pg/mL。慢性萎缩性胃炎胃体为主者,因壁细胞分泌胃酸缺乏、反馈性地 G 细胞分泌胃泌素增多,致胃泌素中度升高。特别是当伴有恶性贫血时,该值可达 1 000 pg/mL 或更高。注意此时要与胃泌素瘤相鉴别,后者是高胃酸分泌。慢性萎缩性胃炎以胃窦为主时,空腹血清胃泌素正常或降低。

4.自身抗体

血清 PCA 和 IFA 阳性对诊断慢性胃体萎缩性胃炎有帮助,尽管血清 IFA 阳性率较低,但胃液中 IFA 的阳性,则十分有助于恶性贫血的诊断。

5.血清维生素 B_{12} 浓度和维生素 B_{12} 吸收试验

慢性胃体萎缩性胃炎时,维生素 B_{12} 缺乏,常低于 200 ng/L。维生素 B_{12} 吸收试验(Schilling试验)能检测维生素 B_{12} 在末端回肠吸收情况且可与回盲部疾病和严重肾功能障碍相鉴别。同时服用 ^{58}Co 和 ^{57}Co(加有内因子)标记的氰钴素胶囊。此后收集 24 小时尿液。如两者排出率均 $>10\%$ 则正常,若尿中 ^{58}Co 排出率低于 10% ,而 ^{57}Co 的排出率正常则常提示恶性贫血;而两者均降低的常常是回盲部疾病或者肾衰竭者。

六、诊断和鉴别诊断

(一)诊断

鉴于多数慢性胃炎患者无任何症状,或即使有症状也缺乏特异性体征,因此根据症状和体征难以做出慢性胃炎的正确诊断。慢性胃炎的确诊主要依赖于内镜检查和胃黏膜活检组织学检查,尤其是后者的诊断价值更大。

按照悉尼胃炎标准要求,完整的诊断应包括病因、部位和形态学 3 个方面。例如,诊断为"胃窦为主慢性活动性 Hp 胃炎"和"NSAIDs 相关性胃炎"。当胃窦和胃体炎症程度相差 2 级或以上时,加上"为主"修饰词,如"慢性(活动性)胃炎,胃窦显著"。当然这些诊断结论最好是在病理报告后给出,实际的临床工作中,胃镜医师可根据胃镜下表现给予初步诊断。病理诊断则主要依据新悉尼胃炎系统,如图 4-1 所示。

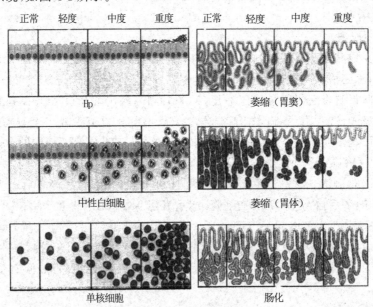

图 4-1　新悉尼胃炎系统

对于自身免疫性胃炎诊断,要予以足够的重视。因为胃体活检者甚少,或者很少开展 PCA和 IFA 的检测,诊断该病者很少。为此,如果遇到以全身衰弱和贫血为主要表现,而上消化道症状往往不明显者,应做血清胃泌素测定和/或胃液分析,异常者进一步做维生素 B_{12} 吸收试验,血清维生素 B_{12} 浓度测定可获确诊。注意不能仅仅凭活检组织学诊断本病,特别标本数少时,这是因为 Hp 感染性胃炎后期,胃窦肠化,Hp 上移,胃体炎症变得显著,可与自身免疫性胃炎表现相重叠,但后者胃窦黏膜的变化很轻微。另外,淋巴细胞性胃炎也可出现类似情况,而其并无泌酸

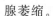

腺萎缩。

A 型、B 型萎缩性胃炎特点见表 4-1。

表 4-1 A 型和 B 型慢性萎缩性胃炎的鉴别

项目		A 型慢性萎缩性胃炎	B 型慢性萎缩性胃炎
部位	胃窦	正常	萎缩
	胃体	弥漫性萎缩	多灶性
血清胃泌素		明显升高	不定,可以降低或不变
胃酸分泌		降低	降低或正常
自身免疫抗体(内因子抗体和壁细胞抗体)阳性率		90%	10%
恶性贫血发生率		90%	10%
可能的病因		自身免疫、遗传因素	幽门螺杆菌、化学损伤

(二)鉴别诊断

1.功能性消化不良

《中国慢性胃炎共识意见》将消化不良症状与慢性胃炎做了对比:一方面慢性胃炎患者可有消化不良的各种症状;另一方面,一部分有消化不良症状者如果胃镜和病理检查无明显阳性发现,可能仅仅为功能性消化不良。当然,少数功能性消化不良患者可同时伴有慢性胃炎。这样在慢性胃炎与消化不良症状功能性消化不良之间形成较为错综复杂的关系。但一般说来,消化不良症状的有无和严重程度与慢性胃炎的内镜所见或组织学分级并无明显相关性。

2.早期胃癌和胃溃疡

几种疾病的症状有重叠或类似,但胃镜及病理检查可鉴别。重要的是,如遇到黏膜糜烂,尤其是隆起性糜烂,要多取活检和及时复查,以排除早期胃癌。这是因为即使是病理组织学诊断,也有一定局限性。主要原因:①胃黏膜组织学变化易受胃镜检查前夜的食物(如某些刺激性食物加重黏膜充血)性质、被检查者近日是否吸烟、胃镜操作者手法的熟练程度、患者恶心反应等诸种因素影响。②活检是点的调查,而慢性胃炎病变程度在整个黏膜面上并非一致,要多点活检才能做出全面估计,判断治疗效果时,尽量在黏膜病变较重的区域或部位活检,如为治疗前后比较,则应在相同或相近部位活检。③病理诊断易受病理医师主观经验的影响。

3.慢性胆囊炎与胆石症

其与慢性胃炎症状十分相似,同时并存者也较多。对于中年女性诊断慢性胃炎时,要仔细询问病史,必要时行胆囊 B 超检查,以了解胆囊情况。

4.其他

慢性肝炎和慢性胰腺疾病等,也可出现与慢性胃炎类似症状,在详询病史后,行必要的影像学检查和特异的实验室检查。

七、预后

慢性萎缩性胃炎常合并肠上皮化生。慢性萎缩性胃炎绝大多数预后良好,少数可癌变,其癌变率为 1%～3%。目前认为慢性萎缩性胃炎若早期发现及时积极治疗,病变部位萎缩的腺体是可以恢复的,其可转化为非萎缩性胃炎或被治愈,改变了以往人们对慢性萎缩性胃炎不可逆转的认识。根据萎缩性胃炎每年的癌变率为 0.5%～1.0%,那么,胃镜和病理检查的随访间期定位多既提高早期胃癌的诊断率,又方便患者和符合医药经济学要求。这也一直是不同地区和不同学者分歧较大的问题。在我国,城市和乡村由不同胃癌发生率和医疗条件差异。如果纯粹从疾病进展和预防角度考虑,一般认为,不伴有肠化和异型增生的萎缩性胃炎可1~2年做内镜和病理随访1次;活检有中重度萎缩伴有肠化的萎缩性胃炎1年左右随访1次。伴有轻度异型增生并剔除取于癌旁者,根据内镜和临床情况缩短至6~12个月随访1次;而重度异型增生者需立即复查胃镜和病理,必要时手术治疗或内镜下局部治疗。

八、治疗

慢性非萎缩性胃炎的治疗目的是缓解消化不良症状和改善胃黏膜炎症。治疗应尽可能针对病因,遵循个体化原则。消化不良症状的处理与功能性消化不良相同。无症状、Hp阴性的非萎缩性胃炎无须特殊治疗。

(一)一般治疗

慢性萎缩性胃炎患者,不论其病因如何,均应戒烟、忌酒,避免使用损害胃黏膜的药物,如NSAIDs等及避免对胃黏膜有刺激性的食物和饮品,如过于酸、甜、咸、辛辣和过热、过冷食物,浓茶、咖啡等,饮食宜规律,少吃油炸、烟熏、腌制食物,不食腐烂变质的食物,多吃新鲜蔬菜和水果,所食食品要新鲜并富于营养,保证有足够的蛋白质、维生素(如维生素C和叶酸等)及铁质摄入,精神上乐观,生活要规律。

(二)针对病因或发病机制的治疗

1.根除Hp

慢性非萎缩性胃炎的主要症状为消化不良,其症状应归属于功能性消化不良范畴。目前,国内外均推荐对Hp阳性的功能性消化不良行根除治疗。因此,有消化不良症状的Hp阳性慢性非萎缩性胃炎患者均应根除Hp。另外,如果伴有胃黏膜糜烂,也该根除Hp。大量研究结果表明,根除Hp可使胃黏膜组织学得到改善;对预防消化性溃疡和胃癌等有重要意义;对改善或消除消化不良症状具有费用-疗效比优势。

2.保护胃黏膜

关于胃黏膜屏障功能的研究由来已久。美国密歇根大学Horace Willard Davenport博士首次提出"胃黏膜具有阻止H^+自胃腔向黏膜内扩散的屏障作用"。美国密歇根州Upjohn公司的A.Robert博士发现前列腺素可明显防止或减轻NSAIDs和应激等对胃黏膜的损伤,其效果呈剂量依赖性。从而提出细胞保护的概念。加拿大的Wallace教授较全面阐述胃黏膜屏障,根据解剖和功能将胃黏膜的防御修复分为5个层次——黏液-HCO_3^-屏障、单层柱状上皮屏障、胃黏膜血流量、免疫细胞-炎症反应和修复重建因子作用等。至关重要的上皮屏障主要包括胃上皮细胞顶膜能抵御高浓度酸、胃上皮细胞之间紧密连接、胃上皮抗原呈递,免疫探及并限制潜在有害物质,并且它们大约每72小时完全更新一次。这说明它起着关键作用。

近年来,有关前列腺素和胃黏膜血流量等成为胃黏膜保护领域的研究热点。这与NSAIDs药物的广泛应用带来的不良反应日益引起学者的重视有关。美国加州大学戴维斯分校的Tarnawski教授的研究显示,前列腺素保护胃黏膜抵抗致溃疡及致坏死因素损害的机制不仅是抑制胃酸分泌。当然表皮生长因子(EGF)、成纤维生长因子(bFGF)和血管内皮生长因子(VEGF)及热休克蛋白等都是重要的黏膜保护因子,在抵御黏膜损害中起重要作用。

然而,当机体遇到有害因素强烈攻击时,仅依靠自身的防御修复能力是不够的,强化黏膜防

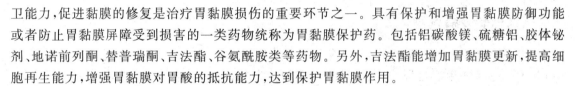

卫能力,促进黏膜的修复是治疗胃黏膜损伤的重要环节之一。具有保护和增强胃黏膜防御功能或者防止胃黏膜屏障受到损害的一类药物统称为胃黏膜保护药。包括铝碳酸镁、硫糖铝、胶体铋剂、地诺前列酮、替普瑞酮、吉法酯、谷氨酰胺类等药物。另外,吉法酯能增加胃黏膜更新,提高细胞再生能力,增强胃黏膜对胃酸的抵抗能力,达到保护胃黏膜作用。

3.抑制胆汁反流

促动力药如多潘立酮可防止或减少胆汁反流;胃黏膜保护药,特别是有结合胆酸作用的铝碳酸镁制剂,可增强胃黏膜屏障、结合胆酸,从而减轻或消除胆汁反流所致的胃黏膜损害。考来烯胺可络合反流至胃内的胆盐,防止胆汁酸破坏胃黏膜屏障,方法为每次 3~4 g,每天 3~4 次。

（三）对症处理

消化不良症状的治疗由于临床症状与慢性非萎缩性胃炎之间并不存在明确关系,因此症状治疗事实上属于功能性消化不良的经验性治疗。慢性胃炎伴胆汁反流者可应用促动力药（如多潘立酮）和/或有结合胆酸作用的胃黏膜保护药（如铝碳酸镁制剂）。

（1）有胃黏膜糜烂和/或以反酸、上腹痛等症状为主者,可根据病情或症状严重程度选用抗酸药、H_2 受体拮抗剂或质子泵抑制剂（PPI）。

（2）促动力药如多潘立酮、马来酸曲美布汀、莫沙必利、盐酸伊托必利主要用于上腹饱胀、恶心或呕吐等为主要症状者。

（3）胃黏膜保护药如硫糖铝、瑞巴派特、替普瑞酮、吉法酯、依卡倍特适用于有胆汁反流、胃黏膜损害和/或症状明显者。

（4）抗抑郁药或抗焦虑治疗:可用于有明显精神因素的慢性胃炎伴消化不良症状患者,同时应予耐心解释或心理治疗。

（5）助消化治疗:对于伴有腹胀、食欲缺乏等消化不良症状而无明显上述胃灼热、反酸、上腹饥饿痛症状者,可选用含有胃酶、胰酶和肠酶等复合酶制剂治疗。

（6）其他对症治疗:包括解痉止痛、止吐、改善贫血等。

（7）对于贫血,若为缺铁,应补充铁剂。大细胞贫血者根据维生素 B_{12} 或叶酸缺乏分别给予补充。

（周静怡）

第四节　贲门失弛缓症

贲门失弛缓症是一种食管运动障碍性疾病,以食管缺乏蠕动和食管下括约肌（LES）松弛不良为特征。临床上贲门失弛缓症表现为患者对液体和固体食物均有吞咽困难、体重减轻、餐后反食、夜间呛咳及胸骨后不适或疼痛。

一、流行病学

贲门失弛缓症是一种少见疾病。欧美国家较多,发病率每年为（0.5~8）/10 万,男女发病率接近,约为 1.00∶1.15。本病多见于 30~40 岁的成年人,其他年龄也可发病。

二、病因和发病机制

病因可能与基因遗传、病毒感染、自身免疫及心理-社会因素有关。贲门失弛缓症的发病机制有先天性、肌源性和神经源性学说。先天性学说认为本病是常染色体隐性遗传;肌源性学说认为贲门失弛缓症 LES 压力升高是由 LES 本身病变引起,但最近的研究表明,贲门失弛缓症患者的病理改变主要在神经而不在肌肉,目前人们广泛接受的是神经源性学说。

三、临床表现

患者主要症状为吞咽困难、反食、胸痛,也可有呼吸道感染、出血、贫血、体重减轻等表现。

(一)吞咽困难

几乎所有的患者均有程度不同的吞咽困难。起病多较缓慢,病初吞咽困难时有时无,时轻时重,后期则转为持续性。吞咽困难多呈间歇性发作,常因与人共餐、情绪波动、发怒、忧虑、惊骇或进食过冷和辛辣等刺激性食物而诱发。大多数患者吞咽固体和液体食物同样困难,少部分患者吞咽液体食物较固体食物更困难,故以此征象与其他食管器质性狭窄所产生的吞咽困难相鉴别。

(二)反食

多数患者合并反食症状。随着咽下困难的加重,食管的进一步扩张,相当量的内容物可潴留在食管内达数小时或数天之久,而在体位改变时反流出来。尤其是在夜间平卧位更易发生。从食管反流出来的内容物因未进入过胃腔,故无酸臭的特点,但可混有大量黏液和唾液。

(三)胸痛

胸痛是发病早期的主要症状之一,发生率为 40%~90%,性质不一,可为闷痛、灼痛或针刺痛。疼痛部位多在胸骨后及中上腹,疼痛发作有时酷似心绞痛,甚至舌下含化硝酸甘油片后可获缓解。疼痛发生的原因可能是食管平滑肌强烈收缩,或食物滞留性食管炎所致。随着吞咽困难的逐渐加剧,梗阻以上食管的进一步扩张,疼痛反而逐渐减轻。

(四)体重减轻

此症与吞咽困难的程度相关。严重吞咽困难可有明显的体重下降,但很少有恶病质样变。

(五)呼吸道感染

由于食物反流,尤其是夜间反流,误入呼吸道引起吸入性感染。出现刺激性咳嗽、咳痰、气喘等症状。

(六)出血和贫血

患者可有贫血表现。偶有出血,多为食管炎所致。

(七)其他

在后期患者,极度扩张的食管可压迫胸腔内器官而产生干咳、气急、发绀和声音嘶哑等。患者很少发生呃逆,为本病的重要特征。

(八)并发症

本病可继发食管炎、食管溃疡、巨食管症、自发性食管破裂、食管癌等。贲门失弛缓症患者患食管癌的风险为正常人的 14~140 倍。有研究报道,贲门失弛缓症治疗 30 年后,19% 的患者死于食管癌。因其合并食管癌时,临床症状可无任何变化,临床诊断比较困难,容易漏诊。

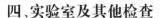

四、实验室及其他检查

(一)X线检查

X线检查是诊断本病的首选方法。

1.胸部平片检查

本病初期,胸片可无异常。随着食管扩张,可在后前位胸片见到纵隔右上边缘膨出。在食管高度扩张、伸延与弯曲时,可见纵隔增宽而超过心脏右缘,有时可被误诊为纵隔肿瘤。当食管内潴留大量食物和气体时,食管内可见液平面。大部分患者可见胃泡消失。

2.食管钡餐检查

动态造影可见食管的收缩具有紊乱和非蠕动性质,吞咽时LES不松弛,钡餐常难以通过贲门部而潴留于食管下端,并显示远端食管扩张、黏膜光滑,末端变细呈鸟嘴形或漏斗形。

(二)内镜检查

内镜下可见食管体部扩张呈憩室样膨出,无张力,蠕动差。食管内见大量食物和液体潴留,贲门口紧闭,内镜通过有阻力,但均能通过。若不能通过则要考虑有无其他器质性原因所致狭窄。

(三)食管测压

本病最重要的特点是吞咽后LES松弛障碍,食管体部无蠕动收缩,LES压力升高[>4.0 kPa(30 mmHg)],不能松弛、松弛不完全或短暂松弛(<6秒),食管内压高于胃内压。

(四)放射性核素检查

用^{99m}Tc标记液体后吞服,显示食管通过时间和节段性食管通过时间,同时也显示食管影像。立位时,食管通过时间平均为7秒,最长不超过15秒。卧位时比立位时要慢。

五、诊断

根据病史有典型的吞咽困难、反食、胸痛等临床表现,结合典型的食管钡餐影像及食管测压结果即可确诊本病。

六、鉴别诊断

(一)反流性食管炎伴食管狭窄

本病反流物有酸臭味,或混有胆汁,胃灼热症状明显,应用质子泵抑制剂治疗有效。食管钡餐检查无典型的"鸟嘴样"改变,LES压力降低,且低于胃内压。

(二)恶性肿瘤

恶性肿瘤细胞侵犯肌间神经丛,或肿瘤环绕食管远端压迫食管,可见与贲门失弛缓症相似的临床表现,包括食管钡餐影像。常见的肿瘤有食管癌、贲门胃底癌等,内镜下活检具有重要的鉴别作用。如果内镜不能到达病变处则应行扩张后取活检,或行CT检查以明确诊断。

(三)弥漫性食管痉挛

本病也为食管动力障碍性疾病,与贲门失弛缓症有相同的症状。但食管钡餐显示为强烈的不协调的非推进型收缩,呈现串珠样或螺旋状改变。食管测压显示为吞咽时食管各段同期收缩,重复收缩,LES压力大部分是正常的。

(四)继发性贲门失弛缓症

锥虫病、淀粉样变性、特发性假性肠梗阻、迷走神经切断术后等也可以引起类似贲门失弛缓症的表现,食管测压无法区别病变是原发性或继发性。但这些疾病均累及食管以外的消化道或其他器官,借此与本病鉴别。

七、治疗

目前尚无有效的方法恢复受损的肌间神经丛功能,主要是针对 LES,不同程度解除 LES 的松弛障碍,降低 LES 压力,预防并发症。主要治疗手段有药物治疗、内镜下治疗和手术治疗。

(一)药物治疗

目前可用的药物有硝酸甘油类和钙通道阻滞剂,如硝酸甘油 0.6 mg,每天 3 次,餐前 15 分钟舌下含化,或硝酸异山梨酯 10 mg,每天 3 次,或硝苯地平 10 mg,每天 3 次。由于药物治疗的效果并不完全,且作用时间较短,一般仅用于贲门失弛缓症的早期、老年高危患者或拒绝其他治疗的患者。

(二)内镜治疗

1.内镜下 LES 内注射肉毒毒素

肉毒毒素是肉毒梭状杆菌产生的外毒素,是一种神经肌肉胆碱能阻滞剂。它能与神经肌肉接头处突触前胆碱能末梢快速而强烈地结合,阻断神经冲动的传导而使骨骼肌麻痹,还可抑制平滑肌的活动,抑制胃肠道平滑肌的收缩。内镜下注射肉毒毒素是一种简单、安全且有效的治疗手段,但由于肉毒毒素在几天后降解,其对神经肌肉接头处突触前胆碱能末梢的作用减弱或消失,因此,若要维持疗效,需要反复注射。

2.食管扩张

球囊扩张术是目前治疗贲门失弛缓症最为有效的非手术疗法,它的近期及远期疗效明显优于其他非手术治疗,但并发症发生率较高,尤以穿孔最为严重,发生率为 1%~5%。球囊扩张的原理主要是通过强力作用,使 LES 发生部分撕裂,解除食管远端梗阻,缓解临床症状。

3.手术治疗

Heller 肌切开术是迄今治疗贲门失弛缓症的标准手术,其目的是降低 LES 压力,缓解吞咽困难。同时保持一定的 LES 压力,防止食管反流的发生。手术方式分为开放性手术和微创性手术两种,开放性手术术后症状缓解率为 80%~90%,但 10%~46% 的患者可能发生食管反流。因此大多数学者主张加做防反流手术。尽管开放性手术的远期效果是肯定的,但是由于其创伤大、术后恢复时间长、费用昂贵,一般不作为贲门失弛缓症的一线治疗手段,仅在其他治疗方法失败,且患者适合手术时才选用开放性手术。

(周静怡)

第五节　溃疡性结肠炎

一、病因和发病机制

(一)病因

溃疡性结肠炎的病因尚不十分明确,可能与基因因素、心理因素、自身免疫因素、感染因素等有关。

（二）发病机制

肠道菌群失调后，一些肠道有害菌或致病菌分泌的毒素、脂多糖等激活了肠黏膜免疫和肠道产酪酸菌减少，引起易感患者肠免疫功能紊乱造成的肠黏膜损伤。

二、临床表现

（一）临床症状

本病多发病缓慢，偶有急性发作者，病程多呈迁延发作与缓解期交替发作。

1.消化系统表现

腹泻、腹痛和便血为最常见症状。初期症状较轻，粪便表面有黏液，以后大便次数增多，粪中常混有脓血和黏液，可呈糊状软便。重者腹胀、食欲缺乏、恶心、呕吐，体检可发现左下腹压痛，可有腹肌紧张、反跳痛等。

2.全身表现

全身表现可有发热、贫血、消瘦和低蛋白血症、精神焦虑等。急性暴发型重症患者，出现发热，水、电解质失衡，维生素和蛋白质从肠道丢失，贫血，体重下降等。

3.肠外表现

肠外表现可有关节炎、结节性红斑、口腔黏膜复发性溃疡、巩膜外层炎、前葡萄膜炎等。这些肠外表现在结肠炎控制或结肠切除后可以缓解和恢复；强直性脊柱炎、原发性硬化性胆管炎及少见的淀粉样变性等可与溃疡性结肠炎共存，但与溃疡性结肠炎本身的病情变化无关。

（二）体征

轻型患者除左下腹有轻压痛外，无其他阳性体征。重症和暴发型患者，可有明显鼓肠、腹肌紧张、腹部压痛和反跳痛。有些患者可触及痉挛或肠壁增厚的乙状结肠和降结肠，肠鸣音亢进，肝脏可因脂肪浸润或并发慢性肝炎而肿大。直肠指检常有触痛，肛门括约肌常痉挛，但在急性中毒症状较重的患者可松弛，指套染血。

（三）并发症

并发症主要包括中毒性巨结肠、大出血、穿孔、癌变等。

三、诊断要点

（一）症状

有持续或反复发作的腹痛、腹泻，排黏液血便，伴里急后重，重者伴有恶心、呕吐等症状，病程多在4周以上。可有关节、皮肤、眼、口及肝胆等肠外表现。需再根据全身表现来综合判断。

（二）体征

轻型患者常有左下腹或全腹压痛伴肠鸣音亢进。重型和暴发型患者可有腹肌紧张、反跳痛，或可触及痉挛或肠壁增厚的乙状结肠和降结肠。直肠指检常有压痛。

（三）实验室检查

血常规示小细胞性贫血，中性粒细胞增高。血沉增快。血清蛋白降低，球蛋白升高。严重者可出现电解质紊乱，低血钾。大便外观有黏液脓血，镜下见红细胞、白细胞及脓细胞。

（四）放射学钡剂检查

急性期一般不宜做钡剂检查。特别注意的是重度溃疡性结肠炎在做钡灌肠时，有诱发肠扩张与穿孔的可能性。钡灌肠对本病的诊断和鉴别诊断有重要价值。尤其是对克罗恩病、结肠恶变有意义。临床静止期可做钡灌肠检查,以判断近端结肠病变,排除克罗恩病者宜再做全消化道钡餐检查。钡剂灌肠检查可见黏膜粗糙水肿、多发性细小充盈缺损、肠管短缩、袋囊变浅或消失呈铅管状等。

(五)内镜检查

临床上多数病变在直肠和乙状结肠,采用乙状结肠镜检查很有价值,对于慢性或疑为全结肠患者,宜行纤维结肠镜检查。内镜检查有确诊价值,通过直视下反复观察结肠的肉眼变化及组织学改变,既能了解炎症的性质和动态变化,又可早期发现恶变前病变,能在镜下准确地采集病变组织和分泌物以利排除特异性肠道感染性疾病。检查可见病变,病变多从直肠开始呈连续性、弥漫性分布,黏膜血管纹理模糊、紊乱或消失、充血、水肿、质脆、出血、脓性分泌物附着,也常见黏膜粗糙,呈细颗粒状等炎症表现。病变明显处可见弥漫性、多发性糜烂或溃疡。重者有多发性糜烂或溃疡,缓解期患者结肠袋囊变浅或消失,可有假息肉或桥形黏膜等。溃疡性结肠炎肠镜见图 4-2、图 4-3。

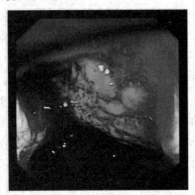
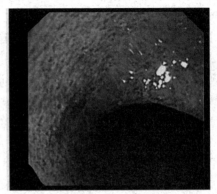

图 4-2　溃疡性结肠炎肠镜所见(一)　　　图 4-3　溃疡性结肠炎肠镜所见(二)

(六)黏膜活检和手术取标本

1.黏膜组织学检查

本病活动期和缓解期有不同表现。

(1)活动期表现:①固有膜内有弥漫性慢性炎性细胞、中性粒细胞、嗜酸性粒细胞浸润。②隐窝有急性炎性细胞浸润,尤其是上皮细胞间有中性粒细胞浸润及隐窝炎,甚至形成隐窝脓肿,脓肿可溃入固有膜。③隐窝上皮增生,杯状细胞减少。④可见黏膜表层糜烂、溃疡形成和肉芽组织增生。

(2)缓解期表现:①中性粒细胞消失,慢性炎性细胞减少。②隐窝大小、形态不规则,排列紊乱。③腺上皮与黏膜肌层间隙增宽。④潘氏细胞化生。

2.手术切除标本病理检查

手术切除标本病理检查可根据黏膜组织学特点进行。

(七)诊断方法

在排除细菌性痢疾、阿米巴痢疾、慢性血吸虫病、肠结核等感染性结肠炎及结肠 CD、缺血性结肠炎、放射性结肠炎等疾病基础上,具体诊断方法如下。

(1)具有临床表现、肠镜检查及放射学钡剂检查三者之一者可拟诊。

（2）如果加上黏膜活检或手术取标本做病理者可确诊。

（3）初发患者、临床表现和结肠镜改变均不典型者，暂不诊断为 UC，但需随访 3～6 个月，观察发作情况。

（4）结肠镜检查发现的轻度慢性直肠炎、乙状结肠炎不能与 UC 等同，应观察病情变化，认真寻找病因。

四、治疗原则

UC 的治疗应掌握好分级、分期、分段治疗的原则。分级指按疾病的严重程度，采用不同药物和不同治疗方法；分期指疾病分为活动期和缓解期，活动期以控制炎症及缓解症状为主要目标，缓解期应继续维持缓解，预防复发；分段治疗指确定病变范围以选择不同给药方法，远段结肠炎可采用局部治疗，广泛性结肠炎或有肠外症状者则以系统性治疗为主。溃疡性直肠炎治疗原则和方法与远段结肠炎相同，局部治疗更为重要，优于口服用药。

（一）一般治疗

休息，进柔软、易消化、富含营养的食物，补充多种维生素。贫血严重者可输血，腹泻严重者应补液，纠正电解质紊乱。

（二）药物治疗

1.活动期的治疗

（1）轻度 UC：可选用柳氮磺吡啶（SASP）制剂，每天 3～4 g，分次口服；或用相当剂量的 5-氨基水杨酸（5-ASA）制剂。病变分布于远端结肠者可酌用 SASP 栓剂 0.5～1.0 g，2 次/天。氢化可的松琥珀酸钠盐100～200 mg保留灌肠，每晚 1 次。也可用中药保留灌肠治疗。

（2）中度 UC：可用上述剂量水杨酸类制剂治疗，疗效不佳者，适当加量或改口服类固醇皮质激素，常用泼尼松 30～40 mg/d，分次口服。

（3）重度 UC：①如患者尚未用过口服类固醇激素，可用口服泼尼松龙 40～60 mg/d，观察7～10 天。也可直接静脉给药。已使用者应静脉滴注氢化可的松 300 mg/d 或甲泼尼龙 48 mg/d。②肠外应用广谱抗生素控制肠道继发感染，如氨苄西林、硝基咪唑及喹诺酮类制剂。③应嘱患者卧床休息，适当补液、补充电解质，防止电解质紊乱。便血量大者应考虑输血。营养不良病情较重者进要素饮食，必要时可给予肠外营养。④静脉类固醇激素使用 7～10 天后无效者可考虑应用环孢素静脉滴注，每天 2～4 mg/kg。应注意监测血药浓度。⑤慎用解痉剂及止泻剂，避免诱发中毒性巨结肠。如上述药物治疗效果不佳时，应及时予内外科会诊，确定结肠切除手术的时机与方式。

综上，对于各类型 UC 的药物治疗方案可以总结见表 4-2。

表 4-2 各类型溃疡性结肠炎药物治疗方案

类型	药物治疗方案
轻度 UC	柳氮磺吡啶片 1.0 g，口服，1 次/天或相当 5-美沙拉泰（5-ASA）
中度 UC	柳氮磺吡啶片 1.0 g，口服，1 次/天或相当 5-ASA 醋酸泼尼松片 10 mg，口服，2 次/天
重度 UC	甲泼尼龙 48 mg/d（或者氢化可的松 300 mg/d）静脉滴注广谱抗生素（喹诺酮或头孢类＋硝基咪唑类）

2.缓解期的治疗

症状缓解后，维持治疗的时间至少 1 年，一般认为类固醇类无维持治疗效果，在症状缓解后逐渐减量,应尽可能过渡到用 SASP 维持治疗。维持治疗剂量一般为口服每天 1.0～3.0 g,也可用相当剂量的 5-氨基水杨酸类药物。6-巯基嘌呤(6-MP)或硫唑嘌呤等用于对上述药物不能维持或对类固醇激素依赖者。

3.手术治疗

大出血、穿孔、明确的或高度怀疑癌变者;重度 UC 伴中毒性巨结肠,静脉用药无效者;内科治疗症状顽固、体能下降、对类固醇类药物耐药或依赖者应考虑手术治疗。

(周静怡)

第六节　缺血性结肠炎

缺血性结肠炎是由各种因素导致某一段结肠供血不足或血液回流受阻所引起的病变,是下消化道出血的常见病因之一。本病首先由 Boley 提出,临床上根据其严重程度可分为一过型、狭窄型和坏疽型,后又将其分为坏疽型和非坏疽型。人群发病率 0.2%～10.0%,可发生于各个年龄组,但 60 岁以上的老人占 90%。

一、病因与发病机制

凡能引起结肠缺血者均可致本病,如全身血流动力学异常或肠系膜血管病变。供血不足是病变的基础,炎症反应是其继发性改变。

本病好发于肠系膜下动脉供血区左半结肠,因为肠系膜下动脉从腹主动脉发出时呈较小锐角下行,与腹主动脉近乎平行,导致从胸主动脉冲下的栓子易进入形成栓塞。主要病因归纳如下。

(1)动脉狭窄或血栓形成、栓子脱落:动脉硬化是引起结肠缺血最常见的原因,特别是病变位于肠系膜动脉开口部位最为严重。粥样硬化斑块脱落形成栓子是另一常见原因。

(2)肠系膜静脉炎:糖尿病或结缔组织病累及肠系膜血管。

(3)育龄期妇女口服避孕药:可致静脉内膜炎,也可能由于激素水平变化,血液黏稠度增加。

(4)正常血流量减低:如心肌梗死、心肌病、充血性心力衰竭、休克、严重脱水、大出血等引起心脏排血量减少,外周血管灌注不良时,如弥漫性血管内凝血,可严重影响结肠血流灌注,导致缺血。

(5)肠管因素:当出现肠梗阻、肠粘连、肠系膜扭转及长期顽固性便秘、灌肠时,导致肠腔内压力增高,肠壁血流量降低,导致缺血。

(6)腹部手术损伤或结扎肠系膜下动脉。

(7)约 15% 的患者没有明确原因,可能与血管痉挛、肠道血流调节机制复杂有关。

当各种因素引起肠道缺血、缺氧时,肠黏膜及黏膜下层首先出现损伤,当缺血继续时,损伤向肌层及浆膜层方向发展,引起肠壁全层坏死。黏膜坏死使其防御能力降低,致病菌可侵入肠壁形成炎症,严重时可侵入腹腔或者血液导致腹膜炎及败血症。此外,肠道缺血时释放花生四烯酸、血管活性肽等炎症介质,从而加重炎症的发生,形成恶性循环,最后有效循环不足、发生代谢性酸中毒、中毒性休克及多器官功能衰竭,严重者危及生命。

二、诊断步骤

(一)病史采集要点

1.起病情况

本病多为突发性,可无明确诱因。

2.主要临床表现

本病一般发生于 50 岁以上老年人,表现为腹痛、继发便血和腹泻三联征。腹痛多为阵发性绞痛,位于左侧腹部或脐周。但老年人有时症状可不明显,须提高警惕。腹痛后多继发便血,排褐色或鲜红色血便,但出血量一般不多,基本不需要输血。大量肠液渗出、肠蠕动过快、肠黏膜坏死导致腹泻,部分出现里急后重。可伴有发热、恶心、呕吐、腹胀等症状。病变肠段扩张时可出现腹部膨隆。

3.既往病史

注意询问有无动脉硬化(高脂血症、冠心病等)、糖尿病、胶原血管病(如硬皮病、类风湿关节炎、系统性红斑狼疮)病史,有无口服避孕药或血管收缩药物史,注意最近是否有休克、大出血、脱水或心力衰竭等病史。

(二)体格检查要点

本病阳性体征并不明显,左下腹可呈轻度的压痛、反跳痛,直肠指检带血。肠鸣音可亢进、减弱甚至消失。严重时如肠坏疽、肠穿孔,可有明显的肌紧张、反跳痛。

(三)临床资料分析

1.大便常规及隐血

大便常规见红细胞、白细胞,隐血试验阳性。

2.血常规

外周血白细胞增高,核左移。

3.腹部 X 平片

腹部 X 平片见结肠内大量积气,病变处边缘呈锯齿状或乳头状突起,受累肠段痉挛收缩变细、结肠袋消失,重症可见肠壁内线性气影,甚至门静脉积气。

4.其他

必要时继续检查有关项目。

(四)内镜及组织病理学检查

1.结肠镜检查

结肠镜检查是诊断本病的主要和可靠的手段,但怀疑肠坏疽或穿孔时应避免做结肠镜检查。检查前不一定必须做肠道准备,检查时结肠内避免多充气及滑行。病变部位主要在左侧结肠,直肠罕见;病变呈节段性分布,与正常肠段之间有明显界限;活检后出血少;病变形态变化快。依据病程,内镜下分为 3 期。

(1)急性期:发病后 1～3 天,表现为黏膜不同程度的充血、水肿、血管网消失。黏膜常有散在的小出血点、红斑或浅表糜烂、不规则溃疡等。

(2)亚急性期:发病后 3～7 天,以明显的溃疡形成为特征,可呈纵行或潜行性。

(3)慢性期:发病后 2 周～3 个月,结肠黏膜可完全恢复正常或有轻度慢性炎症改变,表现为水肿慢慢消失,溃疡逐渐变白,少数可出现肠腔狭窄。

病理学检查显示为结肠黏膜非特异性炎症改变,对病因诊断帮助不大,但可排除肿瘤、结核等。活检标本注意寻找黏膜及黏膜下层的血管病变,血管炎、血栓形成或多量含铁血黄素沉着较具有特征性。

2.气钡双重造影

结肠气钡双重造影有一定的诊断价值。其影像学特征性改变:①指压痕征,出现率最高。②管腔狭窄,但能恢复正常。③多发龛影。④囊袋形成。但病情较重的缺血性结肠炎由于出血明显,钡剂不能很好地附着于肠黏膜,会导致影像不清;而且肠腔过度充气,会加重病情,严重时可导致肠穿孔,因此此检查不作为首选,须掌握好适应证。

3.超声检查

彩色多普勒超声能够测量门脉和肠系膜静脉的血流量,可见缺血性肠段的血液明显减少,对判断血管内血栓形成有一定价值,并有助于确定缺血的范围,判定预后。内镜超声检查表现为肠壁黏膜及黏膜下层的弥漫性增厚,回声不均。肠壁增厚不低于 1.2 cm 要高度怀疑坏疽型可能。

4.选择性肠系膜动脉造影

选择性肠系膜动脉造影有助于了解血管的走行分布,发现血管一些特征性病变,如肠系膜动脉分支变窄、肠道血管分支不规则、动脉弓痉挛及透壁血管充盈缺损等。但阴性结果并不能排除此病。

5.CT 检查

CT 检查可见不规则肠壁增厚、呈节段性分布,有时可发现引起缺血的血管性病变,对病因学诊断有一定帮助。

6.其他

大便培养均为阴性。可出现代谢性酸中毒、电解质紊乱、氮质血症等。血生化可出现转氨酶、淀粉酶、脂肪酶、乳酸脱氢酶、碱性磷酸酶等升高,但很少超过正常的 2 倍。

三、诊断与鉴别诊断

(一)诊断

(1)年龄大于 60 岁的老人,尤其是既往有高血压、糖尿病、高脂血症、类风湿关节炎等基础疾病的患者,或长期口服避孕药的年轻女性。

(2)有突发性腹痛,继而出现便血、腹泻等典型临床表现。

(3)结肠镜、钡剂灌肠等辅助检查支持。

(二)鉴别诊断

本病临床表现无特异性,易造成误诊,须注意与其他疾病鉴别。

1.炎症性肠病

缺血性结肠炎最常被误诊为炎症性肠病,但缺血性结肠炎具有症状消失快,内镜下病变恢复快的特点,有别于其他肠道疾病。缺血性结肠炎多见于中老年人,而克罗恩病及溃疡性结肠炎多见于中青年人。缺血性结肠炎与溃疡性结肠炎相比,呈节段性分布,病变黏膜和正常黏膜分界清楚,不累及直肠;与克罗恩病相比,无鹅卵石样改变。

2.肿瘤

个别患者充血水肿严重,肠镜下表现为黏膜呈暗红色,结节状,甚至呈瘤样隆起,易误诊为结肠癌,须提高警惕。活检有疑问时,动态观察病情变化非常重要。

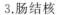

3.肠结核

中青年患者多合并肠外结核,主要是肺结核;有发热、盗汗等结核毒血症状;可能发现腹部包块,右下腹多见;慢性过程;卡介苗纯蛋白衍生物(PPD)试验阳性;抗结核治疗有效;纤维结肠镜检查病变主要在回盲部,活检发现干酪样坏死或分枝杆菌具有诊断意义。

4.抗生素致急性出血性结肠炎

有长期大量使用广谱抗生素史;患者多为老年、免疫功能低下等;大便中可能出现假膜;大便中找到机会致病菌。

四、临床类型

本病按缺血程度分为三型。

(一)一过型

缺血程度轻、短暂,仅引起黏膜和黏膜下层的病理改变,但均可逆,能完全恢复正常。

(二)狭窄型

缺血程度较重或短暂反复发作,肠壁多次破坏、修复,纤维组织增生,引起肠管不可逆性狭窄。

(三)坏死型

缺血程度重、完全,发生速度快,造成肠壁扩张,全层坏死、穿孔。

五、治疗对策

(一)治疗原则

以对症支持治疗为主。

(二)治疗计划

(1)患者卧床休息、吸氧、禁食、胃肠减压和肠道外营养以减轻肠道负担,促进病变肠段的恢复。

(2)补充血容量,可用右旋糖酐-40改善微循环。

(3)纠正电解质、酸碱平衡紊乱。

(4)适当应用对肠道细菌敏感的抗生素,如甲硝唑或广谱抗生素等防治感染,可减轻内毒素血症,有利于肠缺血的恢复。

(5)可疑肠坏疽或穿孔时应及时剖腹探查以切除病变肠段。

(6)治疗方案的选择:大部分非坏死型结肠炎为一过性和自限性,即使没有特殊治疗,也可自行缓解。对于临床症状和体征较明显的患者,在积极治疗原发病的基础上,以对症支持治疗为主,并密切观察病情。约2%的患者即使进行积极的非手术治疗病情仍会进一步发展,如果出现腹部疼痛进行性加重,同时全身情况恶化,伴有白细胞计数增高、酸中毒等,提示有肠坏死的可能,应当及时进行结肠镜检查,确定肠坏死的范围和程度,然后进行剖腹探查。如果患者伴有明显的肠管扩张,最好先经结肠镜进行肠腔减压,再行手术。对于缺血性结肠炎引起的肠管狭窄,由于大部分患者是不完全狭窄,不会引起肠梗阻,无须手术。

六、病程观察及处理

(1)病情观察要点:观察腹痛、血便量及次数,记录大便量。观察血压和心率,避免因为禁食导致容量不足。症状持续者要加强腹部体征的观察。

（2）疗效判断与处理。

七、预后评估

由于缺血性结肠炎在临床上较少见，且大部分为一过性和自限性疾病，但确有部分患者发展迅速，预后凶险。本病的发展与转归取决于以下因素。

（1）血管闭塞或血流灌注不足的程度。

（2）闭塞血管的直径。

（3）缺血的时间与程度。

（4）缺血过程的发展速度。

（5）侧支循环建立的程度和有效性。

八、出院随访

观察患者大便情况，尤其是坏死型和狭窄型的患者要随访肠梗阻程度，必要时手术解除梗阻。

（周静怡）

第七节　十二指肠炎

十二指肠炎（duodenitis,DI）是指由各种原因引起的急性或慢性十二指肠黏膜的炎症性疾病。十二指肠炎可单独存在，也可以和胃炎、消化性溃疡、胆囊炎、胰腺炎、寄生虫感染等其他疾病并存。据统计，十二指肠炎的内镜检出率为 10%～30%。

一、原发性十二指肠炎

原发性十二指肠炎又称非特异性十二指肠炎，临床上我们一般所说的十二指肠炎就属该型。近年来随着消化内镜检查的逐渐普及，病例发现人数的增加，才引起人们的关注。该疾病男性多见，男女比例为 3∶1～4∶1，可发生于各年龄组，以青年最多见，城镇居民多于农村居民。原发性十二指肠炎发生于壶腹最多见，约占 35%，其他依次发生于乳头部、十二指肠降部、纵行皱襞等部位。胃酸测定提示该病患者的基础胃酸分泌、最大胃酸分泌均低于十二指肠溃疡患者；预后也不形成瘢痕，随访发现患者多不发展为十二指肠溃疡。目前认为 DI 是一种独立的疾病。

（一）病因和发病机制

最新研究成果表明，幽门螺杆菌（Hp）与十二指肠炎的发病有着密切的关系。Hp 感染、胃上皮化生、十二指肠炎三者之间有着高度相关性。研究表明，胃上皮细胞可能存在与 Hp 特异结合的受体，胃上皮细胞的化生反过来又为 Hp 的定植提供了条件；同时十二指肠炎是胃上皮化生的基础。Hp 感染时，其产生的黏液酶、脂酶、磷脂酶及其他产物，破坏十二指肠黏膜的完整性，降解十二指肠的黏液，使黏膜的防御机制降低，胃液中的氢离子反弥散入黏膜，引起十二指肠炎症，有时甚至发生十二指肠溃疡。国内外许多学者研究发现，组织学正常的十二指肠黏膜未发现

Hp 感染,相反,活动性十二指肠炎患者的黏膜不仅可以发现 Hp 感染,而且与十二指肠炎的严重程度呈正相关。

同样,胃酸在 DI 发病过程中也发挥着重要的作用。有人观察,十二指肠炎患者的胃酸分泌是正常的,因此胃酸过多并不是 DI 的根本原因。研究显示,吸烟、饮酒、刺激性食物、药物、放射线照射及其他应激因素可以使十二指肠黏膜对胃酸的抵抗力下降,进入十二指肠的胃酸未被稀释和中和,发生反弥散,刺激肥大细胞释放组胺等血管活性物质,引起十二指肠黏膜的充血、水肿,炎性细胞浸润,发生炎症。

研究表明,DI 和 DU 虽然属于两种独立的疾病,但两者之间存在密切的联系。两者的组织学表现及内镜下表现有相似之处,且常常合并存在,可以互相演变。Rivers 提出十二指肠炎是十二指肠溃疡的前驱表现,而十二指肠溃疡可能是整个炎症过程的一部分。Cheli 认为 DI 是一种独立疾病,而糜烂性十二指肠炎是属于消化性 DI。十二指肠炎进展加重可以使黏膜对于胃酸分泌的反馈抑制作用减弱,导致高胃酸分泌,为十二指肠溃疡的发生提供了条件;同时炎症使上皮细胞破坏,隐窝部细胞增生,当出现所谓的高增殖衰竭时,在高胃酸因素作用下,黏膜产生糜烂,甚至形成溃疡。

(二)病理

十二指肠炎光镜下可见充血、水肿、出血、糜烂、炎性细胞浸润,活动期时多以中性粒细胞为主。研究发现,DI 的病理变化主要有绒毛缩短、肠腺延长和有丝分裂增加;上皮细胞核过度染色,呈假分层现象;周围层内淋巴细胞、浆细胞、嗜酸性粒细胞、嗜中性粒细胞和上皮层内淋巴细胞及嗜中性粒细胞数量增加。另外,胃上皮化生是 DI 的重要病理特征,常发生在矮小、萎缩的绒毛上。其中绒毛萎缩变短、十二指肠隐窝细胞活性增加、黏膜固有层炎症细胞浸润具有一定的诊断意义。

许多学者将多核细胞数增加作为组织学证实十二指肠炎的证据,当十二指肠黏膜上皮细胞中发现中性多核细胞时,更具诊断意义。绒毛的形态对于诊断也极为重要,重度十二指肠炎时绒毛可呈败絮状或虫蚀样改变。

Cheli 等依照组织学将十二指肠炎分为三型。①浅表型:炎症细胞浸润局限于绒毛层,绒毛变形或扩大,上皮细胞变性较少,可伴有嗜银网状纤维增生。②萎缩型:炎症细胞可以扩展至整个黏膜层,上皮细胞变性严重,肠腺减少或消失。③间质型:炎症细胞局限在腺体之间,与黏膜肌层中的黏膜紧邻。

有学者把十二指肠黏膜的组织学改变分为 5 级:①0 级是指黏膜表面完整无损,无细胞浸润;②1 级是指炎症细胞浸润较轻;③2 级是指固有膜层中度炎症细胞浸润;④3 级是指炎症细胞浸润伴血管增多;⑤4 级是指弥漫性炎症细胞浸润,表层上皮细胞被黏液细胞替代。0～2 级者可视为正常十二指肠黏膜,3 级以上可诊断为十二指肠炎。

(三)临床表现

十二指肠炎症可以使黏膜对酸、胆汁及其他损害因素敏感性增强,可出现上腹痛,伴有反酸、胃灼热、嗳气,有时酷似十二指肠溃疡的空腹痛,进食后可以缓解;十二指肠炎引起的烧灼样上腹痛,可被抑酸药缓解;部分十二指肠炎患者可无特异性症状,当合并胃炎、食管炎、胆囊炎、胰腺炎等疾病时,可表现为合并疾病的临床症状,少数严重患者可以发生上消化道出血,表现为呕血、黑粪。据此我们将 DI 依照临床表现分为 3 种类型。

1.胃炎型

患者临床症状与胃炎相似,如上腹隐痛、饱胀、胃灼热等。

2.溃疡型

溃疡型伴有较为典型的十二指肠溃疡症状,如规律性上腹痛(饥饿痛、夜间痛),进食后疼痛可减轻,反胃、反酸、嗳气等。

3.上消化道出血型

患者以呕血、黑粪为首发或主要临床表现,其多具有起病隐匿,多无明显诱因;常年发病,无季节性;出血前病程多较长;出血方式以黑粪为主;预后良好等临床特点。

(四)辅助检查

1.十二指肠引流术

十二指肠引流的胆汁(即十二指肠液)可表现为浑浊、有黏液,镜检可见较多的白细胞及上皮细胞。十二指肠液化验分析有助于排除寄生虫感染等。

2.超声检查

正常情况下,患者禁食、禁水 8 小时,对十二指肠进行超声检查时,可见十二指肠壶腹呈圆形、椭圆形或三角形的"靶环"征,外层为强回声浆膜层之光环,中间为低回声之肌层,内层为较强回声黏膜层之光环。

当发现十二指肠内气体消失,代之以长 2～4 cm,宽 1.3～2 cm 的液性暗区,其内可见食糜回声光点时,为异常现象。

考虑小肠排空时间 3～8 小时,当十二指肠远端不完全梗阻或狭窄时,导致十二指肠近端不同程度扩张,同时可使十二指肠排空延迟,十二指肠内容物长时间停留在十二指肠肠腔内,引起十二指肠黏膜的炎症性改变。但超声检查只是间接的诊断方式,对十二指肠黏膜炎症侵犯程度及炎症类型无法明确,有很大局限性和非特异性,其诊断价值远远低于胃镜。

3.X 线钡餐检查

DI 的 X 线钡餐检查缺乏特异性征象,诊断符合率不高。十二指肠炎常常具有十二指肠溃疡 X 线改变的一些间接征象,如十二指肠有激惹、痉挛、变形,黏膜紊乱、增粗,十二指肠壶腹边缘毛糙,呈锯齿样改变。因此易被误诊为十二指肠溃疡,但是 DI 缺乏特征性龛影等直接的 X 线征象,不会出现固定畸形及持久性的壶腹变形,低张或增加十二指肠壶腹充盈压力可恢复正常形态。

4.内镜检查

内镜下 DI 的改变表现为黏膜充血、水肿,充气后不能消失的增厚皱褶,假息肉形成,糜烂,渗出,黏膜苍白或黏膜外血管显露等。

内镜下把十二指肠炎分为炎症型、活动型和增殖型三型。①炎症型:黏膜红白相间,呈点片状花斑,黏膜表面粗糙不平,色泽变暗或毛细血管显露。②活动型:黏膜有片状充血、水肿、渗出物附着、糜烂、出血。③增殖型:黏膜有颗粒形成,小结节增生或肉阜样增厚、球腔变形。

Venables 根据炎症程度和范围用打分来评估炎症轻重,程度分为 3 级。①Ⅰ级:红斑。②Ⅱ级:红斑伴黏膜水肿,或同时伴有接触性出血。③Ⅲ级:在Ⅱ级基础上黏膜颜色发灰。依照炎症累及范围分为3度:<33%、33%～66%、>66%,各打1、2、3分,最高积分可达9分。

DI 的诊断在内镜和组织学之间有一定差异,不能单纯根据充血诊断为炎症。有些内镜下无异常变化,但组织学上却有十二指肠炎的表现,有些内镜下黏膜呈明显充血水肿,但病理组织学却无炎症细胞浸润,其原因可能为肉眼不能辨认黏膜的轻度变化;内镜医师主观性影响,镜下观察有误;内镜下观察到的充血、血管网显露,可能是由于黏膜血流改变所致,而组织学无实质性改变。

需要指出的是,粗糙隆起或结节不都是炎症性改变,其他可能原因如下。①胃黏膜异位:内镜下可见直径 1～5 mm 的粉红色小结节,紧密簇集在一起致黏膜粗糙隆起,常局限于球后壁。偶可表现为单个结节,直径大于 5 mm。内镜下喷洒刚果红,具有泌酸功能的异位胃黏膜变黑,可予以确诊。组织学显示十二指肠黏膜全层被类似于胃底黏膜覆盖,含有主细胞和壁细胞,无炎症细胞浸润,黏膜活检无 Hp 感染。②十二指肠腺增生:多见于壶腹,降部少见。组织学显示十二指肠腺位于黏膜固有层中部以上,50% 病例十二指肠腺可达黏膜表面上皮。内镜下可见单个或多个圆形、椭圆形结节,直径在 5～15 mm,密集成堆或散在分布,顶端可见潮红,将其大致分为 3 类:局限性增生(增生的十二指肠腺仅在壶腹)、弥漫性增生(十二指肠腺增生可发生于大部分十二指肠)、腺瘤样增生(十二指肠腺增生表现为有蒂或无蒂的息肉)。③淋巴滤泡增生:多个大小不等结节,散在分布,多位于壶腹,直径在 1～5 mm,颜色较周围正常黏膜淡,有明显的生发中心,但无炎症及上皮细胞损害表现。临床上,我们强调内镜检查必须结合组织学活检来诊断十二指肠炎。

5.Hp 检测

活动期患者 Hp 检测多呈阳性,检出率可达 90%。

6.其他

糜烂性十二指肠炎患者常伴有十二指肠胃反流,分析可能是由炎症造成十二指肠压力明显高于正常及幽门闭合功能下降引起的。患者外周血皮质醇、促胃液素、胰岛素、T_3、促甲状腺激素等分泌高于正常水平。

(五)诊断

原发性十二指肠炎有下列特征有助于诊断和鉴别诊断。

1.症状

多有类似十二指肠溃疡症状,如上腹痛、反酸、嗳气、食欲缺乏等,也可表现为出血,但一般不发生穿孔或幽门梗阻。

2.X 线钡餐检查

十二指肠激惹、痉挛、变形,黏膜增粗紊乱,无特征性龛影,此可与十二指肠溃疡鉴别。

3.内镜检查

内镜检查可见十二指肠黏膜充血、水肿、糜烂、渗出伴炎性分泌物、出血、血管显露、黏膜粗糙不平、黏膜皱襞粗大呈颗粒状、息肉样改变,十二指肠壶腹变形,但无溃疡。

4.黏膜活检

绒毛上皮变性,扁平萎缩,固有膜内大量炎性细胞浸润,胃上皮化生等。

具备 1、2 条为疑似诊断,同时具备 3、4 条可确诊。

(六)治疗

DI 治疗上与十二指肠溃疡处理相同,目前认为应用 H_2 受体拮抗剂和 PPI 可以缓解和改善临床症状,但是不能逆转十二指肠黏膜的病理学异常。国内外研究显示,慢性十二指肠炎患者内镜下糜烂者、组织学检查呈重度炎症者,其 Hp 感染率显著升高,很多学者认为根除 Hp 可以降低发病率和该疾病的复发率,甚至可以预防十二指肠溃疡的发生。

目前抗 Hp 的抗生素及胶体铋的应用在治疗上也很广泛,但缺乏大样本的临床调查,尚缺乏规范的治疗策略和方案。

中医学认为,十二指肠炎的治疗上需审证求因,辨证论治,以健脾和胃、理气止痛为主要治疗原则。十二指肠炎属于中医胃脘痛的范畴。单方验方治疗:如马齿苋、辣蓼草、紫珠叶、桃仁、五灵脂、百合、丹参等,中成药有附子理中丸、香砂养胃丸、逍遥散、加味柴胡汤、加味四逆散等,其他,如针灸、耳针、推拿按摩也有一定疗效。

有人提出,对药物治疗无效者,可行迷走神经切除术、幽门成形术或高度选择性迷走神经切除术等处理。

二、继发性十二指肠炎

继发性十二指肠炎是指继发于十二指肠以外的各类疾病,包括各种感染、十二指肠邻近器官及腹腔其他脏器疾病、烧伤、中毒、各种应激条件、全身性疾病等,可能由于邻近器官病变的直接影响或原发病的致病因素作用于十二指肠黏膜致黏膜损害引起。继发性十二指肠炎根据病程分为急性和慢性十二指肠炎;根据病因又分为感染性和非感染性十二指肠炎。

(一)急性感染性十二指肠炎

急性感染性十二指肠炎由细菌和病毒感染引起。细菌感染多为金黄色葡萄珠菌感染性胃肠炎、沙门菌感染、霍乱、痢疾、败血症等疾病。病毒感染多见于轮状病毒、脊髓灰质炎病毒、诺瓦克病毒、肝炎病毒、鼻病毒,等等。儿童巨细胞病毒感染时,可以并发十二指肠炎。

(二)急性非感染性十二指肠炎

非感染性十二指肠炎可见于急性心肌梗死、急性肝衰竭、肾衰竭、急性胰腺炎、烧伤、脑外伤、手术、严重创伤等。急性心肌梗死合并十二指肠炎可以表现为十二指肠出血;急性肝衰竭、肾衰竭可有十二指肠黏膜充血、糜烂、多发浅溃疡;急性胰腺炎引起的十二指肠炎主要改变是降部及壶腹黏膜充血、水肿。

精神刺激、药物(如阿司匹林、非甾体抗炎药)、大量饮酒等均可引起该疾病,且常同时伴有胃黏膜病变。

(三)慢性感染性十二指肠炎

结核分枝杆菌感染、十二指肠淤滞、憩室炎、十二指肠盲袢等因细菌滞留、过度增殖而发病。少见的尚有并存于胃梅毒的十二指肠梅毒、长期应用 H_2 受体拮抗剂、PPI、激素、广谱抗生素及免疫抑制药激发引起或继发于慢性消耗性疾病及年老体弱者的白色假丝酵母(念珠菌)等真菌感染,内镜下典型表现为白色点片状或斑块状隆起,呈弥漫性分布。

曼氏及日本血吸虫病常因门静脉高压或肝内门静脉分支阻塞,使虫卵逆行至胃幽门静脉和十二指肠静脉,可与胃血吸虫病并存。炎症起始于壶腹,越远越重。贾第兰鞭毛虫可侵入十二指肠远端及空肠黏膜。钩虫卵在泥土中发育,钩蚴可由皮肤感染,引起钩蚴皮炎,再由小静脉、淋巴管进入肺泡、气管,经吞咽动作经胃肠道,十二指肠是钩虫感染最易侵犯的部位之一,成虫吸附在十二指肠黏膜上,可致黏膜出血和小溃疡,多为 3~5 mm 散在的出血、糜烂,临床上有明显的上腹痛、饱胀、消化道出血和贫血、腹泻或便秘等改变。蛔虫卵进入十二指肠后,幼虫穿过十二指肠黏膜进入血液循环,第一阶段可致十二指肠炎症。

(四)慢性非感染性十二指肠炎

偶可见到单独侵犯十二指肠的克罗恩病、嗜酸性粒细胞性炎症、Whipple 病等。邻近器官疾病,如胰腺炎、胆管感染、化脓性胆管炎等可合并十二指肠炎。ERCP 时由于造影剂注入十二指肠可以引起十二指肠黏膜炎症,甚至坏死。阿司匹林和非甾体抗炎药等引起的慢性十二指肠损伤并非少见。

继发性十二指肠炎的临床表现和原发性十二指肠炎相同,但往往被原发性所掩盖,不易引起注意。各型继发性十二指肠炎的治疗原则是积极治疗原发病,药物所致的损伤除及时停药外,应同时给予黏膜保护药。

三、儿童十二指肠炎

(一)病因及发病机制

随着胃镜检查的普及,临床上确诊为十二指肠炎的儿童患者逐渐增多,因其叙述病史不清楚、不详尽,症状和体征不典型,因此常常被误诊为肠道寄生虫、胃肠痉挛、胃炎或被漏诊。

儿童十二指肠炎发病年龄在 2～14 岁,病程 1 个月～3 年,临床上常以腹痛就诊,其他消化道症状少见。给予相应对症治疗后,腹痛症状往往可以得到缓解,但类似腹痛常反复发作。因此,临床上对于此类患儿,要引起高度重视,对反复上腹痛并排除其他诊断者,要联想到该病。

儿童十二指肠炎的发病机制目前还不十分清楚,分析多与不良饮食习惯(包括喜吃零食、挑食、喝饮料、进食不规律等)、作息时间不规律、睡眠差、精神紧张及服用对黏膜损害药物有关。

长期不良饮食习惯,可使迷走神经兴奋,一方面释放乙酰胆碱与壁细胞上受体结合,刺激胃酸分泌;另一方面,通过迷走神经-促胃液素作用促进胃酸大量分泌,使胃内 pH 明显降低,激活胃蛋白酶,引起胃酸、胃蛋白酶对黏膜的侵蚀加重,同时十二指肠黏膜损害,黏膜防御机制下降,导致黏膜充血水肿、糜烂。

有研究显示该疾病与遗传因素,对食物、药物的变态反应,人工喂养等因素相关。另外,寄生虫感染在儿童十二指肠炎的发病中的作用也值得注意。

(二)辅助检查

(1)胃镜可见十二指肠黏膜充血、水肿、散在多发糜烂。但胃镜有一定痛苦,儿童不易接受,且对于呕吐患者及幽门水肿、十二指肠壶腹狭窄、变形者检查效果不佳,X 线钡餐检查可以弥补胃镜的这些不足。

(2)X 线钡餐检查提示十二指肠壶腹充盈欠佳,黏膜增粗、紊乱,边缘毛糙,可见十二指肠激惹征及不规则痉挛,但无龛影。在慢性十二指肠炎活动期,血清中游离唾液酸和 IgA 均可以升高。

(三)治疗

治疗上同前述十二指肠炎。无特殊治疗,积极去除病因,纠正不良饮食习惯,避免精神紧张,保持良好睡眠,避免用口咀嚼食物喂养儿童,避免对胃十二指肠黏膜有刺激性的食物和药物。可给予抑酸、保护黏膜的药物对症治疗,对有 Hp 感染者,应给予规范的抗 Hp 治疗方案,疗程结束后复查。

四、十二指肠白点综合征

十二指肠白点综合征(duodenal white spot syndrome,DWSS)是日本学者根据内镜下所见提出的一种疾病新概念,是指十二指肠黏膜呈现散在的粟粒样大小的白点或白斑,不同于十二指肠溃疡的霜样溃疡。由于在活检病理检查时均有十二指肠炎存在,因此国内大部分学者认为其

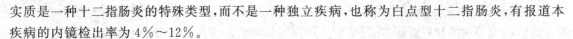

实质是一种十二指肠炎的特殊类型,而不是一种独立疾病,也称为白点型十二指肠炎,有报道本疾病的内镜检出率为 $4\%\sim12\%$。

(一)病因及发病机制

DWSS 的病因及临床意义尚未清楚。有学者认为是由于胃酸分泌减少,胰液分泌也下降,胰液中的胰酶不足,加重了脂肪消化、吸收和转运障碍,使脂质储存在吸收上皮细胞或黏膜固有层而呈现白色病变。临床上易出现脂肪泻。但是我国萎缩性胃炎患者病变部位多位于胃窦部,胃窦部并无分泌胃酸的壁细胞,因此临床上见到的萎缩性胃炎胃酸分泌多正常;同时在十二指肠白点处活检,病理组织学呈炎症表现,故研究认为该疾病是一种特殊的十二指肠炎。

有研究认为,DWSS 伴有脂肪吸收不良及脂肪泻是脂肪吸收转运障碍所致,使脂肪潴留于肠吸收上皮或黏膜固有层而呈现白色的绒毛。但病理活检提示,脂肪吸收运转障碍似乎不是本症的病因,这可能是由于炎症影响细胞内脂肪代谢所致。尽管在电镜下十二指肠白点处组织可见淋巴管扩张等改变,但可能只是局部炎症的表现,而非全身脂肪代谢紊乱的表现。

有人认为,DWSS 与慢性胆系疾病、胰腺疾病有关,目前还缺乏流行病学及临床调查支持。但多数研究显示,DWSS 与十二指肠溃疡无明确因果关系。

(二)病理

1.光镜检查

镜下可见白点处十二指肠黏膜呈慢性炎症改变。主要表现为淋巴细胞、浆细胞、单核细胞及嗜酸性粒细胞浸润,绒毛间质中的淋巴管和血管扩张,十二指肠肠腔扩大,绒毛末端呈现灶状透亮空泡分布。冷冻切片检查可见有脂肪沉着。这些改变都提示了本疾病的发生过程是一种慢性炎症。

2.电镜检查

正常十二指肠绒毛呈现指状或分叶状,隐窝紧密相靠。十二指肠炎时,绒毛排列紊乱,不规则,绒毛增粗变短,隐窝体积及相互间距扩大。特征性改变是肠黏膜吸收上皮细胞内大量脂质储存。

随着炎症加重,可观察到储存脂质可对细胞核、细胞器挤压的现象。细胞器内亚微结构退行性变,电子密度减低。细立体变性、增多,密集分布在细胞核周围。粗面内质网扩张成囊状或球状,滑面内质网代偿性增多。个别染色体呈凝集现象。

(三)临床表现

本病发病以青壮年多见,男性多于女性。临床上多无特异性症状,常表现为无规则的上腹部疼痛或不适、恶心、胃灼热、嗳气、食欲缺乏,消化道出血少见。

有少数患者可表现为典型的脂肪泻:粪量较多,不成形,呈棕黄色或略发灰色,恶臭,表面有油脂样光泽,镜检可见大量脂肪球。

临床上观察,一部分患者伴有慢性胃炎、消化道溃疡、慢性胆囊炎、胆石症、慢性胰腺炎等,临床上 DWSS 更容易与其他消化道疾病相混淆,要与十二指肠息肉、Brunner 腺增生症、十二指肠霜样溃疡、十二指肠淀粉样变性等疾病相鉴别,因此大部分患者在内镜检查前往往难以预测有十二指肠白点综合征的存在。

(四)辅助检查

1.实验室检查

实验室检查多无明显异常,少数老年患者生化检查可提示有血脂升高,部分患者粪常规可见脂肪球。Hp 检测结果显示该疾病似与 Hp 感染无关。

2.内镜检查

内镜下十二指肠黏膜白点多位于壶腹,特别是前壁大弯侧,后壁较少发生,少数位于十二指肠上角或降部,病变部位可能与血管、淋巴管的走行有关。

白点可密集成簇或散在稀疏分布,圆形或椭圆形,直径在 1～3 mm,多数平坦,少数微突出于黏膜表面呈斑块状或轻度凹陷呈脐状,表面乳白色或灰白色,为脂肪储存、淋巴管扩张所致。边界清晰,多无分泌物,从淡黄色十二指肠炎黏膜过渡到正常黏膜。白点或白斑表面光滑,质地硬,反光增强。镜下观察斑块可呈绒毛状,有些可被胆汁染成黄白色,用水冲洗后无变化。病变周围的十二指肠黏膜可有充血水肿、粗糙不平、花斑样改变,失去正常绒毛外观。由于十二指肠炎常伴有慢性胃炎、消化性溃疡,因此在内镜检查时,要仔细、完整地观察整个上消化道,避免遗漏其他病变,做出正确的内镜诊断。

内镜下需要鉴别的疾病主要有十二指肠炎性息肉、十二指肠布氏腺增生症、十二指肠霜样溃疡。十二指肠炎性息肉多为广基、扁平样隆起,表面充血,息肉周围的十二指肠黏膜呈现不同程度的炎症表现。十二指肠布氏腺增生症内镜下表现为结节状多发性微隆起,表面色泽正常。十二指肠霜样溃疡多呈点片状糜烂,溃疡表浅,多散在分布,之间黏膜充血、水肿,溃疡表面可覆薄白膜,似霜降样,故此得名。

(五)治疗

治疗原则同前述十二指肠炎,多数针对症状采取相应治疗措施。

对有明显胃灼热、上腹痛,胃酸检测偏高的患者可应用抑制胃酸药物,常用 PPI 类或 H_2 受体阻滞剂类药物,多可取得满意疗效;对有上腹部不适、腹胀、食欲缺乏的患者,内镜下诊断明确后,可给予改善胃动力药物(多潘立酮、莫沙必利);配合黏膜保护药也可对缓解症状有帮助。

目前,关于 Hp 感染在该病发病机制中的作用尚不清楚,有报道称,十二指肠白点综合征经抑酸、抗幽门螺杆菌治疗,可使十二指肠白点减少或消失,相关研究有待进一步深入。

(周静怡)

第八节 嗜酸性胃肠炎

嗜酸性胃肠炎是一种少见病,以胃肠道的某些部位有弥散性或局限性嗜酸性粒细胞浸润为特征,常同时伴有周围血嗜酸性粒细胞增多。

本病原因不明,可能与变态反应、免疫功能障碍有关。临床表现有上腹部痉挛性疼痛,可伴恶心、呕吐、发热或特殊食物过敏史。糖皮质激素治疗有效。青壮年好发,男女发病率基本相同,儿童少见。

一、病因和发病机制

本病病因迄今未明,一般认为是对外源性或内源性变应原的变态反应所致。近半数患者个人或家族有哮喘、过敏性鼻炎、湿疹或荨麻疹病史;部分患者的症状可由某些食物,如牛奶、蛋类、羊肉、海虾或某些药物,如磺胺、呋喃唑酮和吲哚美辛等诱发;某些患者摄食某些特异性食物后,血中 IgE 水平增高,并伴有相应的症状,因而认为本病与特殊食物过敏有关。

本病的发病机制尚不清楚,一般认为,某种特殊变应原与胃肠敏感组织接触后,在胃肠壁内发生抗原-抗体反应,释放出组织胺类血管活性物质,引起胃肠黏膜充血、水肿、嗜酸性粒细胞浸润及胃肠平滑肌痉挛和黏液分泌增加从而引起一系列胃肠症状。

二、诊断步骤

(一)病史采集要点

1.起病情况

本病缺乏特异的临床表现,起病可急可慢,病程可长可短,症状与病变的部位和浸润程度有关,一般均有上腹部痉挛性疼痛,伴恶心、呕吐。

2.主要临床表现

临床表现以黏膜和黏膜下层病变为主时,典型症状为脐周腹痛或肠痉挛、餐后恶心呕吐、腹泻和体重减轻。病变广泛时可出现小肠吸收不良、蛋白丢失性肠病、失血和贫血等全身表现。青少年期发病可导致生长发育迟缓,并可有闭经。

以肌层受累为主的典型临床表现为肠梗阻或幽门梗阻,出现相应的表现。偶尔嗜酸性粒细胞浸润食管肌层,引起贲门失弛缓症。

以浆膜层受累为主最少见,典型表现为腹水,腹水中可见大量嗜酸性粒细胞。

3.既往病史

约 50％的患者有食物过敏史或过敏性疾病家族史,如哮喘、鼻息肉等。

(二)体格检查要点

根据病变部位的不同,可有腹部压痛,以脐周压痛常见,可表现为肠梗阻或幽门梗阻,也可出现腹水征。

(三)辅助检查

1.血液检查

外周血嗜酸性粒细胞增多。另外常可有缺铁性贫血,血浆清蛋白降低,血中 IgE 增高,血沉增快。

2.粪便检查

粪便检查的主要意义在于除外肠道寄生虫感染。还可见到夏科-雷登结晶、大便隐血阳性,部分患者有轻到中度脂肪泻。

3.腹水检查

呈渗出性腹水,白细胞数升高,嗜酸性粒细胞比例明显升高。

4.X 线检查

本病 X 线表现缺乏特异性。约 40％患者的 X 线表现完全正常。胃肠 X 线钡餐可见黏膜水肿、皱襞增宽,呈结节样充盈缺损,胃肠壁增厚,腔狭窄及梗阻征象。类似的表现也可见于Whipple 病、淀粉样变性、蓝氏贾第鞭毛虫病、异型球蛋白血症、小肠淋巴管扩张。

5.CT 检查

CT 检查能发现胃肠壁增厚、肠系膜淋巴结肿大或腹水。

6.内镜及活检

内镜及活检适用于黏膜和黏膜下层病变为主的嗜酸性胃肠炎。可选用胃镜、双气囊小肠镜或结肠镜。镜下可见黏膜皱襞粗大、充血、水肿、溃疡或结节;活检可从病理上证实有大量嗜酸性粒细胞浸润,对确诊有很大价值。

为提高本病诊断准确性,活检组织至少6块,必要时反复内镜下活检。多数患者因此明确诊断。

内镜下活检对以肌层和浆膜层受累为主的患者价值不大,此类患者有时经手术病理证实。但对本病要掌握手术适应证,怀疑嗜酸性胃肠炎一般不行剖腹探查术来证实,只有为解除肠梗阻或幽门梗阻,或怀疑肿瘤存在时才进行手术。

7.腹腔穿刺和腹腔镜

(1)腹水患者必须行诊断性腹腔穿刺,腹水为渗出性,内含大量嗜酸性粒细胞。临床怀疑本病时必须做腹水涂片染色,以区别嗜酸性粒细胞和中性粒细胞。腹水中嗜酸性粒细胞增多也可见于血管炎、包虫囊破裂、淋巴瘤及长期腹膜透析的患者,应注意鉴别。

(2)本病在腹腔镜下缺乏特异性表现,轻者仅有腹膜充血,重者可类似于腹膜转移癌。行腹腔镜的意义在于可进行腹膜活组织检查,以期得到病理诊断。

三、诊断与鉴别诊断

(一)诊断

嗜酸性胃肠炎主要根据临床表现、血常规、放射学和内镜加活检病理检查的结果确诊。常用的有两种诊断标准。

1.Talley标准

(1)有胃肠道症状。

(2)组织病理学显示胃肠道有一个以上部位的嗜酸性粒细胞浸润,或有放射学结肠异常伴周围嗜酸性粒细胞增多。

(3)除外寄生虫感染和胃肠道外以嗜酸性粒细胞增多的疾病,如结缔组织病、嗜酸性粒细胞增多症、淋巴瘤、克罗恩病、原发性淀粉样变性、Ménétrier病等。

2.Leinbach标准

(1)进食特殊食物后出现胃肠道症状和体征。

(2)外周血嗜酸性粒细胞增多。

(3)组织学证明胃肠道有嗜酸性粒细胞增多或浸润。

(二)鉴别诊断

1.寄生虫感染

周围血嗜酸性粒细胞增多可见于钩虫、血吸虫、绦虫、囊类圆线虫所致的寄生虫病,各有其临床表现。

2.胃肠道肿瘤与恶性淋巴瘤

胃肠道肿瘤与恶性淋巴瘤也可有周围血嗜酸性粒细胞增高,但属继发性,应有肿瘤与淋巴瘤的其他表现。

3.嗜酸性肉芽肿

嗜酸性肉芽肿主要发生于胃和大肠,小肠呈局限性肿块,病理组织检查为嗜酸性肉芽肿混于结缔组织基质中。过敏史少见,周围血中白细胞数及嗜酸性粒细胞数常不增加。

4.嗜酸性粒细胞增多症

嗜酸性粒细胞增多症是病因未明的全身性疾病,除周围血嗜酸性粒细胞增高外,病变不仅累及肠道,还广泛累及其他实质器官,如脑、心、肺、肾等,其病程短,预后差,常在短期内死亡。

另外,还须与炎症性肠病、乳糜泻等鉴别。

四、治疗对策

(一)治疗原则

去除变应原,抑制变态反应和稳定肥大细胞,达到缓解症状,清除病变的目的。

(二)治疗计划

1.内科治疗

(1)饮食的控制:对于确定的或可疑的过敏食物或药物应立即停止使用。没有食物和药物过敏史者,可采取序贯法逐个排除可能引起致敏的食物,如牛奶、蛋类、肉类、海虾、麦胶制品及敏感的药物。

许多患者在从饮食中排除有关致病食物或药物后,腹部疼痛和腹泻迅速改善,特别是以黏膜病变为主的患者,效果更明显。

(2)糖皮质激素:对本病有良好疗效,多数病例在用药后1～2周症状即改善,表现为腹部痉挛性疼痛迅速消失,腹泻减轻和消失,外周血嗜酸性粒细胞降至正常水平。以腹水为主要表现的浆膜型患者在激素应用后7～10天腹水完全消失。远期疗效也甚好。

个别病例激素治疗不能完全消除症状,加用硫唑嘌呤常有良好疗效(50～100 mg/d)。一般应用泼尼松20～40 mg/d,口服,连用7～14天作为1个疗程。也可应用相当剂量的地塞米松。

(3)色甘酸二钠:系肥大细胞稳定剂,可稳定肥大细胞膜,抑制其脱颗粒反应,防止组织胺、慢反应物质和缓激肽等介质的释放而发挥其抗过敏作用。

色甘酸二钠的用法为每次40～60 mg,每天3次。也有用至800～1 200 mg/d。疗程从6周至5个月不等。

对糖皮质激素治疗无效或产生了较为严重的不良反应者可改用色甘酸二钠治疗,作为前者的替代药物。

2.手术治疗

一般不行手术治疗。有幽门梗阻或小肠梗阻经内科治疗无效时,可考虑行胃次全切除或肠段切除或胃肠吻合术。术后如仍有症状或嗜酸性粒细胞升高者,尚可应用小剂量泼尼松,5 mg或2.5 mg/d口服,维持治疗一段时间。

五、预后评估

本病是一种自限性疾病,虽可反复发作,但长期随访未见恶变,多数预后良好。

(周静怡)

第九节　功能性消化不良

一、概述

功能性消化不良(FD)为一组持续或反复发作的上腹部疼痛或不适的消化不良症状,包括上腹胀痛、餐后饱胀、嗳气、早饱、腹痛、厌食、恶心呕吐等,经生化、内镜和影像检查排除了器质性疾病的临床综合征,是临床上最常见的一种功能性胃肠病,几乎每个人一生中都有过消化不良症状,只是持续时间长短和对生活质量影响的程度不同而已。国内最新资料表明,采用罗马Ⅲ诊断标准对消化专科门诊连续就诊消化不良的患者进行问卷调查,发现符合罗马Ⅲ诊断标准者占就诊患者的28.52%,占接受胃镜检查患者的7.2%。FD的病因及发病机制尚未完全阐明,可能是多种因素综合作用的结果。目前认为其发病机制与胃肠运动功能障碍、内脏高敏感性、胃酸分泌、幽门螺杆菌感染、精神心理因素等有关,而内脏运动及感觉异常可能起主导作用,是FD的主要病理生理学基础。

二、诊断

(一)临床表现

FD的临床症状无特异性,主要有上消化道症状,包括上腹痛、腹胀、早饱、嗳气、恶心、呕吐、反酸、胃灼热、厌食等,以上症状多因人而异,常以其中某一种或一组症状为主,在病程中这些症状及其严重程度多发生改变。起病缓慢,病程长短不一,症状常呈持续或反复发作,也可相当一段时间无任何症状,可因饮食精神因素和应激等诱发,多数无明显诱因。腹胀为FD最常见的症状,多数患者发生于餐后或进餐加重腹胀程度,早饱、嗳气也较常见。上腹痛也是FD的常见症状,上腹痛无规律性,可表现为弥漫或烧灼样疼痛。少数可伴胃灼热反酸症状,但经内镜及24小时食管pH检测,不能诊断为胃食管反流病。恶心呕吐不常见,一般见于胃排空明显延迟的患者,呕吐多为干呕或呕出当餐胃内食物。有的还可伴有腹泻等下消化道症状。还有不少患者同时合并精神症状如焦虑、抑郁、失眠、注意力不集中等。

(二)诊断标准

(1)依据FD罗马Ⅲ诊断标准,FD患者临床表现个体差异大,罗马Ⅲ标准根据患者的主要症状特点及其与症状相关的病理生理学机制及症状的模式将FD分为两个亚型,即餐后不适综合征(PDS)和上腹痛综合征(EPS),临床上两个亚型常有重叠,有时难以区分,但通过分型对不同亚型的病理生理机制的理解对选择治疗将有一定的帮助,在FD诊断中,还要注意FD与胃食管反流病和肠易激综合征等其他功能性胃肠病的重叠。

FD的罗马Ⅲ诊断标准:①以下1项或多项。餐后饱胀,早饱感,上腹痛,上腹烧灼感。②无可以解释上述症状的结构性疾病的证据(包括胃镜检查),诊断前症状出现至少6个月,且近3个月符合以上诊断标准。

(2)PDS诊断标准必须符合以下1项或2项:①正常进食后出现餐后饱胀不适,每周至少发生数次。②早饱阻碍正常进食,每周至少发生数次。诊断前症状出现至少6个月,近3个月症状符合以上标准。支持诊断标准是可能存在上腹胀气或餐后恶心或过度嗳气。可能同时存在 EPS。

（3）EPS 诊断标准必须符合以下所有条件：①至少中等程度的上腹部疼痛或烧灼感，每周至少发生 1 次。②疼痛呈间断性。③疼痛非全腹性，不位于腹部其他部位或胸部。④排便或排气不能缓解症状。⑤不符合胆囊或 Oddi 括约肌功能障碍的诊断标准。诊断前症状出现至少 6 个月，近 3 个月症状符合以上标准。支持诊断标准是疼痛可以烧灼样，但无胸骨后痛。疼痛可由进餐诱发或缓解，但可能发生于禁食期间。可能同时存在 PDS。

三、鉴别诊断

鉴别诊断如图 4-4 所示。

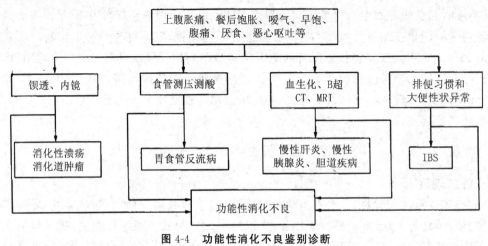

图 4-4　功能性消化不良鉴别诊断

四、治疗

FD 的治疗以对症治疗为主，目的是在于缓解或消除症状，改善患者的生活质量。

曾有指南对 FD 治疗提出规范化治疗意见，指出 FD 的治疗策略应是依据其可能存在的病理生理学异常进行整体调节，选择个体化的治疗方案。

经验治疗适用于 40 岁以下，无报警征象，无明显精神心理障碍的患者。与进餐相关的消化不良（即 PDS）者可首先用促动力药或合用抑酸药；与进餐无关的消化不良/酸相关性消化不良（即 EPS）者可选用抑酸药或合用促动力药。经验治疗时间一般为 2～4 周。无效者应行进一步检查，明确诊断后有针对性进行治疗。

（一）药物治疗

1.抗酸药

抗酸剂如氢氧化铝、铝碳酸镁等可减轻症状，但疗效不及抑酸药，铝碳酸镁除抗酸外，还能吸附胆汁，伴有胆汁反流患者可选用。

2.抑酸药

目前广泛应用于 FD 的治疗，适用于非进餐相关的消化不良中以上腹痛、烧灼感为主要症状者。常用抑酸药包括 H_2 受体拮抗剂（H_2RA）和质子泵抑制剂（PPI）两大类。H_2RA 常用药物有西咪替丁 400 mg，每天 2～3 次；雷尼替丁 150 mg，每天 2 次；法莫替丁 20 mg，每天 2 次，早、晚餐后服,或 40 mg 每晚睡前服;罗沙替丁 75 mg,每天 2 次;尼扎替丁 300 mg 睡前服。不同的 H_2 受体拮抗剂抑制胃酸的强度各不相同,西咪替丁最弱,雷尼替丁和罗沙替丁比西咪替丁强 5～10 倍,法莫替丁较雷尼替丁强 7.5 倍。这类药主要经肝脏代谢,肾脏排出,因此肝、肾功能损害者应减量,75 岁以上老人服用药物剂量应减少。PPI 常用药物有奥美拉唑 20 mg,每天 2 次;兰索拉唑 30 mg,每天 1 次;雷贝拉唑 10 mg,每天 1 次;泮托拉唑 40 mg,每天 1 次;埃索美拉唑 20 mg,每天 1 次。

3.促动力药

促动力药可明显改善与进餐相关的上腹症状,如上腹饱胀、早饱等。常用的促动力剂包括多巴胺受体阻滞剂、$5-HT_4$ 受体激动药及多离子通道调节剂等。多巴胺受体阻滞剂常用药物有甲氧氯普胺 5～10 mg,每天 3 次,饭前半小时服;多潘立酮 10 mg,每天 3 次,饭前半小时服;伊托必利 50 mg,每天 3 次,口服。甲氧氯普胺可阻断延髓催吐化学敏感区的多巴胺受体而具有强大的中枢镇吐作用,还可以增加胃肠道平滑肌对乙酰胆碱的敏感性,从而促进胃运动功能,提高静止状态时胃肠道括约肌的张力,增加食管下端括约肌张力,防止胃内容物反流,增强胃和食管的蠕动,促进胃排空及幽门和十二指肠的扩张,加速食物通过。主要的不良反应见于中枢神经系统,如头晕、嗜睡、倦怠、泌乳等,用量过大时,会出现锥体外系反应,表现为肌肉震颤、斜颈、发音困难、共济失调等。多潘立酮为选择性外周多巴胺 D_2 受体阻滞剂,可增加食管下端括约肌的张力,增加胃运动,促进胃排空、止吐。不良反应轻,不引起锥体外系症状,偶有流涎、惊厥、平衡失调、泌乳现象。伊托必利通过拮抗多巴胺 D_2 受体和抑制乙酰胆碱酯酶活性起作用,增加胃的内源性乙酰胆碱,促进胃排空。$5-HT_4$ 受体激动药常用药物为莫沙必利 5 mg,每天 3 次,口服。莫沙必利选择性作用于上消化道,促进胃排空,目前未见心脏严重不良反应的报道,但对 $5-HT_4$ 受体激动药的心血管不良反应仍应引起重视。多离子通道调节剂药物为马来酸曲美布汀,常用量 100～200 mg,每天 3 次口服。该药对消化道运动的兴奋和抑制具有双向调节作用,不良反应轻微。红霉素具有胃动素作用,静脉给药可促进胃排空,主要用于胃轻瘫的治疗,不推荐作为 FD 治疗的首选药物。

4.助消化药

消化酶和微生态制剂可作为治疗消化不良的辅助用药。复方消化酶、益生菌制剂可改善与进餐相关的腹胀、食欲缺乏等症状。

5.根除幽门螺杆菌治疗

根除 Hp 可使部分 FD 患者症状得以长期改善,对合并 Hp 感染的 FD 患者,应用抑酸、促动力剂治疗无效时,建议向患者充分解释根除治疗的利弊,征得患者同意后给予根除 Hp 治疗。根除 Hp 治疗可使部分 FD 患者的症状得到长期改善,使胃黏膜炎症得到消退,而长期胃黏膜炎症则是消化性溃疡、胃黏膜萎缩/肠化生和胃癌发生的基础病变,根除 Hp 可预防胃癌前病变进一步发展。

根据欧洲幽门螺杆菌小组召开的第 3 次 Maastricht Ⅲ 共识会议意见,推荐在初级医疗中实施"检测和治疗"策略,即对年龄小于 45 岁,有持续消化不良症状的成人患者应用非侵入性试验(尿素呼气试验、粪便抗原试验)检测 Hp,对 Hp 阳性者进行根除治疗。包含 PPI、阿莫西林、克拉霉素或甲硝唑,每天 2 次给药的三联疗法仍推荐作为首选疗法。铋剂的四联疗法也被推荐作为首选治疗选择。补救治疗应结合药物敏感试验结果。

对 PPI(标准剂量,每天 2 次),克拉霉素(500 mg,每天 2 次),阿莫西林(1 000 mg,每天 2 次)

或甲硝唑 400 mg 或 500 mg，每天 2 次，组成的方案，疗程 14 天比 7 天更有效，在克拉霉素耐药率小于 15％的地区，仍推荐 PPI 联合应用克拉霉素、阿莫西林/甲硝唑的三联短程疗法作为一线治疗方案。其中 PPI 联合克拉霉素和甲硝唑方案应当在人群甲硝唑耐药率小于 40％时才可应用，含铋剂四联治疗除了作为二线方案使用外，还可作为可供选择的一线方案。除了药敏感试验外，对于三线治疗不做特别推荐。喹诺酮类(左氧氟沙星、利福霉素、利福布汀)抗生素与 PPI 和阿莫西林合用作为一线疗法，而不是作为补救的治疗，被评估认为有较高的根除率，但利福布汀是一种选择分枝杆菌耐药的抗生素，必须谨慎使用。

6.黏膜保护药

FD 发病原因中可能涉及胃黏膜防御功能减弱，作为辅助治疗，常用的胃黏膜保护药有硫糖铝、胶体铋、前列腺素 E，复方谷氨酰胺等，联合抑酸药可提高疗效。硫糖铝餐前 1 小时和睡前各服 1.0 g，肾功不全者不宜久服。枸橼酸铋钾一次剂量 5 mL 加水至 20 mL 或胶囊 120 mg，每天 4 次，于每餐前半小时和睡前一次口服，不宜久服，最长 8 周，老年人及肾功能障碍者慎用。已用于临床的人工合成的前列腺素为米索前列醇(喜克溃)，常用剂量 200 mg，每天 4 次，主要不良反应为腹泻和子宫收缩，孕妇忌服。复方谷氨酰胺，常用量 0.67 g，每天 3 次，剂量可随年龄与症状适当增减。

(二)精神心理治疗

抗焦虑、抑郁药对 FD 有一定的疗效，对抑酸和促动力药治疗无效，且伴有明显精神心理障碍的患者，可选用三环类抗抑郁药或 5-HT$_4$ 再摄取抑制剂;除药物治疗外，行为治疗、认知疗法及心理干预等可能对这类患者也有益。精神心理治疗不但可以缓解症状还可提高患者的生活质量。

(三)外科手术

经过长期内科治疗无效的严重患者，可考虑外科手术。一般采用胃大部切除术、幽门成形术和胃空肠吻合术。

(周静怡)

第十节　功能性便秘

功能性便秘(FC)是临床常见的功能性胃肠病之一，主要表现为持续性排便困难，排便次数减少或排便不尽感。严重便秘者可伴有烦躁、易怒、失眠、抑郁等心理障碍。

一、病因和发病机制

FC 的发病往往是多因素的综合效应。

正常的排便生理包括产生便意和排便动作两个过程。直肠壁受压力刺激并超过阈值时引起便意，这种冲动沿盆神经、腹下神经传至腰骶部脊髓的排便中枢，再上升至丘脑达大脑皮质。若环境允许排便，则耻骨直肠肌和肛门内括约肌及肛门外括约肌松弛，两侧肛提肌收缩，盆底下降，腹肌和膈肌也协调收缩，腹压增高，促使粪便排出。正常排便生理过程中出现某一环节的障碍都可能引起便秘。研究发现 FC 患者可有直肠黏膜感觉减弱、排便动作不协调，从而发生排便出口梗阻。

相当多的 FC 患者有全胃肠或结肠通过时间延缓,低下的结肠动力无法将大便及时地推送至直肠,从而产生便秘。食物纤维不足,水分保留少,较少的容量难以有效地刺激肠道运动,肠内容物转运减慢,而结肠细菌消化食用纤维形成的挥发性脂肪酸和胆盐衍化的脱氧胆酸减少,它们刺激结肠的分泌、抑制水与电解质的吸收的作用降低,从而引起便秘。

排便习惯不良是便秘产生的重要原因。排便动作受意识控制,反复多次的抑制排便将可能导致胃肠通过时间延长、排便次数减少、直肠感觉减退。

长期便秘会产生顽固的精神心理异常,从而加重便秘。

二、临床表现

功能性便秘患者主要表现为排便次数减少(<3 次/周)、粪便干硬(指 Bristol 粪便性状量表的 1 型和 2 型粪便);由于粪便干结,患者可出现排便费力,也可以有排便时肛门直肠堵塞感、排便不尽感,甚至需要手法辅助排便等。粪便性状与全胃肠传输时间具有一定相关性,提示结肠传输时间延缓;在诸多的便秘症状中,排便次数减少、粪便干硬常提示为结肠传输延缓所致的便秘,如排便费力突出、排便时肛门直肠堵塞感、排便不尽感、需要手法辅助排便则提示排便障碍的可能性更大。

部分便秘患者有缺乏便意、定时排便、想排便而排不出(空排)、排便急迫感、每次排便量少、大便失禁等现象,这些症状更可能与肛门直肠功能异常有关。功能性便秘常见的伴随症状有腹胀及腹部不适、黏液便等。辛海威等在全国进行的多中心分层调查发现,15.1% 慢性便秘患者有肛门直肠疼痛,尚不清楚慢性便秘与肛门直肠疼痛的内在联系。

老年患者对便秘症状的感受和描述可能不准确,自行服用通便药或采用灌肠也会影响患者的症状。在老年人,功能性排便障碍症状更常见。需要注意的是,不少老年人,便秘症状并不明显,他们仍坚持使用泻剂或灌肠。

功能性便秘患者病程较长,患者便秘表现多为持续性,也可表现为间歇性或时轻时重,与情绪、生活习惯改变、出差或季节有关。对长期功能性便秘患者,如排便习惯和粪便性状发生改变,需警惕新近发生器质性疾病的可能性。

便秘通常不会对营养状况造成影响。功能性便秘患者在体格检查多无明显腹部体征,在部分患者可触及乙状结肠袢和盲肠袢,肠鸣音正常。出现肠型、肠蠕动波和肠鸣音改变需要与机械性和假性肠梗阻鉴别。肛门直肠指诊可触及直肠内多量干硬粪块,缩肛无力、力排时肛门括约肌不能松弛提示患者存在肛门直肠功能异常。

此外,慢性便秘患者常伴睡眠障碍、紧张沮丧情绪,或表现为焦虑、惊恐、抑郁、强迫等,伴有自主神经功能紊乱的症状。精神心理因素是引起或加重便秘的因素,使患者对便秘的感受、便秘对生活的影响放大,也影响治疗效果。

三、诊断原则及流程

(一)诊断标准

功能性便秘罗马Ⅲ诊断标准如下。

(1)必须包括下列 2 个或 2 个以上的症状:①至少有 25% 的排便感到费力。②至少 25% 的排便为块状便或硬便。③至少 25% 的排便有排便不尽感。④至少 25% 的排便有肛门直肠的阻塞感。⑤至少有 25％的排便需要人工方法辅助(如指抠、盆底支持)。⑥每周少于 3 次排便。

(2)如果不使用泻药,松散便很少见到。

(3)诊断肠易激综合征依据不充分。患者须在诊断前 6 个月出现症状,在最近的 3 个月满足诊断标准。

(二)鉴别诊断

需要鉴别的主要是继发性便秘,主要包括:①肠道疾病。结直肠肿瘤、肛管狭窄、直肠黏膜脱垂、Hirschsprung 病。②代谢或内分泌紊乱。糖尿病、甲状腺功能减退、高钙血症、垂体功能低下、卟啉病。③神经源性疾病。脑卒中、帕金森病、多发性硬化、脊髓病变、自主神经病及某些精神疾病。④系统性疾病。系统性硬化、皮肌炎、淀粉样变。⑤药物。麻醉剂、抗胆碱能药物、含阳离子类药物(铁剂、铝剂、含钙剂、钡剂)、阿片类制剂、神经节阻断药、长春碱类、抗惊厥药物、钙通道阻滞剂等。

(三)诊断流程

引起慢性便秘的原因很多,通过详细的病史采集、体格检查,结合适当的辅助检查,大多可以鉴别。诊断为功能性便秘者,如能区分其属于慢性传输性便秘或出口梗阻性便秘,对治疗有重要指导意义。

1.病史采集

询问患者病程及大便的频率、形状、便意、排便是否费力、有无不尽感、是否需要手法排便、用药史及盆腹腔手术史等,同时注意询问与便秘相关器质性疾病情况。

2.体格检查

注意患者全身状况,有无贫血;腹部检查有无包块或胃肠型;肛门视诊及指诊注意有无表皮脱落、皮赘、肛裂、脓肿、痔疮、直肠脱垂、肛门狭窄、直肠及肛管占位性病变、有无指套染血,指检时可让患者做排便动作,注意肛门外括约肌有无松弛或矛盾运动。还需进行神经系统相关检查,如会阴部感觉及肛门反射,如有异常注意有无神经系统病变;对男性患者,尚需注意前列腺及膀胱。

3.辅助检查

患者一般常规进行粪常规及隐血检查,对疑有器质性病变患者应进行相应检查。特别是有报警体征者,如年龄超过 40 岁、贫血、便血、隐血阳性、消瘦、腹块、明显腹痛、有肿瘤家族史等,应进行内镜和必要的实验室检查。

(1)腹部平片:对于疑似肠梗阻患者,需进行腹平片检查。

(2)钡剂灌肠:可以发现乙状结肠冗长、巨结肠、巨直肠、狭窄及占位病变。

(3)肠功能检查:包括结肠动力检查、结肠传输实验、肛管直肠测压、直肠气囊排出试验等,非临床诊断必需,但对于科学评估肠功能、便秘分类、药物评估、治疗方法选择及科学研究是必要的。

(4)排粪造影:可发现肛管直肠的功能及形态变化。

(5)肌电图:可以区分盆底随意肌群肌肉和神经功能异常,对出口梗阻型便秘的诊断具有重要意义。

四、治疗

由于各型便秘的发病机制不同,临床应综合患者对便秘的自我感受特点及相关检查结果,仔细分析并进行分型后采取相应的治疗措施,对于部分同时伴焦虑和抑郁的 FC 患者,应详细调查,判断精神因素和便秘的因果关系,必要时采取心理行为干预治疗。

(一)一般疗法

采取合理的饮食习惯,增加膳食纤维及水分的摄入量。另外,需保持健康心理状态,养成良好的排便习惯,同时进行适当有规律的运动及腹部按摩。

(二)药物治疗

经高纤维素饮食、训练排便习惯仍无效者或顽固性便秘者可考虑给予药物治疗。

1.泻剂

主要通过刺激肠道分泌、减少肠道吸收、提高肠腔内渗透压促进排便。容积性泻剂、刺激性泻剂及润滑性泻剂短时疗效理想,但长期服用不良反应大,停药后可加重便秘。渗透性泻剂不良反应相对较小,近年来,高效安全的新一代缓泻剂聚乙二醇(PEG)备受青睐,是一种长链高分子聚合物,口服后通过分子中氢键固定肠腔内水分子而增加粪便含水量,使粪便体积及重量增加,从而软化粪便,因肠道内缺乏降解 PEG 的酶,故其在肠道不被分解,相对分子量超过 3 000 则不被肠道吸收,还不影响脂溶性维生素吸收和电解质代谢,对慢传输型便秘和出口梗阻性便秘患者均有效。

2.促动力药物

西沙比利选择性促乙酰胆碱释放,从而加速胃肠蠕动,使粪便易排出,文献报道其治疗便秘的有效率为 $50\%\sim95\%$,但少数患者服药后可发生尖端扭转型室性心动过速伴 Q-T 间期延长,故已在多数国家中被撤出。莫沙比利、普芦卡必利为新型促动力药,是强效选择性 5-HT$_4$ 受体激动剂,通过兴奋胃肠道胆碱能中间神经元及肌间神经丛运动神经元的 5-HT$_4$ 受体,使神经末梢乙酰胆碱释放增加及肠肌神经对胆碱能刺激活性增高,从而促进胃肠运动,同时还增加肛管括约肌的正性促动力效应和促肛管自发性松弛。

3.微生态制剂

通过肠道繁殖并产生大量乳酸和醋酸而促进肠蠕动,有文献报道其近期疗有一定的疗效,但尚需进一步临床观察验证。

(三)清洁灌肠

对有粪便嵌塞或严重出口梗阻的患者需采用清洁灌肠帮助排便。一般采用甘油栓剂或开塞露灌肠。

(四)生物反馈疗法

该疗法借助声音和图像反馈刺激大脑,训练患者正确控制肛门外括约肌舒缩,从而阻止便秘发生。具有无痛苦、无创伤性、无药物不良反应的特点。生物反馈治疗 FC 的机制尚不十分明确。经过 12～24 个月随访观察后发现,便秘症状缓解率达 62.5%,出口梗阻性便秘有效率达 72.2%。生物反馈治疗不仅是一种物理治疗方法,且有一定的心理治疗作用,其症状的改善与心理状态水平相关联。目前,生物反馈疗法多用于出口梗阻性便秘患者的治疗。

(周静怡)

第十一节　酒精性肝病

一、概述

正常人 24 小时内体内可代谢酒精 120 g,而酒精性肝病(ALD)是由于长期大量饮酒,超过机体的代谢能力所导致的疾病。临床上分为轻症酒精性肝病(AML)、酒精性脂肪肝(AFL)、酒精性肝炎(AH)、酒精性肝纤维化(AF)和酒精性肝硬化(AC)不同阶段。严重酗酒时可诱发广泛肝细胞坏死甚至急性肝功能衰竭。因饮酒导致的 ALD 在西方国家已成为常见病、多发病,占中年人死因的第 4 位。我国由酒精所致肝损害的发病率也呈逐年上升趋势,酒精已成为继病毒性肝炎后导致肝损害的第二大病因,严重危害人民健康。

ALD 的发病机制较为复杂,目前尚不完全清楚。可能与酒精及其代谢产物对肝脏的毒性作用、氧化应激、内毒素、细胞因子(TNF-α、TGF-β 等)产生异常、免疫异常、蛋氨酸代谢异常、酒精代谢相关酶类基因多态性、细胞凋亡等多种因素有关。

二、诊断

(一)酒精性肝病临床诊断标准

(1)有长期饮酒史,一般超过 5 年,折合酒精量男性不低于 40 g/d,女性不低于 20 g/d,或 2 周内有大量饮酒史,折合酒精量超过 80 g/d。但应注意性别、遗传易感性等因素的影响。酒精量换算公式为:酒精量(g)=饮酒量(mL)×酒精含量(%)×0.8。

(2)临床症状为非特异性,可无症状,或有右上腹胀痛、食欲缺乏、乏力、体重减轻、黄疸等;随着病情加重,可有神经精神、蜘蛛痣、肝掌等症状和体征。

(3)血清天冬氨酸氨基转移酶(AST)、丙氨酸氨基转移酶(ALT)、γ-谷氨酰转肽酶(GGT)、总胆红素(TBIL)、凝血酶原时间(PT)和平均血细胞比容(MCV)等指标升高,禁酒后这些指标可明显下降,通常4周内基本恢复正常,AST/ALT>2,有助于诊断。

(4)肝脏 B 超或 CT 检查有典型表现。

(5)排除嗜肝病毒的感染、药物和中毒性肝损伤等。

符合第(1)、(2)、(3)项和第(5)项或第(1)、(2)、(4)项和第(5)项可诊断酒精性肝病;仅符合第(1)、(2)项和第(5)项可疑诊酒精性肝病。

(二)临床分型诊断

1.轻症酒精性肝病

肝脏生物化学、影像学和组织病理学检查基本正常或轻微异常。

2.酒精性脂肪肝

影像学诊断符合脂肪肝标准,血清 ALT、AST 可轻微异常。

3.酒精性肝炎

血清 ALT、AST 或 GGT 升高,可有血清 TBIL 增高。重症酒精性肝炎是指酒精性肝炎中,合并肝性脑病、肺炎、急性肾衰竭、上消化道出血,可伴有内毒素血症。

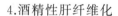

4.酒精性肝纤维化

症状及影像学无特殊。未做病理检查时,应结合饮酒史、血清纤维化标志物(透明质酸、Ⅲ型胶原、Ⅳ型胶原、层粘连蛋白)、GGT、AST/ALT、胆固醇、载脂蛋白-A1、TBIL、α_2巨球蛋白、铁蛋白、稳态模式胰岛素抵抗等改变,这些指标十分敏感,应联合检测。

5.酒精性肝硬化

有肝硬化的临床表现和血清生物化学指标的改变。

三、鉴别诊断

鉴别诊断见表4-3。

表 4-3　酒精性肝病的鉴别诊断

	病史	病毒学检查
非酒精性肝病	好发于肥胖、2型糖尿病患者	肝炎标志物阴性
病毒性肝炎	无长期饮酒史	肝炎标志物阳性
酒精性肝病	有长期饮酒史	肝炎标志物阴性

四、治疗

(一)治疗原则

治疗包括戒酒、改善营养、治疗肝损伤、防治并发存在的其他肝病、阻止或逆转肝纤维化的进展、促进肝再生、减少并发症、提高生活质量、终末期肝病进行肝移植等措施。

1.戒酒

戒酒是ALD治疗的最关键措施,戒酒或显著减少酒精摄入可显著改善所有阶段患者的组织学改变和生存率;Child A级的ALD患者戒酒后5年生存率可超过80%;Child B、C级患者在戒酒后也能使5年生存率从30%提高至60%,除戒酒以外尚无ALD特异性治疗方法。戒酒过程中应注意戒断综合征(包括酒精依赖者,神经精神症状的出现与戒酒有关,多呈急性发作过程,常有四肢抖动及出汗等症状,严重者有戒酒性抽搐或癫痫样痉挛发作)的发生。

2.营养支持

ALD患者同时也需良好的营养支持,因其通常并发热量、蛋白质缺乏性营养不良,而营养不良又可加剧酒精性肝损伤。因此,宜给予富含优质蛋白和B族维生素、高热量的低脂饮食,必要时适当补充支链氨基酸为主的复方氨基酸制剂。酒精性肝病的饮食治疗可参考表4-4。

表 4-4　ALD患者的饮食指导原则

1.蛋白质＝1.0～1.5/kg体重
2.总热量＝1.2～1.4(休息状态下的能量消耗最少)126 kJ/kg体重
3.50%～55%为糖类,最好是复合型糖类
4.30%～35%为脂肪,最好不饱和脂肪酸含量高并含有足量的必须脂肪酸
5.营养最好是肠内或口服(或)经小孔径喂食给予;部分肠道外营养为次要选择;全肠外营养为最后的选择
6.水、盐摄入以保持机体水、电解质平衡
7.多种维生素及矿物质

8.支链氨基酸的补充通常并不需要

9.许多患者能耐受标准的氨基酸补充

10.若患者不能耐受标准氨基酸补充仍可补充支链氨基酸

11.避免仅仅补充支链氨基酸,支链氨基酸并不能保持氮的平衡

12.有必要补充必需氨基酸,必需氨基酸指正常时可从前体合成而在肝硬化患者不能合成,包括胆碱、胱氨酸、氨基乙磺酸、酪氨酸

3.维生素及微量元素

慢性饮酒者可能因摄入不足、肠道吸收减少、肝内维生素代谢障碍、疾病后期肠道黏膜屏障衰竭等导致维生素(维生素 B_1、维生素 B_6、维生素 A、维生素 E、叶酸等)、微量元素(锌、硒)的严重缺乏。因此适量补充上述维生素和微量元素是必需的,尤其是补充维生素 B_1(目前,推荐应用脂溶性维生素 B_1 前体苯磷硫胺)和补锌在预防和治疗 ALD 非常重要。而维生素 E 是临床上使用较早的抗氧化剂,脂溶性的维生素 E 可以在细胞膜上积聚,结合并清除自由基,减轻肝细胞膜及线粒体膜的脂质过氧化。Sokol 等发现维生素 E 能明显减轻胆汁淤积时疏水性胆汁酸所引起的肝细胞膜脂质过氧化,从而减轻肝细胞损伤。

(二)药物治疗

1.非特异性抗感染治疗

(1)糖皮质激素:多项随机对照研究和荟萃分析,使用糖皮质激素治疗 ALD 仍有一些争议,对于严重急性肝炎(AH)患者,糖皮质激素是研究得最多也可能是最有效的药物。然而,接受激素治疗的患者病死率仍较高,特别在伴发肾衰竭的患者。激素是否能延缓肝硬化进展及改善长期生存率尚不明确。并发急性感染、胃肠道出血、胰腺炎、血糖难以控制的糖尿病者为应用皮质激素的禁忌证。

(2)己酮可可碱(PTX):PTX 是一种非选择性磷酸二酯酶抑制剂,具有拮抗炎性细胞因子的作用,可降低 TNF-α 基因下游许多效应细胞因子的表达。研究表明 PTX 可以显著改善重症 AH 患者的短期生存率,但在 PTX 成为 AH 的常规治疗方法之前,还需进行 PTX 与糖皮质激素联合治疗或用于对皮质激素有禁忌证的 AH 患者的临床试验。

2.保肝抗纤维化

(1)还原型谷胱甘肽:还原型谷胱甘肽由谷氨酸、半胱氨酸组成,具有广泛的抗氧化作用,可与酒精的代谢产物乙醛、氧自由基结合,使其失活,并加速自由基的排泄,抑制或减少肝细胞膜及线粒体膜过氧化脂质形成,保护肝细胞。此外,还可以通过 γ-谷氨酸循环,维护肝脏蛋白质合成。目前临床应用比较广泛。

(2)多烯磷脂酰胆碱(易善复):多烯磷脂酰胆碱是由大豆中提取的磷脂精制而成,其主要活性成分是 1,2-二亚油酰磷脂酰胆碱(DLPC)。DLPC 可将人体内源性磷脂替换,结合并进入膜成分中,增加膜流动性,同时还可以维持或促进不同器官及组织的许多膜功能,包括可调节膜结合酶系统的活性;能抑制细胞色素 $P_{450}2E_1$(CYP2E$_1$)的含量及活性,减少自由基;可增强过氧化氢酶活性、超氧化物歧化酶活性和谷胱甘肽还原酶活性。研究表明,多烯磷脂酰胆碱可提高 ALD 患者治疗的有效率,改善患者的症状和体征,并提高生存质量,但不能改善患者病理组织学,只能防止组织学恶化的趋势。常用多烯磷脂酰胆碱500 mg静脉给药。

（3）丙硫氧嘧啶（PTU）：多个长期疗效的观察研究提示 PTU 对重度 ALD 有一定效果，而对于轻、中度 ALD 无效。Rambaldi A 通过随机、多中心、双盲、安慰剂对照的临床研究，发现 PTU 与安慰剂相比，在降低病死率、减少并发症及改善肝脏组织学等方面没有显著差异。由于 PTU 能引起甲状腺功能减退，因此应用 PTU 治疗 ALD 要慎重选择。

（4）腺苷蛋氨酸：酒精通过改变肠道菌群，使肠道对内毒素的通透性增加，同时对内毒素清除能力下降，导致高内毒素血症，激活库弗细胞释放 TNF-α、TGF-β、白细胞介素-1、白细胞介素-6、白细胞介素-8 等炎症细胞因子，使具有保护作用的白细胞介素-10 水平下调。腺苷蛋氨酸能降低 TNF-α 水平，下调TGF-β的表达，抑制肝细胞凋亡和肝星状细胞的激活，提高细胞内腺苷蛋氨酸/S-腺苷半胱氨酸比值，并能够去除细胞内增加的 S-腺苷半胱氨酸，提高肝微粒体谷胱甘肽贮量从而阻止酒精性肝损发生，延缓肝纤维化的发生和发展的作用。

（5）硫普罗宁：含有巯基，能与自由基可逆性结合成二硫化合物，作为一种自由基清除剂在体内形成一个再循环的抗氧化系统，可有效清除氧自由基，提高机体的抗氧化能力，调节氧代谢平衡，修复乙醇引起的肝损害，对抗酒精性肝纤维化。临床试验显示，硫普罗宁在降酶、改善肝功能方面疗效显著，对抗酒精性肝纤维化有良好的作用。

（三）肝移植

晚期 ALD 是原位肝移植的最常见指征之一。Child C 级酒精性肝硬化患者的 1 年生存率为 50%～85%，而 Child B 级患者 1 年生存率为 75%～95%。因此，如果不存在其他提示病死率增高的情况如自发性细菌性腹膜炎、反复食管胃底静脉曲张出血或原发性肝细胞癌等，肝移植应限于 Child C 级肝硬化患者。虽然大多数移植中心需要患者在移植前有一定的戒酒期（一般为6个月），但移植后患者再饮酒的问题及其对预后的影响仍值得重视。目前，统计的移植后再饮酒的比例高达 35%。大多数移植中心为戒酒后 Child-Pugh 积分仍较高的患者提供肝移植治疗。多项研究显示，接受肝移植的酒精性肝硬化患者的生存率与其他病因引起的肝硬化患者相似，5 年和 10 年生存率介于胆汁淤积性肝病和病毒性肝病之间。移植后生活质量的改善也与其他移植指征相似。

（周静怡）

第十二节　非酒精性脂肪性肝病

非酒精性脂肪性肝病（NAFLD）是一种无过量饮酒和其他明确的肝损害因素所致，以肝实质细胞脂肪变性为特征的临床病理综合征。组织学上，NAFLD 分为非酒精性脂肪肝（NAFL）和非酒精性脂肪性肝炎（NASH）两种类型。NAFL 指存在大泡为主脂肪变，无肝细胞损伤，多为良性、非进展性。NASH 指肝脏脂肪变性，合并炎症和肝细胞损伤，伴或不伴纤维化，可进展为肝硬化、肝衰竭和肝癌。

一、流行病学

不同种族、不同年龄组男女均可发病。欧美等发达国家普通成人中 NAFLD 患病率高达 20%～40%，亚洲国家为 12%～30%。肥胖症患者 NAFLD 患病率为 60%～90%，NASH 为

20％～25％。2型糖尿病和高脂血症患者 NAFLD 患病率分别为28％～55％和27％～92％。近年来中国患病率不断上升,呈低龄化趋势,发达城区成人 NAFLD 患病率在15％左右。绝大多数 NAFLD 患者与代谢危险因素有关。

二、病因与发病机制

NAFLD 主要分为原发性和继发性两大类,通常所指的 NAFLD 是原发性的,与胰岛素抵抗和遗传易感性相关;而继发性 NAFLD 包括了由药物(胺碘酮、他莫西芬等的使用)、广泛小肠切除、内分泌疾病等病因所致的脂肪肝。此外,NAFLD 与一些少见的脂质代谢病和存在严重胰岛素抵抗的罕见综合征有关。

本病病因复杂。发病机制中,"二次打击"或"多重打击"学说已被广泛接受。初次打击主要指胰岛素抵抗引起的肝细胞内脂质,特别是甘油三酯异常沉积,引起线粒体形态异常和功能障碍。第二次打击主要为反应性氧化代谢产物增多,形成脂质过氧化产物,导致损伤肝细胞内磷脂膜氧化,溶酶体自噬异常,凋亡信号通路活化;内质网应激,炎症因子通路活化,促进脂肪变性。"多重打击"学说即遗传因素(家族聚集、种族等)、环境因素(胰岛素抵抗、肠道菌群紊乱、脂肪细胞因子失调、氧化应激等)共同导致 NAFLD 的发生和进展。

三、病理

推荐 NAFLD 的病理学诊断和临床疗效评估参照美国国立卫生研究院 NASH 临床研究网病理工作组指南,常规进行 NAFLD 活动度积分(NAS)和肝纤维化分期。

(一)NAS 评分

NAS(0～8分)评分如下。①肝细胞脂肪变:0分(<5％);1分(5％～33％);2分(34％～66％);3分(>66％)。②小叶内炎症(20倍镜计数坏死灶):0分,无;1分(<2个);2分(2～4个);3分(>4个)。③肝细胞气球样变:0分,无;1分,少见;2分,多见。NAS 为半定量评分系统,NAS<3分可排除 NASH,NAS>4分则可诊断 NASH,介于两者之间者为 NASH 可能。规定不伴有小叶内炎症、气球样变和纤维化,但肝脂肪变>33％者为 NAFL,脂肪变达不到此程度者仅称为肝细胞脂肪变。

(二)肝纤维化分期

肝纤维化分期(0～4期)如下。①0期:无纤维化;②1期:肝腺泡3区轻～中度窦周纤维化或仅有门脉周围纤维化;③2期:腺泡3区窦周纤维化合并门脉周围纤维化;④3期:桥接纤维化;⑤4期:高度可疑或确诊肝硬化,包括 NASH 合并肝硬化、脂肪性肝硬化及隐源性肝硬化(因为肝脂肪变和炎症随着肝纤维化进展而减轻)。

四、临床表现

非酒精性脂肪性肝病起病隐匿,发病缓慢,常无症状。少数患者可有乏力、肝区隐痛或上腹胀痛等非特异症状。严重脂肪性肝炎可出现黄疸、食欲减退、恶心、呕吐等症状。部分患者可有肝大。失代偿期的肝硬化患者临床表现与其他原因所致的肝硬化相似。

查体可见30％～100％的患者存在肥胖,50％患者有肝大,表面光滑,边缘圆钝,质地正常,无明显压痛。进展至肝硬化时,患者可出现黄疸、水肿、肝掌、蜘蛛痣等慢性肝病体征及门脉高压体征。

五、实验室检查

血清转氨酶（ALT/AST）上升 2～5 倍常见于 NASH 患者，但不是反映 NAFLD 严重程度。30％NAFLD 患者碱性磷酸酶（ALP）、γ-谷氨酰转肽酶（GGT）可升高 2～3 倍。肝硬化和肝衰竭时，可出现血清蛋白和凝血酶原时间异常，常早于血清胆红素的升高。30％～50％的 NASH 患者存在血糖增高或糖耐量异常。20％～80％的患者存在高脂血症。近年来，细胞角蛋白片段作为诊断 NASH 的新型标志物被广泛研究。

六、辅助检查

（一）超声检查

当肝脂肪沉积超过 30％时，可检出脂肪肝，肝脂肪含量达 50％时，超声诊断敏感性可达90％。弥漫性脂肪肝表现为肝脏近场回声弥漫性增强，强于肾脏回声，远场回声逐渐衰减，肝内管道结构显示不清。

（二）CT 检查

弥漫性脂肪肝表现为肝的密度（CT 值）普遍降低，严重脂肪肝 CT 值可变为负值。增强后肝内血管显示非常清楚，其形态走向均无异常。0.7＜肝/脾 CT 比值≤1.0 为轻度；肝/脾比值0.5＜CT比值≤0.7 为中度；肝/脾 CT 比值≤0.5 者为重度脂肪肝。CT 诊断脂肪肝的特异性优于 B 超。

（三）MRI 检查

MRI 检查主要用于鉴别超声与 CT 上难以区分的局灶性脂肪肝、弥漫性脂肪肝伴正常肝岛与肝脏肿瘤。MRI 波谱分析、二维磁共振成像是目前无创性诊断研究的热点。

（四）肝活组织检查

肝活组织检查指征：①经常规检查和诊断性治疗仍未能确诊的患者；②存在脂肪性肝炎和进展期肝纤维化风险，但临床或影像学缺乏肝硬化证据者；③鉴别局灶性脂肪性肝病与肝肿瘤、某些少见疾病如血色病、胆固醇酯贮积病和糖原贮积病；④血清铁蛋白和铁饱和度持续增高者推荐进行肝活检，尤其是存在血色沉着病 C282Y 基因纯合子或杂合子突变的患者。

七、诊断

明确 NAFLD 的诊断必须符合以下 3 项条件：①无饮酒史或饮酒折合乙醇量每周＜140 g（女性每周＜70 g）；②除外病毒性肝炎、药物性肝病、Wilson 病、全胃肠外营养、自身免疫性肝病等可导致脂肪肝的特定疾病；③肝脏组织学表现符合脂肪性肝病的病理学诊断标准。

鉴于肝组织学诊断有时难以获得，NAFLD 工作组定义为：①肝脏影像学表现符合弥漫性脂肪肝的诊断标准并无其他原因可供解释；和/或②有代谢综合征相关组分如肥胖、2 型糖尿病、高脂血症的患者出现不明原因 ALT/AST/GGT 持续增高半年以上，减肥或改善胰岛素抵抗后，异常酶谱和影像学脂肪肝改善甚至恢复正常者可明确 NAFLD 的诊断。

八、鉴别诊断

（一）酒精性肝病

酒精性肝病和 NAFLD 在组织学特征、临床特点和实验室检查存在一定的重叠。故而应重视病史、体检信息的采集。NAFLD 常为肥胖和/或糖尿病,高血脂患者,AST/ALT 比值<1,而酒精性肝病则一般病情较重,血清胆红素水平较高,AST/ALT 比值>2;酒精性肝病常见组织学表现如 Mallory 小体、胆管增生、巨大线粒体等在 NAFLD 中常不明显;酒精性肝病一般发生于每天摄入乙醇量超过 40 g(女性 20 g)的长期酗酒者,无饮酒史或每周摄入乙醇量<140 g 基本可以排除酒精性肝病。但是每周摄入乙醇介于少量(男性每周<140 g,女性每周<70 g)和过量(男性每周>280 g,女性每周>140 g)之间的患者,其血清酶学异常和脂肪肝原因常难以界定,需考虑酒精滥用和代谢因素共存可能。

(二)NASH

NASH 需与慢性病毒性肝炎(特别是丙型肝炎)、自身免疫性肝炎、早期 Wilson 病等可导致脂肪肝的肝病相鉴别。NASH 肝细胞损害、炎症和纤维化主要位于肝小叶内,且病变以肝腺泡 3 区为重;其他疾病的肝组织学改变主要位于门脉周围等特征,病史资料、肝炎病毒标志、自身抗体和铜蓝蛋白等检测有助于相关疾病的明确诊断。NASH 如存在血清铁及铁饱和持续性增高,需与血色病相鉴别。

(三)其他原因导致的脂肪肝

还需除外药物、全胃肠外营养、炎症性肠病、甲状腺功能减退、皮质醇增多症、β 脂蛋白缺乏血症及一些与胰岛素抵抗有关的综合征导致脂肪肝的特殊情况。

九、治疗

治疗的首要目标是改善胰岛素抵抗,防治代谢综合征和终末期靶器官病变;次要目标是减少肝脏脂肪沉积,避免"多重打击"导致 NASH 和肝功能失代偿。治疗包括病因治疗、饮食控制、运动疗法和药物治疗。

(一)病因治疗

针对原发病和危险因素予以治疗,如减肥、合理控制血糖和血脂、纠正营养失衡等。

(二)控制饮食和适量运动

控制饮食和适量运动是治疗关键。建议低热量低脂平衡饮食,肥胖成人每天热量摄入需减少 119.45~4 185.85 kJ(500~1 000 kcal)。中等量有氧运动(每周至少 150 分钟)。体重至少下降 3%~5%才能改善肝脂肪变,达到 10%可改善肝脏炎症坏死程度。

(三)药物治疗

(1)改善胰岛素抵抗,纠正糖脂代谢紊乱:噻唑烷二酮类,可改善胰岛素抵抗,可用来治疗肝活检证实 NASH 的脂肪性肝炎。二甲双胍并不能改善 NAFLD 患者肝组织学损害,不推荐用于 NASH 的治疗。

如无明显肝功能异常、失代偿期肝硬化,NAFLD 患者可安全使用血管紧张素 II 受体阻断药降血压,他汀类、依折麦布调脂治疗。Omega-3 可作为 NAFLD 患者高甘油三酯一线治疗药物。

(2)抗氧化剂:维生素 E 800 U/d 可作为无糖尿病的 NASH 成人的一线治疗药物。但尚未推荐用于合并糖尿病和肝硬化的 HASH 患者。

(3)护肝抗炎药:无足够证据推荐 NAFLD/NASH 患者常规使用护肝药物。可以根据疾病的活动度、病期、药物的效能选择以下药物:如必需磷脂、还原型谷胱甘肽、水飞蓟宾。

(4)中医药治疗:常用中药有丹参、泽泻、决明子、山楂、柴胡等。

(四)外科手术

(1)BMI>40 kg/m²,或>35 kg/m²伴有并发症如难以控制的 2 型糖尿病可以考虑减肥手术。

(2)肝衰竭晚期 NASH 患者推荐进行肝移植。然而部分患者肝移植后容易复发,并迅速进展至 NASH 和肝硬化,可能与遗传及术后持续性高脂血症、糖尿病和皮质激素治疗等有关。BMI>40 kg/m²不宜做肝移植。

（周静怡）

第五章

内分泌科疾病

第一节 糖 尿 病

糖尿病是由遗传、环境、免疫等因素引起的,以慢性高血糖及其并发症为特征的代谢性疾病。糖尿病的基本病理生理为相对或绝对胰岛素不足所引起的代谢紊乱,涉及糖、蛋白质、脂肪、水及电解质等多种代谢。最典型的表现为"三多一少"综合征,即多饮、多尿、多食和体重减轻(或相对减轻)。尽管各种类型糖尿病出现上述四种主要表现的时间和顺序可能不同,但在各种糖尿病的自然进程中迟早会出现。

根据国际糖尿病联盟统计,目前糖尿病患者已达 2.85 亿,估计到 2030 年全球将近有近 5 亿人患糖尿病。世界上糖尿病人数占前三位的国家依次为印度、中国和美国。2007 至 2008 年,在中华医学会糖尿病学会组织下,全国 14 个省市进行了糖尿病流行病学调查,估计我国 20 岁以上的成年人糖尿病患病率为 9.7%,中国糖尿病人总数达 9 240 万;在我国患病人群中,以 2 型糖尿病为主,2 型糖尿病占 90% 以上,1 型糖尿病约占 5%,其他类型糖尿病仅占 0.7%,城市妊娠糖尿病的患病率接近 5%。我国可能已成为世界上糖尿病患病人数最多的国家。糖尿病病死率已居肿瘤、心血管病之后的第三位,是工业发达国家中仅次于癌症、艾滋病和心血管疾病之后需优先考虑的疾病。

糖尿病属于中医学的"消渴"范畴。

一、病因病机

(一)中医

早在《黄帝内经》中就已提出禀赋不足、五脏虚弱,精神刺激、情志失调,过食肥甘、形体肥胖与糖尿病的发生有着密切的关系。此后历代医家在此基础上不断补充发展,使糖尿病的病因病机理论争鸣发展,内容逐渐充实。

1.病因

(1)素体阴虚,五脏虚弱:或由于先天禀赋不足,五脏虚弱;或由于后天阴津化生不足所引起。其中,古代医家更加强调肾脾两脏亏虚在糖尿病发病中的重要性。

(2)饮食不节,形体肥胖:长期过食肥甘,形体肥胖,醇酒厚味,损伤脾胃,脾胃运化失司,积热内蕴,消谷耗液,损耗阴津,易发生糖尿病。

（3）精神刺激，情志失调：长期过度的精神刺激，情志不舒，或郁怒伤肝，肝失疏泄，气郁化火，上灼肺胃阴津，下灼肾液；或思虑过度，心气郁结，郁而化火，心火亢盛，耗损心脾精血，灼伤胃肾阴液，均可导致糖尿病的发生。

（4）外感六淫，毒邪侵害：外感六淫，燥火风热毒邪内侵，旁及脏腑，燥热伤津，亦可发生糖尿病。

（5）久服丹药，化燥伤津：在中国古代，自隋唐以后，常有人为了壮阳纵欲或延年益寿而嗜服矿石类药物炼制的丹药，使燥热内生，阴津耗损而发生糖尿病。

（6）长期饮酒，房劳不节：长期嗜酒，损伤脾胃，积热内蕴，化火伤津；劳伤过度，肾精亏耗，虚火内生，灼伤阴津，均可发生糖尿病。

2.病机

（1）病变早期为阴津亏耗，燥热偏盛：糖尿病早期的基本病机为阴津亏耗，燥热偏盛，阴虚为本，燥热为标。燥热愈甚阴津愈虚，阴津愈虚燥热愈盛，两者相互影响，互为因果。其病变部位虽与五脏有关，但主要在肺、脾（胃）、肾三脏，且三脏之间常相互影响。如肺燥津伤，津液失于敷布，则脾不得濡养，肾精不得资助；脾胃燥热偏盛，上可灼伤肺津，下可损耗肾阴；肾精不足则阴虚火旺，亦可上灼肺胃；终至肺燥、胃热、脾虚、肾亏同时存在，而多饮、多食、多尿三多症状常可相互并见。

（2）病变中期为病程迁延，气阴两伤，脉络瘀阻：若糖尿病早期得不到及时恰当的治疗，则病程迁延，燥热伤阴耗气而致气阴两虚，同时脏腑功能失调，津液代谢障碍，气血运行受阻，痰浊瘀血内生，全身脉络瘀阻，相应的脏腑器官失去气血的濡养而变生诸多并发症。其气虚的形成可因阴损耗气；或因燥热耗气；或因先天不足，后天失养；或因过度安逸，体力活动减少，致气虚体胖。其痰浊的形成，可因饮食不节，过食肥甘厚味，损伤脾胃；或因忧思、劳倦伤脾，以致脾气虚弱，健运失司，水湿内停，积聚化痰；或因肺气不足，宣降失司，水津不得通调输布，津液留聚而生痰；或因肾虚不能化气行水，水湿内停而为痰；或因肝气郁结，气郁湿滞而生痰。其血瘀的形成可因热灼津亏而致血瘀；或因气滞而致血瘀；或因气虚而致血瘀；或因阳虚寒凝而致血瘀；或因痰浊阻络而致血瘀。

气阴两虚，痰浊瘀血痹阻脉络是消渴病发生多种并发症的主要病机。若气阴两伤，心脉痹阻则出现胸痹、心悸等心系并发症；若肝肾阴虚，肝阳上亢，痰闭清窍，脑脉瘀阻则出现中风、眩晕、健忘、痴呆等脑系并发症；若肝肾阴亏，脾肾两虚，肾络瘀阻则出现尿浊、腰痛、水肿、阳痿、遗精、癃闭等肾系并发症；若肝肾亏虚，精血不能上承于目，目络瘀阻，则视物模糊，甚则目盲失明；若肝肾阴虚，痰浊瘀血痹阻四肢脉络，则肢体麻木疼痛或肢端坏疽；肾开窍于耳，肾主骨，齿为骨之余，肝肾精血亏虚则耳鸣耳聋，齿落；若疮毒内陷，邪热攻心，扰乱神明，则神昏谵语；若肺肾气阴两虚，易感受外邪，出现感冒、肺热咳嗽，或并发肺痨；肝胆气郁，湿浊瘀血阻滞则出现胁痛、黄疸；若肝肾阴虚，湿热下注膀胱则出现尿频急痛，小腹坠胀；若脾气虚弱，胃失和降则出现泄泻、呕吐、痞满、呃逆等诸证；若胃热炽盛，心脾积热则牙龈脓肿，口舌生疮；若皮肤络脉瘀阻，皮肤失去气血濡养，或兼感受风湿毒邪，则出现皮肤瘙痒、疖肿、痈疽疔疮、皮癣、水疱、紫癜、溃疡等多种皮肤病变。

（3）病变后期为阴损及阳，阴阳俱虚：人之阴阳互根，互相依存。消渴病之本于阴虚，若病程迁延日久，阴损及阳，或因治疗失当，过用苦寒伤阳之品，终致阴阳俱虚。若脾阳亏虚，肾阳衰败，水湿潴留，浊毒内停，壅塞三焦则出现全身水肿、四肢厥冷、纳呆、呕吐、恶心、面色苍白、尿少尿闭等症;若心肾阳衰,阳不化阴,水湿浊邪上凌心肺则出现胸闷心悸、水肿喘促、不能平卧,甚则突然出现心阳欲脱、气急倚息、大汗淋漓、四肢厥逆、脉微欲绝等危候;若肝肾阴竭,五脏之气衰微,虚阳外脱,则出现猝然昏仆、神志昏迷、目合口张、鼻鼾息微、手撒肢冷、二便自遗等阴阳离决之象。临床资料表明消渴病晚期大多因并发消渴病心病、消渴病脑病、消渴病肾病而死亡。

另有少数消渴病患者起病急骤,病情严重。迅速导致阴津极度损耗,阴不敛阳,虚阳浮越而出现面赤烦躁、头痛呕吐、皮肤干燥、目眶下陷、唇舌干红、呼吸深长、有烂苹果样气味,若不及时抢救,则真阴耗竭,阴绝阳亡,昏迷死亡。

(二)西医

1.1型糖尿病的病因与发病机制

西医认为1型糖尿病的发病原因主要由于遗传与环境因素中的病毒感染、化学物质所致的胰岛β细胞自身免疫性炎症,导致β细胞破坏、功能损害、胰岛素分泌缺乏所致。

(1)病因:1型糖尿病存在着明显的家族聚集现象,在美国,1型糖尿病在普通人群中的患病率为1/300,而1型糖尿病的一级亲属中1型糖尿病的患病率为1/20。对遗传背景具有完全相同特征的同卵双胞胎中的1型糖尿病发病情况的调查情况显示,同卵双生儿之一患1型糖尿病,另一个发生1型糖尿病的总危险性为20%~50%。决定1型糖尿病易感性的最重要遗传因素是主要组织相容性复合物基因区,也被称为人类白细胞抗原基因区。该区域的基因变异可以解释50%的1型糖尿病的家族聚集性。在对人类白细胞抗原基因的氨基酸编码与1型糖尿病发生危险性相关的研究中发现,位于DQB链第57位的天冬氨酸具有保护性,而位于DQA链第52位的精氨酸与糖尿病危险性增加相关。另外一个与1型糖尿病危险性明显相关的位点是胰岛素基因所在的染色体区域,该区域的DNA变异可以解释约10%的1型糖尿病家族聚集性。

遗传背景完全相同的同卵双胞胎之间1型糖尿病患病一致率小于50%,说明环境因素在1型糖尿病的病因中起重要作用。目前主要有两种假说解释1型糖尿病发病的环境因素。第一种假说认为病毒等环境因素是触发自身免疫而导致1型糖尿病的原因。至今只有先天性风疹综合征与1型糖尿病的发生具有肯定的关系。第二个假说是基于"卫生学假说"的基础上,这一假说认为环境因素也可以抑制自身免疫过程的发展。简单来说,对于小婴儿来说,我们周围的环境可能太干净,缺乏抑制自身免疫的物质,因此导致了免疫调节的缺陷,从而导致了"Th$_1$"疾病(如1型糖尿病)发病率不断上升。

年龄和性别是与1型糖尿病发病相关的重要因素。1型糖尿病发生的高峰年龄为11~14岁,这个年龄阶段是青春期启动和身体的加速生长期,大约70%的典型1型糖尿病在30岁之前发生。多个研究显示女性患者1型糖尿病的高峰年龄较男性提前。

(2)发病机制:目前对1型糖尿病发病机制的认识是,与1型糖尿病相关的人类白细胞抗原Ⅱ与启动1型糖尿病自身免疫过程的短肽特异性结合。这种结合物被CD4$^+$T细胞表面的T细胞受体识别后,激活对β细胞具有杀伤性的T细胞和针对抗原产生抗体的B细胞。由抗原提呈细胞或T细胞释放出来的细胞因子在这个过程中起到调控作用。在这些细胞因子中,干扰素γ和白细胞介素-2促进细胞免疫反应(Th$_1$反应),而其他的细胞因子如白细胞介素4和白细胞介素-10促进细胞免疫反应(Th$_2$反应)。细胞毒性T细胞表面Fas配体的表达同样也是进展为显性糖尿病的标志。在发生胰岛炎时对胰岛进行的检查结果提示发生了Fas介导的细胞凋亡,有可能是另一种β细胞功能损伤的机制。

2.2 型糖尿病的病因与发病机制

2 型糖尿病是以遗传、宫内发育不良等为先天病因,在持续性能量正平衡的环境因素作用下,维持葡萄糖稳态的关键模块,通过包括糖毒性、脂毒性、高胰岛素血症、氧化应激、内质网应激、慢性炎症、交感神经长期过度兴奋等机制而调控失效,最终导致胰岛素抵抗和分泌不足。胰岛素抵抗主要涉及中枢神经系统、肝脏、肌肉和脂肪组织等。以上机制相互作用,超越机体维持葡萄糖稳态的适应极限,最终导致 2 型糖尿病的发病。其中先天因素(遗传、宫内发育不良等)和后天因素(年龄等)共同决定机体自身的缓冲和适应极限,而 2 型糖尿病是具有特定遗传背景下对能量持续超载适应失败的结果。

3.特殊类型糖尿病

特殊类型糖尿病共有 8 类,其中有关单基因突变所致的糖尿病正处于热切关注和发展之中。已知由单基因突变引起的糖尿病有胰岛素基因突变、胰岛素受体基因突变、葡萄糖转运蛋白基因突变、葡萄糖激酶基因突变及线粒体基因突变等。

二、临床表现

(一)症状

(1)不同类型的糖尿病有不同的临床表现,然而糖尿病最典型的症状为"三多一少",即多饮、多食、多尿和体重减轻。不同类型的糖尿病出现这四种主要表现的时间及顺序可能不同,但这些临床表现在各种类型糖尿病的自然病程中均可能出现。

(2)其他临床症状随着糖尿病的进一步发展,由于慢性并发症的出现而可以表现为各种不同的临床症状。如疲乏无力,性欲减退,月经失调,麻木,腰腿疼痛(针刺样、烧灼样或闪电样疼痛),皮肤蚁走感,皮肤干燥,瘙痒,阳痿,便秘,顽固性腹泻,心悸,直立性低血压,出汗,视物模糊,黑矇,多发及难治性疖肿,足部破溃等。

(二)体征

(1)糖尿病的早期,绝大多数患者无明显体征;多尿明显而饮水不足情况下,患者可能出现脱水征。

(2)久病患者可能因为营养障碍、继发性感染,以及心血管、肾脏、眼部、神经系统、皮肤、关节肌肉等并发症而出现各种相应的体征。

(3)少数患者可出现皮肤黄色瘤、皮肤胡萝卜素沉着症。

(三)常见并发症

(1)常见的急性并发症有糖尿病酮症酸中毒、糖尿病非酮症性高渗综合征、糖尿病性乳酸中毒、低血糖症等。

(2)常见的慢性并发症有糖尿病性心脏病、糖尿病性高血压、糖尿病性脑血管病变、糖尿病性下肢动脉硬化闭塞症、糖尿病性神经病变、糖尿病肾病、糖尿病足等。

三、实验室检查

(一)血糖测定

血糖测定包括空腹血糖及餐后 2 小时血糖测定。新发现或没有系统治疗的糖尿病患者多有空腹及餐后血糖升高。

（二）葡萄糖耐量测定

对无症状的早期糖尿病患者或亚临床型糖尿病患者，虽空腹正常，仍需进一步做口服葡萄糖耐量试验以明确诊断。但对于已经明确诊断的糖尿病患者则不需作为常规检查项目。

（三）尿糖测定

尿糖受肾糖阈高低不同的影响，有些糖尿病患者即使血糖较高也并不一定会出现尿糖。

（四）尿酮体测定

尿酮体测定对酮症酸中毒患者极为重要。正常人尿酮体阴性。

（五）尿微量清蛋白测定

尿微量清蛋白主要用于糖尿病肾病早期的诊断。

（六）糖化血红蛋白测定

糖化血红蛋白可以反映出测定前 2～3 个月平均血糖水平，主要用于评价糖尿病的控制程度。

（七）糖化血清蛋白测定

糖化血清蛋白反映 20 天（清蛋白半衰期）的血糖水平。

（八）血浆胰岛素测定

血浆胰岛素主要用于糖尿病的诊断及分型。1 型糖尿病患者在葡萄糖负荷后血糖上升很高，而胰岛素的分泌很少；2 型糖尿病患者在葡萄糖负荷后，胰岛素的分泌曲线呈不同程度地提高，但与血糖的升高不成比例。对于测定前需要进行胰岛素治疗的患者应注意测定结果的评价方法。

（九）血清 C 肽测定

血清 C 肽测定可以反映胰岛 β 细胞生成和分泌胰岛素的能力，特别是糖尿病患者在接受胰岛素治疗时更能精确地判断 β 细胞分泌胰岛素的能力。因为胰岛 β 细胞的胰岛素原可被相应的酶水解成等克分子的胰岛素和 C 肽，而外源性的胰岛素并不含有 C 肽。因此，与血浆胰岛素检查相比较，C 肽有更准确地反映胰岛 β 细胞生成和分泌胰岛素的能力。

（十）血脂测定

血脂是人体所必需的，但高血脂时易发生动脉硬化，有些患者为了使血糖降低，食用较多的脂肪食物，危害性较大。主要表现为高脂血症和高脂蛋白血症，尤以肥胖的患者为多。生化分析可以发现高胆固醇血症、高甘油三酯血症及高密度脂蛋白降低、低密度脂蛋白升高。

（十一）血清酮体测定

糖尿病患者并发酮症或酮症酸中毒时出现血清酮体升高。

（十二）血液流变学测定

血液流变学可作为糖尿病诊断、治疗、疗效观察的指标之一。糖尿病患者可以出现全血黏度增高（包括高切黏度及低切黏度）、血浆及血清黏度增加、红细胞电泳时间延长、血小板黏附性增强及聚集性升高。

（十三）血小板功能测定

血小板功能异常与糖尿病慢性并发症有一定的关系。糖尿病患者血小板功能检查可能表现为血小板黏附功能增强、血小板聚集功能亢进、血小板释放反应异常、血小板促凝活性增高、血小板膜糖蛋白异常。

(十四)血乳酸测定

糖尿病乳酸中毒、糖尿病非酮症性高渗综合征、糖尿病酮症酸中毒是糖尿病患者有可能发生的三种急性并发症。10％～15％糖尿病酮症酸中毒和糖尿病非酮症性高渗综合征都同时有糖尿病乳酸中毒;老年及重症糖尿病患者,特别是肝肾功能不全,加之苯乙双胍及二甲双胍使用过多,可使血中乳酸增加。

四、诊断与鉴别诊断

(一)诊断

我国目前采用的 WHO 糖尿病诊断标准见表 5-1。

表 5-1　糖尿病诊断标准

诊断标准	静脉血浆葡萄糖水平(mmol/L)
(1)糖尿病症状(高血糖所导致的多饮、多食、多尿、体重下降、皮肤瘙痒、视力模糊等急性代谢紊乱表现)加随机血糖	≥11.1
(2)空腹血糖(FPG)	≥7.0
(3)葡萄糖负荷后 2 小时血糖	≥11.1
无糖尿病症状者。需改天重复检查	

注:空腹状态指至少 8 小时没有进食热量;随机血糖指不考虑上次用餐的时间,一天中任意时间的血糖,不能用来诊断空腹血糖受损或糖耐量减低。

在新的分类标准中,糖尿病和糖耐量减低及空腹葡萄糖受损属高血糖状态,与之相应的为葡萄糖调节的正常血糖状态。糖耐量减低的诊断标准为口服葡萄糖耐量试验时 2 小时血糖≥7.8 mmol/L,但＜11.1 mmol/L。空腹血糖受损的诊断标准为空腹血糖≥6.1 mmol/L,但＜7.0 mmol/L。

(二)鉴别诊断

1.肾性糖尿

先天遗传或肾盂肾炎等疾病使肾小管重吸收功能减退,其血糖及口服葡萄糖耐量试验正常。

2.急性应激状态

拮抗胰岛素的激素分泌增加,可使糖耐量降低,出现一过性血糖升高、尿糖阳性,应激过后可恢复正常。

3.食后糖尿

非葡萄糖的糖尿如果糖、乳糖、半乳糖也可以与班氏试剂中的硫酸铜结合呈阳性反应,但用葡萄糖氧化酶试剂可以鉴别。

4.胃空肠吻合术后

因碳水化合物在肠道吸收快,可引起进食后 0.5～1 小时血糖升高,出现糖尿,但空腹血糖和餐后 2 小时血糖正常。

5.弥漫性肝病患者

葡萄糖转化为肝糖原功能减弱,肝糖原储存减少,进食后 0.5～1 小时血糖可高于正常,出现糖尿。

6.胰源性糖尿病

由胰腺疾病引起的如胰腺炎、胰腺结石、胰腺肿瘤、胰腺切除术胰腺组织被广泛切除等均可导致胰源性糖尿病。

7.内分泌性糖尿病

由内分泌疾病引起拮抗胰岛素的各种激素增多,使胰岛素相对不足而导致继发性糖尿病,如肢端肥大症、甲状腺功能亢进、皮质醇增多症等。

8.血液真性红细胞增多性糖尿病

由于血液中红细胞成分增多,血液黏稠度增高,影响胰岛素的循环,不能使胰岛素充分发挥作用,致糖耐力减低,出现糖尿病。

9.医源性糖尿病

因长期服用肾上腺皮质激素所致。另外,女性避孕药、女性激素,以及噻嗪类利尿药、阿司匹林、吲哚美辛、三环类抗抑郁药等可抑制胰岛素释放或对抗胰岛素的作用,致使糖耐量减低,糖代谢紊乱。

五、治疗

糖尿病由于其发病机制的复杂性,且有种类繁多的不同脏器的各种慢性并发症和急性并发症,因此临床表现复杂多样,病机各不相同。所以在治疗时应根据不同患者的具体病情,确定不同的治疗原则。采用中西医结合治疗可以有效地延缓糖尿病及其并发症的发生发展。

(一)中医辨证治疗

糖尿病中医药治疗的基本原则是"辨证论治"。希望用一方或一法来统治所有的糖尿病的想法是不现实的,也是不科学的。因为糖尿病患者受发病年龄的不同、发病类型的不同、发病诱因的不同、患者本身体质的差异、患者所处的地域不同、或处于不同的发病阶段、急性和慢性并发症的有无、慢性并发症轻重不同以及机体反应性不同等诸多因素的影响,所表现的症状复杂多变,各不相同。治疗既要继承前人的经验,同时亦应有所发展。

糖尿病的治疗,应该标本兼治。其本在气虚、阴虚,其标在燥热、瘀血、痰浊、肝郁、湿热、痰湿。其虚又有不同脏腑之分,其实又可兼见出现,故临床所见证型复杂多样。

1.燥热内盛

(1)证候特点:以口渴多饮,大便干燥为主证,兼见口干舌燥,多食,心烦,小便灼热或黄赤,手足心热,舌质红,苔黄燥,脉洪数。

(2)治法:清燥泄热,养阴生津。

(3)推荐方剂:增液承气汤加减。

(4)基本处方:大黄 5 g,生地黄 15 g,沙参 12 g,枳实 6 g,玄参 12 g,麦门冬 10 g,天花粉 12 g。每天 1 剂,水煎服。

(5)加减法:若燥热偏盛,大便干燥难解,甚或便秘,加芒硝 3~10 g(冲服)、番泻叶 10 g 以助大黄、枳实清燥泄热之功;若燥热内盛,气逆不降,出现咳嗽、声音嘶哑者,加栀子 10 g、菊花 12 g 以清热宣肺;如果在糖尿病的中后期,有的患者出现间断性大便干燥,或表现为便秘与腹泻交替出现,且伴有心烦、口干等,治疗则以养阴增液,益气活血为法,药选黄芪 20 g、玄参 12 g、麦门冬 10 g、熟地黄 15 g、川芎 12 g、桃仁 10 g、当归 10 g 等。

2.脾虚湿滞

(1)证候特点:以脘腹痞闷,舌苔厚腻为特点,兼见恶心、呕吐、四肢困倦、不思饮食、头昏、舌淡胖、舌苔厚腻、脉濡弱。

(2)治法:健脾益气,化湿运脾。

(3)推荐方剂:藿朴夏苓汤加减。

(4)基本处方:藿香 10 g,厚朴 10 g,法半夏 15 g,薏苡仁 15 g,苍术 10 g,茯苓 15 g,柴胡 6 g,香附 6 g,生甘草 3 g。每天 1 剂,水煎服。

(5)加减法:若脾气亏虚甚者加党参 15 g、白术 12 g 以助脾气;若胃纳欠佳,不欲食,脘腹胀满可加山楂 15 g、麦芽 15 g、神曲 15 g 以健脾开胃;如果湿滞偏盛而且舌苔厚腻而腐者,可加草豆蔻仁 10 g、白蔻仁 10 g(后下)、草果 10 g、砂仁 6 g(后下)以加强燥湿祛滞之功。

3.肝郁气滞

(1)证候特点:以胸胁苦满,胸闷太息为主证,可兼见胁肋刺痛,口苦咽干,急躁易怒,女性可见乳房胀痛,月经不调,舌淡红,苔薄白,脉弦。

(2)治法:疏肝理气,调理肝脾。

(3)推荐方剂:四逆散加减。

(4)基本处方:柴胡 18 g,枳壳 15 g,白芍 12 g,枳实 10 g,赤芍 10 g,川芎 10 g,茯苓 15 g,白术 10 g,生甘草 3 g。每天 1 剂,水煎服。

(5)加减法:若肝郁化火,表现为目赤肿痛,急躁易怒者,加牡丹皮 12 g、栀子 12 g 以泻肝火;若大便干结者加生大黄 6 g 以通腑泻下;头晕目眩、头痛失眠者加天麻 10 g、钩藤 20 g、刺蒺藜 15 g 以平肝潜阳。

4.水湿停聚

(1)证候特点:以水肿为主要特点,可见小便不利,头身困倦,头重如裹,纳呆不欲食,舌淡胖,苔白厚腻,脉弦滑或濡。

(2)治法:利水化湿,健脾泻浊。

(3)推荐方剂:五苓散加减。

(4)基本处方:茯苓 20 g,猪苓 15 g,泽泻 10 g,白术 10 g,桂枝 6 g,白茅根 15 g,车前草 20 g,玉米须 15 g,益母草 20 g。每天 1 剂,水煎服。

(5)加减法:水湿停滞由脾虚引起者,适当加黄芪 20 g 补气利水;水肿兼有瘀滞表现为口舌青紫或舌有瘀点或瘀斑、脉涩者,加怀牛膝 15 g、泽兰 15 g 活血祛瘀,利水消肿;水肿甚者可加用生姜皮 10 g、桑白皮 10 g 加强利水;水肿伴腰痛、腰膝酸软等症者,加续断 12 g、女贞子 20 g、旱莲草 10 g 等补益肝肾;水肿伴咳嗽、气喘等肺气不降者,适当加用前胡 10 g、苦杏仁 10 g 降气止咳平喘。

5.气血亏虚

(1)证候特点:以神疲困倦,唇舌指甲及眼睑色淡等为主证,可以兼见喜坐少动,语声低微,精力不集中,失眠,舌淡白,脉细弱。

(2)治法:益气养血。

(3)推荐方剂:当归补血汤加味。

(4)基本处方:黄芪 30 g,当归 10 g,党参 15 g,怀山药 20 g,白术 10 g,丹参 15 g,阿胶 10 g(烊化),五味子 10 g,龙眼肉 10 g,炙甘草 5 g。每天 1 剂,水煎服。

（5）加减法:若气血亏虚同时见胃纳呆滞,不思饮食者,加山楂 15 g、神曲 15 g、麦芽 10 g 以健脾消食,以助气血生化之源;若兼见胁肋胀满等气滞表现者,可加木香 6 g、青皮 10 g、陈皮 10 g 以理气。肾主骨生髓,髓能化精,精能生血,因而可在上方的基础上适当加枸杞子 10 g、制首乌 15 g、菟丝子 10 g 填精补肾。

6.瘀血阻滞

（1）证候特点:以唇舌瘀黯,局部脉络青紫为主证,兼可见有局部刺痛,小便滴沥不尽,出血,局部痛有定处,夜晚加甚,舌黯有瘀点或瘀斑,脉涩或结代。

（2）治法:活血化瘀。

（3）推荐方剂:桃红四物汤加减。

（4）基本处方:桃仁 12 g,红花 10 g,血竭 10 g,水蛭 6 g,川芎 10 g,白芍 12 g,甘草 3 g,鬼箭羽 10 g,丹参 15 g。每天 1 剂,水煎服。

（5）加减法:临床应根据瘀阻部位的不同,选用不同的药物进行加减。瘀阻在脑者,加怀牛膝 15 g 以引血下行,郁金 10 g 及石菖蒲 15 g 以芳香开窍;瘀阻在心者,加薤白 10 g、全瓜蒌 15 g 以开胸通阳;瘀阻在肩背者,可加姜黄 10 g、桂枝 6 g;瘀阻在下肢者,可加怀牛膝 15 g、孩儿茶 10 g。

7.肾阳亏虚

（1）证候特点:以畏寒,肢体欠温,膝冷,五更作泻,小便清长,夜尿多,或阳痿,性功能障碍,舌淡,苔薄白,脉微细为主证。

（2）治法:补肾壮阳。

（3）推荐方剂:金匮肾气丸加减。

（4）基本处方:枸杞子 15 g,桑椹 15 g,肉桂 3 g,怀山药 15 g,山茱萸 12 g,牡丹皮 10 g,泽泻 10 g,菟丝子 15 g,淫羊藿 15 g,紫河车 10 g,鹿角胶 5 g。每天 1 剂,水煎服。

（5）加减法:若夜尿频多,小便清长者则加用覆盆子 20 g;阳虚而有寒象者,加用附片 10 g,若无效则加用鹿茸粉 0.5 g,干姜、细辛类温里通阳药也可选用,但药量不宜过大;若男性以性功能障碍为主者,则重用菟丝子、淫羊藿,另用雄蚕蛾,研粉冲服。

8.肾阴亏虚

（1）证候特点:以心烦,失眠多梦,腰膝酸软,脉微细为主证。兼见手足心热,面部潮红,热气上冲,舌淡红,少苔,脉细数。

（2）治法:滋肾养阴。

（3）推荐方剂:左归丸加减。

（4）基本处方:桑椹 15 g,枸杞子 15 g,黄精 15 g,制首乌 15 g,女贞子 15 g,旱莲草 15 g,桑寄生 10 g,玄参 10 g,怀牛膝 15 g,菟丝子 10 g,生甘草 3 g。每天 1 剂,水煎服。

（5）加减法:有虚火者可选加知母 10 g、黄柏 10 g、龟甲 12 g、牡丹皮 10 g 滋阴清热;若阴阳两虚者,可用左归丸合用金匮肾气丸加减平补肾之阴阳;腰膝酸软明显者可加用杜仲 12 g、续断 10 g、木瓜 15 g、独活 10 g 补肝肾健腰膝。

9.肝胆湿热

（1）证候特点:以胸脘腹胀,纳后饱胀,胁肋胀痛,恶心,口苦为主证。兼见四肢沉重,肌肉酸胀,或有巩膜、甲床、皮肤黄染,尿黄,舌红,苔厚腻,脉滑数。

（2）治法:清利肝胆湿热。

（3）推荐方剂:茵陈蒿汤加味。

(4)基本处方:大黄 10 g(后下),茵陈蒿 20 g,山栀 10 g,黄芩 10 g,黄连 6 g,苍术 10 g,生甘草 3 g。每天 1 剂,水煎服。

(5)加减法:若兼有倦怠乏力,不欲食者,可加用茯苓 15 g、白术 10 g、党参 15 g、陈皮 10 g 益气健脾;若食后饱胀者,加用木香 6 g、香附 10 g 行气消食;胁肋胀痛甚者,可加用川芎 12 g、郁金 10 g、枳壳 10 g 疏肝解郁止痛。

10.湿热下注

(1)证候特点:以胸脘腹胀,纳后饱胀,尿频、尿急、尿痛,或大便溏泄、灼热不畅等为主证。兼见四肢沉重,肌肉酸胀,舌红,苔根黄厚腻,脉滑数。

(2)治法:清利下焦湿热。

(3)推荐方剂:四妙散加减。

(4)基本处方:黄柏 10 g,苍术 10 g,车前草 15 g,生苡仁 15 g,黄芩 10 g,黄连 6 g,怀牛膝 12 g,葛根 10 g。每天 1 剂,水煎服。

(5)加减法:若病在肾与膀胱,可加用石韦 20 g、连翘 15 g、土茯苓 15 g、生甘草 3 g 清泄下焦湿热;若病在大肠者,可加木香 6 g(后下)、焦槟榔 10 g 以调理大肠气机并加重清热;若出现外阴瘙痒者,可加用苦参 10 g、川草薢 12 g、连翘 15 g 清热燥湿止阴痒;若湿热伤筋而表现为腿易抽筋者,可加用木瓜 15 g、独活 10 g、大青叶 15 g 清热祛风除湿痹。

以上诸证既可单独出现,又可两证或数证同时并见,故可根据具体病情,参照以上规律灵活处理,尤其是糖尿病晚期的患者,病情比较复杂,不能将之简单地归为某一型或某一治法。

(二)西医治疗

糖尿病治疗目的主要是纠正代谢紊乱,避免或延迟并发症的发生和发展,使患者学会糖尿病防治的基本知识并能进行自我监测和护理,提高生活质量。故运用药物治疗的同时,应做好糖尿病基本知识的教育工作。

1.口服药物治疗

糖尿病的药物治疗运用方便,不影响患者的日常生活和工作。目前运用于临床治疗有 7 类口服药。掌握其适应证,合理运用,一般可控制病情,现将药物的种类、规格、用法简述于下。

(1)磺酰脲类:该类药物主要增加第二时相胰岛素分泌,还可以增加胰岛 β 细胞对其他刺激物的反应性。①甲苯磺丁脲:开始剂量每次 250 mg,每天 3 次,常用剂量每次 500 mg,每天3 次。②格列苯脲:开始剂量 1～2 mg,最大剂量每天 8 mg,进餐时服用。③格列苯脲:通常剂量每次 2.5 mg,每天 3 次,最大剂量每天 20 mg,餐前服用。消渴丸每10 粒含格列本脲 2.5 mg,为中西合药,应用时按格列本脲对待。④格列齐特:开始剂量每次 40 mg,每天 2 次,通常每次 80 mg,每天 2 次,最大剂量每天 320 mg。⑤格列齐特缓释片:开始剂量为每次 30 mg,每天 1 次,早餐前服用,最大剂量每天 120 mg。格列齐特 80 mg 一片相当于格列齐特缓释片一片。⑥格列吡嗪:开始剂量每次 2.5 mg,每天 3 次,通常每次 5 mg,每天 3 次,最大剂量每天 30 mg。⑦格列吡嗪控释剂:每次 5～10 mg,每天 1 次,服用时不嚼碎药片。⑧格列喹酮:开始口服每次 15 mg,每天 3 次,通常每次 30 mg,每天 3 次,最大剂量每天180～240 mg。

(2)双胍类:该类药物降糖机制为改善胰岛素抵抗,增加胰岛素介导的周围组织对葡萄糖的利用,增加基础葡萄糖利用,降低肝脏葡萄糖产生和输出。二甲双胍:通常每次 250 mg,每天2～3 次,剂量每天 3 000 mg,宜在餐中或餐后服用。

(3)α-葡萄糖苷酶抑制剂:该类药物的作用机制为通过抑制碳水化合物在小肠上部的吸收而

降低餐后血糖,适用于以碳水化合物为主要食物成分和餐后血糖升高的患者。①阿卡波糖:通常每次 50 mg,每天 3 次,最大剂量每天 300 mg,在进食前即服,或在进第一口食物时将本品嚼碎一起服用。②伏格列波糖:0.2~0.6 mg,每天 3 次,服用方法同阿卡波糖。其特点为抑制二糖苷酶类(蔗糖酶、麦芽糖酶等)作用特别强,而不抑制 α-淀粉酶。③米格列醇:每天剂量及用法同阿卡波糖。该药为可溶性,可完全吸收,胃肠道反应少。

(4)噻唑烷二酮类:该类药物主要通过增加靶细胞对胰岛素作用的敏感性而降低血糖。①马来酸罗格列酮:开始服用每天 4 mg,经 12 周治疗后,可加量至每天 8 mg。对于未使用过罗格列酮及其复方制剂的糖尿病患者,只能在无法使用其他降糖药或使用其他降糖药无法达到血糖控制目标的情况下,才考虑使用罗格列酮及其复方制剂。对于已经使用罗格列酮及其复方制剂者,应评估其心血管疾病风险,在权衡用药利弊后决定是否继续用药。②盐酸吡格列酮:初始剂量可为 15 mg 或 30 mg,每天 1 次。如对初始剂量反应不佳,可加量,直至 45 mg,每天 1 次。但需注意同罗格列酮一样,开始使用本品和增加用药剂量时,应评估其心血管疾病风险,在权衡用药利弊后决定是否继续用药。另外,服用本品的女性患者骨折的发生率增加,对使用本品的患者,尤其是女性患者,要考虑到骨折的风险,并注意评估和维持骨骼健康。

(5)格列奈类促胰岛素分泌剂:本类药物主要通过刺激胰岛素的早期分泌而降低餐后血糖,具有吸收快、起效快和作用时间短的特点。①瑞格列奈:初始剂量为 1 mg,最大的推荐单次剂量为 4 mg,进餐时服用。但最大日剂量不应超过 16 mg。②那格列奈:常用剂量 120 mg,每天 3 次,餐前服用。

(6)二肽基肽酶-4 抑制剂:此类药物通过抑制二肽基肽酶-4 而减少胰高血糖素样肽-1 在体内失活,增加胰高血糖素样肽-1 在体内的水平。胰高血糖素样肽-1 以葡萄糖浓度依赖的方式增加胰岛素分泌,抑制胰高糖素分泌。①西格列汀:100 mg,每天 1 次,与食物同服或空腹服用。肾功能减退者应减量。②维格列汀:50 mg,每天 2 次,或者 100 mg,每天 1 次,可与食物同服。

(7)SGLT2i:一种新型口服降糖药。SGLT2i 主要作用于肾脏,抑制肾小管对葡萄糖的再吸收。正常情况下,肾小管会从尿液中重新吸收葡萄糖,将其重新释放到血液中。SGLT2 抑制剂通过阻止这一过程,使更多的葡萄糖通过尿液排出,从而降低血糖水平。此外,该药物在保护肾脏、降低体重、降低血压及改善充血性心衰等方面也体现出了独特优势。①达格列净:5 mg 或10 mg,每天 1 次,早空腹口服。②恩格列净:10 mg,每天 1 次,早空腹口服。

2.胰高血糖素样肽-1 受体激动剂治疗

胰高血糖素样肽-1 受体激动剂通过激动胰高血糖素样肽-1 受体而发挥降低血糖的作用。

胰高血糖素样肽-1 受体激动剂以葡萄糖浓度依赖的方式增强胰岛素分泌、抑制胰高血糖素分泌,并能延缓胃排空,通过中枢性的食欲抑制来减少进食量。目前国内上市的胰高血糖素样肽-1 受体激动剂为艾塞那肽和利拉鲁肽,均需皮下注射。

(1)艾塞那肽:起始剂量为每次 5 μg,每天 2 次,在早餐和晚餐前 60 分钟内(给药间隔大约6 小时或更长)皮下注射。不应在餐后注射本品。根据临床应答,在治疗 1 个月后剂量可增加至每次 10 μg,每天 2 次。

(2)利拉鲁肽:本品每天注射 1 次,可在任意时间注射,无需根据进餐时间给药。起始剂量为每天 0.6 mg。至少 1 周后,剂量可增加至 1.2 mg,推荐每天剂量不超过 1.8 mg。

3.胰岛素治疗

(1)胰岛素的适应证:①1 型糖尿病的替代治疗;②治疗糖尿病急性并发症,如酮症酸中毒、非酮症性高渗综合征及乳酸酸中毒;③用于控制糖尿病患者的妊娠期及分娩期、哺乳期的血糖及妊娠糖尿病;④糖尿病患者合并应激状态,如严重感染、创伤、手术、高热、心肌梗死、脑血管意外等;⑤伴有消耗性疾病,如肺结核、恶性肿瘤、中重度营养不良;⑥糖尿病合并严重慢性并发症或重要器官病变,如肝或肾衰竭、心力衰竭、糖尿病肾病、糖尿病足或下肢坏疽、增殖性视网膜病变等;⑦2型糖尿病对口服降糖药无效;⑧继发性糖尿病;⑨2型糖尿病形体消瘦者短期运用胰岛素有利于减轻葡萄糖的毒性作用,减少磺脲类药物的用量;⑩胰岛素变异性糖尿病;⑪新诊断糖尿病患者,若代谢紊乱症状明显,严重高血糖时,无论哪一种糖尿病,均应使用胰岛素,控制高血糖后,再视具体情况调整方案。

(2)起始治疗中基础胰岛素的使用:①基础胰岛素包括中效人胰岛素和长效胰岛素类似物。当仅使用基础胰岛素治疗时,不必停用胰岛素促分泌剂。②使用方法。继续口服降糖药物,联合中效胰岛素或长效胰岛素类似物睡前注射。起始剂量为 0.2 U/(kg·d)。根据患者空腹血糖水平调整胰岛素用量,通常 3~5 天调整 1 次,根据血糖的水平每次调整 1~4 U 直至空腹血糖达标。③如 3 个月后空腹血糖控制理想但糖化血红蛋白不达标,应考虑调整胰岛素治疗方案。

(3)起始治疗中预混胰岛素的使用:①预混胰岛素包括预混入胰岛素和预混胰岛素类似物。根据患者的血糖水平,可选择每天 1~2 次的注射方案。当使用每天 2 次注射方案时,应停用胰岛素促泌剂。②每天 1 次预混胰岛素。起始的胰岛素剂量一般为 0.2 U/(kg·d),晚餐前注射。根据患者空腹血糖水平调整胰岛素用量,通常每 3~5 天调整 1 次,根据血糖的水平每次调整 1~4 U 直至空腹血糖达标。③每天 2 次预混胰岛素。起始的胰岛素剂量一般为 0.2~0.4 U/(kg·d),按 1:1 的比例分配到早餐前和晚餐前。根据空腹血糖和晚餐前血糖分别调整早餐前和晚餐前的胰岛素用量,每 3~5 天调整 1 次,根据血糖水平每次调整的剂量为 1~4 U,直到血糖达标。④1 型糖尿病在蜜月期阶段,可以短期使用预混胰岛素每天 2~3 次注射。预混胰岛素不宜用于 1 型糖尿病的长期血糖控制。

(4)胰岛素的强化治疗方案:①多次皮下注射胰岛素。在上述胰岛素起始治疗的基础上,经过充分的剂量调整,如患者的血糖水平仍未达标或出现反复的低血糖,需进一步优化治疗方案。可以采用餐时+基础胰岛素或每天 3 次预混胰岛素类似物进行胰岛素强化治疗。使用方法:餐时+基础胰岛素,根据睡前和三餐前血糖的水平分别调整睡前和三餐前的胰岛素用量,每 3~5 天调整 1 次,根据血糖水平每次调整的剂量为 1~4 U,直到血糖达标。开始使用餐时+基础胰岛素方案时,可在基础胰岛素的基础上采用仅在一餐前(如主餐)加用餐时胰岛素的方案。之后根据血糖的控制情况决定是否在其他餐前加用餐时胰岛素。每天 3 次预混胰岛素类似物,根据睡前和三餐前血糖水平进行胰岛素剂量调整,每 3~5 天调整 1 次,直到血糖达标。②持续皮下胰岛素输注。是胰岛素强化治疗的一种形式,需要使用胰岛素泵来实施治疗。经持续皮下胰岛素输注给入的胰岛素在体内的药代动力学特征更接近生理性胰岛素分泌模式。与多次皮下注射胰岛素的强化胰岛素治疗方法相比,持续皮下胰岛素输注治疗低血糖发生风险减少。在胰岛素泵中只能使用短效胰岛素或速效胰岛素类似物。持续皮下胰岛素输注的主要适用人群:1 型糖尿病患者;计划受孕和已孕的糖尿病妇女或需要胰岛素治疗的妊娠糖尿病患者;需要胰岛素强化治疗的 2 型糖尿病患者。

4.手术治疗

手术治疗可明显改善肥胖伴 2 型糖尿病患者的血糖控制,甚至可以使一些糖尿病患者的糖尿病"缓解"。代谢手术是治疗伴有肥胖的 2 型糖尿病的手段之一,手术方式:①腹腔镜下可调节胃束带术;②胃旁路术。

5.糖尿病血糖控制目标

(1)2 型糖尿病患者血糖控制目标:空腹血糖 4.4～7.0 mmol/L,非空腹血糖≤10 mmol/L;糖化血红蛋白<7%。而对于儿童和老年人,有频发低血糖倾向或预期寿命较短者,以及合并心血管疾病或严重的急、慢性疾病等患者,血糖控制目标应遵循个体化原则,宜适当放宽,重症患者血糖控制要求为 7.8～10.0 mmol/L。

(2)妊娠期间血糖控制目标:空腹、餐前或睡前血糖 3.3～5.3 mmol/L,餐后 1 小时血糖≤7.8 mmol/L;或餐后 2 小时血糖≤6.7 mmol/L;糖化血红蛋白尽可能控制在 6.0%以下。

六、预后

糖尿病难以根治,目前尚属终身性慢性疾病,若控制不理想,会出现多种并发症,致死、致残率高。在治疗方面,中西医结合调治为佳,可以提高疗效、预防和延缓并发症的发生、有效提高生存质量。如果病情控制欠佳,发生严重的慢性并发症(心肌梗死、肾衰竭、脑梗死、脑出血、糖尿病足、眼底出血)等,常常严重影响患者的日常生活,甚则危及患者的生命。

(李 昊)

第二节 糖尿病乳酸性酸中毒

糖尿病乳酸性酸中毒是糖尿病患者组织缺氧,药物使用不当,肝肾功能损害等情况下,造成体内乳酸堆积而出现的代谢性酸中毒。常与长期过量服用双胍类药物有关,尤以老年人多见,儿童较少见。

中医认为,糖尿病乳酸性酸中毒属于中医"秽浊""神昏""脱证"等范畴。主要临床表现以发病急变化快,易昏迷,容易休克为特点,死亡率较高。

一、病因病机

(一)中医

糖尿病日久,脾肾气虚,若饮食不洁则脾胃愈伤,肾精愈亏。由于药物或酒精使乳酸在体内堆积,留而不去,损伤脾胃,脾失健运,气机不畅致湿浊中阻,胃失和降而发本病;情志不节,大喜大怒,长期服用双胍类药物,体内乳酸堆积过多,上蒙清窍,内扰脾胃,致内蕴生热,清窍受扰,心营不宁而发本病;糖尿病长期误治、失治,气阴两虚逐渐加重,导致阴阳两处,脏腑功能低下,气血津液运行失调,痰浊瘀血等内邪自生。

综上所述,本病的主要病机可概括为脾失健运,湿浊中阻;心火肝郁,痰浊阻滞;误治失治,阴脱阳亡三方面。

(二)西医

1.病因

病因包括:①糖代谢障碍;②糖尿病患者发生急性并发症时,可造成乳酸堆积,诱发酸中毒;③糖尿病患者存在慢性并发症时,可造成组织乳酸堆积,诱发酸中毒;④器官缺氧,可引起乳酸生

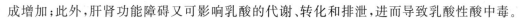

成增加；此外，肝肾功能障碍又可影响乳酸的代谢、转化和排泄，进而导致乳酸性酸中毒。

2.发病机制

糖尿病患者容易发生乳酸性酸中毒，这是因为糖尿病患者常有丙酮酸氧化障碍及乳酸代谢缺陷，因此，平时即存在高乳酸血症。糖尿病急性并发症（如感染、酮症酸中毒、糖尿病非酮症高渗综合征）时，可造成乳酸堆积而诱发乳酸性酸中毒。乳酸性酸中毒可与酮症酸中毒同时存在。另外，糖尿病患者合并的心、肝、肾疾病使组织器官灌注不良，导致低氧血症；患者糖化血红蛋白水平增高，血红蛋白携氧能力下降，更易造成局部缺氧引起乳酸生成增加；此外肝肾功能障碍影响乳酸的代谢、转化及排出，进而导致乳酸性酸中毒。

二、临床表现

糖尿病乳酸性酸中毒发病急，但症状与体征无特异性。轻症可仅有乏力、恶心、食欲降低、头昏、嗜睡、呼吸稍深快。中至重度可有恶心、呕吐、头痛头昏、全身酸重、口唇发绀、呼吸深大，但无酮味、血压下降、脉细弱、心率加快，可有脱水表现，反应迟钝、意识障碍、四肢反射减弱、肌张力下降、瞳孔扩大、深度昏迷或出现休克。

乳酸性酸中毒依据机体是否存在缺氧可分为以下两类。

（一）A型乳酸性酸中毒

A型乳酸性酸中毒发生于机体组织严重缺氧情况下，如心肌梗死、心源性休克、严重的败血症。此时乳酸的大量产生超过了机体的清除能力从而导致乳酸的堆积。这一类型的乳酸性酸中毒并不仅见于糖尿病患者，但是糖尿病患者，尤其是2型糖尿病患者发生缺氧性心血管并发症的危险性大大高于非糖尿病患者。

（二）B型乳酸性酸中毒

B型乳酸性酸中毒罕见。其发生与机体缺氧无关，可见于多种系统性疾病（包括糖尿病）、药物、毒素和内在的代谢障碍。双胍类药物被认为与B型乳酸性酸中毒的发生有关。苯乙双胍因其可引起严重的乳酸性酸中毒而在很多国家中禁止使用。因使用二甲双胍而导致乳酸性酸中毒的发生率很低。

三、实验室检查

多数患者血糖升高，但常在13.9 mmol/L（250 mg/dL）以下；血酮体和尿酮体正常，偶有升高；血乳酸升高，常超过5 mmol/L，血乳酸/丙酮酸比值大于30（丙酮酸正常值为0.045～0.145 mmol/L）；血二氧化碳结合力下降（可在10 mmol/L以下）、pH明显降低；血渗透压正常，阴离子间隙扩大（超过18 mmol/L）。

四、诊断与鉴别诊断

（一）病史

（1）糖尿病患者用过量双胍类药物（苯乙双胍超过75 mg，双胍类药物每天2片，二甲双胍超过2 000 mg/d）后出现病情加重。

（2）糖尿病患者有肝肾功能不全、缺氧或手术等同时使用双胍类降糖药物。

（3）糖尿病患者出现多种原因休克，又出现代谢性酸中毒者，应高度怀疑本病。有代谢性酸中毒呼吸深大、意识障碍等表现。

（二）实验室检查

血乳酸水平显著升高（≥5 mmol/L）；酸中毒的证据：pH＜7.35，HCO_3^-＜20 mmol/L，阴离子间隙＞18 mmol/L；血糖异常增高；血酮体正常；血渗透压正常。

五、治疗

（一）中医辨证论治

1.湿浊中阻

（1）主症：倦怠乏力，腹胀纳呆，神昏嗜睡，舌苔白腻。

（2）治法：芳香化浊，和胃降逆。

（3）方药：藿香正气散合温胆汤。

（4）常用药：藿香、半夏、陈皮、厚朴、茯苓、枳壳、竹茹、石菖蒲。

（5）方解：方中藿香为君，既以其辛温之性而解在表之风寒，又取其芳香之气而化在里之湿浊，且可辟秽和中而止呕。半夏、陈皮理气燥湿，和胃降逆以止呕；白术、茯苓健脾运湿以止泻，共助藿香内化湿浊而止吐泻，俱为臣药；半夏辛苦燥湿化痰，和胃止呕；竹茹清热化痰，除烦止呕。枳壳辛苦微寒，降气导滞，消痰除痞。陈皮与枳壳相合，亦为一温一凉，而理气化痰之力增。半夏陈皮偏温，竹茹枳壳偏凉，温凉兼进，令全方不寒不燥，理气化痰以和胃，胃气和降则胆郁得舒，痰浊得去则胆无邪扰。

2.痰浊蒙蔽

（1）主症：神志昏蒙，肢体困乏，舌苔厚腻，脉濡滑。

（2）治法：豁痰开窍，化浊醒脾。

（3）方药：菖蒲郁金汤加减。

（4）常用药：金银花、连翘、山栀、虎杖、郁金、石菖蒲、竹叶、丹皮等。

（5）方解：金银花性味甘寒，连翘清热解毒，山栀通泻三焦，引火下行；且金银花，连翘，竹叶透热转气，轻清透泄，使营分热邪有外达之机，促其透出气分而解。丹皮：味苦辛性微寒，归心肝肾经。具清热凉血、活血化瘀功效。《本草经疏》谓本品："苦寒除血热，入血分，凉血热之要药也"。《本草汇言》："丹皮，血中气药……盖其气香，香可以调气以行血；其味苦，苦可以下气以止血；其气凉，凉可以和血而生血；其味又辛，辛可以推陈血而生新血也"。

3.阴脱阳亡

（1）主症：四肢厥冷、纳呆、呕吐、恶心、面色苍白、尿少尿闭、脉弦细等。

（1）治法：阴阳双补。

（3）方药：济生肾气汤或大补元煎加味。

（4）常用药：熟地、山茱萸、山药、丹皮、茯苓、泽泻、牛膝、龟甲胶、鹿角胶、附子、肉桂、仙茅、车前草、仙灵脾等。

（5）方解：熟地黄滋阴补肾，填精益髓；山茱萸补养肝肾，并能涩精，取"肝肾同源"；山药补益脾阴，亦能固肾；丹皮清泻虚热，并制山茱萸之温涩。茯苓甘淡渗湿，并助山药之健运，与泽泻共泻肾浊，助真阴得复其位。鹿角胶、龟甲胶温润之品补阳益阴，阳中有阴，阴中补阳，牛膝加强滋补肾阴之力。

（二）西医治疗

乳酸性酸中毒现尚缺乏有效的治疗，一旦发生死亡率极高，应积极预防诱发因素，合理使用

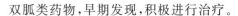

双胍类药物,早期发现,积极进行治疗。

1.胰岛素治疗

本病是因胰岛素绝对或相对不足引起,需要用胰岛素治疗,即使是非糖尿病患者,也有学者主张胰岛素与葡萄糖合用,以减少糖类的无氧酵解,有利于血乳酸清除,糖与胰岛素比例根据血糖水平而定。

2.迅速纠正酸中毒

当 pH<7.2、HCO_3^-<10.05 mmol/L 时,患者肺脏能维持有效的通气量而排出二氧化碳,肾脏有能力避免水钠潴留,就应及时补充 5% 碳酸氢钠 100～200 mL(5～10 g),用生理盐水稀释为1.25% 的浓度。严重者血 pH<7.0,HCO_3^-<5 mmol/L,可重复使用,直到血 pH>7.2,再停止补碱。24 小时内可用碳酸氢钠 4～170 g。但补碱也不宜过多、过快,否则可加重缺氧及颅内酸中毒。

3.迅速纠正脱水

治疗休克补液扩容可改善组织灌注,纠正休克,利尿排酸,补充生理盐水维持足够的心排血量与组织灌注。补液量要根据患者的脱水情况,心肺功能等来定。

4.给氧

必要时作气管切开或用人工呼吸机。

5.补钾

根据酸中毒情况、血糖、血钾高低,酌情补钾。

6.监测血乳酸

当血乳酸>13.35 mmol/L 时,病死率几乎达 100%。

7.透析

如果患者对水钠潴留不能耐受,尤其是因苯乙双胍引起的乳酸性酸中毒,可用不含乳酸根的透析液进行血液或腹膜透析。

8.对症治疗,去除诱因

如控制感染,停止使用引起乳酸性酸中毒的药物等。

六、预后

乳酸性酸中毒一旦发生,病死率极高,对治疗反应不佳,所以预防比治疗更为重要,具体措施如下。

(1)在糖尿病治疗中不用苯乙双胍。凡糖尿病肾病、肝肾功能不全、大于 70 岁的老年人及心肺功能不佳者,应采用其他药物。糖尿病控制不佳者可用胰岛素治疗。

(2)积极治疗各种可诱发乳酸性酸中毒的疾病。

(3)糖尿病患者应当戒酒,并尽量不用可引起乳酸性酸中毒的药物。

总之,积极治疗引起乳酸性酸中毒的原发疾病,给予必要的支持护理,碳酸氢钠治疗和血液透析仍然是治疗严重乳酸性酸中毒的关键。

(李　昊)

第三节　糖尿病周围神经病变

糖尿病周围神经病变（diabetic peripheral neuropathy，DPN）是指在排除其他原因的情况下，糖尿病患者出现周围神经功能障碍相关的症状和/或体征。糖尿病诊断 10 年内常有明显的临床糖尿病周围神经病变的发生，其患病率与病程相关。神经功能检查发现 60％～90％的患者有不同程度的神经病变，其中 30％～40％的患者无症状。在吸烟、年龄超过 40 岁及血糖控制差的患者中神经病变的患病率更高。

本病属中医学"消渴筋痹"范畴。

一、病因病机

（一）中医

1.病因

糖尿病周围神经病变的病因多责于消渴日久，耗伤气阴，阴阳气血亏虚，血行瘀滞，脉络痹阻所致。属本虚标实证，以气血亏虚为本，瘀血阻络为标。《中藏经》记载：痹病"或痛，或痒，或麻，或急，或缓而不能收持，或拳而不能舒张，或行立艰难……或上不通于下，或下不通于上，或大腑闭塞，或左右手疼痛……种种诸症，皆出于痹也"。《丹溪心法》载：消渴"肾虚受之，腿膝枯细，骨节酸疼"。

2.病机

DPN 病机是动态演变的过程，随着糖尿病的发展按照气虚夹瘀或阴虚夹瘀、气阴两虚夹瘀、阴阳两虚夹瘀的规律而演变。阴亏是发生 DPN 的关键；气虚是迁延不愈的症结；阳虚是发展的必然趋势；血瘀是造成本病的主要原因。本病大致可以分为四个阶段。

（1）麻木为主期：多由于肺燥津伤，或胃热伤阴耗气，气阴两虚，血行瘀滞；或气虚血瘀，或阴虚血瘀；或气阴两虚致瘀，脉络瘀滞，肢体失荣。临床可见手足麻木时作、或如蚁行、步如踩棉、感觉减退等。

（2）疼痛为主期：气虚血瘀、阴虚血瘀，迁延不愈；或由气损及阳，或阴损及阳，阳虚失煦，阴寒凝滞，血瘀为甚；或复因气不布津，阳不化气，痰浊内生，痰瘀互结，痹阻脉络，不通则痛。临床上常呈刺痛、钻凿痛或痛剧如截肢，夜间加重，甚则彻夜不眠等。

（3）肌肉萎缩为主期：多由于上述两期迁延所致。由于久病气血亏虚，阴阳俱损；或因麻木而肢体活动长期受限，血行缓慢，脉络瘀滞，肢体、肌肉、筋脉失于充养，则肌肉日渐萎缩、肢体软弱无力。常伴有不同程度的麻木、疼痛等表现。

（4）与糖尿病足并存期：由于 DPN 常与糖尿病微血管病变、大血管病变互为因果，因此，DPN 后期往往与糖尿病足同时存在。一旦病至此期，则病情更为复杂，治疗当与糖尿病足的治疗互参互用。

总之，本病为本虚标实之证，常以虚为本，以实为标。虚有本与变之不同。虚之本在于阴津不足，虚之变在于气虚、阳损。虚之本与变，既可单独起作用，也可相互转化，互为因果；既可先本后变，也可同时存在。实为痰与瘀，既可单独致病，也可互结并见。临床上，患者既可纯虚为病，

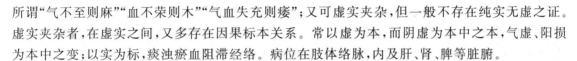

所谓"气不至则麻""血不荣则木""气血失充则痿";又可虚实夹杂,但一般不存在纯实无虚之证。虚实夹杂者,在虚实之间,又多存在因果标本关系。常以虚为本,而阴虚为本中之本,气虚、阳损为本中之变;以实为标,痰浊瘀血阻滞经络。病位在肢体络脉,内及肝、肾、脾等脏腑。

(二)西医

西医学认为本病的发病原因和发病机制目前尚未完全阐明,可能与下列因素有关。

1.高血糖的毒性作用

高血糖在众多发病机制中起主导作用。高血糖可促进神经细胞凋亡,抑制细胞生长。高血糖及其后发的一系列代谢紊乱直接或间接作用于神经组织而引起神经病变。

2.醛糖还原酶-多元醇-肌醇途径

高血糖状态下,醛糖还原酶活性增强,山梨醇旁路活跃,山梨醇的生成增加,通过山梨醇脱氢酶形成果糖。高血糖通过竞争抑制作用及细胞内增高的山梨醇使细胞外肌醇进入细胞内减少。细胞合成磷脂酰肌醇下降,其转化生成二酯酰甘油及三磷酸肌酸减少,最终结果是 Na^+-K^+-ATP 酶活性下降,细胞内钙离子积聚,神经传导速度减慢,有髓神经郎飞结肿胀,进一步发展为不可逆的轴突神经胶质病变及结旁脱髓鞘。Na^+-K^+-ATP 酶活性下降还可造成依赖钠离子转运的物质,如氨基酸、肌酸的细胞摄取过程受阻,从而导致细胞的功能及结构异常。

3.蛋白糖基化异常

高血糖可致蛋白质与葡萄糖结合,形成糖基化终产物,当其沉积于血管壁时,导致血管壁增厚,管腔狭窄,可使神经发生缺血、缺氧性损害。

4.氧化应激

糖尿病状态下,活性氧的产生及氧化应激水平升高,同时机体抗氧化防御能力下降,可直接引起生物膜脂质过氧化、细胞内蛋白及酶变性、DNA 损害,最后导致细胞死亡或凋亡。糖尿病微血管病变所致的神经缺血、缺氧是糖尿病神经病变发生发展的另一重要因素。

5.神经生长因子缺乏

糖尿病时,胰岛素缺乏和高血糖山梨醇相关的 Schwann 细胞损害,均使神经生长因子合成减少,影响基因表达调控,神经微丝、微管的 mRNA 水平下降而合成减少,最终导致神经轴索营养障碍、再生受损,严重者则纤维萎缩、脱落。

6.自身免疫因素

针对运动和感觉神经结构的循环自身抗体通过间接免疫荧光法已被发现,同时显示出抗体和补体在腓肠肌不同成分中沉积。相关的抗体包括谷氨酸脱羧酶 65 抗体、神经节苷脂 GM^3 抗体、抗胰岛素抗体和抗磷脂抗体(anti-PLAs)。

本病的主要病理变化是无髓鞘神经纤维轴突变性,甚至消失;有髓鞘神经纤维髓鞘节段性或弥散性皱缩或脱髓鞘,以及髓鞘再生引起的郎飞结结间长度改变。

二、临床表现

(一)症状和体征

1.糖尿病的症状

可有多饮、多食、多尿、肥胖或体重减轻病史,部分患者可无典型的糖尿病症状而以神经病变为首发表现。

2.远端对称性多神经病变

病情多隐匿,进展缓慢。主要症状为四肢末端麻木、刺痛、感觉异常,通常呈手套或袜套样分布,多从下肢开始,对称发生,呈长度依赖性,症状夜间加剧。体格检查示足部皮肤色泽黯淡,汗毛稀少,皮温较低;痛温觉、振动觉减退或缺失,踝反射正常或仅轻度减弱,运动功能基本完好。

3.局灶性单神经病变

局灶性单神经病变主要累及正中神经、尺神经、桡神经,以及第Ⅲ、Ⅳ、Ⅵ和Ⅶ对脑神经。面瘫在糖尿病患者中的发生率也高于非糖尿病患者,大多数在数月后自愈。

4.非对称性的多发局灶性神经病变

起病急,以运动障碍为主,出现肌肉无力、萎缩,踝反射减弱,大多数会在数月后自愈。

5.多发神经根病变

腰段多发神经根变性发病多较急,主要见于下肢近端肌群受累,患者通常表现为单一患肢近端肌肉疼痛、无力,疼痛为深度的持续性钝痛,晚上为重,2～3周出现肌肉萎缩,呈进行性进展,并在6个月后达到平台期。

6.自主神经病变

(1)心血管自主神经症状:直立性低血压,晕厥,冠状动脉舒缩功能异常,无痛性心肌梗死,心搏骤停或猝死。

(2)消化系统自主神经症状:便秘、腹泻、上腹饱胀、胃部不适、吞咽困难、呃逆等。

(3)泌尿生殖系统自主神经症状:排尿障碍、尿潴留、尿失禁、尿路感染、性欲减退、阳痿、月经紊乱等。

(4)其他自主神经症状:如体温调节和出汗异常,表现为出汗减少或不出汗,从而导致手足干燥开裂,容易继发感染。另外,由于毛细血管缺乏自身张力,致静脉扩张,易在局部形成"微血管瘤"而继发感染。对低血糖反应不能正常感知等。

(二)常见并发症

糖尿病周围神经病变的常见并发症是足部溃疡和感染。

三、实验室检查

(一)神经系统检查

1.痛觉检查

痛觉检查主要通过测定足部对针刺所引起的疼痛的不同反应来初步评估末梢感觉神经的功能情况。

2.温度觉检查

通过特定的仪器根据不同温度的变化来测定足部对温度变化感觉的敏感性。

3.压力觉检查

压力觉检查常用 Semmes-Weinstein 单丝(5.07/10 g 单丝)进行检测。以双足姆趾及第Ⅰ、第Ⅴ跖骨头的掌面为检查部位(避开胼胝及溃疡的部位),将单丝置于检查部位压弯,持续1～2分钟,在患者闭眼的状况下,回答是否感觉到单丝的刺激,于每个部位各测试3次,3次中2次以上回答错误则判为压力觉缺失,3次中2次以上回答正确则判为压力觉存在。

4.振动觉检查

振动觉检查常用128 Hz音叉进行检查。将振动的128 Hz音叉末端置于双足姆趾背面的骨

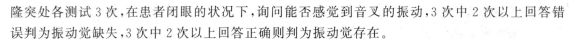

隆突处各测试 3 次,在患者闭眼的状况下,询问能否感觉到音叉的振动,3 次中 2 次以上回答错误判为振动觉缺失,3 次中 2 次以上回答正确则判为振动觉存在。

5.踝反射检查

根据踝反射情况分为亢进、减弱及正常,反映下肢深感觉的功能情况。

(二)神经电生理检查和形态学检查

1.神经电生理检查-神经传导功能检查

神经电生理检查-神经传导功能检查适用于经上述检查后高度怀疑 DPN 但尚未确诊的患者,可评估周围有髓鞘的粗纤维神经传导电信号的能力。若神经髓鞘、郎飞结、轴索病变,则检查结果异常。通常检测正中神经、尺神经、腓总神经、胫神经及腓肠神经等。

2.形态学检查

(1)皮肤活检:为创伤性检查,多在临床研究中采用。取直径为 3 mm 的皮肤观察表皮内神经纤维密度及平均神经分支长度,主要评估细神经纤维病变。

(2)神经活检:为创伤性检查,多在临床研究中采用。外踝后方的腓肠神经是常用的活检部位,此检查只反映某一时刻、某一根神经的某一个位点上的信息,而不能反映完整的神经反应环的功能。

(三)其他检查

1.定量感觉检查

定量感觉检查仪器具有多种感觉测量模式,其中轻触觉及振动觉可评估有髓的粗神经纤维功能,痛觉可评估有髓或无髓的细神经纤维功能。该检查主观性强,可作为辅助诊断。

2.振动觉阈值测定

简便、无创、重复性好、患者顺应性好。

3.神经功能评分

较详细全面,如密歇根评分法包括一份由患者完成的 15 个问题组成的症状问卷和一份简单的由医师完成的足部体检量表,多用于 DPN 的流行病学调查。

4.脊神经根的冠状位 MRI 检查

疑为多发神经根病变者,可进行脊神经根的冠状位 MRI 的 T_1 加权像薄层(2~3 mm)扫描检查,有助于鉴别诊断与确诊。

四、诊断与鉴别诊断

(一)诊断

(1)明确的糖尿病病史。

(2)在诊断糖尿病时或之后出现的神经病变。

(3)临床症状和体征与 DPN 的表现相符。

(4)以下 5 项检查中如果有 2 项或 2 项以上异常则诊断为 DPN:①温度觉异常;②尼龙丝检查,足部感觉减退或消失;③振动觉异常;④踝反射消失;⑤神经传导速度(NCV)有 2 项或 2 项以上减慢。

排除其他病变如颈腰椎病变(神经根压迫、椎管狭窄、颈腰椎退行性变)、脑梗死、吉兰-巴雷综合征,排除严重动静脉血管性病变(静脉栓塞、淋巴管炎)等,尚需鉴别药物尤其是化疗药物引起的神经毒性作用及肾功能不全引起的代谢毒物对神经的损伤。

(二)鉴别诊断

1.中毒性末梢神经炎

中毒性末梢神经炎常有药物中毒或农药接触史,疼痛症状较突出。

2.感染性多发性神经根神经炎

感染性多发性神经根神经炎常呈急性或亚急性起病,病前多有呼吸道或肠道感染史,表现为四肢对称性弛缓性瘫痪,运动障碍重,感觉障碍轻,1周后有明显的肌萎缩。脑脊液蛋白定量增高,细胞数正常或增高。

3.结节性多动脉炎

病变累及四肢者,肢端疼痛,可伴有其他器官损害症状,常见为发热、皮疹、肌肉和关节疼痛、肾小球肾炎等,皮肤和肌肉活检可明确诊断。

4.脊髓空洞症

脊髓空洞症发病缓慢,有分离性感觉障碍、手部萎缩麻痹与营养障碍,以及下肢的锥体束征。

五、治疗

糖尿病周围神经病变临床表现复杂多样,目前仍以药物治疗为主。西医主要是采用对因和对症治疗,由于其病机的复杂性,单一用药难以达到很好的效果,往往需要联合用药。对因治疗用药有时候很难使临床症状得到控制,而且止痛药的长期使用具有潜在的危险与不良反应,使其应用受到一定的限制。中医药采用内服外治相结合的手段,不仅在缓解临床症状方面具有确切的疗效,而且没有明显的毒副作用。但是,一部分患者由于病程较长或症状较重,纯中医的治疗在短时间内难以获效,往往需要结合西医的治疗手段。因此,中西医结合治疗可以充分发挥两方面的优势,提高疗效,对于疑难患者亦是很好的选择。

(一)中医辨证治疗

DPN 以凉、麻、痛、痿四大主症为临床特点。其主要病机是以气虚、阴虚、阳虚失充为本,以瘀血、痰浊阻络为标,血瘀贯穿于 DPN 的始终。临证当首辨其虚实,虚当辨气虚、阴虚、阳虚之所在;实当辨瘀与痰之所别,但总以虚中夹实最为多见。治疗当在辨证施治、遣方择药前提下,酌情选加化瘀通络之品,取其"以通为补""以通为助"之义。

1.气虚血瘀

(1)证候特点:手足麻木,如有蚁行,肢末时痛,多呈刺痛,下肢为主,入夜痛甚,少气懒言,神疲倦怠,腰腿酸软,或面色㿠白,自汗畏风,易于感冒,舌质淡紫,或有紫斑,苔薄白,脉沉涩。

(2)治法:补气活血,化瘀通痹。

(3)推荐方剂:补阳还五汤加减。

(4)基本处方:生黄芪 30 g,当归 15 g,川芎 15 g,赤芍 15 g,桃仁 15 g,红花 10 g,地龙 15 g。每天 1 剂,水煎服。

(5)加减法:病变以上肢为主加桑枝 15 g、桂枝尖 9 g 以通上肢经络;以下肢为主加牛膝 12 g、木瓜 15 g 通下肢经络;若四末冷痛,得温痛减,遇寒痛增,下肢为著,入夜更甚,可选用当归四逆汤合黄芪桂枝五物汤化裁以温阳通络,活血止痛。

2.阴虚血瘀

(1)证候特点:腿足挛急,酸胀疼痛,肢体麻木,或小腿抽搐,夜间为甚,五心烦热,失眠多梦,腰膝酸软,头晕耳鸣,口干少饮,多有便秘,舌质嫩红或黯红,苔花剥少津,脉细数或细涩。

(2)治法:滋阴活血,柔肝(筋)缓急。

(3)推荐方剂:芍药甘草汤合四物汤加减。

(4)基本处方:白芍 15 g,甘草 5 g,熟地黄 15 g,当归 15 g,川芎 15 g,木瓜 15 g,怀牛膝 15 g,炒枳壳 15 g。每天 1 剂,水煎服。

(5)加减法:腿足挛急,时发抽搐,加全蝎 3 g、蜈蚣 2 条以通络;五心烦热加地骨皮 15 g、胡黄连 10 g 以清虚热。

3.痰瘀阻络

(1)证候特点:麻木不止,常有定处,足如踩棉,肢体困倦,头重如裹,昏蒙不清,体多肥胖,口黏乏味,胸闷纳呆,腹胀不适,大便黏滞,舌质紫黯,舌体胖大有齿痕,苔白厚腻,脉沉滑或沉涩。

(2)治法:祛痰化瘀,宣痹通络。

(3)推荐方剂:指迷茯苓丸合黄芪桂枝五物汤加减。

(4)基本处方:茯苓 15 g,姜半夏 15 g,枳壳 15 g,黄芪 15 g,桂枝 10 g,白芍 15 g,苍术 15 g,川芎 15 g,生甘草 5 g,薏苡仁 15 g。每天 1 剂,水煎服。

(5)加减法:胸闷呕恶,口黏,加藿香 15 g、佩兰 9 g,枳壳易枳实 10 g,以行气化湿止呕;肢体麻木如蚁行较重者,加独活 12 g、防风 12 g、僵蚕 9 g 以祛风止痒;疼痛部位固定不移,加白附子 9 g、白芥子 9 g 以止痛。

4.肝肾亏虚

(1)证候特点:肢体痿软无力,肌肉萎缩,甚者萎废不用,腰膝酸软,骨松齿摇,头晕耳鸣,舌质淡,少苔或无苔,脉沉细无力。

(2)治法:滋补肝肾,填髓充肉。

(3)推荐方剂:壮骨丸加减。

(4)基本处方:龟甲 15 g,黄柏 10 g,知母 10 g,熟地黄 15 g,白芍 15 g,锁阳 10 g,狗骨 50 g 或牛骨 50 g,怀牛膝 15 g,当归 15 g。每天 1 剂,水煎服。

(5)加减法:肾精不足明显加牛骨髓 30 g、菟丝子 15 g 以补肾精;阴虚明显加枸杞子 15 g、女贞子 15 g 以滋阴。

(二)西医治疗

糖尿病周围神经病变治疗方法多样,其中药物治疗是最主要的方法。DPN 治疗的原则是积极控制血糖和早期积极有效地进行神经修复。治疗 DPN 的药物包括治疗神经病理性疼痛的药物、神经修复药物、局部治疗药物、抗氧化剂等。单一用药难以达到很好的效果,往往需要联合用药。

1.对因治疗

积极控制高血糖是防治糖尿病周围神经病变最根本和最重要的手段,而早期积极有效地进行神经修复也是 DPN 重要的治疗措施。

(1)血糖控制:积极严格地控制高血糖并保持血糖稳定是预防和治疗糖尿病周围神经病变的最重要措施。

(2)神经修复:DPN 的神经损伤通常伴有节段性脱髓鞘和轴突变性,其修复往往是一个漫长的过程,如修复轴突变性最长需要 18 个月。主要通过增强神经细胞内核酸、蛋白质及磷脂的合成,刺激轴突再生、促进神经修复。代表药物:甲钴胺,口服每次 0.5 mg,每天 3 次;或注射液 1 次 0.5 mg,1 天 1 次,1 周 3 次,肌内注射或静脉注射。

(3)抗氧化应激:通过抑制脂质过氧化,增加神经营养血管的血流量,增加神经 Na^+-K^+-ATP 酶活性,保护血管内皮功能。代表药物: α-硫辛酸,300～600 mg,加入生理盐水 100～250 mL 中静脉滴注,滴注时间约 30 分钟,铝箔包裹避光。

(4)改善微循环:提高神经细胞的血供及氧供。常用药如前列腺素 E_1、已酮可可碱、山莨菪碱、西洛他唑。代表药物:前列地尔注射液,5～10 μg 加 10 mL 生理盐水静脉注射,或直接入小壶静脉滴注,1 天 1 次。

(5)改善代谢紊乱:通过可逆性抑制醛糖还原酶而发挥作用。代表药物:依帕司他,每次 50 mg,每天 3 次。

(6)其他:如神经营养,包括神经营养因子、C 肽、肌醇、神经节苷脂、亚麻酸等。

2.对症治疗

通常采用以下顺序治疗 DPN 患者的疼痛症状:甲钴胺和 α-硫辛酸、传统抗惊厥药、新一代抗惊厥药、度洛西汀、三环类抗忧郁药物、阿片类止痛药等。

(1)甲钴胺和 α-硫辛酸:可以作为对症处理的第一阶梯用药。

(2)传统抗惊厥药:主要有丙戊酸钠和卡马西平。

(3)新一代抗惊厥药:主要有普瑞巴林和加巴喷丁。

(4)三环类抗抑郁药:最常用阿米替林、丙米嗪和新型抗抑郁药、选择性 5-羟色胺、再摄取抑制剂、西肽普兰等。

(5)阿片类止痛药:主要有羟考酮和曲马朵等。

(6)局部止痛治疗:主要用于疼痛部位相对比较局限的情况。如硝酸异山梨酯喷雾剂、硝酸甘油贴膜剂可使患者的局部疼痛及烧灼感得到减轻;辣椒素可减少疼痛物质的释放;一种局部敷料贴片可缓解开放伤口疼痛,也可缓解 DPN 的疼痛;局部应用 5% 的利多卡因贴片也可缓解疼痛症状。

(三)其他治疗

1.中成药

(1)复方血栓通胶囊:功能活血化瘀,益气养阴。适应于气阴两虚,瘀血内阻为主者。每次 3 粒,每天 3 次,4 周为 1 个疗程。

(2)六味地黄丸:功能滋阴补肾。适应于肝肾亏虚为主者。大蜜丸 1 次 1 丸,1 天 2 次,4 周为 1 个疗程。

(3)糖脉康颗粒:功能养阴清热,活血化瘀,益气固肾。适应于气阴两虚血瘀为主者。1 次 1 袋,1 天 3 次,4 周为 1 个疗程。

(4)疏血通注射液:功能活血化瘀,通经活络。适应于 DPN 属瘀血阻滞者。每次 6 mL,加入生理盐水 250～500 mL 中静脉滴注,每天 1 次,10～14 天为 1 个疗程。

(5)丹参川芎嗪注射液:功能活血祛瘀。适应于 DPN 属瘀血阻滞者。每次 5～10 mL,用生理盐水 250～500 mL 稀释后静脉滴注,每天 1 次,10～14 天为 1 个疗程。

(6)血栓通注射液:功能活血祛瘀,通脉活络。适应于 DPN 属瘀血阻滞者。每次 250～500 mg,用 0.9%氯化钠注射液 250～500 mL 稀释后缓慢滴注,每天 1 次,10～14 天为 1 个疗程。

(7)丹红注射液:功能活血化瘀,通脉舒络。适应于 DPN 属瘀血阻滞者。每次 20～40 mL,用 0.9%氯化钠注射液 100～500 mL 稀释后缓慢滴注,每天 1 次,10～14 天为 1 个疗程。

2.针灸

(1)体针:适应于各型DPN。

气虚血瘀取穴:气海、血海、足三里为主穴,可配合三阴交、曲池、内关。操作方法:施捻转平补平泻法。留针时间:30分钟。疗程:10~14天为1个疗程。

阴虚血瘀取穴:肝俞、肾俞、足三里为主穴,可配合三阴交、太溪、曲池、合谷。操作方法:施捻转平补平泻法。留针时间:30分钟。疗程:10~14天为1个疗程。

痰瘀阻络取穴:胃俞、曲池、脾俞、足三里为主穴,可配合三焦俞、三阴交、丰隆、解溪、太冲。操作方法:施捻转平补平泻法。留针时间:30分钟。疗程:10~14天为1个疗程。

肝肾亏虚取穴:肝俞、肾俞、命门、腰阳关、关元为主穴,可配合环跳、阳陵泉、绝骨、照海、足临泣。操作方法:施捻转平补平泻法。留针时间:30分钟。疗程:10~14天为1个疗程。

(2)梅花针:适应于各型DPN。

取穴:以脊柱两侧为主。病变在上肢,加刺臂内、外侧、手掌、手背及指端点刺放血。病变在下肢,加刺小腿内外侧、足背,以及足趾端点刺放血。

操作方法:中度或重度刺激。

(3)粗针:适应于各型DPN。

取穴:神道透至阳、命门透阳关、中府、足三里、手三里、合谷、环跳、绝骨。

操作方法:神道透至阳,命门透阳关用直径0.8 mm粗针,留针2小时,余穴强刺激不留针。10~14天为1个疗程。

(4)耳针:适应于各型DPN。

取穴:肝、脾、肾、臀、坐骨神经、膝、神门、交感。每次选2~3穴。

操作方法:中强刺激,留针15~30分钟。10~14天为1个疗程。

(5)电针:适应于各型DPN。

取穴:髀关透伏兔、风市透中渎、风市透伏兔、阳陵泉。

操作方法:用26号长针从髀关斜向伏兔穴,进针3~4寸;从风市斜向中渎穴,进针3~4寸;从风市斜向伏兔穴进针3~4寸,阳陵泉直刺,并接上脉冲电流,选用疏密波,电流温度以患者能忍受为止,通电15~20分钟。10~14天为1个疗程。

3.中药足浴

(1)适应证:各型DPN。

(2)使用糖痹外洗方。组成:辣椒(以辣者为佳)30 g,花椒30 g,制乳香30 g,制没药30 g,红花30 g,忍冬藤50 g,冰片10 g,进行每天的足浴疗法,以达到内病外治效果。

(3)操作方法:上述药物,冰片除外,加水2 500 mL左右,先用武火,待沸腾后用文火,煎煮约40分钟,煎至1 500 mL左右,滤去药渣,加入冰片,加入清水至3 000 mL左右。夏天水温在38~41 ℃,冬天水温在40~43 ℃,中药沐足20~30分钟为宜,忌时间过长,每天1次。10~14天为1个疗程。

4.神经血管病变治疗仪

(1)适应证:各型DPN。

(2)操作方法:安置于治疗垫里的发光二极管释放单波长红外线,直接对双足进行物理照射。每次20分钟,每天1次。10~14天为1个疗程。

5.空气压力治疗仪(肢体气压)

(1)适应证:各型 DPN。

(2)操作方法:将两个气压袋套于双下肢,利用气压袋对肢体从手足末端至躯干中心反复地压迫和松弛,从而深度按摩肌肉组织,以促进静脉血液与淋巴液的回流,能够及时地增加血液循环,解除肌肉疲劳,缓解神经和肌肉疼痛达到治疗的目的。每次 20 分钟,每天 1 次。10~14 天为 1 个疗程。

6.按摩

(1)上肢麻痛:拿肩井穴部位肌肉,揉捏臂臑、手三里、合谷部肌筋,点肩髃、曲池等穴,搓揉肩部肌肉来回数遍。每次 20 分钟,隔天 1 次。10~14 天为 1 个疗程。

(2)下肢麻痛:拿阴廉、承山、昆仑肌筋,揉捏伏兔、承扶、殷门部肌筋,点腰阳关、环跳、足三里、委中、承山、解溪、三阴交、涌泉等穴,搓揉腓肠肌数十遍,手劲刚柔相济,以深透为度。每次 20 分钟,隔天 1 次。10~14 天为 1 个疗程。

六、预后

糖尿病周围神经病变患者由于丧失痛温觉,发生烫伤、冻伤及刺伤害而不自知,加上自身存在微循环改变,导致发生糖尿病足,最后的结局可能是截肢,是糖尿病致残的主要原因。糖尿病心脏自主神经病变使患者不能正常感知心肌缺血,而缺失保护性反应(如休息、服药等降低心肌耗氧量或增加心肌供血),易发展为无痛性心肌梗死,甚至猝死。早期积极干预,可以改善预后。许多大型的临床试验都证实,积极有效的早期干预可以显著降低微血管并发症的发生,对于早期糖尿病周围神经病变的患者,积极的治疗干预可以有效改善症状并延缓糖尿病周围神经病变的进一步发展。

(李 昊)

第四节 糖尿病足

糖尿病足是指发生于糖尿病患者,与局部神经异常和下肢远端血管病变相关的足部感染、溃疡和/或深层组织破坏,它是糖尿病下肢神经病变和血管病变的结果。病变累及从皮肤到骨与关节的各层组织,严重者可发生局部或全足坏疽,需要截肢。国际糖尿病足工作组(IWGDF)将糖尿病足定义为糖尿病累及的踝以下全层皮肤创面,而与这种创面的病程无关。糖尿病患者因足病而造成截肢者比非糖尿病者高5~10 倍,糖尿病足是引起糖尿病患者肢体残废的主要原因,严重地威胁着糖尿病患者的健康。

一、发病率和危险因素

(一)糖尿病足发病率与病期/年龄/吸烟/高血压/冠心病/血脂异常相关

全国 14 所三甲医院曾协作对糖尿病足患者进行了调查,634 例糖尿病足与周围血管病变患者中,男性占 57.7%,女性 42.3%;平均年龄(65.65±10.99)岁,70~80 岁的足病发生率最高,达 37.60%。这些患者大多有糖尿病并发症或者心血管病的危险因素,如吸烟率 37%、高血压

57%、冠心病28%和血脂异常29%；脑血管病26%；下肢动脉病27%；肾病40%；眼底病42%；周围神经病69%。386例合并足溃疡，47%为皮肤表面溃疡；35%的溃疡累及肌肉；18%的溃疡累及骨组织；70%合并感染。平均住院(25.70±19.67)天。我国北方地区的糖尿病足患者较南方地区更重，截肢率更高。最近报道的17家三甲医院联合调查了2007年1月至2008年12月期间住院的慢性足溃疡患者，结果发现住院慢性溃疡患者中糖尿病患者占到33%，是2006年多家医院调查住院慢性溃疡患者中糖尿病(4.9%)的8倍多。据国外调查，85%的糖尿病截肢起因于足溃疡。糖尿病患者截肢的预后较差，有学者报道了截肢患者随访5年，其死亡率将近40%。下肢血管病变、感染和营养不良是截肢的主要原因。

糖尿病足及截肢的治疗和护理给个人、家庭和社会带来沉重的经济负担。美国糖尿病医疗费用曾高达1160亿美元，其中糖尿病足溃疡的治疗费用占33%。国内调查的糖尿病足与下肢血管病变患者的平均住院费用约1.5万元。未来20年中，发展中国家T2DM的发病率将急剧升高，糖尿病足和截肢防治的任务繁重。

(二)神经病变/血管病变/足畸形/胼胝是糖尿病足的高危因素

病史和临床体检发现有下列情况(危险因素)时，应特别加强足病的筛查和随访：①既往足溃疡史；②周围神经病变和自主神经病变(足部麻木、触觉或痛觉减退或消失、足部发热、皮肤无汗、肌肉萎缩、腹泻、便秘和心动过速)和/或缺血性血管病(运动引起的腓肠肌疼痛或足部发凉)；③周围血管病(足部发凉和足背动脉搏动消失)；④足部畸形(如鹰爪足、压力点的皮肤增厚和Charcot关节病)和胼胝；⑤糖尿病的其他慢性并发症(严重肾脏病变，特别是肾衰竭及视力严重减退或失明)；⑥鞋袜不合适；⑦个人因素(社会经济条件差、独居老年人、糖尿病知识缺乏者和不能进行有效足保护者)。其中，糖尿病足溃疡最重要的危险因素是神经病变、足部畸形和反复应力作用(创伤)，糖尿病足部伤口不愈合的重要因素是伤口深度感染和缺血。

二、发病机制

发病机制未完全阐明，糖尿病足与下列因素有密切关系。

(一)感觉神经病是糖尿病足的重要诱因

60%～70%的糖尿病患者有神经病变，多呈袜套样分布的感觉异常、感觉减退或消失，不能对不合适因素进行调整，如袜子过紧、鞋子过小和水温过高等。自主神经病使皮肤出汗和温度调节异常，造成足畸形、皮肤干燥、足跟烫伤、坏疽和皲裂，皮肤裂口成为感染的入口，自主神经病变常与Charcot关节病相关。运动神经病变引起跖骨和足尖变形，增加足底压力，还可使肌肉萎缩。当足底脂肪垫因变形异位时，足底局部的缓冲力降低，压力增大，指间关节弯曲变形，使鞋内压力增加导致足溃疡。

(二)下肢动脉闭塞引起足溃疡和坏疽

糖尿病患者外周血管动脉粥样硬化的发生率增加，血管疾病发生年龄早，病变较弥漫。下肢中、小动脉粥样硬化闭塞，血栓形成，微血管基底膜增厚，管腔狭窄，微循环障碍引起皮肤-神经营养障碍，加重神经功能损伤。足病合并血管病变者较单纯神经病变所致的足病预后差。缺血使已有溃疡的足病难以恢复。

(三)免疫功能障碍导致足感染

多核细胞的移动趋化功能降低，噬菌能力下降，感染使代谢紊乱加重，导致血糖增高，酮症又进一步损害免疫功能。80%以上的足病患者至少合并3种糖尿病慢性并发症或心血管危险因素。一旦发生足的感染，往往难以控制，用药时间长，花费大而疗效差。有时仅仅是皮肤水疱就可并发局部感染，严重者需要截肢(趾)。

(四)生长因子调节紊乱和慢性缺氧参与发病过程

糖尿病足溃疡患者一氧化氮合酶及精氨酸酶活性增加，而转化生长因子-β(TGF-β)浓度降低，一氧化氮合酶的代谢增强损伤组织，精氨酸酶活性增强使基质沉积。有学者发现，IGF-2在正常人、糖尿病和糖尿病患者有并发症3组患者的上皮细胞中均可见，在溃疡边缘最明显，而IGF-1在非糖尿病的上皮细胞可见，在糖尿病未损伤的皮肤颗粒层和棘层表达减少，而在溃疡的基底层缺乏，成纤维细胞缺乏IGF-1。基底层和成纤维细胞缺乏IGF-1使溃疡延迟愈合。高血糖引起慢性缺氧，与大血管和微血管病变造成的慢性缺氧一起损害溃疡愈合，是糖尿病足溃疡经久不愈的原因之一。Catrina等将皮肤细胞和从糖尿病足溃疡及非糖尿病溃疡的活检标本置入不同糖浓度和不同氧张力条件下培养，发现高糖阻止了细胞对缺氧的感知与反应。这种机制可能也是糖尿病足溃疡持久不愈的重要解释。糖尿病足的形成与转归见图5-1。

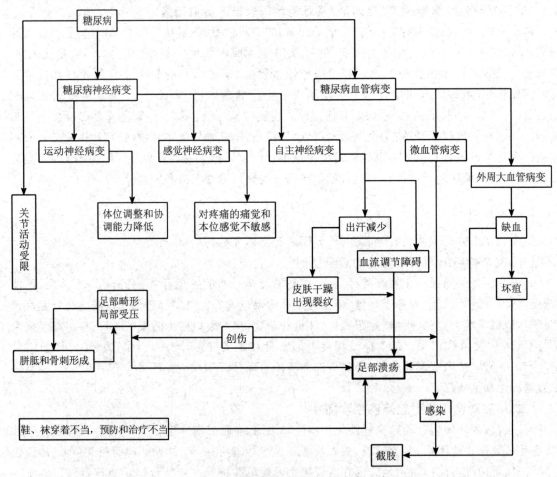

图 5-1　糖尿病足发病机制与转归

三、分级和临床表现

神经病变、血管病变和感染导致糖尿病足溃疡和坏疽，根据病因或病变性质分为神经性、神经-缺血性和单纯缺血性。根据病情的严重程度进行分级,使用标准方法分类以促进交流、随访和再次评估。

(一)根据病因分为神经性/神经-缺血性/单纯缺血性溃疡三类

最常见足溃疡的部位是前足底,常为反复机械压力所致,由于周围神经病变引起的保护性感觉缺失,患者不能感觉到异常的压力变化,没有采取相应的预防措施,发生溃疡后极易并发感染,溃疡难以愈合,最后发生坏疽。因此,足溃疡和坏疽往往是神经病变、压力改变、血液循环障碍和感染等多种因素共同作用的结果。

1.神经性溃疡

神经病变起主要作用,血液循环良好。足病通常是温暖的,但有麻木感,皮肤干燥,痛觉不明显,足部动脉搏动良好。神经病变性足病的后果是神经性溃疡(主要发生于足底)和神经性关节病(Charcot 关节病)。

2.神经-缺血性溃疡

神经-缺血性溃疡常伴有明显的周围神经病变和周围血管病变,足背动脉搏动消失。足凉而有静息痛,足部边缘有溃疡或坏疽。

3.单纯缺血性溃疡

单纯缺血性溃疡较少见,单纯缺血所致的足溃疡无神经病变。糖尿病足溃疡患者初诊时约50%为神经性溃疡,50%为神经-缺血性溃疡。国内糖尿病足溃疡主要是神经-缺血性溃疡。

(二)临床应用多种糖尿病足分级/分期标准

1.Wagner 分级

Wagner 分级主要是依据解剖学为基础的分级,也是最常用的经典分级方法。Wagner 分级重点关注溃疡深度和是否存在骨髓炎或坏疽(图 5-2)。

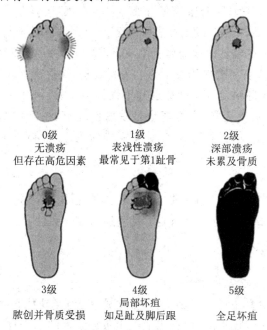

0级
无溃疡
但存在高危因素

1级
表浅性溃疡
最常见于第1趾骨

2级
深部溃疡
未累及骨质

3级
脓创并骨质受损

4级
局部坏疽
如足趾及脚后跟

5级
全足坏疽

图 5-2 糖尿病足溃疡的 Wagner 分级

(1)0 级:存在足溃疡的危险因素。常见的危险因素为周围神经和自主神经病变、周围血管病变、以往足溃疡史、足畸形(如鹰爪足和夏科关节足)、胼胝、失明或视力严重减退、合并肾脏病变特别是肾衰竭、独立生活的老年人、糖尿病知识缺乏者和不能进行有效的足保护者。目前无足溃疡的患者应定期随访,加强足保护教育、必要时请足病医师给予具体指导,以防止足溃疡的发生。

(2)1级:足部皮肤表面溃疡而无感染。突出表现为神经性溃疡,好发于足的突出部位,即压力承受点(如足跟部、足或趾底部),溃疡多被胼胝包围。

(3)2级:表现为较深的穿透性溃疡,常合并软组织感染,但无骨髓炎或深部脓肿,致病菌多为厌氧菌或产气菌。

(4)3级:深部溃疡常波及骨组织,并有深部脓肿或骨髓炎。

(5)4级:局限性坏疽(趾、足跟或前足背),其特征为缺血性溃疡伴坏疽,常合并神经病变(无严重疼痛的坏疽提示神经病变),坏死组织表面可有感染。

(6)5级:全足坏疽,坏疽影响到整个足部,病变广泛而严重。

2.Texas 分级与分期

Texas 分级与分期强调组织血液灌注和感染因素。德州大学(University of Texas)分类是在解剖学分类的基础上加入了分期,无感染无缺血的溃疡(A 级)、感染溃疡(B 级)、缺血性非感染溃疡(C 级)、缺血性感染溃疡(D 级)。该分类分期方法评估了溃疡深度、感染和缺血程度,考虑了病因与程度两方面的因素。截肢率随溃疡深度和分期严重程度而增加,随访期间的非感染非缺血性溃疡无一截肢。溃疡深及骨组织者的截肢率高 11 倍。感染与缺血并存,截肢增加近 90 倍。从更好反映临床病情程度上考虑,推荐采用该分类方法,但在实际应用中,多数仍然采用 Wagner 分类。

3.Foster 分类

Foster 等提出一种简单易记的糖尿病足分类方法。1 级:正常足;2 级:高危足;3 级:溃疡足;4 级:感染足;5 级:坏死足。3～5 级还可进一步分为神经性和缺血性。1～2 级主要是预防,3～5 级需要积极治疗。3 级神经性溃疡患者需要支具和特制鞋;4 级患者需要静脉用抗生素,缺血患者需要血管重建;5 级患者需要应用抗生素和外科处理,缺血患者需要血管重建。

我国习惯上将糖尿病足坏疽分为湿性坏疽和干性坏疽,国外则不如此分类。湿性坏疽指的是感染渗出较多的坏疽,其供血良好;干性坏疽是缺血性坏疽,由于动脉供血差,而静脉回流良好,因此坏疽呈干性。处理上,前者相对容易,以抗感染为主;后者必须在改善血液供应基础上采取局部措施。

4.PEDIS 分类

国际糖尿病足工作组推荐采用 PEDIS 分类。P 指的是血液灌注,E 是溃疡面积,D 是溃疡深度,I 是感染,S 是感觉。该分类清楚地描述了足溃疡的程度和性质,特别适合用于临床科研。

四、辅助检查与诊断

(一)辅助检查协助糖尿病足诊断

糖尿病足的辅助检查主要包括足溃疡检查、影像检查、神经功能检查、动脉供血检查和足压力测定等。建立一种能够实际操作的、适合当地卫生医疗条件的筛查程序,登记每例糖尿病足患者。筛查能及时发现有危险因素的患者,筛查项目既包括糖尿病相关的全身性检查如眼底、血压、尿蛋白、神经功能和心血管系统等,也包括足的重点局部检查等。筛查本身不需要复杂的技

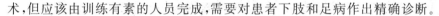

术,但应该由训练有素的人员完成,需要对患者下肢和足病作出精确诊断。

电生理测定和定量检测振动觉与温度觉阈值对于糖尿病足的诊断有重要价值,但难以用于临床常规筛查。简单的音叉检查可用于诊断神经病变,缺血性糖尿病足应接受多普勒超声和血管造影。认真查找所有足溃疡及其可能的病因,评价神经病变、缺血性病变和感染因素的相对重要性,因为不同类型的防治方法是不同的。需要强调的是,临床上常规的物理检查基本能够帮助作出正确诊断和判断预后。如果患者的足背动脉和胫后动脉均搏动良好,皮肤温度正常,足的血供应无严重障碍。关键是要求患者脱鞋检查,而这点在繁忙的门诊往往难以做到。

合并感染时,需明确感染的程度、范围、窦道大小、深度及有无骨髓炎。通常情况下,一般体格检查很难判定足溃疡是否合并感染及感染的程度和范围。局部感染的征象包括红肿、疼痛和触痛。但这些体征可以不明显甚至缺乏;更可靠的感染表现是脓性分泌物渗出、捻发音(产气细菌所致)或深部窦道。应用探针探查感染性溃疡时,如发现窦道,探及骨组织,要考虑骨髓炎,并用探针取出溃疡深部的标本作细菌培养。新近的研究证实,探针触及骨组织基本上可以诊断为骨髓炎,具有很高的诊断敏感性和特异性。针吸取样具有特异性,但缺乏敏感性。皮肤表面溃疡培养的细菌常是污染菌,缺乏特异性。特殊检查的目的是确定有无深部感染及骨髓炎。X线片发现局部组织内气体说明有深部感染,X线片上见到骨组织被侵蚀,提示存在骨髓炎。判断困难时应行 MRI 检查。

(二)Charcot 关节病增加糖尿病足溃疡危险性

Charcot 关节病患者常有长期的糖尿病病史,且伴有周围神经病变和自主神经病变,如直立性低血压和麻痹性胃扩张。Charcot 关节病的病因未明,其起病与神经病变有关,诱因是创伤。创伤可较轻微,但可能伴有小骨折。Charcot 关节病好发于骨质疏松者。创伤后成骨细胞活性增加,骨组织破坏成小碎片,在修复过程中导致畸形,进而引起慢性关节病。反复损伤导致关节面与骨组织破坏,足溃疡危险性增加。急性 Charcot 关节病可与局部感染或炎症性关节病混淆。Charcot 关节病造成的畸形和功能丧失是可预防的,因此需要及早发现和早期治疗。在 X 线片上,可见到 Charcot 关节病的特征性改变,但病变早期很难识别。由于局部血流增加,骨扫描常显示早期骨摄入 ^{99m}Tc 增加;MRI 能早期发现应力性骨损伤。

(三)影像检查显示糖尿病足的性质与程度

一般表现为动脉内膜粗糙,不光滑,管壁增厚。管腔不规则、狭窄伴节段性扩张,管径小,管腔内有大小不等的斑块或附壁血栓。血管迂曲狭窄处的血流变细,频谱增宽;严重狭窄处可见湍流及彩色镶嵌血流,血流波形异常。收缩期峰值流速增快,狭窄远端的血流减慢;静脉血流障碍。

X 线检查和核素扫描显示局部骨质破坏、骨髓炎、骨关节病、软组织肿胀、脓肿和气性坏疽等病变。足骨骨髓炎可行 ^{99m}Tc-ciprofloxacin 闪烁扫描检查,以确定病变的程度与性质。

(四)神经系统检查评价足保护性感觉

(1)较为简便的方法是采用 10 g 尼龙丝检查。取 1 根特制的 10 g 尼龙丝,一头接触于患者的大足趾、足跟和前足底外侧,用手按住尼龙丝的另一头,并轻轻施压,正好使尼龙丝弯曲,患者足底或足趾此时能感到足底尼龙丝,则为正常,否则为异常。异常者往往是糖尿病足溃疡的高危者,并有周围神经病变。准确使用 10 g 尼龙丝测定的方法:在正式测试前,在检查者手掌上试验 2～3 次,尼龙丝不可过于僵硬;测试时尼龙丝应垂直于测试处的皮肤,施压使尼龙丝弯曲约 1 cm,去除对尼龙丝的压力;测定下一点前应暂停 2～3 秒,测定时应避开胼胝,但应包括容易发生溃疡的部位;建议测试的部位是大足趾,跖骨头 1、2、3、5 处及足跟和足背。如测定 10 个点,患者仅感觉到 8 个点或不足 8 个点,则视为异常。另一种检查周围神经的方法是利用音叉或 Biothesiometer 测定振动觉。Biothesiometer 的功能类似于音叉,其探头接触于皮肤(通常为大足趾),然后调整电压,振动觉随电压增大而增强,由此可以定量测出振动觉。

(2)神经电生理检查可了解神经传导速度和肌肉功能。甲襞微循环测定简便、无创,出结果快,但特异性不高,微循环障碍表现:①管袢减少,动脉端变细、异形管袢及袢顶淤血($>30\%$);②血流速度缓慢,呈颗粒样、流沙样或为串珠样断流;③管袢周边有出血和渗出。

目前有多种糖尿病足分类和计分系统,多数已经得到临床验证,使用方便。简单的分类计分主要用于临床诊疗,而详细的分类和计分系统更适合于临床研究。

(3)周围感觉定性测定很简单,如将音叉或一根细的不锈钢小棍置于温热水杯中,取出后测定患者不同部位的皮肤感觉,同时与正常人(检查者)的感觉进行比较。定量测定是利用皮肤温度测定仪如红外线皮肤温度测定仪,这种仪器体积小,测试快捷、方便,准确性和重复性均较好。

(4)现已研制出多种测试系统测定足部不同部位的压力,如 MatScan 系统或 FootScan 系统等。这些系统测定足部压力的原理是让受试者站在有多点压力敏感器的平板上,或在平板上行走,通过扫描成像,传送给计算机,在屏幕上显示出颜色不同的脚印,如红色部分为主要受力区域,蓝色部分为非受力区域,以了解患者有无足部压力异常。此法还可用于步态分析,糖尿病足的步态分析可为足部压力异常的矫正提供依据。

(五)血管检查确定缺血性足病的程度与范围

(1)踝动脉-肱动脉血压比值(ABI)是非常有价值的反映下肢血压与血管状态的指标,正常值$0.9\sim1.3$;<0.9 为轻度缺血,$0.5\sim0.7$ 为中度缺血,<0.5 为重度缺血。重度缺血容易发生下肢(趾)坏疽。正常情况下,踝动脉收缩压稍高于或相等于肱动脉,如果踝动脉收缩压过高[高于 $29.3\ kPa$($220\ mmHg$)或 $ABI>1.3$],应高度怀疑下肢动脉粥样硬化性闭塞。此时,应测定足趾血压。足趾动脉较少发生钙化,测定踝动脉或足趾动脉需要多普勒超声听诊器或特殊仪器(仅能测定收缩压)。如果用多普勒超声仍不能测得足趾收缩压,则可采用激光测定。多功能血管病变诊断仪检查包括趾压指数(TBI,即趾动脉压/踝动脉压比值)和踝压指数(ABI,即踝动脉压/肱动脉压比值)。评判标准:以 ABI 或 TBI 值为标准,<0.9 为轻度供血不足;$0.5\sim0.7$ 易出现间歇性跛行;$0.3\sim0.5$ 可产生静息性足痛;<0.3 提示肢端坏疽的可能性大。如果有足溃疡,这种溃疡在周围血供未得到改善之前不能愈合。

(2)血管超声和造影检查均可用于了解下肢血管闭塞程度、部位和有无斑块,既可为决定截肢平面提供依据,又可为血管旁路手术做准备。糖尿病患者下肢动脉血管造影的特点是下肢动脉病变的患病率高和病变范围广。如果严重足坏疽患者行踝以下截肢手术后,创面持久不愈,应该采用血管减数造影,明确踝动脉以下血管是否完全闭塞。踝动脉以下血管闭塞者应从膝以下截肢。有的患者长期夜间下肢剧痛,其最常见的病因是动脉闭塞。

踝部血管网(内踝血管网、外踝血管网和足底深支吻合)是否开通及其开通血管的数目影响足溃疡的预后。有学者发现,当 3 组踝部血管网均参与侧支形成时,足溃疡引起的截肢率明显降低;较少的踝部血管网参与侧支循环是与糖尿病足截肢率和大截肢率相关密切的危险因素。

(3)经皮氧分压(transcutaneous oxygen tension,$TcPO_2$)的测定方法为采用热敏感探头置于足背皮肤。正常人足背皮肤氧张力$>5.3\ kPa$($40\ mmHg$)。$TcPO_2<4.0\ kPa$($30\ mmHg$)提示周围血液供应不足,足部易发生溃疡或已有的溃疡难以愈合。$TcPO_2<2.7\ kPa$($20\ mmHg$)者的足溃疡无愈合可能,需要进行血管外科手术以改善周围血供。如吸入 100% 氧气后,$TcPO_2$ 提高

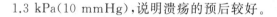

1.3 kPa(10 mmHg),说明溃疡的预后较好。

五、预防

糖尿病足的处理涉及糖尿病专科、骨科、血管外科、普通外科、放射科和感染科等多个专科,需要医师和护士的密切配合,在国外,还有专门的足病师。糖尿病足患者的相关知识教育十分重要,可降低患病率,预防严重并发症,避免截肢。糖尿病足防治中需要多学科合作、专业化处理和预防为主。糖尿病足部溃疡和截肢的预防开始于糖尿病确诊时,且应坚持始终。患者每年应检查1次,如有并发症,则应每季度检查1次。如有足部溃疡,应立即治疗使溃疡愈合。

(一)足部护理和定期检查是预防的关键措施

具体的足部保健措施:①避免赤脚行走。②每天以温水洗脚和按摩,局部按摩不要用力揉搓。洗脚时,先用手试试水温,以免水温高而引起足的烫伤。洗脚后用毛巾将趾间擦干。足部用热水袋保暖时,切记用毛巾包好热水袋,不能使热水袋与患者皮肤直接接触。③修剪趾甲或厚茧、鸡眼时,避免剪切太深或涂擦腐蚀性强的膏药。④出现皮肤大疱和血疱时,不要用非无菌针头等随意刺破,应在无菌条件下处理。请专业人员修剪足底胼胝。⑤足部皮肤干燥时可涂擦少许油脂。⑥鞋跟不可过高,宜穿宽大(尤其是鞋头部)透气的软底鞋。有足病危险因素尤其是有足底压力异常者应着特制的糖尿病鞋,使足底压力分布科学合理,避免局部高压,降低足溃疡的发生。避免异物进入鞋内。

(二)矫正足压力异常和增加足底接触面积有良好预防效果

尽量减少局部受压点的压力和局部的机械应力,避免发生局部压力性溃疡。

六、治疗

糖尿病足溃疡不愈主要与神经血管病变和早期处理不当有关,患者的感染、截肢和死亡概率明显增加。糖尿病足的治疗包括基础治疗和局部治疗。基础治疗包括控制血糖和血压、纠正血脂异常和营养不良及戒烟等。局部治疗包括抗感染、改善下肢供血、局部减压和促进创面愈合,严重足病需要进行外科手术治疗,甚至截肢。

(一)控制代谢紊乱

糖尿病治疗的基本原则和方法与一般糖尿病相同,但是需要注意的是足部严重感染时,患者的能量消耗大,所以饮食治疗在一段时期内可以适当放宽。应用胰岛素使血糖控制在正常或接近正常范围内。由于患者往往合并有多种糖尿病慢性并发症,如自主神经病、肾病和心血管疾病,特别需要注意在血糖监测的基础上调整胰岛素剂量,注意教育和管理患者的饮食,避免低血糖症。营养不良如低蛋白血症、贫血和低脂血症常见于严重足病的患者,是足溃疡乃至截肢的重要因素,因此应加强支持治疗,必要时输注血浆、清蛋白或复方氨基酸液。营养不良和低蛋白血症所致水肿的治疗主要是纠正营养不良状态,必要时采用利尿剂治疗。

高血压和血脂异常的治疗原则与一般糖尿病相似。但是,严重足病患者往往因营养不良而合并有低脂血症。

(二)处理神经性溃疡

90%的神经性溃疡可以通过保守治疗而愈合。处理的关键是减轻局部压力,如特殊的矫形鞋或全接触石膏托(TCC)。处理胼胝可以减轻局部压力和改善血液循环,是促使神经性溃疡愈合的有效手段。糖尿病患者的胼胝处理需要专业化,如果胼胝中间有溃疡,应该将溃疡周围的胼胝予以剔除,因为局部隆起的过度角化组织不利于溃疡愈合。

(三)改善下肢血液供应

(1)一般用扩张血管、活血化瘀、抗血小板和抗凝等药物改善微循环功能:①口服 PGE_1 制剂的临床疗效确切。脂微球包裹的前列腺素 E_1(PGE_1)制剂:具有作用时间长和靶向性好的优势,可扩张血管,改善循环功能。一般以 $10\sim20~\mu g$ 加入生理盐水 $250\sim500~mL$ 中静脉滴注,1 次/天,$2\sim4$ 周为 1 个疗程。②西洛他唑和沙格雷酯:治疗轻中度的下肢动脉病变均有一定的疗效。③右旋糖苷-4:$250\sim500~mL$ 静脉滴注,1 次/天。④山莨菪碱(654-2):使小静脉舒张,减少毛细血管阻力,增强微血管自律运动,加快血流速度;减轻红细胞聚集,降低血液黏滞度,减少微小血栓的形成,同时还降低微血管的通透性,减少渗出。但该药可诱发尿潴留及青光眼,应用时应注意观察。由于新近已经有多种疗效较为确切和不良反应小的抗血小板和扩血管药物,山莨菪碱制剂临床上已经很少应用。

(2)介入治疗已经广泛地应用于治疗下肢动脉闭塞症。膝以下的动脉闭塞一般可采用深部球囊扩张术。膝以上的局限性动脉狭窄可采用支架植入治疗。尽管部分患者在接受介入治疗后有发生再狭窄的可能,但不妨碍血管介入治疗糖尿病合并下肢动脉闭塞症,因为介入治疗后的血管开通和下肢循环的改善可促使足溃疡愈合和避免截肢。手术后患肢可形成侧支循环,从而避免下肢的再次截肢。但是,$10\%\sim15\%$ 的患者治疗效果不理想,仍然需要截肢。截肢手术后要给予康复治疗,帮助患者尽快利用假肢恢复行走。由于一侧截肢后,另一侧发生溃疡或坏疽的可能性增加,因而必须对患者加强有关足保护的教育和预防。

(3)一些研究认为,自体骨髓或外周血干细胞移植能促进缺血下肢的新生血管生成,适用于内科疗效不佳、下肢远端动脉流出道差而无法进行下肢搭桥的患者及年老体弱或伴发其他疾病不能接受手术的患者,这种方法操作简单,无明显不良反应,具有良好的应用前景。根据中华医学会糖尿病学分会的立场声明,干细胞移植治疗糖尿病等下肢动脉缺血性病变的安全性和有效性需要更有力的循证医学证据来验证和支持,目前尚未将干细胞移植治疗作为糖尿病下肢血管病变的常规治疗。

(四)处理糖尿病足溃疡

根据溃疡的深度、面积大小、渗出物多少及是否合并感染来决定换药的次数和局部用药。如神经-缺血性溃疡通常没有大量渗出物,因此不能选用吸收性很强的敷料;如合并感染而渗出较多时,敷料选择错误可以使创面泡软,病情恶化,引起严重后果。一般可以应用负压吸引治疗(VAC)清除渗液。或者应用具有强吸收力的藻酸盐敷料。为了保持伤口湿润,可选择水凝胶敷料处理干燥的伤口,逐步清创。尽量不要选择棉纱敷料,否则会引起伤口干燥和换药时疼痛。合并感染的伤口应该选择银离子敷料。

1.伤口床一般处理

在溃疡的治疗中起重要作用。治疗原则是将慢性伤口转变为急性伤口。利用刀和剪等手术器械清除坏死组织是正确治疗的第一步。缺血性溃疡和大面积溃疡需要逐步清除坏死组织。缺血性溃疡伤口干燥,需要用水凝胶湿润,蚕食清创。需要在充分的支持治疗下进行彻底清创。坏死的韧带和脂肪需要清除,骨髓炎时需要通过外科手术清除感染骨。无感染和肉芽组织生长良好的大面积溃疡可以进行皮瓣移植治疗。

当发生严重软组织感染,尤其是危及生命的感染时,清创、引流和控制感染是第一位的。在清除感染组织后应解决局部供血问题。如果清创面积大,而解决局部缺血不及时有力,有可能造成大面积组织坏死甚至坏疽,此时必须根据下肢血管造影结果尽早决定截肢平面。经典的足溃疡感染征象是局部红肿热痛、大量渗出、皮肤色泽变化和溃疡持久不愈合。糖尿病患者由于存在血管神经并发症,感染的临床表现可能不明显。

处理溃疡时,局部应用生理盐水清洁是正确的方法,避免用其他消毒药物,如雷氟诺尔等。厌氧菌感染可以局部使用过氧化氢溶液,然后用生理盐水清洗。局部庆大霉素等抗生素治疗和654-2治疗缺乏有效的循证医学根据。严重葡萄球菌感染时,可以局部短期用碘伏直至出现肉芽组织生长。

2.抗感染治疗

合并有严重感染、威胁肢体和生命的感染,即有骨髓炎和深部脓肿者,常需住院治疗。在血糖监测的基础上胰岛素强化治疗。可采用三联抗生素治疗,如静脉用第二和第三代头孢菌素、喹诺酮类抗菌药和克林霉素等。待细菌培养结果出来后,再根据药物敏感试验选用合适的抗生素。表浅的感染可采取口服广谱抗生素,如头孢霉素加克林达霉素。不应单独使用头孢霉素或喹诺酮类药物,因为这些药物的抗菌谱并不包括厌氧菌和一些其他革兰阳性细菌。深部感染治疗应首先静脉给药,以后再口服维持用药数周(最长达 12 周)。深部感染可能需要外科引流,包括切除感染的骨组织和截肢。在治疗效果不满意时,需要重新评估溃疡情况,包括感染的深度、微生物的种类、药物敏感和下肢血液供应情况,以及时调整治疗措施。

国际糖尿病足工作组推荐的静脉联合应用抗生素治疗的方案:①氨苄西林/头孢哌酮(舒巴坦);②替卡西林/克拉维酸;③阿莫西林/克拉维酸;④克林霉素加一种喹诺酮;⑤克林霉素和第二代或第三代头孢类抗生素;⑥甲硝唑加一种喹诺酮。多重耐药增加和耐甲氧西林的金黄色葡萄球菌(MRSA)的增加意味着需要选择新的抗生素。

3.辅助药物和其他措施

难以治愈的足溃疡可采用生物制剂或生长因子类物质治疗。Dermagraft 含有表皮生长因子、胰岛素样生长因子、角化细胞生长因子、血小板衍生生长因子、血管内皮生长因子、α-转运生长因子和 β-转运生长因子,以及基质蛋白如胶原 1 和胶原 2、纤维连接素和其他皮肤成分,是一种人皮肤替代品,可用以治疗神经性足溃疡,促进溃疡愈合,改善患者的生活质量。愈合困难的足溃疡宜采用自体血提取的富含血小板凝胶治疗。这种凝胶不仅具有加速止血和封闭创面的特点,而且含有丰富的生长因子,能加速创面愈合。

国际糖尿病工作组公布的新版糖尿病足溃疡感染诊治指南中,专家小组复习了 7 517 篇文献,其中 25 篇属于随机对照研究,4 篇为队列研究。专家组的结论是,已经报道的多种治疗方法如创面用抗生素、新型敷料、高压氧、负压吸引、创面用生物合成材料(包括血小板和干细胞在内的细胞材料),以及激光、电磁和微波等措施,只有负压吸引技术有足够的循证医学证据证明其有效性,高压氧治疗也有统计学意义的治疗效果。其他措施均缺乏循证依据。

高压氧治疗有利于改善缺氧状况,当下肢血管闭塞时,氧合作用指数下降,血乳酸升高,且代偿性血管舒张等加重水肿。此时若在 3 个绝对大气压下吸入 100% 氧气可提高组织氧含量,降低血乳酸。高压氧适用于 Wagner 分级中 3、4 级或较严重、不易愈合的 2 级溃疡,但高压氧治疗的长期效果不明。对于非厌氧菌的严重感染患者,尤其是合并肺部感染者不宜用高压氧治疗。用带有真空装置的创面负压治疗有较好疗效,并对创面负压治疗的适应证、方法和评估作出了详细规定。

(五)处理严重糖尿病足

1.严重足趾-跖趾关节感染

严重足趾-跖趾关节感染一般需要进行半掌或其他方式截肢。截肢前需要进行下肢血管造影检查,以了解血管病变水平。年轻患者的截肢位置应尽可能低,尽可能保留肢体功能。而老年患者的重点是保存生命,保证截肢创面的一期愈合。截肢手术后要给予康复治疗。老年糖尿病足患者合并多种疾病,发生急性下肢动脉栓塞的风险高,需要及时给予溶栓治疗。

当糖尿病足感染或坏疽影响到足中部和后跟,必须在截肢或保守治疗中进行选择。Caravaggi 等报道,采取夏科关节手术(跗中切断术),经过 1 次或 2 次手术后取得了良好效果。该种手术可以避免足病变患者大截肢。如果患者的病变严重,应该行重建手术,如血管置换、血管成形或血管旁路术。但糖尿病患者下肢血管重建(特别是血管成形)术有争议。坏疽患者在休息时有疼痛及广泛的病变不能手术者要给予截肢。截肢前应行血管造影,以决定截肢水平。重建术包括受损关节的复位及融合术,但不能用于有坏疽或感染未控制者。术后约需 5 个月的时间达到固定,此期间患肢避免负重,术后加强一般治疗和支持治疗。全层皮肤缺损较大的溃疡可考虑皮肤移植,但要求伤口无坏死组织及感染,无暴露的肌腱、骨或关节,无不可清除的瘘或窦道。

2.难治性溃疡

难治性溃疡可以采用外科手术治疗。手术的目的是减少足部畸形,改善足的外观,减轻疼痛,改善血循环,减少溃疡形成,避免或减少截肢范围,尽量保留功能。趾伸肌腱延长术主要适用于跖趾关节过伸畸形或背侧脱位者。屈肌腱移位术主要适用于可屈性锤状趾畸形矫正。趾间关节成形术主要适用于固定性锤状趾畸形伴趾背或趾尖胼胝形成的治疗。跖骨头截骨短缩跖趾关节成形术主要适用于固定性锤状趾畸形伴跖趾关节脱位、跖底胼胝或溃疡的治疗。但是,这种治疗有严重的局部并发症。有学者认为,如果足跟溃疡能被避免,肌腱延长手术是治疗糖尿病前足和第 1 足趾处神经性溃疡的可选择方法。坏疽患者在休息时有疼痛及广泛的病变不能手术者,要给予有效的截肢。

3.神经压迫

感觉运动性周围神经病变患者常合并有神经压迫,下肢神经手术减压可降低高危糖尿病足和深部窦道的发生率。

4.夏科关节病

夏科关节病的治疗主要是长期制动。患者可以用矫形器具,鞋子内用特殊的垫子。如足底反复发生溃疡,可以给予多种适用于神经性糖尿病足溃疡和夏科关节的关节石膏支具,以减轻局部压力,同时又可在支具上开窗,使溃疡面暴露易于换药。支具不但可以使病变关节制动,还可以改变和纠正神经病变所致的足部压力异常。外科手术治疗夏科关节病是治疗的重要手段。手术方式包括切除踝骨和踝关节的残余物、松弛软组织、足的重排列和固定。6 周后除去手术处理的固定物,再用石膏支具 6 周。3 个月后,以矫正器替代石膏支具并让患者穿特制的鞋。

5.血管严重缺血

血管严重缺血治疗主要有经皮腔气囊血管成形术(PTA)和分流术(BGP)两种。前者是用带扩张球的导管逆行插入病变的血管以成形血管。当管腔完全闭塞或狭窄长度>10 cm,严重肝肾功能障碍时禁用该方法。BGP 是用血管重建的方法恢复肢体灌注指数,多采用逆向隐静脉分流术,流入动脉多为周围动脉,流出动脉为足背动脉,适用于丧失行走能力的患者及不愈合的

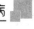

溃疡或坏疽。禁忌证为严重末端肢体缺血、器质性脑病长期卧床和膝部严重屈曲挛缩等。对于不稳定型心绞痛或充血性心力衰竭和急性肾功能不全的患者,应待病情稳定后再进行手术。总体上,糖尿病患者的下肢动脉闭塞性病变往往是多节段和远端病变更重,膝以下的动脉狭窄一般采取深部球囊扩张治疗。

6.钙化性小动脉病

钙化性小动脉病(calcific arteriolopathy,CAP)又称钙化性尿毒症性小动脉病(CUA),是动脉钙化的严重并发症。糖尿病是引起动脉钙化和CAP的常见原因,如果体格检查时发现局部组织缺血、淤血、血管扩张、小动脉钙化结节形成、四肢近端皮肤溃疡和组织坏死等,应想到CAP可能,并采用合适的影像检查予以证实。

(李　昊)

第五节　甲状腺功能亢进症

甲状腺功能亢进症(简称甲亢)是指由多种原因引起的甲状腺激素增多,作用于全身的组织器官,造成机体的神经、循环、消化等系统兴奋性增高和代谢亢进为主要表现的疾病的总称,是内分泌系统的常见疾病。

本节重点讨论临床上最常见的毒性弥漫性甲状腺肿伴甲亢,又称Graves病。这是一种与遗传、精神因素和自身免疫均有关系的疾病。一般认为本病患者体内存在有甲状腺刺激抗体,作用于甲状腺细胞的促甲状腺激素受体,使甲状腺对血中碘的摄取明显增多,产生过多的甲状腺激素,并不断向血中释放而发病。临床上主要表现为代谢增高和多系统功能的兴奋性增高,多数患者常以甲状腺肿大为特征,不少Graves病患者伴有不同程度的突眼和胫前黏液性水肿。

本病女性多见,男女之比为(1∶4)~(1∶6)。各年龄组均可发病,但以20~40岁者最为多见。女性人群的患病率为2%,且每年发生率为2‰~3‰。

本病起病缓慢,精神刺激如恐惧、悲伤、盛怒等均为重要诱因。典型病例高代谢症群、高神经兴奋、甲状腺肿和眼病等方面的表现均较明显;病情较轻者易与神经官能症相混淆。有的患者常以某些特殊症状如突眼、恶病质或肌病等为主要表现。老年和儿童患者的表现常不典型。近年来,由于诊断水平的不断提高,轻症和不典型患者也可及早发现。除此种类型外,尚有毒性结节性甲状腺肿、功能自主性甲状腺腺瘤、甲状腺炎及碘剂等亦可引起甲亢。

甲状腺功能亢进症属于中医学的"气瘿""心悸""郁证""虚劳"等范畴。

一、病因病机

(一)中医

甲状腺功能亢进症临床以怕热或面部烘热、自汗、心悸不宁、烦躁易怒、乏力消瘦、舌指震颤、甲状腺肿大等为主要表现。本病的发生主要与情志和体质、饮食及水土等因素有关。

1.情志内伤

长期情志抑郁或紧张,或突遭剧烈的精神创伤,致肝气郁结,失于疏泄,气机郁滞,津液输布失常,凝而化为痰浊;或气郁日久而化火,热盛阴伤,炼液为痰;或肝旺乘脾,脾失健运,聚湿成痰。

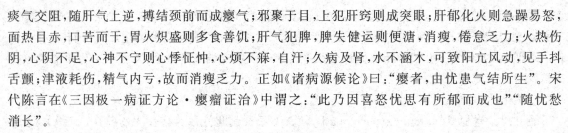

痰气交阻，随肝气上逆，搏结颈前而成瘿气；邪聚于目，上犯肝窍则成突眼；肝郁化火则急躁易怒，面热目赤，口苦而干；胃火炽盛则多食善饥；肝气犯脾，脾失健运则便溏，消瘦，倦怠乏力；火热伤阴，心阴不足，心神不宁则心悸怔忡，心烦不寐，自汗；久病及肾，水不涵木，可致阳亢风动，见手抖舌颤；津液耗伤，精气内亏，故而消瘦乏力。正如《诸病源候论》曰："瘿者，由忧患气结所生"。宋代陈言在《三因极一病证方论·瘿瘤证治》中谓之："此乃因喜怒忧思有所郁而成也""随忧愁消长"。

2.体质因素

素体阴虚，肝肾不足，或先天禀赋不足，加之后天调摄不当，致肝肾阴虚，虚火妄动，煎熬津液而成痰，凝聚颈部成瘿气。若不慎外感，六淫邪毒经口鼻或皮毛侵入机体，内伤脏腑，生痰致瘀，结聚颈前，也可导致本病。尚有重感外邪或突受惊恐、恼怒等，致病情急剧恶化。此时，肝阳暴涨于上，阴液亏竭于下，往往出现阴竭阳脱、风动痉厥的危候。

3.饮食因素及水土失宜

长期饮食失调，或久居于高山地区，水土失宜，首先影响脾胃的功能，使脾失健运，不能运化水液，水液内停转化为水湿之邪，停聚体内，日久壅结成痰而聚于颈旁；痰湿日久，郁而化热，热灼津液，而致阴液耗损，虚火妄动，出现低热、烦躁、汗出等症；再者影响气血的正常运行，而致气滞、痰凝、血瘀壅结在颈前则发为瘿病。现多认为与环境中如土壤、水源、食物中缺乏碘元素有关。尤其是在生长发育及妊娠、哺乳时不能满足人体的需要所致。金人张子和其《儒门事亲》有云："颈如险而瘿，水土之使然也"；明代医家江瓘的《名医类案》述："汝州人多病颈瘿，其地饶风沙，沙入井中，饮其水则生瘿"；清代名医沈金鳌也在《杂病源流犀烛》中提及："然西北方依山聚涧之民，食溪谷之水，受冷毒之气，其间妇女，往往生结囊如瘿"。均说明本病的发生与饮食和水土因素有密切关系。

总之，本病初起多实，其主要病理因素为气滞、肝火、痰凝和血瘀，而以气郁为先；久病多虚或虚实夹杂，虚者以阴虚为主。其病位在颈前，与肝、肾、心、脾（胃）关系密切。

（二）西医

1.自身免疫因素

西医学已肯定本病为一自身免疫性疾病，但其发病机制尚未完全阐明。其特征之一是在血清中存在有可与甲状腺组织起反应或刺激作用的自身抗体，统称为 TSH 受体抗体（TRAb），其对应的抗原为 TSH 受体或邻近甲状腺胞浆膜的部分。当抗体与甲状腺细胞结合时，TSH 受体被激活，以致甲状腺的功能受到刺激，引起甲亢和甲状腺肿，其作用与 TSH 作用酷似。现认为自身抗体的产生主要与基因缺陷相关的抑制性 T 细胞（Ts）功能降低有关。Ts 功能缺陷导致辅助 T 细胞不适当致敏，并在白细胞介素-1 和白细胞介素-2 的参与下使 B 细胞产生抗自身甲状腺抗体。此外，本病中针对甲状腺组织的白细胞移动抑制试验呈阳性反应，甲状腺和球后组织均有明显的淋巴细胞浸润，说明还有细胞介导免疫参与。

Graves 病中 TRAb 是一组多克隆抗体，作用在 TSH 受体的不同结合点。TRAb 可分为兴奋型和封闭型。兴奋型中有一类与 TSH 受体结合后，促进甲状腺激素合成和释放入血，甲状腺细胞也受刺激增生，称为 TSAb，为 Graves 病中的主要自身抗体；另一类与 TSH 受体结合后，仅促进甲状腺细胞肿大，但不引起激素合成与释放，称为甲状腺生长免疫球蛋白。封闭型自身抗体与 TSH 受体结合后，阻断和抑制甲状腺功能，称为甲状腺功能抑制抗体和甲状腺生长封闭抗体。少数 Graves 病患者虽有明显的高代谢症，但甲状腺肿大甚轻微，可能由于体内兴奋性抗体中 TSAb 占优势所致。

最近有用独特型-抗独特型的理论解释 TRAb 与 Graves 病的发病关系。独特型是指抗体分子中抗原结合部位具有免疫原性刺激机体产生抗独特型抗体,引起发病。Graves 病患者中,存在 TSAb 可诱导机体产生抗 TSAb 独特型抗体,后者可与 TSH 受体结合,并起兴奋作用。抗独特型抗体在 Graves 病发病机制中的作用,尚有待进一步明确。

抗甲状腺抗体主要由甲状腺内淋巴细胞产生,淋巴结和骨髓中亦可产生少量,除 TRAb 外,尚有抗甲状腺过氧化物酶抗体,抗甲状腺微粒体抗体和抗甲状腺球蛋白抗体。未治疗的 Graves 病血中抗甲状腺抗体出现率比正常人高(正常人为 2%)。

本病发生有明显的家族聚集现象,同卵双生儿患甲亢的一致性高达 50%。本病近亲中约 15% 有各种不同类型的自身免疫性甲状腺病,主要是指 Graves 病、慢性淋巴细胞性甲状腺炎(桥本病)和原发性自身免疫性甲状腺功能减退症。此外,本病发生还与某些组织相容性复合体有关,在不同种族结果不同,白人 HLA-B8、HLA-BW3、HLA-DR3 与本病易感性有关,华人则与 HLA-BW46、HLA-B5、HLA-DR1 有关,日本人为 HLA-B35,黑人为 HLA-B17。

2.精神因素

如精神创伤、盛怒为重要的诱发因素,可导致 Ts 细胞群的失代偿,也可促进细胞毒性的产生。

3.环境因素

不论过去有否缺碘历史,碘摄入过量均可使甲状腺组织淋巴细胞浸润,甚至形成淋巴滤泡,导致甲状腺自身抗体产生并诱发甲状腺功能亢进,高碘地区 Graves 病的发生,以及缺碘地区补碘后 Graves 病患病者增多皆与此因素密切相关。

4.感染因素

耶尔森细菌肠道感染患者常有甲状腺抗原,而 Graves 患者可有抗耶尔森抗体,而且 TRAb 可阻断放射标记的 TSH 与耶尔森菌菌体蛋白结合,说明两者有一定关系;但患耶尔森菌感染且 TRAb 阳性者未必发生 Graves 病,也未见到其感染后本病流行,因而两者之间的具体关系目前尚不清楚。

5.碘过量因素

碘是人体必需的微量元素,是合成甲状腺激素的主要原料,对甲状腺激素的合成和释放起着重要地调节作用。但碘摄入量增加可导致自身免疫性甲状腺病和碘甲亢,并诱发具有遗传倾向人群的自身免疫性甲状腺病由隐性转为显性。随着普通食盐碘化的开展和碘摄入量增加,碘过量的不良反应正在引起国内外学者的关注。碘摄入浓度 $>840\ \mu g/d$ 时,会对大部分甲状腺滤泡上皮细胞产生抑制和破坏,使血清 TT_4 值明显增高。因此,碘过量会诱发某些群体发生甲亢。

二、临床表现

(一)症状

1.高代谢征群

高代谢征群常见症状有乏力、怕热、多汗、皮肤温暖湿润等。不少患者伴有低热,常在 38 ℃ 左右;发生甲亢危象时出现高热。

2.神经系统

有兴奋、紧张、易激动、多语好动、失眠、思想不集中、焦虑烦躁、多猜疑等;有时出现幻觉,甚至亚躁狂症,但也有寡言抑郁者。

3.心血管系统

心血管系统常见心悸、气促;重者可见心律失常、水肿等。

4.甲状腺肿大

颈前肿物,严重时吞咽有哽噎感。

5.消化系统

多食易饥,但体重明显下降。少数年老患者可因厌食致消瘦更加明显,甚至出现恶病质状态。由于肠蠕动增加,可出现大便次数增加或顽固性腹泻,大便不成形,含有较多不消化食物。

6.眼部症状

眼睑水肿、眼球突出、视物模糊、畏光流泪、眼部异物感等。

7.运动系统

运动系统主要表现为肌肉软弱无力,肌萎缩;严重者可出现甲亢性周期性瘫痪(亚洲、青壮年男性多见)和近端肌肉进行性无力、萎缩,后者称为甲亢性肌病,以肩胛带和骨盆带肌群受累为主。Graves病有1‰伴发重症肌无力。

8.淡漠型甲亢

少数老年患者高代谢的症状不典型,相反表现为乏力、心悸、厌食、抑郁、嗜睡、体重明显减少。

9.生殖系统

本病早期女性患者月经减少,周期延长,甚至出现闭经。男性常出现阳痿,偶尔可出现男性乳房增生。

(二)体征

1.甲状腺肿大

一般呈不同程度的弥漫性对称性肿大,质软(病史较久或食用含碘食物较多者可坚韧),随吞咽上下移动,无压痛。也可两叶不对称或分叶状肿大。由于甲状腺的血管扩张、血流量增多,甲状腺肿大伴有局部杂音和震颤,对Graves病的诊断有重要意义。有些患者的甲状腺呈单个或多发的结节性肿大(结节性甲状腺肿伴甲亢可触及多发结节;甲状腺自主性高功能腺瘤可扪及孤立结节),质地可以是中等硬度,也可以坚硬不平。

2.甲状腺肿大的分度

(1)正常:在望诊和触诊时甲状腺均不大。

(2)丰满:颈部保持正常位置时,望诊甲状腺不大,但可清楚触及。

(3)Ⅰ度肿大:颈部在正常位置时,望诊甲状腺不大,但触诊可以摸到甲状腺。

(4)Ⅱ度肿大:颈部保持正常位置时,可以看到肿大的甲状腺,触诊可以摸到其肿大的轮廓,边缘不超过胸锁乳突肌后缘。

(5)Ⅲ度肿大:望诊和触诊均可以看到明显肿大的甲状腺,其范围超过胸锁乳突肌后缘。

3.心血管系统

窦性心动过速,一般每分钟100~120次,静息或睡眠时心率仍快,为本病的特征之一。心律不齐以期前收缩最为常见,阵发性或持续性心房颤动和扑动以及房室传导阻滞等心律不齐也可发生。心音增强,第一心音亢进,常闻及收缩期杂音,心尖部偶可闻及舒张期杂音。严重者可出现心脏肥大、扩张和充血性心力衰竭。收缩期动脉血压增高,舒张压稍低或正常,脉压增大。

4.眼征

(1)单纯性突眼:又称良性突眼,占本病的大多数,一般呈双侧对称性,有时为单侧。病因为血中甲状腺激素浓度过高,交感神经兴奋,使上睑提肌挛缩所致。眼征有以下几种。①轻度突眼:眼球向前突出,突眼度一般不超过 18 mm(正常不超过 16 mm);②Stellwag 征:瞬目减少,炯炯发亮;③Dalrymple 征:眼睑裂隙增宽;④Mobius 征:双眼球向内侧聚合欠佳或不能;⑤Von Graefe 征:双眼球向下注视时,上眼睑不能随眼球向下移动,角膜上方露出白色巩膜;⑥Joffroy 征:眼向上看时,前额皮肤不能皱起。

(2)浸润性突眼:又称内分泌性突眼、眼肌麻痹性突眼或恶性突眼,近年来称为 Graves 眶病。少见,病情较严重,可见于甲亢不明显或无高代谢征的患者中,常与甲亢同时发生,但也可出现在甲亢发生之前或甲亢缓解之后。主要由眼外肌和球后组织肿胀,体积增加,眼压增高,淋巴细胞浸润和水肿所致。其临床表现:①眼球突出度超过 18 mm,重者可达 30 mm,左右可不对称,相差大于 2 mm,也可仅为一侧眼球突出,眼球突度与甲亢程度无平行关系;②畏光,流泪,视力减退,眼部胀痛或刺痛,或有异物感;③当眼肌受损时,眼球活动受限甚至固定,视野缩小及复视;④眼睑肥厚或水肿,结膜充血水肿,严重者球结膜膨出。当闭目不全时,可发生暴露性角膜炎,角膜溃疡,穿孔,或全眼球炎,视神经损害及失明等。

5.神经系统

舌、手有细颤,腱反射活跃,反射时间缩短。

6.皮肤骨骼系统

胫前皮肤变粗增厚,呈黯紫色,渐为结节状叠起,或为树皮状,有色素沉着。罕见杵状指(趾),指骨和四肢长骨远端的骨膜下新骨形成,以及受累骨的表面软组织肿胀。

(三)常见并发症

甲亢常见并发症有甲亢危象、甲亢性心脏病、内分泌浸润性突眼症、甲亢性肌病等。

三、实验室和其他辅助检查

(一)血清甲状腺激素测定

甲亢时,血清甲状腺激素水平均明显增高。血清游离 T_4(FT_4)和游离 T_3(FT_3)水平不受甲状腺激素结合球蛋白的影响,较总 T_4(TT_4)、总 T_3(TT_3)测定能更准确地反映甲状腺的功能状态。但是在不存在球蛋白影响因素情况下,仍然推荐测定 TT_3、TT_4。因为 TT_3、TT_4指标稳定,可重复性好。临床有影响球蛋白的因素,如妊娠、服用雌激素、肝病、肾病、低蛋白血症、使用糖皮质激素等存在时,应测定 FT_3、FT_4。

(二)血清促甲状腺激素测定

一般甲亢患者促甲状腺激素(TSH)<0.1 mIU/L,但垂体性甲亢 TSH 不降低或升高。血清TSH 测定技术经过改进已经进入第四代。目前国内普遍采用的第二代方法(以免疫放射法IRMA 为代表,灵敏度为 0.1～0.2 mIU/L)和第三代方法(以免疫化学发光法 ICMA 为代表,灵敏度为 0.01～0.02 mIU/L),称为敏感 TSH。敏感 TSH 是国际上公认的诊断甲亢的首选指标,可作为单一指标进行甲亢筛查。

(三)摄取[131]I 功能试验(摄碘率)

甲状腺功能亢进时,[131]I 摄取率增高,且高峰前移;破坏性甲状腺毒症时(如亚急性甲状腺炎)则降低。但目前已不作为甲亢诊断的常规方法。

(四)三碘甲腺原氨酸抑制试验

三碘甲腺原氨酸抑制试验(T_3抑制试验)主要用于甲亢与单纯性甲状腺肿鉴别。口服甲状腺素片或 T_3 后,甲状腺摄^{131}I率下降>50%,提示为单纯性甲状腺肿,反之则提示甲亢。但目前已基本少用而被摒弃。

(五)促甲状腺激素释放激素兴奋试验

正常人给予促甲状腺激素释放激素(TRH)静脉注射后,可使垂体 TSH 分泌增加。甲亢时,血中 T_3、T_4 增高,反馈抑制 TSH,故注射 TRH 后,TSH 不受兴奋,即缺乏反应。甲状腺功能正常的眼型 Graves 病、垂体前叶疾病(包括继发性甲减)也无反应或反应低下。本试验不良反应少,对冠心病、高血压及甲亢性心脏病患者均可采用,比 T_3 抑制试验更为安全。可作为可疑甲亢诊断、鉴别诊断及甲亢预后估计的指标之一。

(六)甲状腺刺激性抗体、甲状腺球蛋白抗体及抗甲状腺过氧化物酶抗体等测定

Graves 患者血中甲状腺刺激性抗体(如 TRAb)阳性检出率为 80%~95%,对本病诊断、鉴别诊断、疗效评价及预后估计均有重要意义。另外,甲状腺球蛋白抗体(抗甲状腺球蛋白抗体)、抗甲状腺过氧化物酶抗体可轻度增高;若明显升高,特别是大于 50% 以上时,应考虑桥本甲亢存在的可能性。此外,TSAb 是 Graves 病的致病性抗体,该抗体阳性说明甲亢病因是 Graves 病,并且 TSAb 可以通过胎盘导致新生儿甲亢,所以对新生儿甲亢有预测作用,但是因为 TSAb 测定条件复杂,尚未能在临床广泛使用。

(七)甲状腺放射性核素显像检查

甲状腺放射性核素显像用以了解甲状腺形态、大小及有无结节。对判断弥漫性甲状腺肿伴甲亢、多结节性甲状腺肿并甲亢、功能自主性甲状腺腺瘤及亚急性甲状腺炎、甲状腺包块或结节性质均有价值。

(八)心电图检查

心脏是甲状腺激素作用的主要靶器官之一,甲亢时可引起窦性心动过速、房颤、房性期前收缩、P 波增高等心电图改变,对甲亢的诊断具有一定的参考价值。

四、诊断要点

Graves 病的诊断标准:①临床甲亢症状和体征。②甲状腺弥漫性肿大(触诊和 B 超证实),少数病例可以无甲状腺肿大。③血清 TSH 水平降低,甲状腺激素水平升高。④眼球突出或其他浸润性眼征。⑤胫前黏液性水肿。⑥TRAb 或 TSAb 阳性。

以上标准中,①②③项为诊断必备条件,④⑤⑥项为诊断辅助条件。

五、鉴别诊断

(一)毒性甲状腺腺瘤或毒性多结节性甲状腺肿伴甲亢

毒性甲状腺腺瘤或毒性多结节性甲状腺肿伴甲亢除临床有甲亢表现外,触诊甲状腺有单结节或多结节。甲状腺核素静态显像有显著特征,有功能的结节呈"热"结节,周围和对侧甲状腺组织功能受抑制或者不显像。

(二)碘甲亢

碘甲亢有含碘药物如胺碘酮或含碘造影剂或食物如碘盐及其他含碘丰富的食品如海带、紫菜等摄入过多史,甲状腺摄取^{131}I率降低,血清 T_4 升高,rT_3 明显升高。

(三)亚急性甲状腺炎

亚急性甲状腺炎所致暂时性甲亢,常伴有发热,颈部疼痛,为自限性,早期血中 TT_3、TT_4 水平升高,^{131}I 摄取率明显降低,即血清甲状腺激素升高与 ^{131}I 摄取率减低的分离现象。

(四)安静型甲状腺炎

安静型甲状腺炎是自身免疫性甲状腺炎的一个亚型,大部分患者要经历一个由甲状腺毒症至甲减的过程,然后甲状腺功能恢复正常,甲状腺肿大不伴疼痛。

(五)甲状腺激素外源性补充过多诱导的甲亢

如果怀疑服用过多甲状腺激素引起的甲状腺毒症时,常有过多使用甲状腺激素的病史,并可通过测定血中甲状腺球蛋白进一步鉴别,外源甲状腺激素引起的甲状腺毒症血中甲状腺球蛋白水平很低或测不出,而甲状腺炎时血中甲状腺球蛋白水平明显升高。

(六)桥本甲亢

少数 Graves 病甲亢可以和桥本甲状腺炎并存,称为桥本甲亢,有典型甲亢的临床表现和实验室检查结果,血清抗甲状腺球蛋白抗体和抗甲状腺过氧化物酶抗体高滴度。甲状腺穿刺活检可见两种病变同时存在。当甲状腺刺激抗体占优势时表现为 Graves 病;当抗甲状腺过氧化物酶抗体占优势时表现为桥本甲状腺炎和/或甲减。

(七)桥本假性甲亢

少数桥本甲状腺炎患者在早期因炎症破坏滤泡、甲状腺激素漏出而引起一过性甲状腺毒症,可称为桥本假性甲亢或桥本一过性甲状腺毒症。此类患者虽临床有甲状腺毒症症状,TT_4、TT_3 升高,但 ^{131}I 摄取率降低,甲状腺毒症症状通常在短期内消失,甲状腺穿刺活检呈典型桥本甲状腺炎改变。

(八)单纯性甲状腺肿

本症无甲亢症状,甲状腺摄 ^{131}I 率可增高,但无高峰前移,T_3 抑制试验可被抑制,T_3 正常或 T_3 偏高(代偿性),TSH 正常或偏高,TRH 兴奋试验呈正常反应。

(九)神经症

本症常表现为心悸、脉速、失眠、焦虑、不安等,有时可与甲亢混淆,但神经官能症甲状腺功能检查正常。

(十)嗜铬细胞瘤

本症高代谢症状可比较明显,但无眼征及甲状腺肿,甲状腺功能试验正常。

(十一)其他

有消瘦、低热、腹泻、心律失常者,应与结核、风湿热、恶性肿瘤、慢性结肠炎、心肌炎、冠心病等相鉴别。

六、治疗

甲亢的治疗应在辨证的基础上分阶段采用中西医结合治疗为目前较理想的治疗方案。早期多以实证为主,治当以"实则泻之"为原则,采用疏肝解郁、清泄肝胃火热、化痰祛瘀等法。晚期则多为虚证或虚实夹杂,治当以"虚则补之""攻补兼施"为原则,以益气养阴、滋阴潜阳为法,并注意调整阴阳气血;同时结合西药如他巴唑或丙硫氧嘧啶抑制甲状腺激素的合成等相应治疗,既能快速改善症状、控制病情,也有利于防治甲亢复发,甚至达到根治的目的。

(一)辨证治疗

1.甲亢本病的治疗

(1)肝郁气滞。证候特点:颈前或有结块,质软,精神紧张,情绪不稳或易激动,或情绪低落,胸闷不舒,喜叹息,失眠,或低热,皮肤湿润,舌质红,苔薄白或薄黄,脉弦。

治法:疏肝解郁。

推荐方剂:逍遥散、柴胡疏肝散、四逆散、小柴胡汤。

基本处方:柴胡12 g,薄荷6 g(后下),白术、白芍、茯苓、当归各10 g,陈皮6 g,枳壳12 g,青皮6 g,甘草5 g。每天1剂,水煎服。

加减法:若见口干口苦,烦躁易怒等肝郁化火征象者,加牡丹皮10 g、栀子10 g、龙胆草6 g以清热凉血;失眠多梦,加酸枣仁10 g、柏子仁10 g养心安神;若妇女乳胀胁痛,加丹参10 g、郁金10 g、延胡索10 g活血止痛;若甲状腺肿大者,加玄参10 g、浙贝母10 g软坚散结;若甲状腺肿大,伴胸闷不舒等气滞痰凝者,则当开郁化痰、软坚散结,加郁金12 g、瓜蒌皮15 g等;汗多,则加浮小麦30 g、山茱萸10 g敛阴止汗;耳鸣者,加磁石20 g、石菖蒲10 g、远志5 g镇肝息风。

(2)肝胃火盛。证候特点:颈前肿块质软或硬,急躁易怒,面热目赤,多食善饥,怕热多汗,口干口苦,小便黄,大便秘结,舌质红,苔黄,脉弦数。

治法:清肝泄热。

推荐方剂:栀子清肝汤合玉女煎或龙胆泻肝汤合泻心汤化裁,或丹栀逍遥散加减。

基本处方:①栀子15 g,川芎6 g,淡竹叶、当归各10 g,柴胡、白芍、牡丹皮、知母、麦门冬、怀牛膝、生地黄各12 g,生石膏30 g(先煎)。②牡丹皮、栀子、夏枯草、黄芩、柴胡、当归、白芍、白术、薄荷各15 g,地骨皮20 g。每天1剂,水煎服。

加减法:胸闷便秘者,加全瓜蒌12 g、大黄8 g(后下)清热化痰泄浊;甲状腺肿大者,加玄参12 g、浙贝母15 g、煅牡蛎30 g软坚散结;肝火亢盛,加夏枯草12 g、龙胆草12 g清肝泻火;肝阳化风,手指颤抖者,加石决明30 g、钩藤18 g、刺蒺藜12 g平肝熄风。

(3)肝郁脾虚。证候特点:甲状腺肿大,急躁易怒,或胸闷不舒,喜叹息,腹胀纳呆,便溏,神疲乏力,或气短汗出,舌淡红,苔白,脉弦细滑。

治法:疏肝健脾,化痰散结。

推荐方剂:四君子汤合四七汤化裁。

基本处方:党参、白术、浙贝母、夏枯草各15 g,茯苓、法半夏、皂角刺、厚朴各12 g,柴胡、赤芍、当归各10 g,炙甘草9 g。每天1剂,水煎服。

加减法:胸胁闷胀甚,喜叹息者,加郁金、青皮、瓜蒌皮各12 g以行气解郁化痰;瘿肿柔软者,加青皮、玫瑰花各6 g行气散结;瘿肿较硬者,加山慈菇、玄参各10 g软坚散结。

(4)阴虚火旺,痰瘀互结。证候特点:甲状腺肿大,质硬,形体消瘦,目干睛突,面部烘热,口干不欲饮,烦躁易怒,消谷善饥,心悸耳鸣,畏热多汗,手指震颤,舌黯红少苔,脉沉弦细数。

治法:滋阴降火,化痰散结。

推荐方剂:知柏地黄丸合消瘰丸加减。

基本处方:知母、黄柏、山茱萸、夏枯草各10 g,生地黄、怀山药、旱莲草、牡蛎(先煎)各30 g,黄药子5 g,浙贝母12 g,茯苓24 g,玄参15 g。每天1剂,水煎服。

加减法:心火盛者加黄连10 g泻心火;大便溏薄、下肢水肿者加薏苡仁30 g健脾利水;胃火盛者加生石膏30 g清胃热;气短乏力者加黄芪30 g、白术10 g、太子参30 g益气健脾;阴虚火旺明显者加牡丹皮 10 g、地骨皮 30 g 清虚热;大便干结者加大黄(后下)10 g。

(5)阳亢风动。证候特点:颈前肿大,目突如脱,心悸而烦,怕热多汗,性急易怒,口干不欲饮,消谷善饥,形体消瘦,头晕目眩,舌指颤动,舌质干红,苔少,脉弦细数而有力。

治法:育阴潜阳,豁痰息风。

推荐方剂:平肝育阴汤加减。

基本处方:生地黄、玄参、夏枯草各 15 g,麦门冬、黄药子、浙贝母、牡丹皮、白芍、郁金各 10 g,生龙骨、生牡蛎、珍珠母(先煎)30 g,知母、酸枣仁、茯神各 12 g。每天 1 剂,水煎服。

加减法:头晕目眩、面红目赤、手指震颤甚者,加龟甲 20 g、代赭石 30 g、钩藤(后下)15 g 以滋阴潜阳;消谷善饥、口干喜饮,加玉竹 10 g、石斛 12 g、生石膏 30 g 清胃养阴;心悸耳鸣、畏热多汗,加女贞子 10 g、枸杞子 10 g、浮小麦 20 g、柏子仁 12 g 滋肾宁心止汗;眼突明显者,加丹参 15 g、赤芍 15 g、蜈蚣 2 条以活血化瘀。

(6)气阴两虚。证候特点:甲状腺肿大,质地偏韧,形体消瘦,神疲乏力,心悸气短,口干咽燥,五心烦热,舌质淡红,边有齿印,苔薄白,脉细弱,或舌红少苔,脉细数。

治法:益气养阴,软坚散结。

推荐方剂:生脉饮合一贯煎化裁。

基本处方:党参、枸杞子、浙贝母各 15 g,麦门冬、沙参、生地黄、玄参各 12 g,黄芪、夏枯草各 20 g,煅牡蛎(先煎)30 g。每天 1 剂,水煎服。

加减法:咽喉不适者加桔梗 15 g、牛蒡子 10 g 利咽消肿;失眠、多梦,加酸枣仁 12 g、柏子仁 12 g 养心安神;手指及舌体颤动者,加钩藤 20 g、刺蒺藜 15 g 平肝熄风;气虚甚者加大黄芪用量 30～50 g。

(7)肝肾亏损,痰瘀交阻。证候特点:甲状腺肿大,眼球突出,头晕耳鸣,腰膝酸软,咽干颧红,手指颤抖,舌质红,有瘀斑,苔薄黄而润,脉弦细滑。

治法:滋补肝肾,化痰祛瘀。

推荐方剂:二至丸合消瘰丸化裁。

基本处方:女贞子、旱莲草、枸杞子、黄精各 10 g,生首乌、玄参、赤芍药、丹皮各 12 g,丹参、郁金、法半夏各 15 g。每天 1 剂,水煎服。

加减法:肿块较硬或有结节者,加黄药子 5 g、三棱 10 g、莪术 10 g 增加活血软坚之功;胸闷不舒加香附 9 g 理气开郁。

(8)心肝阴虚。证候特点:甲状腺轻至中度肿大,质地柔软,心悸汗出,心烦少寐,手指颤抖,眼干目眩,倦怠乏力,形体消瘦,舌质红,少苔,脉弦细数。

治法:滋阴益精,宁心柔肝。

推荐方剂:天王补心丹加减。

基本处方:人参 5 g,麦门冬、枸杞子、天门冬各 12 g,生地黄 24 g,茯苓、白芍各 30 g,五味子 9 g,玄参、当归、钩藤(后下)各 15 g,川楝子 10 g。每天 1 剂,水煎服。

加减法:心烦少寐甚,加酸枣仁 15 g、柏子仁 15 g、远志 12 g 宁心安神;大便稀薄、便次增加者,加怀山药 15 g、白术 12 g、薏苡仁 30 g 健脾祛湿;腰膝酸软者,加龟甲 15 g、桑寄生 20 g、怀牛膝 15 g 补肾强筋骨;气血两虚者,加黄芪 30 g、阿胶 10 g 补益气血。

2.甲亢并发症的治疗

(1)甲亢突眼的治疗:①肝热湿阻。证候特点:目突睛红,畏光,头晕,急躁,怕热,汗多,口干口苦,尿黄,舌质红,苔黄浊,脉弦数。治法:平肝清热,消肿散结。推荐方剂:龙胆泻肝汤加减。基本处方:龙胆草 12 g,栀子 12 g,黄芩 15 g,生地黄 18 g,野菊花 15 g,浙贝母 15 g,三棱 12 g,莪术 12 g,黄药子 12 g,川楝子 9 g,茵陈蒿 15 g,甘草 10 g,白芍 15 g。每天 1 剂,水煎服。加减法:头晕甚者加钩藤 15 g,助龙胆草、栀子清泻肝火;目赤日久加归尾 9 g、石决明 30 g、生牡蛎(先煎) 30 g 以平肝潜阳、祛瘀散结。②肝肾阴虚。证候特点:目突且涩,复视,畏光,咽干,耳鸣,多寐,口干,舌质红,苔少或薄黄而干或剥苔,脉细弦或虚弦。治法:柔肝补肾、滋阴泄热。推荐方剂:养阴益肝汤。基本处方:钩藤 15 g,丹皮 12 g,白芍 15 g,女贞子 15 g,生地黄 15 g,谷精草 12 g,麦门冬 15 g,玄参 15 g,枸杞子 12 g,山茱萸 12 g,黄药子 12 g,浙贝母 15 g,生牡蛎 30 g(先煎)。每天 1 剂,水煎服。加减法:目突甚者,加青葙子 15 g、叶下珠 30 g 以清肝泄热明目。

(2)甲亢性心脏病的治疗:①气阴两虚,心火亢盛。证候特点:心中悸动不宁,烦躁易怒,手足心热,多食易饥,消瘦乏力,少寐多梦,舌红少苔,脉细数或结、代。治法:益气养阴、泻火安神。推荐方剂:生脉散合三黄泻心汤或炙甘草汤。基本处方:西洋参 10 g(另炖),麦冬 15 g,五味子 12 g,生地黄 30 g,黄连 12 g,知母 12 g,黄柏 12 g,山栀 12 g,丹参 15 g,毛冬青 30 g,黄药子 12 g,甘草 10 g。每天 1 剂,水煎服。加减法:口干舌燥,加天门冬 15 g、天花粉 30 g 养阴增液;心悸不眠,加桃仁 12 g、酸枣仁 12 g、龙骨 30 g、牡蛎 30 g 养心安神;气虚多汗,加黄芪 30 g、浮小麦 30 g、糯稻根 15 g、麻黄根 15 g 益气敛汗。②肝肾阴虚,痰热扰心。证候特点:心悸失眠,烦躁多怒,面红肢颤,口苦目赤,腰膝酸软,舌黯红苔黄腻,脉细弦滑。治法:滋补肝肾、清热化痰。推荐方剂:二至丸合清气化痰丸。基本处方:黄连 10 g,黄精 10 g,女贞子 10 g,何首乌 10 g,牡丹皮 12 g,郁金 10 g,清半夏 15 g,玄参 20 g,苦参 10 g。每天 1 剂,水煎服。加减法:属肝阳上盛者,加钩藤(后下)15 g、代赭石 30 g 平肝潜阳;心火盛者,加栀子 10 g、龙胆草 12 g、知母 20 g 清泻肝火;胸闷、气短、胁胀,加全瓜蒌 20 g、柴胡 10 g、青皮 12 g 疏肝行气解郁。

(二)西医治疗

首先,要解除患者思想顾虑,避免情绪波动,适当休息,提供足够热量和丰富维生素的饮食。其治疗方法主要有抗甲状腺药物、放射性碘治疗及外科手术治疗等,各有其适应证与利弊。需根据患者年龄、甲状腺大小、病情轻重、病程长短、甲状腺病理性质、有无并发症或合并症、医师的经验等多种因素慎重考虑。如恰当选择,多能获得较满意的效果。

1.抗甲状腺药物治疗

本疗法是应用最广,对大多数患者均有效,常规疗程能使 40%～60%患者获得长期缓解,但停药后复发率高。

(1)适应证:①病情较轻或重症甲亢而甲状腺肿大程度较小者;②青少年甲亢或年龄在 20 岁以下者;③妊娠期甲亢;④年迈体弱或合并心、肝、肾等疾病不宜手术者;⑤甲亢术前准备;⑥放射性碘治疗后的辅助治疗;⑦甲状腺次全切除后复发而又不宜用[131]I 治疗者;⑧有条件、能长期坚持服药者。

(2)常用药物:有两类,一是硫脲类包括甲硫氧嘧啶和丙硫氧嘧啶,二是咪唑类包括甲巯基咪唑和卡比马唑。其作用机制:①抑制甲状腺过氧化酶及活性碘的形成;②抑制酪氨酸碘化;③抑制二碘酪氨酸及单酪氨酸耦联形成 T_3 和 T_4;④免疫抑制作用,使血循环中 TRAb 或 TSI 下降。通过 TRAb 或 TSI 的下降或消失,预示停药后可能会获得较长时间的缓解;⑤PTU 尚可阻止 T_4 转变成 T_3,可作为重症甲亢或甲状腺危象的首选用药。

(3)剂量和疗程:治疗可分为控制症状、减量调节及巩固维持三阶段。开始剂量丙硫氧嘧啶或甲硫氧嘧啶(临床少用)50～150毫克/次,一天3次,或甲巯基咪唑或卡比马唑10～30 mg/d,大多数患者4～8周症状缓解或 TT_3、TT_4、FT_3、FT_4 恢复正常,继续用药2周后,即可减量。减量阶段,每2～4周减 PTU 50～100 mg,甲巯基咪唑或卡比马唑减5～10 mg,直至最小维持量。一般 PTU 为50～100 mg/d,甲巯基咪唑或卡比马唑为5～10 mg/d,力求使患者保持无甲亢或甲减症状,甲状腺激素及 TSH 测定值正常。巩固维持阶段需半年至两年以上。

(4)不良反应:①皮疹,一般不重,2～3周可自行消退,或可加用抗过敏药如阿司咪唑、氯苯那敏等;②白细胞计数减少,严重者可发生粒细胞缺乏症。如白细胞计数低于 $3×10^9$/L 或中性粒细胞计数低于 $1.5×10^9$/L,应停药观察,同时予升白细胞药物,如利血生、肌苷片、升白胺等;③药物性甲状腺功能减退症,为药物过量所致,故应定期监测甲状腺功能,及时减量,可加用甲状腺素治疗;④偶尔出现中毒性肝炎、药物性黄疸、关节疼痛等,一般停药后经适当处理均可恢复正常。

(5)疗效与预后:此类药物对绝大多数患者均有效,但停药后缓解或复发率差异甚大,其影响因素:①与疗程长短有关,疗程小于6个月,缓解率为40%;疗程大于1年,缓解率为40%～60%,平均50%。复发多在停药3个月至1年内发生。②高碘食物可影响甲亢的缓解率,或增加停药后的复发率。③甲状腺较大,治疗中甲状腺不缩小及血管杂音继续存在者,不易长期缓解。④治疗结束时,T_3 抑制试验被抑制或 TRH 兴奋试验恢复正常者,及 TSH 受体抗体 TRAb 转阴性,甲亢复发率明显下降。⑤复发甲亢复治缓解率低。

(6)治疗中其他并用药物:①β受体阻滞剂。在甲亢治疗的初期,对症状重、焦虑不安、心悸、震颤、心动过速明显者,可加用β受体阻滞剂,待症状改善,心率低于100次/分以下可停用。常用普萘洛尔10～40 mg,每天3～4次。在较大剂量时,如160 mg/d,可抑制 T_4 转换成活性更强的 T_3。尚可用琥珀酸美托洛尔缓释片50 mg/d 或富马酸比索洛尔片5 mg/d 口服。也可用于甲亢危象、^{131}I 治疗前后及甲状腺术前准备。哮喘及心力衰竭患者禁用。②甲状腺素片。甲状腺素片有防复发、防突眼、防甲状腺肿大的作用,在治疗过程中可适时加用。

2.放射性^{131}I治疗

利用甲状腺的聚碘功能,放射性碘的β射线,破坏腺泡上皮细胞,使甲状腺激素的生成与分泌减少、甲状腺内淋巴细胞产生抗体减少而发挥治疗作用。

(1)适应证:①中度甲亢,年龄在30岁以上者;②对甲亢药物过敏或有严重的不良反应不能继续用药者,或经药物治疗无效,或停药后复发者;③适合甲状腺次全切除而患者不愿手术治疗,或手术后复发者;④合并心、肝、肾等疾病不宜手术者。

(2)禁忌证:①年龄小于20岁者;②妊娠、哺乳者;③重度心、肝、肾功能不全及活动性肺结核者;④白细胞或中性粒细胞明显降低者;⑤甲亢危象者;⑥重度甲亢者;⑦重度浸润性突眼症及结节性甲状腺肿伴甲亢,结节扫描显示为"冷结节"者。

(3)剂量:可按以下公式计算。^{131}I 治疗剂量(MBq)=给定的^{131}I(MBq/g)×甲状腺重量(g)/24小时内甲状腺最高摄^{131}I率(%)。治疗2周后症状减轻,3～4月绝大多数患者可达正常甲状腺功能水平。

(4)注意事项:①甲亢症状严重的病例,应先用抑制甲状腺激素生成药物治疗,待症状减轻后才能进行^{131}I治疗,以防危象发生。②服^{131}I后,一般要3～4周才见效,3个月达到疗效高峰,如果6个月尚未见效应考虑再次治疗。③服^{131}I后7～10天,部分患者因放射性甲状腺炎,血循环中甲状腺激素增高而使甲亢症状加重,甚至发生危象。故患者应卧床休息,并给予β受体阻滞

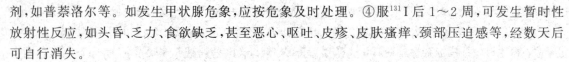

剂,如普萘洛尔等。如发生甲状腺危象,应按危象及时处理。④服^{131}I后1~2周,可发生暂时性放射性反应,如头昏、乏力、食欲缺乏,甚至恶心、呕吐、皮疹、皮肤瘙痒、颈部压迫感等,经数天后可自行消失。

3.手术治疗

(1)适应证:①中度或重度甲亢、甲状腺Ⅲ度肿大以上,长期服药效果不佳,或停药后复发,或不愿长期服药者;②甲状腺巨大(甲状腺重量≥80 g)有压迫症状者;③胸骨后甲状腺肿伴甲亢者;④结节性甲状腺肿伴甲亢;⑤适合^{131}I治疗但又对碘过敏或条件受限者;⑥怀疑或已确诊甲状腺恶性肿瘤者。

(2)禁忌证:①重度浸润性突眼;②有严重心、肝、肾、肺等合并症,或全身情况差不能耐受手术者;③妊娠早期(前3个月)及晚期(后3个月)。

(3)术前准备:先用抑制甲状腺激素生成药物治疗,待临床症状缓解,脉率下降至80次/分左右,血清中TT_3、TT_4、FT_3、FT_4恢复正常。然后加服复方碘液,每次5~7滴,1天3次,或饱和碘化钾溶液每次1~2滴,连续10天,使甲状腺质地变硬,血管杂音减轻或消失,即可进行手术。若术前无法维持甲功正常而需紧急手术,或患者对药物过敏,术前应足量应用β受体阻滞剂和碘化钾。糖皮质激素的冲击疗法可有效缩短术前准备时间,便于紧急手术的快速准备。

(4)并发症:①创口出血;②伤口感染;③术中或术后诱发危象;④喉上与喉返神经损伤,可致声音嘶哑;⑤甲状旁腺损伤可引起暂时或永久性甲状旁腺功能减退;⑥术后甲减,发生率为10%~15%;⑦术后甲亢复发;⑧突眼可能恶化。

4.其他治疗方法

(1)动脉栓塞治疗甲状腺功能亢进为一种相对较新的方法:通过栓塞动脉后甲状腺组织发生变性坏死而起作用,但大多患者接受治疗后仍需服药治疗。并发症方面,脑栓塞、视网膜动脉血栓导致视力下降、甲亢危象、永久性甲减甚至死亡等严重并发症发生率也不低,故暂不适合临床推广。

(2)超声刀在甲状腺手术中的应用:利用高频声波震荡产生的机械能生成80 ℃高温,在切割组织同时,使组织凝固,起到止血的作用,对肌肉和神经均无刺激。与传统开放性甲状腺手术相比,有效减少术中出血,促进术后恢复,减少并发症的发生。

5.甲状腺功能亢进危象的治疗

甲亢危象病情危重,病死率高。其诱发因素为手术、感染、过度劳累、严重精神创伤、放射性碘治疗及不适当地停用抗甲状腺药物等。典型甲状腺功能亢进危象包括:①高热、体温在39 ℃以上,一般解热措施无效。②心率超过160次/分。心搏动强而有力,部分患者可有心律失常:期前收缩、心房纤颤、心房扑动、室上性心动过速、房室传导阻滞及心力衰竭。③恶心、呕吐、大便次数多、大汗、脱水、电解质紊乱。④神经精神障碍、焦虑、烦躁、精神变态、谵妄、昏睡和昏迷。先兆危象:由于甲状腺危象病死率高,常死于休克、心力衰竭。

为及时抢救患者,临床提出危象前期或称先兆危象诊断,临床表现:①体温在38~39 ℃;②心率在120~159次/分,也可有心律不齐;③食欲缺乏、恶心、大便次数多、多汗;④焦虑、烦躁不安。

不典型甲状腺功能亢进症危象:不典型甲状腺功能亢进或原有衰竭、恶病质的患者,危象发生时常无上述典型表现,可只有下列某一系统表现。①心血管系统:心房纤颤等严重心律失常或心力衰竭;②消化系统:恶心、呕吐、腹泻、黄疸;③精神病或淡漠、木僵、极度衰弱、嗜睡、反应迟钝、昏迷反应低下;④体温过低、皮肤干燥、无汗。

(1)抗甲状腺药物治疗:首选药物为 PTU,首次剂量为 600 mg,口服或鼻饲,以后每次 200~300 mg,每 6 小时 1 次,病情缓解后逐渐减量。如无 PTU,亦可用甲巯咪唑或卡比马唑 20~30 mg 口服或鼻饲,每 6 小时 1 次。

(2)阻断甲状腺激素分泌入血:碘剂可迅速阻止甲状腺激素分泌入血,降低血中甲状腺激素水平。但应在使用 PTU 或甲巯基咪唑后 1~2 小时使用。可用碘化钠 0.5~1.0 g,加入 5% 葡萄糖生理盐水 500 mL 中静脉滴注,24 小时内可给予 1~3 g。或口服卢戈氏液(复方碘溶液),首剂 30 滴,以后每 6~8 小时给予 10~30 滴,一般使用 3~7 天停用。

(3)阻断甲状腺激素对组织的交感兴奋作用:普萘洛尔 20~40 mg 口服,4~6 小时 1 次。或用普萘洛尔 1~5 mg 加入葡萄糖注射液 40 mL 缓慢静脉注射。也可用美托洛尔或阿替洛尔,其安全性大于普萘洛尔。对于有心衰者可用利血平 1 mg,肌内注射,每 4~6 小时 1 次。

(4)肾上腺皮质激素的应用:既可纠正甲亢引起的肾上腺皮质功能不足,也可抑制 T_4 转变为活性 T_3。常用氢化可的松 200~300 mg 静脉滴注,或地塞米松 15~30 mg 静脉滴注。待病情缓解后逐渐减量。

(5)迅速减少血循环中甲状腺激素:经积极综合治疗 2~3 天无效者,应使用血浆置换法、血液透析、腹膜透析等方法清除血中过量的甲状腺激素。

(6)一般治疗:静脉输液以保证水、电解质和酸碱平衡。给予足够的热量和维生素。有心力衰竭时需注意补液速度及补钠量,并需应用强心剂。肝功能受损及黄疸时应用保肝药物。给予氧,必要时进行辅助呼吸。积极治疗诱发因素:有感染时应用足量有效抗生素,并应预防二重感染。退热镇静:冰袋、酒精擦浴及用退热剂。但阿司匹林能与甲状腺激素结合球蛋白结合,反使游离甲状腺激素增加。严重高热、躁动惊厥者可行人工冬眠,也可配合地西泮 5~10 mg 肌内注射或水合氯醛 15 mL 保留灌肠。

6.浸润性突眼的治疗

目前认为严重突眼者不宜做甲状腺次全切除术,[131]I 治疗亦应慎用,因治疗后有可能使突眼加重。轻症突眼伴甲亢者,对突眼可不做特殊处理,通过抑制甲状腺激素生成的药物治疗,突眼可能逐步得到改善。对中、重度浸润性突眼的处理有以下几种方法。

(1)免疫抑制治疗:中度患者可选用泼尼松 10~20 mg,每天 3 次,症状减轻后,减为 20 mg/d。4 周后再减为维持量 5~10 mg/d,总疗程 3~6 月或更长。重度患者,可用甲泼尼龙 0.5~1.0 g 加于生理盐水 200 mL 中静脉滴注,连续或隔天 1 次,滴注 3 次后,继以泼尼松 20 mg,每天 3 次口服,4 周后逐渐减为维持量。其他免疫抑制剂如环磷酰胺、甲氨蝶呤、硫唑嘌呤、环孢霉素 A 等均可使用,也可与皮质激素联合应用以增加疗效。此外,尚有用大量人体免疫球蛋白静脉滴注及生长抑素同类药 Octreotide(奥曲肽)等治疗,有一定效果。

(2)利尿剂的使用:在用糖皮质激素的同时,可适当加用保钾利尿剂,如螺内酯 30~40 mg,每天 3 次,以加强疗效。

(3)放疗:重度患者经以上治疗效果不佳时,可用放疗,如直线加速器球后照射,以减轻眶内或球后浸润。

(4)局部治疗:戴有色眼镜,防止强光、风沙、灰尘刺激。对闭目不全者,睡眠时用抗生素眼膏、油纱覆盖或用眼罩,防止暴露性角膜炎或角膜溃疡。高枕卧位,减轻球后水肿。也可用 0.5% 甲基纤维素、可的松或地塞米松眼药水滴眼。合并感染者,局部或全身用抗生素。眼球膨出明显者,可用上下睑缝合术,待病情好转再拆除缝线。对各种治疗无效的严重病例,可施行眼眶减压术。

7.甲状腺功能亢进性心脏病(甲亢心)的治疗

甲亢心经常表现为心脏扩大、各种心律失常及心力衰竭,个别患者还可表现为心绞痛、心肌梗死。一般病例通过抑制甲状腺激素生成药物治疗控制甲亢后,大多能恢复正常。但当心律失常、心力衰竭危及患者生命时,在给予治疗甲亢药物的同时,应根据心律失常、心力衰竭的性质来采取针对性措施。如出现窦性心动过速,一般经抗甲状腺治疗后即可逐渐恢复,但明显引起心悸者,可予 β 受体阻滞剂治疗,近来研究认为 β 受体阻滞剂中普萘洛尔还有降低血浆 T_3 水平的作用,故选用之最合适;甲亢合并房颤时,多是由心力衰竭引起,经有效抗甲状腺治疗和纠正心力衰竭治疗后,多数可自行缓解,但病程长超过半年者,较难恢复,必要时可行电复律。其他类型的心律失常如室性心律失常、房室传导阻滞、心动过缓等较少出现,严重者可予相应治疗。甲亢单独引起心力衰竭较少发生,多合并有其他心脏病如冠心病等,治疗以有效抗甲状腺治疗为基础,同时予以利尿、强心、扩张血管等纠正心力衰竭治疗。若药物治疗无效或不能耐受如出现严重的变态反应和白细胞计数减少症等时,应选用 ^{131}I 和手术治疗,但老年患者有心功能不全时不主张手术治疗。

8.妊娠期甲亢的治疗

通常妊娠不会加重甲亢,一般不必中止妊娠。因为妊娠期机体自身免疫反应会下降,TRAb、TSI 水平可降低,但在处理妊娠期甲亢时,应注意

(1)自妊娠 12~14 周起,胎儿甲状腺有聚碘功能,故 ^{131}I 治疗应禁用。

(2)妊娠期的 ATD 治疗:因为 PTU 与血浆蛋白结合比例高,胎盘通过率低于甲巯基咪唑。PTU 通过胎盘的量仅是甲巯基咪唑的 1/4。另外甲巯基咪唑所致的皮肤发育不全较 PTU 多见,所以治疗妊娠期甲亢优先选择 PTU,甲巯基咪唑可作为第二线药物。ATD 治疗妊娠期甲亢的目标是使用最小有效剂量的 ATD,在尽可能短的时间内达到和维持血清 FT_4 在正常值的上限,避免 ATD 通过胎盘影响胎儿的脑发育。起始剂量甲巯基咪唑 10~20 mg,每天 1~2 次或PTU 50~100 mg,每天 3 次口服,监测甲状腺功能,及时减少药物剂量。治疗初期每 2~4 周检查甲状腺功能,以后延长至 4~6 周。血清 FT_4 达到正常后数周 TSH 水平仍可处于抑制状态,因此 TSH 水平不能作为治疗时的监测指标。由于合并使用左甲状腺素(L-T4)后,控制甲亢 ATD的剂量需要增加,所以妊娠期间不主张合并使用 L-T4。

(3)普萘洛尔可使子宫持续收缩,致胎盘较小、胎儿发育不良、心动过缓、早产及新生儿呼吸抑制等,应慎用或不用,尤其是妊娠的前 3 个月内。

(4)抑制甲状腺激素生成药物可从乳汁分泌,因此产后服药者不宜哺乳。

(5)妊娠期不宜手术,如果 ATD 治疗效果不佳,对 ATD 过敏,或者甲状腺肿大明显,需要大剂量 ATD 才能控制甲亢时可以考虑手术治疗。手术时机一般选择在妊娠 4~6 个月。妊娠早期和晚期手术容易引起流产。

(6)妊娠期甲亢,或已缓解的 Graves 病甲亢,产后数月易复发,应注意。

七、预后与转归

毒性弥漫性甲状腺肿伴甲亢是一个可累及全身各系统的自身免疫性疾病,其治疗有抗甲状腺药物、甲状腺次全切除术、放射性碘治疗等,临床上应根据患者的具体情况合理选用各种治疗

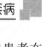

方法。一般经合理治疗,绝大多数病者均能痊愈。手术或放射性碘治疗可缩短病程,有些患者在较长时间内处于甲功正常状态,但一部分患者最终会发展为甲减,需要终身随访,必要时须及时补充甲状腺激素治疗。药物治疗复发率较高,占40%~50%,尤其是甲状腺自身抗体滴度较高、甲状腺肿大经过治疗仍缓解不明显的这部分患者,其甲状腺功能状态也是必须长期随访的。若治疗不当或反复复发,缠绵不愈,可导致严重的甲亢性心脏病,甚至心力衰竭、严重的心律失常、甲亢周期性瘫痪等,使患者丧失劳动力和影响生活质量,甚则危及生命。甲亢危象是甲亢的一个不常见但是极其严重的并发症,容易诱发多脏器功能衰竭,病死率50%~70%,故应积极预防,及时诊断,并全力挽救患者的生命健康。

八、预防与调护

(一)预防

预防本病的发生,在现阶段主要应从避免应激和诱发因素着手,常见因素:①感染包括细菌感染和病毒感染所致的某些疾病。②长期的精神创伤或强烈地精神刺激,如忧虑、悲哀、惊恐、盛怒等。③吸烟。④少数患者的发病与过度疲劳、外伤、妊娠、摄入过多的含碘食物如海带、海鱼、海蜇皮及含碘药物如胺碘酮、复方碘液、碘化锌、含碘造影剂和含碘中药等有关。

总之,平时生活中要做到饮食有节,起居有常,不妄作劳,恬淡虚无,精神内守,顺应自然规律,加之适当的体育锻炼,不仅能增强机体的免疫功能,而且对预防甲亢的发生也有一定的积极意义。

(二)调护

1.生活调护

本病的早期发现和诊断与治疗和预后是密切相关的。故一旦确诊后应适当卧床休息,加强对症、支持疗法,补充足够热量和营养。防止感染、过度劳累、精神刺激等诱发或加重因素。

2.饮食调养

宜吃清淡而维生素高、高蛋白以及足够热量的不含碘食物,不宜吃肥甘厚腻之味、辛辣香燥之品以及对中枢神经系统有兴奋作用的温热、刺激性的食物和饮料。尤其烟、酒、浓茶和咖啡当属禁忌范围。

(艾珊珊)

第六节　甲状腺功能减退症

甲状腺功能减退症(简称甲减)是指由于各种原因引起的甲状腺激素合成和分泌减少或生物效应不足导致的全身代谢减低综合征,以畏寒、少汗、体重增加、精神萎靡、乏力、便秘、月经紊乱等为主要临床表现。

甲减起病缓慢,临床甲减的患病率为1%左右,本病可发生于各种年龄,多见于女性,尤以中老年女性多见,男、女发病比例为(1:4)~(1:5)。亚临床甲减的发病率为2%~8%,60岁以上妇女发病可达16%。

导致甲减的原因很多,分类方法也不一样。临床上常用的分类方法有以下4种,①根据其发病年龄不同可以分为3型：甲状腺功能减退始于胎儿期或新生儿期，称为呆小症；功能减退始于儿童期者，称为幼年型甲减；功能减退始于成人期，称为成人型甲减。②根据病变发生的部位可分为甲状腺性(原发性)甲减、中枢性(继发性)甲减、促甲状腺素或甲状腺激素抵抗综合征三类。③按病变的原因可分为药物性甲减、手术后或^{131}I治疗后甲减、特发性甲减、垂体或下丘脑肿瘤手术后甲减等。④按甲状腺功能减退的程度，可分为亚临床甲减和临床甲减。

甲减在中医学中无专有病名，根据甲减的主要临床表现，中医学一般将其归属于"瘿病""虚劳""水肿""便秘"等范畴。

一、病因病机

(一)中医

1.病因

导致甲减的原因很多，有先天之因，有后天之因，有外感之因，有医药之因等，各种原因作用于人体，引起脏腑气血阴阳的亏虚，日久不复，均可发展为甲减。

(1)先天不足：《订补明医指掌·虚损》曰"小儿之劳，得于母胎"。在胎儿期，因母体体弱多病，气血亏虚，胎儿失养；或其母进食有毒食物，影响了胎儿的发育，以致先天肾气不足，故出生后发生呆小症，导致生长发育迟缓。

(2)饮食不当：由于饮食不当，损伤脾胃，脾胃运化失常，不能化生水谷精微，气血来源不足；另运化不及则痰饮内生，痰湿壅盛，阻碍气机，损伤脾阳。脾为后天之本，脾阳虚弱，后天不足以养先天，久则肾失滋养，以致脾肾双亏，而见疲倦乏力、食欲缺乏、畏寒肢冷、嗜睡懒动、全身水肿等症状。

(3)情志失调：由于长期的烦躁易怒，致肝气郁结，肝气乘脾，肝郁脾虚，运化失常；或长期忧思焦虑，致心脾两伤，久则气血亏虚；又气虚无力帅血，易致气虚血瘀，痰瘀互结，经隧被阻，血不利则为水，故常见精神抑郁、心烦、懒言、水肿、闭经等症状。

(4)外邪侵袭：多见风热毒邪，从口鼻入侵，毒邪结聚于颈前，则见咽部及颈前肿痛。若治疗不及时或过用寒凉之品，内伤阳气，虽颈部热毒祛除，疼痛消失，但可见发音低沉、怕冷，甚则水肿等症状。

(5)手术创伤或药物影响：由于施行瘿肿切除手术或服用某些药物，损伤人体正气，致脏腑失养，功能衰退，可表现为一派虚损证候。

2.病机

本病的病机关键为阳气虚衰，病变脏腑主要在肾，盖肾为先天之本，且为真阳所居，人身五脏诸阳皆赖肾中元阳以生发。肾中真阳虚衰则无以温煦五脏之阳故见形寒肢冷、神疲。但甲状腺激素之不足是其基本病因，激素是属阴精，有阳之用，故其病机尚涉及肾精不足，是阴阳俱损之疾，故部分患者除有阳虚的表现外，还具有皮肤粗糙、干燥、大便秘结、舌红苔少等津液不足之象。此外，肾阳虚衰，不能温暖脾土，则脾阳亦衰，肌肉失之荣养，而见肌肉无力，或有肌痛。且脾主统血，脾虚则血失统藏，妇女可见月经紊乱、崩漏等症，常伴有贫血。肾阳不足，心阳亦鼓动无力，而见心阳虚衰之候，以脉来沉迟或缓多见，至此全身温煦之功能更差，以致肢冷、体温下降，甚则津血失运，聚而成湿、成饮、成痰而见肌肤水肿。

总之，肾阳虚导致甲减的直接因素，随着病情的发展，病变又常涉及心脾两脏，导致脾肾阳虚及心肾阳虚。在其病理演化过程中，尚可兼见痰浊、瘀血、水湿的病理改变。

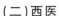

（二）西医

导致甲减的病因较复杂,临床以甲状腺本身疾病引起的甲减为最多见,其次为源于垂体及下丘脑病变的甲减,其他则属少见。因其发病原因不同导致其发病机制各异。

1.呆小症

呆小症有地方性和散发性两种类型。地方性呆小症主要见于地方性甲状腺肿的流行地区,因母体缺碘,使胎儿供碘不足,从而导致甲状腺的发育和激素合成不足。此时发生甲减对胎儿的神经系统,尤其是大脑发育危害最大,从而造成神经系统不可逆的损害。而散发性呆小症原因不明,母体既无缺碘,又无甲状腺肿等疾病,其可能原因:①患儿甲状腺先天发育不全或缺如;②母体在妊娠期患有某种自身免疫性疾病,血清中存在抗甲状腺抗体,后者通过胎盘进入胎儿体内,对胎儿的甲状腺细胞起到破坏作用;③母体在妊娠期间服用抗甲状腺药物或致甲状腺肿物质,使胎儿的甲状腺发育或甲状腺激素合成发生障碍。

2.幼年型甲减与成年型甲减

（1）病因:两者的病因相同,可分为原发性、继发性、促甲状腺素或甲状腺激素抵抗三类,以上三类甲减常见病因如下。

原发性甲减的病因:①甲状腺炎。最多见的是自身免疫性甲状腺炎,如桥本甲状腺炎、无痛性甲状腺炎、产后甲状腺炎、萎缩性甲状腺炎等,其次是亚急性甲状腺炎。②甲亢^{131}I治疗后。③甲状腺切除术后。④颈部X线外照射。⑤地方性甲状腺肿。⑥碘缺乏或碘过多。⑦药物。抗甲状腺药物、干扰素、白细胞介素等。⑧先天性因素。甲状腺发育异常、甲状腺激素合成障碍、妊娠期服用药物、胎儿自身免疫性疾病等。

继发性甲减的病因:主要包括继发于垂体病变和下丘脑病变两种。①垂体病变:主要包括肿瘤、垂体手术或照射、特发性垂体功能减低、席汉综合征及淋巴细胞性垂体炎等;②下丘脑病变:主要包括肿瘤、嗜酸性肉芽肿、外伤、手术或射线照射、特发性及先天性缺陷等。

促甲状腺素或甲状腺激素抵抗。

（2）发病机制。①原发性甲减:约占甲减病因的90%以上,是由先天性或获得性的某些原因使甲状腺组织发育不良、破坏、萎缩、酶代谢障碍等引起甲状腺激素分泌不足所致。②继发性甲减:是继发于垂体病变(由于垂体前叶功能减退使促甲状腺激素TSH分泌不足)或下丘脑病变(由于下丘脑疾病使促甲状腺释放激素TRH分泌不足)而致甲状腺分泌功能低下。③促甲状腺素或甲状腺激素抵抗:临床较少见,可能与遗传缺陷有关。促甲状腺激素抵抗综合征是由于甲状腺对促甲状腺激素不敏感所致;甲状腺激素抵抗则是由于甲状腺素受体基因突变、甲状腺素受体减少或受体后缺陷所致。

（3）病理:本病的主要病理变化也因甲减的病因不同而异,如先天性甲状腺发育不良或异位甲状腺者可见甲状腺缺如;呆小症者除由于激素合成障碍致腺体增生肥大外,一般均呈萎缩性改变;地方性甲状腺肿患者由于缺碘可见甲状腺滤泡充满胶质,甲状腺上皮细胞呈扁平状,病久者甲状腺肿呈结节状;慢性淋巴细胞性甲状腺炎早期腺体淋巴细胞、浆细胞等炎症性浸润,病久则可发生滤泡萎缩,泡腔内充满胶质,后期也可伴有结节;继发于垂体性者可见垂体萎缩、胶质化和灶性退行性变,及肾上腺皮质萎缩、睾丸或卵巢萎缩,大血管多见动脉硬化等。另外由于长期甲状腺激素的缺乏可致全身组织器官的改变,如甲减者全身组织间隙有黏液性蛋白沉着,从而表现皮肤肿胀、心肌间质水肿、肾小球基底膜增厚及肌纤维肿胀坏死;皮肤角化,形成黏液性水肿;影响中枢神经系统的形态和功能,使大脑发育不全出现智力低下等。

二、临床表现

(一)症状

甲状腺激素减少引起机体各系统功能减低及代谢减慢,病情较严重时,出现典型的甲状腺功能减退临床症状。

1.一般表现

畏寒、软弱无力、少汗、疲乏少言、嗜睡、智力减退。

2.全身各系统表现

成年型甲减全身各系统的典型症状如下。

(1)神经系统:常见智力减退,记忆力、注意力、理解力和计算力均减弱,听力下降,感觉灵敏度降低,有些患者有感觉异常、麻木,嗜睡,严重者出现昏迷。

(2)循环系统:病重者常觉心悸、气短,下肢水肿,多为非凹陷性,有时伴有心包、胸腔甚或腹腔等多浆膜腔积液。一些患者的血压可升高。

(3)消化系统:食欲减退,胃酸分泌减少,肠蠕动减弱,出现顽固性便秘。

(4)生殖系统:性欲减退,男性患者常有阳痿,女患者可有月经不调,不易怀孕,部分患者可有溢乳,但血中的催乳素水平不一定升高。

(5)运动系统:肌肉有疼痛、强直、痉挛、无力、水肿及肥大等表现;关节可表现为非炎性黏性渗出、软骨钙质沉着、关节破坏及屈肌腱鞘炎等;部分患者由于腕管中黏蛋白物质在神经外堆积,引起手指疼痛,或感觉异常出现腕管综合征。

(二)体征

1.体温

体温常偏低,肢体凉。

2.外观

(1)表情淡漠,精神萎靡、反应迟钝,动作缓慢,重者呈鸭步行走,懒言少语。

(2)皮肤干燥粗厚、脱屑,毛发干、稀、缺乏光泽,少数患者指甲脆、厚、有条纹,手掌足底常呈姜黄色。

(3)面部呈姜黄色或苍白、水肿但压之无凹陷,以双颊及眼眶周围明显,眉毛脱落稀少,尤以外侧 1/3 为明显,鼻宽、唇厚、舌肥大,语言不清,声音低沉。

(4)幼年发病者呈发育不良,矮小侏儒体型,上半身长度超过下半身,身高超过指距,智力低下或呈痴呆状。

(5)呆小症婴儿随年龄增长可见上述表现外,头颅较大,额宽而发际低,鼻梁塌陷,舌大常突出口外,前囟、后囟相对较大(由于闭合延迟),出牙、换牙迟,齿龄与实际年龄不符,颈短,腹部松弛膨隆或有脐疝,行走时蹒跚呈鸭步。

3.其他

(1)甲状腺多数扪不到,少数可肿大明显,质地、硬度视病情而定。

(2)脉搏常缓慢、血压偏低(有动脉硬化者血压也可偏高),心界可全面扩大,心音低钝、偶有心律不齐,发生心力衰竭、心绞痛者少见。

(3)腹部膨隆胀气或有鼓肠,严重者可出现麻痹性肠梗阻或黏液性水肿巨结肠,也可有少量或大量腹水。

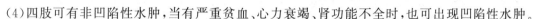

（4）四肢可有非凹陷性水肿,当有严重贫血、心力衰竭、肾功能不全时,也可出现凹陷性水肿。

（5）肌力正常或减退,少数可有肌僵硬,也可有关节腔积液。

（6）腱反射及松弛时间延长。脑电图示 α 波活动及幅度减低,曲线平坦。当病情严重时,由于垂体的增大,可见蝶鞍增大。

（7）严重甲减可出现昏迷、反射消失,体温可低至 35 ℃以下,呼吸浅慢,脉缓无力,血压明显降低。

（三）常见并发症

甲减常见并发症主要有黏液性水肿昏迷和甲减性心脏病等。

1.黏液性水肿昏迷

黏液性水肿昏迷多见于老年人及长期未获治疗者,诱发因素为严重躯体疾病、甲状腺激素替代中断、寒冷、感染、手术和使用麻醉、镇静药物等。临床表现为嗜睡、低温（<35 ℃）、呼吸减慢、心动过缓、血压下降、四肢肌肉松弛、反向减弱或消失,甚至昏迷、休克,可因心、肾功能不全而危及生命。

2.甲减性心脏病

甲减性心脏病指甲减伴有心肌改变或心包积液,或者两者并存。患者心脏扩大、心搏出量减少,表现为心率缓慢、心音低钝、心脏扩大。心电图可见到低电压、心动过缓、传导阻滞、ST-T 改变等。

三、实验室和其他辅助检查

（一）甲状腺激素测定

血清总 T_3（TT_3）、总 T_4（TT_4）、游离 T_3（FT_3）、游离 T_4（FT_4）及反 T_3（rT_3）水平降低。其中以 FT_4 变化最敏感,TT_4 变化其次。亚临床甲减,血清 T_3、T_4 可在正常范围。

（二）TSH 测定

血清 TSH 测定是诊断甲减的最主要指标。原发性甲减者 TSH 升高为最早的改变;继发性甲减 FT_4 降低而 TSH 正常或偏低;周围性甲减 TSH 一般高于正常范围,而 T_3、T_4 也高于正常。

（三）TRH 刺激试验

TRH 刺激试验主要用于中枢性甲减病变位置（下丘脑或垂体）的确定。下丘脑甲减时,TSH 分泌曲线呈现高峰延缓出现（出现在注射 TRH 后 60～90 分钟）,并持续高分泌状态至 120 分钟;垂体性甲减时,TSH 反应迟钝,呈现一条低平曲线（增高小于 2 倍或者增加≤4 mIU/L）;而原发性甲减时,TSH 分泌呈现一条高平曲线;垂体 TSH 肿瘤时,TSH 分泌不增加。

（四）甲状腺自身抗体测定

甲状腺过氧化物酶抗体（抗甲状腺过氧化物酶抗体）和甲状腺球蛋白抗体（抗甲状腺球蛋白抗体）是确定原发性甲减病因的重要指标和诊断自身免疫性甲状腺炎（包括桥本甲状腺炎、萎缩性甲状腺炎）的主要指标。自身免疫性甲状腺炎患者血清抗甲状腺过氧化物酶抗体和抗甲状腺球蛋白抗体阳性率 50%～90%,阻断性 TSH 受体抗体阳性率 20%～30%。

（五）其他检查

（1）部分患者可见轻、中度贫血,血清总胆固醇、心肌酶谱可以升高,少数患者可见血清催乳素升高。

（2）心电图:可显示低电压、窦性心动过缓、T 波倒置或低平,偶有 P-R 间期延长及完全性房室传导阻滞等。

（3）甲状腺核素扫描：对有甲状腺肿大的甲减观察甲状腺核素的分布有一定的价值，如桥本甲状腺炎的甲状腺同位素摄取分布不均匀，另外对于甲状腺异位及缺如有确诊价值。

（4）CT 或 MRI：对于怀疑继发性甲减者可行头颅或蝶鞍影像学检查。

四、诊断要点

（一）详问病史

如了解有无甲状腺疾病史，有无甲状腺手术、甲亢^{131}I 治疗史，有无甲状腺疾病家族史，有无垂体或下丘脑疾病病史等。

（二）临床表现

典型的患者可表现有畏寒、乏力、手足肿胀感、记忆力减退、嗜睡、少汗、关节疼痛、体重增加、便秘、女性月经紊乱或者月经过多、不孕等。查体可见表情呆滞、反应迟钝、声音嘶哑、面色苍白、颜面或眼睑或周身水肿，唇厚舌大、皮肤干燥、肤温低、心率缓慢，部分患者可出现胫前黏液性水肿，甚可出现心包积液及心力衰竭，重症患者可发生黏液性水肿昏迷。但病情轻者早期可无明显症状及体征，主要依靠实验室专科检查。

（三）实验室检查

甲状腺功能检查是诊断甲减的第一线指标，也是判断甲减分型的主要依据。

1.原发性甲减

（1）具有甲减的临床特征。

（2）血清 T_4 及 FT_4 降低，T_3 及 FT_3 正常或降低，血清 TSH 升高，TRH 兴奋试验 TSH 呈过度反应。

2.继发性甲减

（1）血清 T_3（FT_3）、T_4（FT_4）降低，TSH 也降低。部分患者 TSH 正常，甚至轻度升高。

（2）TRH 兴奋试验，TSH 无反应为垂体性甲减，TSH 呈延迟反应为下丘脑性甲减。

3.亚临床甲减

血清 T_3（FT_3）及 T_4（FT_4）正常，血清 TSH 升高。

五、鉴别诊断

（一）呆小病应与其他原因引起侏儒与发育不良鉴别

呆小病患者除身材矮小外，体型不匀称，上身较长，四肢较短，智力低下，反应迟钝，常伴有甲状腺功能减退的其他表现。血甲状腺激素水平低于正常，生长激素正常，峰值 $> 10\ \mu g/L$。儿童期心、肺、肝、肾、胃肠等脏器的慢性疾病和各种慢性感染如结核、血吸虫病、钩虫病等，均可导致生长发育障碍，可根据其原发病的临床特征加以鉴别。

（二）原发性甲减应与继发性甲减鉴别

后者常为垂体前叶功能减退的一个组成部分，故往往合并有肾上腺皮质功能低下及性腺功能低下的表现。检验甲状腺功能时，原发性甲减 T_3（FT_3）、T_4（FT_4）下降，TSH 水平增高；继发性者 T_3（FT_3）、T_4（FT_4）下降，TSH 也降低，也有部分患者 TSH 正常，甚至轻度升高，且对 TRH 刺激缺乏反应。此外，继发性者 ACTH、皮质醇、促性腺激素及性激素等测定常全面降低。

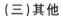

(三)其他

(1)黏液性水肿常需与贫血、肾病综合征、肾炎、特发性水肿及垂体前叶功能减退相鉴别。

(2)伴蝶鞍增大、高催乳素血症的甲减,应排除垂体肿瘤及空泡蝶鞍综合征。影像学检查(头颅 CT 或 MRI)有助于鉴别。

(3)具有甲状腺肿大的患者应与不伴有甲减的单纯性甲状腺肿、慢性甲状腺炎等病鉴别。

(4)伴心脏扩大、心包积液患者,应排除其他原因所致的心包炎。

(5)确诊本病时还应排除低 T_3 和低 T_4 综合征,后者常见于肝、肾等伴血浆蛋白低下的慢性疾病。

六、治疗

甲减目前仍以药物治疗为主,甲状腺激素替代治疗是临床首选。不同的致病原因导致服药的疗程也不尽相同,除小部分短暂性甲减服药时间较短外,大多数甲减需终生服药治疗。但有部分患者对甲状腺激素的耐受性较差,或对其不良反应较敏感而难以坚持长期服药;另外有些病程较长、病情较重的患者,虽然用甲状腺激素替代治疗后血清甲状腺激素水平可恢复正常,但临床症状却不能得到有效的改善。因此中医中药在治疗中的介入已显得非常必要,其不仅可以有效改善甲减的临床症状,而且可以减轻甲状腺激素的不良反应及减少其使用剂量。

(一)辨证治疗

本病的病理性质为本虚标实,而以本虚为主。其中本虚以肾阳虚衰为基础,即每一个甲减患者均有肾阳不足的病理表现,其他证型均是在此基础上,又有脾阳、心阳虚衰或阴阳两虚的表现,故温肾助阳益气是治疗甲减的基本治法。在病情发展过程中可见虚实夹杂、本虚标实之证候,标实主要为水湿、痰浊、血瘀为患。治疗当以"寒者温之""虚者补之""损者益之""逸者行之"等为治疗原则,采用温阳益气、脾肾双补、心肾双补、调补阴阳,兼以化痰、利湿、祛瘀等法。

1.肾阳虚衰

(1)证候特点:形寒怯冷,精神萎靡,头昏嗜睡,动作缓慢,表情淡漠,毛发稀疏,面色㿠白,腰膝酸软,水肿,腰以下为甚,性欲减退,女子带下清冷,经事不调,小便清长。舌淡体胖,脉沉缓细迟。

(2)治法:温肾助阳。

(3)推荐方剂:右归丸加减。

(4)基本处方:熟附子 10 g,肉桂 6 g,怀山药 15 g,山茱萸 10 g,茯苓 15 g,仙茅 10 g,淫羊藿 10 g,菟丝子 10 g,杜仲 15 g,枸杞子 15 g,黄芪 15 g。每天 1 剂,水煎服。

(5)加减法:若性功能减退,阳痿早泄者,可加巴戟天 10 g、阳起石 10 g 以温肾壮阳;水肿明显者,可酌加茯苓量,并配伍泽泻 15 g 以健脾利水;大便秘结者则配肉苁蓉 10 g、黄精 10 g 以补肾助阳通便,并以生地黄易熟地黄滋阴润下,在此不能用导泻之剂,以防中气下陷;若颈部见有瘿瘤者(此多见于慢性淋巴细胞性甲状腺炎),可加鳖甲 15 g、龙骨 30 g、牡蛎 30 g、浙贝母 10 g 以软坚散结消瘿。

2.脾肾阳虚

(1)证候特点:面浮苍黄或㿠白无华,神疲乏力,少气懒言,手足麻木,头昏目眩,形寒肢冷,口淡无味,腰膝酸软,纳呆腹胀,便溏,男子阳痿,女子月经不调,或见崩漏。夜尿频多,或小便不利,面浮肢肿,舌质淡胖,舌苔白滑或薄腻,脉弱或沉迟无力。

(2)治法:温补脾肾。

(3)推荐方剂:附子理中汤合肾气丸或右归丸加减。

(4)基本处方:熟附子 15 g,黄芪 30 g,党参 20 g,白术 10 g,茯苓 15 g,炙甘草 10 g,当归 10 g,怀山药 15 g,巴戟天 15 g,补骨脂 15 g,桂枝 10 g,陈皮 10 g,干姜 10 g,大枣 15 g。每天 1 剂,水煎服。

(5)加减法:如脾虚纳食减少明显者,可加木香 6 g、砂仁 6 g 以行气醒脾;食滞腹胀者,可加大腹皮 15 g、鸡内金 10 g、炒山楂 15 g 消食化滞;脾虚中气下陷者,尚可加红参 5 g 另炖服用,以大补元气;若妇女月经过多,可加阿胶 15 g(烊化)、旱莲草 10 g、参三七 6 g 以固冲涩经;形寒肢冷甚者,可加大熟附子、干姜用量以增温脾肾之力。

3.心肾阳虚

(1)证候特点:形寒肢冷,心悸怔忡,面白虚浮,身倦欲寐,头昏目眩,耳鸣失聪,肢软无力,嗜睡息短,或有胸闷胸痛。舌淡黯或青紫,舌苔薄白,脉沉迟缓微弱,或见结代。

(2)治法:温补心肾,利水消肿。

(3)推荐方剂:真武汤合保元汤加减。

(4)基本处方:熟附子 10 g,肉桂 6 g,党参 15 g,黄芪 30 g,当归 10 g,白芍 15 g,炙甘草 10 g,白术 10 g,干姜 5 g,桂枝 10 g,茯苓 15 g。每天 1 剂,水煎服。

(5)加减法:对心阳虚心动过缓者,可酌加麻黄 6 g、细辛 3 g 以鼓舞心阳;脉来结代者可用炙甘草汤以温阳复脉;若头昏肢软甚者,可加升麻 6 g、柴胡 10 g、桂枝 10 g 以助其升提之力。

4.阴阳两虚

(1)证候特点:畏寒乏力,腰膝酸软,小便清长,眩晕耳鸣,面浮肢肿,皮肤粗糙,干燥少汗,动作迟缓,表情呆板,面色苍白,头发干枯,稀疏色黄,声音低哑,口干咽燥但喜热饮,月经量少或闭经,大便秘结。舌淡苔白或苔少,脉来迟细或细弱。

(2)治法:温肾滋阴,调补阴阳。

(3)推荐方剂:金匮肾气丸加减。

(4)基本处方:熟附子 10 g,肉桂 5 g,熟地黄 20 g,山茱萸 10 g,怀山药 15 g,泽泻 15 g,茯苓 15 g,菟丝子 10 g,肉苁蓉 10 g,何首乌 10 g,当归 10 g,枸杞子 10 g,党参 10 g,炙黄芪 15 g。每天 1 剂,水煎服。

(5)加减法:大便干结难下者,若阳虚明显可加大肉苁蓉剂量至 30 g;若阴虚明显,可酌加火麻仁 20 g,或加用蜂蜜以润导之;若兼水肿者,加大茯苓剂量至 30～50 g、赤小豆 30 g 以利水;月经过多者,加阿胶 15 g 养血止血。

5.阳微欲脱,气阴两竭(甲减危候)

(1)证候特点:体温骤降至 35 ℃ 以下,神昏肢厥,呼吸低微,冷汗自出,肌肉松弛无力,舌淡胖,脉微欲绝。

(2)治法:回阳救逆,益气固脱。

(3)推荐方剂:参附汤合桂枝甘草汤加减。

(4)基本处方:熟附子 10 g(先煎),人参 10 g,干姜 10 g,桂枝 10 g,炙甘草 10 g。水煎,频频灌服。

(二)西医治疗

大多数甲减缺乏有效的针对病因治疗的方法,目前甲状腺激素替代治疗仍是西医主要的治

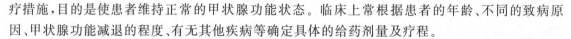

疗措施,目的是使患者维持正常的甲状腺功能状态。临床上常根据患者的年龄、不同的致病原因、甲状腺功能减退的程度、有无其他疾病等确定具体的给药剂量及疗程。

1.替代治疗

多数甲减患者属于永久性,需终身替代治疗,给予甲状腺素制剂的目的是使患者维持正常的甲状腺功能状态,适应机体代谢需要,纠正各器官功能紊乱,减少并发疾病。近年来一些学者提出针对原发性甲减应当将血清 TSH 的上限控制在<3 mIU/L,计划妊娠的妇女 TSH 的上限应当控制在<2.5 mIU/L;继发于下丘脑和垂体的甲减,则不能以 TSH 作为治疗指标,而是把血清 TT_4、FT_4 达到正常范围作为治疗的目标。

(1)常用制剂与剂量:①左甲状腺素(L-T_4)。是人工合成制剂,半衰期 7 天,作用时间长而稳定,是临床上治疗甲减的首选。起始剂量 25～50 $\mu g/d$,以后可每 1～2 周增加 25 μg,直至达到治疗目标,一般维持量为 100～150 $\mu g/d$,每天服药 1 次。本药 100 μg 约相当于甲状腺片 60 mg。②甲状腺片。此药由家畜甲状腺提制,为 T_3 和 T_4 的混合制剂。因其甲状腺激素含量不恒定,因此治疗效果欠满意。一般开始剂量宜小,对于老年及病情较重的患者,可从每天 10～20 mg 作为起始剂量。维持量一般为每天 40～120 mg。③左三碘甲状腺原氨酸(L-T_3)。是人工合成制剂,半衰期较短,作用较快,因而在常规治疗中不宜作首选药物。最适用于黏液性水肿昏迷的抢救。甲状腺癌及手术切除甲状腺后需定期停药扫描检查者也以 L-T_3 治疗较为方便。替代剂量也宜从小剂量开始。

(2)服药方法及注意事项:起始剂量和达到完全替代剂量所需时间应根据患者年龄、体重和心脏状态确定,即应掌握个体化原则。服药时间最好在饭前服用,与其他药物的服用间隔应当在 4 小时以上,以免有些药物和食物会影响其吸收和代谢。服药后一般每 4～6 周复查甲状腺功能,根据检查结果调整药物剂量,直至达到治疗目标。达标后,每 6～12 个月复查甲状腺功能。

2.亚临床甲减的治疗

对亚临床甲减的治疗问题一直存在争论,中华医学会内分泌学会中国甲状腺疾病诊治指南根据美国甲状腺学会、美国临床内分泌医师学会和美国内分泌学会的共识,将本病划分为两种情况

(1)如 TSH>10 mIU/L,可给予 L-T_4 替代治疗,治疗的目标和方法与临床甲减一致。

(2)如 TSH 在 4～10 mIU/L,不主张给予 L-T_4 治疗,定期监测血清 TSH 的变化。

3.黏液性水肿昏迷的治疗

(1)紧急处理:①迅速改善通气功能,纠正呼吸浅慢引起的二氧化碳潴留及低氧血症。保持呼吸道通畅,必要时可行气管切开,或插管进行机械通气和给氧。②心电及血压监护。③立即采血标本送检 T_3、T_4、FT_3、FT_4、rT_3、TSH,以及血常规、血糖、电解质、肝功能、肾功能、血脂等。④如有低血压或休克,应给予生理盐水或林格液缓慢静脉滴注,一般每天补液以不超过 1 000 mL为宜。补液过多或过快可致脑水肿、心力衰竭。低钠血症明显者,可适当补充 3% 高渗氯化钠液。对升压药物应慎用,因甲减患者常对升压药物反应低下,且升压药物与甲状腺激素合用时容易出现心律失常。⑤如有低血糖,立即静脉注射 50% 葡萄糖注射液 40～60 mL,继以 5%～10% 葡萄糖生理盐水静脉滴注。⑥肾上腺糖皮质激素的使用:甲减昏迷患者肾上腺皮质对应激反应往往不够敏感,再加上使用甲状腺激素后,机体对糖皮质激素的需求增加,故应予补充,尤其是伴有休克者。可静脉滴注氢化可的松 100～200 mg/d,病情缓解后逐渐减量。

(2)甲状腺激素替代治疗:静脉给药可迅速提高血循环中甲状腺激素水平。可用 L-T_4

$300\sim400~\mu g$立即静脉注射,继以$50\sim100~\mu g/d$静脉注射,直至患者清醒后换为口服片剂。如果没有L-T$_4$注射剂,可将L-T$_4$片剂($50\sim100$微克/次,每$4\sim6$小时1次)、或甲状腺片素片($30\sim60$毫克/次,每$4\sim6$小时1次)磨碎后由胃管鼻饲。如果症状无改善,改用T$_3$静脉注射,剂量为$10~\mu g$每4小时1次,或$25~\mu g$每8小时1次。注意有心脏病史者起始剂量宜相应减小。

(3)其他处理及注意事项:①保暖,使体温升高,但体温应逐渐恢复,避免升温过快,因可由于周围血管扩张,血容量不足引起循环衰竭和心律失常。②祛除及治疗诱因,如感染等的防治。③禁用镇静剂和麻醉剂。

4.心脏病患者伴甲减的治疗

足量的甲状腺激素替代治疗可明显减轻冠心病的病情和心血管事件的发生率,但要严防甲状腺激素替代过量。建议开始应用成人剂量的$1/3\sim1/2$,根据甲功情况可逐渐加量至理想剂量。

七、预后与转归

本病的预后与病因及防治条件有关。因服抗甲状腺药物引起的甲状腺功能减退,停药或减量后可以恢复正常;急性或亚急性甲状腺炎及桥本甲状腺炎引起的甲状腺功能减退的早期,中医治疗可以有效改善机体的免疫状态,降低甲状腺过氧化物酶抗体及甲状腺球蛋白抗体,减少其对甲状腺的破坏,从而延缓甚至逆转甲减的进程。其他原因引起者多属永久性,常需终身替代治疗。若失治、误治,正气耗散,虚邪留滞,则会导致虚实夹杂,加重患者病情进而影响患者的生活质量。

黏液性水肿昏迷是甲减的一个严重并发症,若不及时救治,病死率很高,故临床治疗上应给予足够的重视。及时应用中西医结合各种措施,以挽救患者生命。

八、预防与调护

(一)预防

(1)地方性克汀病及孕妇胚胎期缺碘是甲减发病的重要原因,因此地方性甲状腺肿流行地区及孕妇应普遍用碘化食盐预防。患地方性甲状腺肿母亲的初生儿,应常规作脐带血FT$_4$及TSH测定,以发现早期婴儿甲减病例,将明显减少新生儿先天性甲减的发生,并改善不良预后。

(2)碘摄入过量也可以导致自身免疫性甲状腺炎和亚临床甲减患病率增加,促进甲状腺自身抗体阳性人群发生甲减,因此维持合适的碘摄入量尤为重要。

(3)为甲亢患者作甲状腺次全切除术时,应慎重考虑指征,正确掌握切除范围。

(4)用放射性^{131}I治疗甲亢应恰当掌握剂量,治疗后定期测定甲状腺功能,一旦发生甲减时,应及时给予甲状腺素制剂替代治疗。

(5)由药物引起的甲减,应注意及时停用或调整相关药物的剂量,如甲减严重,也可在必要时酌情补充少量甲状腺素制剂。

(二)调护

1.生活调护

甲减患者要注意避寒保暖,坚持适当体育运动,以畅通气血,振奋机体的阳气。经常参加室外活动,劳逸结合。预防感冒,防止创伤及感染,避免一切能够引起黏液性水肿的诱因。

2.饮食调养

(1)甲减患者之机体代谢降低，产热量减少，故饮食应以富含热量的食物为主，如乳类、鱼类、蛋类及豆制品、瘦肉等。平日可适当进食一些甜食，以补充热能，维持机体的能量代谢。

(2)甲减患者易有脾虚的表现，表现为口淡无味、食欲缺乏、消化不良等症状。因此，伴有脾虚的患者应注意调整饮食结构，注意调味以促进食欲，并以易于消化吸收的饮食为主，诸如汤汁、半流质等；生冷寒凉饮食易损伤脾阳，应少食；慎食煎炸、肥甘滋腻之品。

(3)食疗方法也可适当地采用，在阳虚明显时可用龙眼肉、大枣、莲肉等煮汤，妇女可在冬令配合进食阿胶、核桃、黑芝麻等予以气血双补。平时可常吃羊肉、牛肉、狗肉、胡椒等温补食品。以下食谱，可供选择。

当归生姜羊肉汤：选用精羊肉 90～120 g，当归 10～15 g，生姜 3 片，同煮，吃肉喝汤，每天 1 次。适用于甲减患者属阳虚证者，症见腰膝酸软、畏寒肢冷等。

黄芪黑豆粥：黄芪、黑豆各 20 g，粳米 100 g，共煮粥食用。有健脾补肾利水的功效。适用于甲减脾肾阳虚证，症见神疲乏力、形寒肢冷、腰膝酸软、纳呆腹胀、小便不利、便溏、面浮肢肿等。

麻雀肉：选用麻雀 3～5 只，将其烫去羽毛，除内脏，置锅中炖煮，放入佐料，喝汤食肉。具有温补肾阳作用。适用于甲减之肾阳虚证，症见畏寒肢冷、腰膝酸软、水肿、小便清长等。

赤小豆煮鸡汤：雄鸡 1 只，去毛除内脏，洗净后入锅加水，与赤小豆 100 g 同煮，炖烂食之，并饮汁令尽。用于甲减之有阳虚证者，症见面浮肢肿、神疲乏力、小便短少等。

红枣粥：大枣 15 个，龙眼肉 30 g，粳米 60 g，煮粥，供早晚餐食用。用于甲减伴血虚者，症见面色苍白、疲乏无力、月经量少等。

3.精神调理

甲减虽属慢性难治之疾，但只要及时、正确地施治即可以维持正常的甲状腺激素水平，使机体处于阴阳平衡的状态，尽量减少甲减并发症的发生。因此，要正确地引导患者，解除其思想顾虑，使其保持心情舒畅，气机畅达；避免烦劳过度，呵护肾气；节欲保精，培固真元。

（艾珊珊）

第七节　结节性甲状腺肿

结节性甲状腺肿是一种常见的甲状腺疾病。由于甲状腺非炎症性和非肿瘤性因素阻碍甲状腺激素合成，导致垂体前叶分泌多量促甲状腺激素，使甲状腺代偿性肿大，称为单纯性甲状腺肿。如病灶持续存在或反复恶化与缓解交替时，甲状腺滤泡上皮由普遍性增生转变为局灶性增生，部分区域则出现退行性变，最后由于长期的增生性病变和退行性病变反复交替，腺体内出现不同发展阶段的结节，称为结节性甲状腺肿。结节性甲状腺肿实际上是单纯性甲状腺肿自然演变的一种晚期表现。结节性甲状腺肿可分为单结节甲状腺肿和多结节甲状腺肿。在多结节甲状腺肿的基础上，根据有无甲状腺功能亢进（甲亢）又可分为非毒性多结节性甲状腺肿和毒性多结节性甲状腺肿。本病患病率为 4%，女性发病率明显高于男性。流行病学的研究表明在碘充足的地方，男女患结节性甲状腺肿的比例大约为 1∶5。

结节性甲状腺肿属于中医"瘿病""肉瘿""瘿瘤"等范畴。

一、病因病机

(一)中医

结节性甲状腺肿中医主要病因是情志内伤、饮食及水土失宜导致肝脾功能受损,肝郁气滞,脾失健运,水湿运化失常,聚而成痰;气机郁滞、痰浊内停引起血行不畅,凝滞成瘀。气滞、痰浊、瘀血随经络而行,留注于结喉,聚而成形,乃成瘿。

1.病因

(1)情志内伤:由于长期郁忿恼怒或忧思郁虑,使气机郁滞,气为血之帅,气行则血行,一旦气机郁滞不去,郁久则造成血行不畅而成瘀。而肝旺反侮脾土,脾运化失司,水湿运化失其常规,清气不升,浊阴不降,水湿内停则为痰为饮,气机的郁滞是产生瘀血、痰浊的基础。气滞痰凝、瘀血阻滞,壅结颈前,形成瘿瘤。正如《济生方·瘿瘤论治》中提到:"夫瘿瘤者,多由喜怒不节,忧思过度,而成斯疾焉。大抵人之气血,循环一身,常欲无滞留之患,调摄失宜,气滞血滞,为瘿为瘤"。《诸病源候论》:"瘿者由忧恚气结所生","动气增患"。

(2)饮食失调:饮食失调既影响脾胃运化功能,导致脾失健运,不能运化水湿,聚湿成痰;也可以影响气血的正常运行,致气滞血瘀,痰气瘀结颈前而发为瘿瘤。

(3)水土失宜:因居位高山地区,易感受山岚瘴气;或久饮沙水,而使瘴气及沙水入脉中,搏结颈下而成瘿瘤。《杂病源流犀烛·颈项病源流》中提到"西北方依山聚涧之民,食溪谷之水,受冷毒之气,其间妇女,往往生结囊如瘿"。《圣济总录·瘿瘤门》指出"山居多瘿颈,处险而瘿也"。

2.病机

(1)气郁痰阻:情志内伤,肝失疏泄,肝郁气滞,气滞不能行津,津凝痰聚;肝旺克脾土,脾运化水湿功能失常,聚而成痰,痰气交阻壅聚颈前成瘿。

(2)痰结血瘀:肝郁犯脾,脾失健运,痰湿凝聚;气滞则血瘀,痰湿阻滞亦导致血行不畅,痰瘀互结随经络而行,留注于结喉颈前而发为瘿。

(3)气阴两虚:痰气郁结日久可化火,火热内盛,耗气伤阴,加之肝克脾土,脾失健运,气血津液化生不足,后期导致气阴两虚,形成气阴两虚、痰瘀互结虚实夹杂之证。

(二)西医

1.缺碘

缺碘是地方性甲状腺肿大的主要原因。流行地区的土壤、水和食物中的碘含量和甲状腺肿大的发病率成反比,碘化食盐可以预防甲状腺肿大等事实均可证明缺碘是引起甲状腺肿大的重要原因。另外机体对甲状腺激素的需要量增多可引起相对性碘不足比如生长发育期、怀孕、哺乳、寒冷、感染、创伤和精神刺激等可加重或诱发。

2.高碘

过量摄入的碘导致过氧化物酶的功能基因过多占用,从而影响酪氨酸碘化,碘的有机化过程受阻,甲状腺代偿性肿大。

3.致甲状腺肿大物质

十字花科类蔬菜含有硫脲类致甲状腺肿大物质,可以阻止甲状腺激素合成的物质,引起甲状腺肿大。药物如硫氰化钾、过氯酸钾、对氨基水杨酸、硫脲嘧啶类、磺胺类、保泰松、秋水仙素等可妨碍甲状腺素合成,从而引起甲状腺肿大。

4.遗传因素

流行病学、家系研究以及双胞胎的研究结果,提示遗传易感性在结节性甲状腺肿发病中起作用。

5.酶缺陷

家族性甲状腺肿大的致病原因在于遗传性酶的缺陷,造成激素合成障碍,如缺乏过氧化酶、脱碘酶,影响甲状腺素的合成,或缺乏水解酶,使甲状腺激素从甲状腺球蛋白分离和释放入血发生困难,均可导致甲状腺肿。

6.甲状腺激素受体缺陷

甲状腺激素受体对甲状腺激素不敏感,出现甲状腺激素相对不足,甲状腺为了适应更多激素需要而代偿性肿大。

7.细胞因子

胰岛素样生长因子可刺激甲状腺细胞的蛋白质和 DNA 合成,促进甲状腺细胞增殖、分化,对甲状腺功能也有直接或间接的刺激功能。表皮生长因子是甲状腺生长的重要细胞因子,在结节性甲状腺肿患者血清中增加。

8.细胞凋亡减少

在甲状腺结节的形成中起作用。研究发现患者的甲状腺组织中都存在细胞凋亡。但在正常甲状腺细胞中未见这种现象。

二、临床表现

结节性甲状腺肿患者有长期单纯性甲状腺肿的病史,由早期甲状腺弥漫性肿大,缓慢进展,数年后肿大加剧,并形成结节。多数患者早期无明显不适,甲状腺触诊呈结节状肿大,甲状腺肿大程度不一,多不对称,早期可能只有一个结节,多为多发性结节,大小不等,结节质软或硬,光滑,无触痛。由于甲状腺结节性质、大小以及生长部位不同,其临床表现也不一致。

(一)症状与体征

1.结节质地坚硬

结节性甲状腺肿结节纤维组织增生、骨化和钙化,这种情况下结节性甲状腺肿查体甲状腺区触诊质地坚硬。

2.甲状腺突然增大伴疼痛

如果结节性甲状腺继发出血形成囊肿,可出现甲状腺肿大伴疼痛。结节突然增大,触诊柔软、囊性感或因张力较大而硬韧有弹性。症状可于几天内消退,增大的肿块可在几周或更长时间内减小。

3.甲状腺毒血症

自主性高功能性结节可引起甲状腺功能亢进表现,称为毒性结节性甲状腺肿或称 Plummer 病。甲状腺自主性功能的形成可能与促甲状腺激素诱导细胞分裂时 gsp 肿瘤基因突变有关,该基因激活细胞膜上凝溶胶蛋白,导致甲状腺细胞增生和功能亢进。患者有乏力、体重下降、心悸、心律失常、怕热多汗、易激动等症状,但甲状腺局部无血管杂音及震颤,突眼少见。老年患者症状常不典型。

4.甲状腺肿增大较快,局部触诊质地坚硬

如果结节性甲状腺肿的结节癌变,局部触诊癌变结节坚硬,不活动,多为滤泡癌或未分化癌。

组织成纤维细胞因子 FGF-1、FGF-2 和 FGFR-1 在结节性甲状腺肿表达增加,可能导致甲状腺增生和生长失控。抑制内源性 TSH 可能使癌变机会减少,以往有头颈放疗史的患者发生率增加。

(二)并发症

较大的结节性甲状腺肿或者胸骨后甲状腺肿,对周围组织有压迫,可有喉部的紧缩感以及相关组织、器官被压迫引起的临床表现。

1.气管压迫

尤其胸骨后甲状腺肿,气管受压,有喉部紧缩感,慢性刺激性干咳,呼吸不畅,当气管严重受压时患者呼吸困难,颈部过伸或仰卧时尤为明显。气管可出现狭窄、弯曲移位或软化。

2.食管压迫

巨大甲状腺可伸入食管与气管之间,引起吞咽困难。

3.喉返神经压迫

出现声音嘶哑,但此种情况更多见于甲状腺恶性病变,声带麻痹则可见于良性结节。

4.颈交感神经压迫

出现霍纳综合征,表现为一侧瞳孔变小、眼球下陷、眼睑下垂。

5.上腔静脉压迫

胸骨后甲状腺肿大可压迫上腔静脉,引起上腔静脉综合征,出现头面部及一侧上肢水肿,面部青紫。胸廓入口狭窄时上肢和头颈静脉回流受阻,胸前浅静脉扩张,Pemberton 征阳性,即手臂抬高时上腔静脉阻塞现象加重。

三、实验室和其他辅助检查

(一)实验室检查

1.甲状腺激素测定

结节性甲状腺肿甲状腺激素水平通常是正常的,但如果出现某些恶性甲状腺结节患者其甲状腺功能可有改变,晚期多有甲状腺功能减退。如果是自主性高功能性结节,其 T_3、T_4 水平可以升高,TSH 降低。

2.抗甲状腺抗体测定

甲状腺球蛋白抗体(抗甲状腺球蛋白抗体)和抗甲状腺过氧化物酶抗体阴性或低度阳性。

3.血清甲状腺球蛋白

缺碘时甲状腺细胞转换率升高,甲状腺球蛋白入血,血甲状腺球蛋白升高,为衡量碘缺乏的敏感指针,甲状腺球蛋白超过 20 μg/L 可能反映摄碘不足。

4.尿碘测定

尿碘排泄减少,一般低于 100 ng/L。

(二)其他辅助检查

1.甲状腺彩超检查

甲状腺彩超是最常用的甲状腺影像学检查方法。超声检查对甲状腺结节的诊断和鉴别诊断具有重要意义。通过彩超检查明确结节的性质、大小、数量、位置、形态、边缘、回声强弱及是否有钙化点,结节周围和内部是否有血流信号及其特征,颈部淋巴结是否肿大及其形态等。当发现为实性结节病灶形态不规则、边界欠清晰、病灶呈混合性回声、结节内有密集不规则微小钙化、结节周围有明显晕环、病灶血流丰富且以内部血流为主和伴发颈部淋巴结肿大等提示结节可能为恶

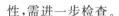

性,需进一步检查。

2.放射性核素显像检查

常用的甲状腺扫描有^{131}I扫描和^{99m}Tc扫描。甲状腺结节对碘的摄取能力不同,图像不同而分类,^{99m}Tc可像碘一样被甲状腺所摄取,但不能转化。根据摄取核素的多寡,可将甲状腺结节划分为热结节、温结节和冷结节。热结节多见于自主性高功能性甲状腺结节或腺瘤。温结节多为甲状腺腺瘤,但也可见于甲状腺癌,且多为分化较好的甲状腺癌。冷结节可见于多种甲状腺良性病变,但约10%可能为恶性。

3.摄^{131}I率检查

结节性甲状腺肿摄^{131}I率正常或者增高,但与甲状腺功能亢进不同,无高峰前移。摄^{131}I率可被T_3抑制,当有自主性高功能性结节时则不受T_3抑制。

4.CT、磁共振检查

CT、磁共振检查有利于胸骨后甲状腺肿的诊断。有利于判断甲状腺结节与周围组织、器官的关系。对于临床不能确定的甲状腺结节性质,而患者又不接受穿刺或其他侵入性检查者,条件允许时亦可考虑PET-CT或者CT检查。

5.甲状腺细针穿刺细胞病理学检查

应用细针针吸活检术检查,对甲状腺结节的诊断有一定价值,比较安全,国外将其作为基本常规检查。穿刺结果有助于判断手术治疗指征。细针活检细胞病理学检查如果不能确定诊断,还可用粗针再穿刺活检进行组织病理学检查,其结果可能更加准确,但损伤较大。

四、诊断要点

(一)临床表现

疾病早期通常无明显临床表现,随着病情进展,结节增大时可出现颈前肿大。当出现结节继发性出血时可出现疼痛及结节突然增大。甲状腺肿大明显或者胸骨后甲状腺压迫周围组织时可出现相应器官压迫临床表现。如气管受压,出现呼吸不畅,当气管严重受压时患者呼吸困难,颈部过伸或仰卧时尤为明显;压迫食管出现吞咽困难;压迫喉返神经引起声音嘶哑;压迫上腔静脉时出现上腔静脉综合征;压迫颈交感神经时出现霍纳综合征。

(二)体格检查

正常人甲状腺重为15～25 g,当甲状腺重量超过35 g时,望诊能见甲状腺外形,消瘦者更明显。根据甲状腺肿的程度不同,临床上按Ⅰ、Ⅱ、Ⅲ度进行具体描述。如果结节继发性出血,局部可有触痛。

(三)辅助检查

见前文叙述。

五、鉴别诊断

(一)慢性淋巴细胞性甲状腺炎

结节性甲状腺肿及慢性淋巴细胞性甲状腺炎均可出现甲状腺肿大伴结节。慢性淋巴细胞性甲状腺炎的疾病特点为任何年龄均可发病,临床常见甲状腺肿伴有结节。但实验室检查常见甲状腺自身抗体抗甲状腺球蛋白抗体及抗甲状腺过氧化物酶抗体强阳性。甲状腺穿刺细胞病理学检查可见大量淋巴细胞、嗜酸性滤泡细胞。

(二)甲状腺腺瘤

结节性甲状腺肿及甲状腺腺瘤查体及彩超检查均可发现甲状腺结节。甲状腺腺瘤多呈圆形或椭圆形,表面光滑,质地较坚韧,无压痛,边界清楚,与皮肤无粘连,随吞咽上下活动。甲状腺功能检查正常。甲状腺彩超超声波下腺瘤与周围组织有明确界限,可以与甲状腺结节相鉴别。

(三)甲状腺囊肿

结节性甲状腺肿及甲状腺囊肿均有甲状腺肿大伴有肿块。但甲状腺囊肿是多种甲状腺疾病的一种临床表现。甲状腺结节坏死液形成,也有是甲状腺腺瘤出血坏死形成的。肿块表面光滑,边界清楚,无触痛,可随吞咽上下活动。甲状腺B超检查为囊性结节。

(四)甲状腺癌

结节性甲状腺肿与甲状腺癌临床体格检查及彩超检查均有甲状腺结节。甲状腺腺癌结节一般质地较硬,且短期内增大较快。临床上甲状腺癌的病理类型不同,临床表现不一,预后差别很大。不同类型甲状腺癌临床特征如下。

1.乳头状甲状腺癌

乳头状甲状腺癌约占甲状腺癌的60%,好发于40岁以下的年轻女性及15岁以下的少年儿童。多为单发,较小,质硬,边缘不清,活动度差,生长缓慢,预后较好。甲状腺细针穿刺细胞病理学检查有助诊断。

2.滤泡状腺癌

中老年多见,多数为单发,少数多发,质地较硬,边界不清。转移率较高,随血行转移到肺和骨骼,少数转移到淋巴结。

3.未分化癌

恶性程度高,常见于60~70岁的老年人,发病前可有甲状腺肿或甲状腺结节,但短期内肿块迅速增大,并迅速发生广泛的局部浸润,形成双侧弥漫性甲状腺肿块。结节质硬,表面不光滑,边界不清,局部疼痛明显。

4.髓样癌

髓样癌可见于各种年龄,但好发于中年患者,女性多于男性,属于中等恶性程度的肿瘤。肿块呈质地较硬的孤立结节。髓样癌能分泌大量降钙素及血管活性肠肽、血清素等,有面部潮红、心悸和水样腹泻。血清降钙素水平增高是髓样癌的特点。

六、治疗

结节性甲状腺肿西医治疗目前仍缺乏足够大数量循证医学证据,治疗方法尚不一致。药物治疗对结节性甲状腺肿效果较差,所以治疗多倾向于手术切除,但容易导致过度治疗或者引起适得其反的效果,造成患者甲状腺功能减退。中医对结节性甲状腺肿的治疗优势在于避免手术带来的创伤、术后甲状腺功能减退及西药治疗的不良反应。但仅对于结节性甲状腺肿早、中期,如果甲状腺肿大明显,出现局部压迫症状,治疗仍首选手术治疗。中医治疗需辨证内服中药及外用药贴敷治疗、针灸等综合疗法一起配合才能达到最佳治疗效果。单纯中药内服效果较慢。

(一)辨证治疗

本病治疗应针对气滞、痰凝、瘀血,分别采用理气、化痰、活血化瘀等治法,使气机调畅、痰瘀消散而瘿肿乃散。

1.气郁痰阻

(1)证候特点:颈前喉结一侧或者双侧肿块呈圆形或者卵圆形,不红不热,随吞咽动作上下移动,一般患者无明显全身症状,间或有胸胁胀痛,经前乳房胀痛,如肿块过大可出现呼吸不畅或者吞咽不利。舌淡,苔薄腻,脉弦滑。

(2)治法:理气解郁,化痰软坚。

(3)推荐方剂:逍遥散合四海舒郁丸加减。

(4)基本处方:柴胡10 g,当归10 g,茯苓15 g,白芍15 g,白术20 g,甘草6 g,薄荷15 g,海藻30 g,昆布15 g,海螵蛸10 g,浙贝母10 g。每天1剂,水煎服。

(5)加减法:气滞痰阻,胸闷不舒,加香附10 g、枳壳10 g、瓜蒌15 g以理气化痰;肝郁气滞,胸胁胀痛,加香附10 g、延胡索10 g、川楝子10 g以疏肝理气;热邪壅滞,咽部不适、声音嘶哑,加桔梗10 g、牛蒡子10 g、木蝴蝶10 g、射干10 g以清热利咽。

2.痰结血瘀

(1)证候特点:颈前喉结两旁肿块,按之较硬,肿块经久不消,咽部堵塞感,胸闷不适,舌质黯或紫,苔薄白或白腻,脉弦或涩。

(2)治法:理气活血,化痰散结。

(3)推荐方剂:海藻玉壶汤加减。

(4)基本处方:海藻15 g,昆布10 g,浙贝母15 g,法半夏10 g,青皮6 g,陈皮10 g,当归10 g,川芎10 g,连翘10 g,甘草6 g。每天1剂,水煎服。

(5)加减法:肝郁气滞,胸胁胀痛,加郁金10 g、香附10 g、枳壳10 g以疏肝理气;瘀血壅结,结块较硬,加三棱15 g、莪术15 g、露蜂房15 g、僵蚕10 g、穿山甲6 g以破血消瘀;热邪壅盛,烦热、舌红苔黄、脉数,加牡丹皮15 g、栀子10 g、玄参20 g以清热泻火。

3.气阴两虚

(1)证候特点:颈前肿块柔软,随吞咽动作上下移动,常伴有倦怠乏力,烦躁,心悸汗出,失眠多梦,消谷善饥,形体消瘦,舌红苔薄,脉弦。

(2)治法:益气养阴,软坚散结。

(3)推荐方剂:生脉散合海藻玉壶汤加减。

(4)基本处方:党参10 g,麦冬20 g,五味子5 g,当归10 g,茯苓15 g,白术20 g,甘草6 g,海藻15 g,昆布15 g,浙贝母15 g,法夏10 g,陈皮10 g。每天1剂,水煎服。

(5)加减法:脾胃运化失调,大便次数增多,加薏苡仁20 g、怀山药20 g、麦芽20 g以健脾祛湿;肾阴不足,耳鸣、腰膝酸软,加龟甲20 g、桑寄生20 g、怀牛膝30 g、女贞子15 g以补肾养阴;脾肾亏虚,疲乏无力,月经量少,加黄芪30 g、太子参15 g、山茱萸20 g、枸杞子15 g、熟地黄20 g以健脾补肾。

(二)西医治疗

结节性甲状腺肿的病变性质及程度不同,其治疗方法不同。应视每个患者的具体情况制定适当的治疗方案。

1.定期随访

甲状腺轻度肿大、无局部压迫症状、结节属于良性者,不需治疗,可定期随访,需要6~12个月随诊1次,注意甲状腺大小、结节大小及甲状腺功能检查等的变化。

2.甲状腺激素治疗

中度以上甲状腺肿大可使用甲状腺激素治疗。可给予左甲状腺素每天 50～100 μg,晨起顿服 1 次;或甲状腺片片每天 40～160 mg,分 2～3 次口服。小剂量开始,逐渐加量,疗程一般为 3～6 个月。甲状腺激素治疗可使甲状腺肿变小,但结节很难消失,对小的新生成的结节可能有效。停药后易复发,复发后可重复治疗。自主性高功能性结节甲状腺肿不能用甲状腺激素治疗,以免发生临床甲状腺功能亢进。同时,由于长期甲状腺激素治疗可导致多种不良反应,如绝经后妇女骨密度显著降低、心房颤动发生的危险性明显增加。因此,甲状腺激素不推荐广泛使用,特别是不适于血清 TSH 水平小于 1.0 mIU/L、年龄大于 60 岁的男性患者、绝经后妇女及合并心血管疾病患者。

3.超声引导下经皮酒精注射治疗

该方法主要用于治疗结节性甲状腺肿合并囊性变。本病复发率较高,大的或者多发囊肿可能需要多次治疗方能取得较好效果。对于实性结节不推荐使用。在该项治疗前一定要先做甲状腺细针穿刺细胞病理学检查除外恶性病变的可能后才能实施。

4.手术治疗

以下情况应行甲状腺手术治疗。

(1)巨大甲状腺肿压迫气管、食管或喉返神经而影响生活和工作者。

(2)结节性甲状腺肿继发功能亢进而药物疗效不好者,应手术治疗。但手术前应严格准备,先行药物治疗使甲状腺功能恢复正常,以减少手术并发症。

(3)结节性甲状腺肿疑有恶变者。

(4)胸骨后甲状腺肿。

(5)有美容要求者。

术后仍可应用甲状腺激素治疗以预防复发。或有主张 L-T$_4$ 与碘盐联合应用效果更好。

5.放射性[131]I 治疗

放射性[131]I 治疗可使甲状腺不同程度缩小,安全有效,也相对经济。年老不耐受手术者可以选用。由于结节吸碘功能不一,所用[131]I 量较大,容易发生永久性甲状腺功能减退。还可采用分次治疗,能减少治疗过程中甲状腺激素大量释放所带来的危害。治疗后结节性甲状腺肿多数在 3 个月内可见减小,1～2 年甲状腺体积减小 40%～55%,3 年后甲状腺体积减小 50%～60%。大的纤维化的结节疗效较差,但可减轻气管压迫。结节性甲状腺肿继发功能亢进者,尤其老年人亦应采用这一治疗。

七、预后与转归

结节性甲状腺肿是常见的内分泌疾病。大部分患者没有症状,预后良好,少数结节可演变为甲状腺功能亢进和恶变。对单发结节,B 超检查为实性,同位素扫描为冷结节者,癌发生率约为 40%,应考虑手术治疗。胸骨后甲状腺肿或者甲状腺肿大明显引起局部压迫者经过手术治疗后一般预后较好,但手术后部分患者可能发生甲状腺功能减退症,长期需要甲状腺激素替代治疗。

八、预防与调护

(一)预防

具有甲状腺疾病家族史的人群及青春期少年,应定期检查甲状腺功能及甲状腺 B 超,有助于早期发现甲状腺结节并早期治疗。B超是很有价值的辅助检查,常能发现临床上没触及的小结节,是一种可多次反复扫描的方法,根据肿块的形态、边缘及内部的回声特点,对鉴别甲状腺肿块的良恶性有一定的帮助,对甲状腺肿块实质、囊性、混合性、大小、与周围组织关系有肯定价值。当检查出甲状腺结节时,应根据患者的病史、临床特征及有关检查,判断结节的良恶性,选择适当的处置方法。此外,应充分认识到环境因素对甲状腺结节的不良影响,适碘饮食和戒烟有助于减少结节的发生。

(二)调护

1.生活调护

(1)起居有时,劳逸结合,避免高强度的工作,劳累紧张、熬夜等。

(2)注意环境保护,避免射线暴露。

(3)青春期少年要避免焦躁、紧张情绪及避免劳累、熬夜等。

2.饮食调养

(1)甲状腺结节忌高碘饮食,食物中海带、海产为其主要来源,该类食物均应少吃。

(2)甲状腺结节患者宜吃得清淡,吃含维生素高的新鲜蔬菜、水果及营养丰富的瘦肉、鸡肉、鸭肉、甲鱼、淡水鱼、香菇、银耳、百合、桑椹等食物。

(3)患者应该多吃一些具有消肿解散作用的食物,比如油菜、猕猴桃等;患者还应该多吃一些具有增强免疫力的食物,比如香菇、木耳、核桃、红枣等食物。

(4)避免刺激性食物如茶、咖啡、香烟、酒。

(5)避免致甲状腺肿物质,蔬菜方面应避免食用十字花科类蔬菜,如卷心菜、白菜、油菜、菜薹、菜花、西兰花、芥蓝、萝卜、榨菜等,以及桃、梨、木薯,因为该类蔬菜含有致甲状腺肿物质,可以阻止甲状腺激素合成的物质,引起甲状腺肿大,因此要少食。药物方面如硫脲嘧啶、硫氰酸盐、对氨基水杨酸钠、保泰松、过氯酸钾、钴、锂盐均可阻止甲状腺激素合成,引起甲状腺肿,应尽量避免使用这些药物,避免病情反复。

3.精神调理

注意调畅情志,保持心情乐观、愉快,心理的暗示作用是很强大,每一个患者都被要求每天有个好心情,这样对病情康复有很好的作用,要战胜甲状腺病,首先需要做到的就是避免不良情绪,保持良好的心态。甲状腺病患者可以在早上一睁眼,心里就默想:"今天真是好心情",让自己怀着愉悦的心情开始每一天。在临睡前,做十分钟调吸放松,端坐排除杂念,先尽可能地深深吸一口气,然后很缓慢地把气一点点地呼出,这样使一天繁杂的心态平静下来,机体得到放松休息。

（艾珊珊）

第六章

感染科疾病

第一节 病毒性肝炎

病毒性肝炎是由肝炎病毒引起,以肝脏损伤为主,并可以引起全身损害的传染性疾病。属于我国的乙类传染病。典型患者的临床表现以厌油、食欲缺乏等消化道症状为主,可伴黄疸、肝大等体征,实验室检查多提示肝功能异常。病毒性肝炎患者可表现为急性感染或慢性感染(包括慢性携带状态)。部分慢性感染患者可最终进展为肝硬化或发生肝细胞癌。急性感染患者多无需抗病毒治疗,以对症处理为主。慢性感染患者除对症处理外还需进行抗病毒治疗,清除或长期抑制病毒,阻止或延缓疾病进展。

一、病因要点

病毒性肝炎的病原体主要为各种嗜肝病毒,经典的嗜肝病毒包括甲型肝炎病毒、乙型肝炎病毒、丙型肝炎病毒、丁型肝炎病毒、戊型肝炎病毒五种,其中乙型肝炎病毒为 DNA 病毒,其余4种为 RNA 病毒。甲型肝炎病毒和戊型肝炎病毒主要通过粪口途径传播,而乙型肝炎病毒、丁型肝炎病毒、戊型肝炎病毒主要通过血液和体液途径传播。其中丁型肝炎病毒为缺陷病毒,常和乙型肝炎病毒混合感染而致病。除经典病原体外,近年来也发现己型肝炎病毒、庚型肝炎病毒、输血传播病毒等新型嗜肝病毒,但此类病毒暂时未被列入肝炎病毒。

非嗜肝病毒,如人类疱疹病毒、巨细胞病毒、单纯疱疹病毒等在引起各自特征性表现的同时也可能会引起肝脏损伤,出现病毒性肝炎的临床表现。此类病症被称为非嗜肝病毒所致肝炎或肝损伤,不纳入病毒性肝炎范畴。

甲型肝炎病毒、戊型肝炎病毒通过污染的食物和水源传播,爆发流行有明显的季节性,但是散发流行全年均可发生。乙型肝炎病毒、丙型肝炎病毒、丁型肝炎病毒通过输注血制品、性接触、母婴垂直传播等方式感染,生活密切接触尚缺乏明确的证据。

二、诊断要点

(一)流行病学史

(1)诊断甲型、戊型肝炎需注意临床症状出现的时间,中国等温带地区主要集中在秋冬季节,热带地区主要集中在雨季,与水源污染相关;其他季节多为散发病例。起病前曾进食不洁饮水、

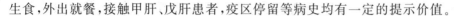

生食,外出就餐,接触甲肝、戊肝患者,疫区停留等病史均有一定的提示价值。

(2)诊断乙型、丙型、丁型肝炎需注意家族聚集现象,尤其母亲为慢性肝炎病毒感染者,我国绝大多数慢性乙型肝炎病毒感染来自围产期感染;还需要注意输血、血制品,未经严格消毒的医疗操作,不安全的注射,文身等潜在经血传播途径的病史;不安全的性行为,多个性伴侣,性伴侣存在明确的乙型肝炎病毒、丙型肝炎病毒、丁型肝炎病毒感染都是有诊断价值的病史。

(二)临床特点

1.甲型病毒性肝炎

甲型肝炎病毒感染可分为隐性感染、亚临床感染、临床感染三类。在感染病毒量无明显差别的前提下,年龄越小,症状相对越轻。婴幼儿多为隐性感染,成人感染大多表现为临床感染。临床感染多表现为急性肝炎,部分会出现黄疸或淤胆,偶尔发生重症化,极少发生慢性化。感染后潜伏期为1个月左右,此时患者无临床症状,但病毒复制活跃,粪便中含有大量病毒,是重要的传染源。

典型的甲型肝炎表现为急性黄疸型,包括黄疸前期、黄疸期、恢复期。黄疸前期持续2～10天,可表现为头痛、发热、乏力、厌油、食欲缺乏、肝区不适、腹痛、腹泻等非特异性病毒血症和消化道症状,伴转氨酶升高,后期可出现小便浓赤。黄疸期持续2～6周,临床症状好转同时伴随黄疸加深,可出现大便颜色变浅、皮肤瘙痒等淤胆表现,也可出现肝脾大等体征;此期肝功能异常进一步加重。恢复期可从2周持续至4个月,表现为临床症状、体征缓解并至消失,肝功能恢复正常。

在其他类型的甲型肝炎中,急性无黄疸型类似黄疸前期,以非特异性病毒血症和消化道症状为主,胆红素通常无明显升高,以转氨酶升高为主。重症化通常出现在病程后期,突发高热,黄疸加重,可出现肝性脑病,病死率高。急性淤胆型以较长时间(多超过3周)的肝内淤胆表现为主,患者自觉症状较轻,肝功能检查以胆红素增高为主,转氨酶升高程度相对较轻,凝血酶原活动度正常,可与肝衰竭鉴别。

亚临床感染的患者症状较轻,可仅有轻微乏力、食欲缺乏,体征以肝大表现为主,肝功能检查提示转氨酶异常,部分患者因自觉症状轻微而未及时就诊,成为重要的传染源。隐性感染的患者多为小儿且无明显临床症状,同样容易忽视,也会成为重要的传染源。

2.乙型病毒性肝炎

乙肝病毒感染后的潜伏期因为暴露的病毒载量的不同,感染者个人免疫功能的差异,从1～6个月不等。根据个人免疫和疾病进展的不同,病毒性肝炎的五种临床类型在乙型病毒性肝炎患者中均可出现。

与急性甲型肝炎类似,急性乙型肝炎同样可表现为急性黄疸型、急性无黄疸型和急性淤胆型,以急性无黄疸型为主,3种类型的临床表现均与急性甲型肝炎类似。

乙型肝炎病毒感染时间超过半年,则可诊断为慢性感染,若此次再因乙型肝炎病毒而出现肝炎,即可诊断为慢性乙型肝炎。根据乙肝标志物检查的区别,可划分为HBeAg阳性和HBeAg阴性的慢性乙型肝炎。部分特殊患者无HBsAg阳性,血清中或肝组织中可查见乙型肝炎病毒DNA复制,称为乙型肝炎病毒隐匿感染,如此时出现肝炎表现,则诊断为隐匿性乙型肝炎。考虑隐匿感染需排除其他嗜肝与非嗜肝病毒的感染,有血清或组织中乙型肝炎病毒DNA复制活跃的依据。隐匿感染发生的原因与病毒突变或机体免疫状态相关。

各种病毒性肝炎均可发生重症化而引起肝衰竭,乙型肝炎病毒感染是我国肝衰竭发生的主要原因。肝衰竭患者可伴有极度乏力,明显而严重的消化道症状,黄疸迅速加深,排除其他原因的凝血功能异常(凝血酶原活动度≤40%或INR≥1.5),肝脏进行性缩小。并可能出现肝肾综合征、上消化道大出血、严重感染或者Ⅱ度以上的肝性脑病等并发症。

慢性乙型肝炎患者肝硬化的年发生率为2%~10%,早期肝硬化临床表现不明显,超声或CT等影像学检查或无明显异常,以往仅仅能依靠组织学进行检查诊断。随着检测技术的发展,现阶段瞬时弹性成像技术(transient elastrography,TE)能较准确地识别早期肝硬化,甚至识别出轻度纤维化和进展期的纤维化,是各学会指南首推的无创诊断手段。除患者体型肥胖、肋间隙大小、操作者经验外,TE值受胆红素及转氨酶影响。转氨酶及胆红素均正常者,肝硬度测定值≥12.0 kPa诊断为肝硬化;胆红素正常未经抗病毒治疗的患者,肝硬度值≥17.5 kPa诊断为肝硬化。患者除了肝功能受损的症状、体征外,还有相应的门静脉高压的临床表现,如食管胃底静脉曲张、腹壁静脉曲张、腹水、脾大伴脾功能亢进。

乙肝病毒性肝炎所致的胆汁淤积为肝细胞性,临床表现为瘙痒、乏力、尿色加深、黄疸等。早期无症状,可仅有酶学改变,如碱性磷酸酶、γ-谷氨酰转肽酶升高,病情进展后可出现高胆红素血症,甚至出现肝衰竭,影响预后。

3.丙型病毒性肝炎

丙型肝炎病毒感染后潜伏期为2~26周,平均50天左右,如感染途径为输血,潜伏期相对较短,为20天左右。在感染初期多呈隐匿感染,无明显症状或体征,少部分可出现ALT轻度增高、一过性黄疸,但极少诱发重症肝病。55%~85%的丙型肝炎病毒感染者会转变为慢性感染,进展为肝硬化的概率根据感染途径的不同从2%~30%不等,发生肝硬化后,HCC的年发生率会从普通患者中的1%~3%上升为2%~4%。感染时的年龄大、男性、酗酒、合并人免疫缺陷病毒感染或乙型肝炎病毒感染、肥胖、胰岛素抵抗、遗传代谢性肝损害、药物性肝损害均会促进疾病进展与不良事件的发生。

急性丙型肝炎多为无黄疸型,起病缓慢,仅有轻度消化道症状伴有ALT异常,少数为黄疸型肝炎,可有轻中度黄疸。急性丙型肝炎患者中发热少见,以ALT升高为主,可伴血清胆红素异常,15%左右急性丙型肝炎患者在1~3个月后黄疸消退,病毒RNA阴转,ALT恢复正常,抗丙型肝炎病毒滴度逐渐下降。呈自限性过程。大部分(85%)丙型肝炎患者在急性期过后丙型肝炎病毒RNA持续阳性,ALT持续异常,病程超过6个月,则发展为慢性丙型肝炎,慢性丙型肝炎患者中仅有少数能自行清除病毒,多数为持续性感染。反复异常的炎症导致肝细胞发生变性、炎症细胞浸润与坏死,伴不同程度的纤维化,最终易进展为肝硬化失代偿等终末期肝病。

单独的丙型肝炎病毒感染极少导致肝衰竭发生,即使导致肝衰竭发生,病程多呈亚急性或慢性。临床表现与乙型肝炎病毒导致的肝衰竭类似,以黄疸进行性加深、肝脏缩小、出血、中毒性鼓肠、腹水、肝肾综合征、肝性脑病等为主。需要注意的是,丙型肝炎基础上发生肝衰竭后,丙型肝炎病毒RNA载量不会因为宿主免疫增强而下降,始终处于较高复制水平。

4.丁型病毒性肝炎

由于丁型肝炎病毒是一种缺陷病毒,通常与乙型肝炎病毒同时感染或者继发于乙型肝炎病毒感染时致病,因此其临床特点根据宿主是否已经感染了乙型肝炎病毒而有所不同。

(1)丁型肝炎病毒与乙型肝炎病毒同时感染:以急性肝炎的表现多见,临床表现也同样与急性乙型肝炎类似,起病急,可有轻度病毒血症症状,1~2天消退后继而出现消化道症状和体征。部分病例可出现两次肝功能损害。这是因为HBsAg先出现,继而丁型肝炎病毒抗原转阳,两个病毒的潜伏期存在差别。同时丁型肝炎病毒和乙型肝炎病毒可互相影响,丁型肝炎病毒可以抑制乙型肝炎病毒复制,而丁型肝炎病毒又随着乙型肝炎病毒减少降低自身致病性。因此这部分患者病程短,预后好,仅有极少数病例会因为共同感染两种病毒发生慢性化及重症化。

(2)丁型肝炎病毒继发于乙型肝炎病毒感染:在原有乙型肝炎病毒感染基础上,重叠丁型肝炎病毒感染可加重原有病情。如基础疾病为非活动性的乙型肝炎病毒携带,重叠感染后易导致急性肝炎样发作,同时病情较普通急性乙型肝炎更重,肝功能异常可长达数月之久。但此种急性发作可能导致 HBsAg 下降,甚至阴转。部分非活动性乙型肝炎病毒携带者重叠丁型肝炎病毒感染后可发展为慢性肝炎,同时病程进展加剧。如基础疾病为慢性乙型肝炎,重叠丁型肝炎病毒感染可导致原有疾病恶化,甚至诱发肝衰竭。乙型肝炎病毒和丁型肝炎病毒重叠感染是诱发肝衰竭的重要原因之一。

5.戊型病毒性肝炎

戊型肝炎病毒感染后潜伏期从 10～60 天不等,平均 40 天,同甲型肝炎病毒感染类似,戊型肝炎病毒感染后可表现为临床型感染和亚临床型感染,亚临床感染自觉症状轻微或无临床症状,成为重要的传染源。临床感染则可表现为急性黄疸型肝炎、急性无黄疸型肝炎和肝衰竭。

急性黄疸型肝炎时急性起病,以上呼吸道症状及全身乏力等病毒血症表现为首发症状,继而出现消化道症状,如厌油、食欲缺乏、上腹不适、腹胀、腹泻等,部分患者出现肝大,尿色加深。此期持续 10～15 天,称为黄疸前期。接下来患者尿色进行性加深,大便颜色变浅,皮肤巩膜黄染,肝大及压痛、反跳痛持续存在,部分可出现脾大。与甲型肝炎病毒引起的急性黄疸型肝炎不同,戊型肝炎病毒引起的急性黄疸型肝炎中黄疸的出现并不伴随着消化道症状的缓解,消化道症状会持续至黄疸出现后近 5 天。本期持续 2～4 周,称为黄疸期。而后进入恢复期,临床症状逐渐缓解并消失,本期持续 2～3 周,部分可达到 4 周。

急性无黄疸型肝炎的临床表现较黄疸型轻,大部分临床感染患者均属于此类,出现概率为黄疸型的 5～10 倍。

戊型肝炎病毒感染诱发的肝衰竭多见于孕妇,如为妊娠晚期感染,预后更差。孕妇感染戊型肝炎病毒后发展为肝衰竭的比例高于非孕妇患者,且易造成流产和死胎。非活动性乙型肝炎病毒携带者重叠感染戊型肝炎病毒后也容易发展为肝衰竭。此外,老年患者感染戊型肝炎病毒后也容易出现重症化,黄疸明显,持续不退,呈淤胆表现。

(三)辅助检查

1.病原学检查

血清甲型肝炎病毒-IgM 阳性、甲型肝炎病毒-IgG 滴度上升、粪便中甲型肝炎病毒核酸检测阳性可诊断甲型肝炎病毒感染。血清 HBsAg 阳性、乙型肝炎病毒 DNA 阳性、血清 HBc-IgM 阳性、肝组织 HBcAg/HBsAg/乙型肝炎病毒 DNA 阳性均可诊断乙型肝炎病毒感染。诊断丙型肝炎病毒感染需丙型肝炎病毒 RNA 阳性。诊断丁型肝炎病毒感染需丁型肝炎病毒抗原、丁型肝炎病毒-IgM 或丁型肝炎病毒 RNA 阳性。诊断戊型肝炎病毒感染需戊型肝炎病毒 RNA 阳性或血清戊型肝炎病毒-IgG 高滴度(≥1:1 000)或滴度上升 4 倍以上。

2.血常规检查

急性肝炎时白细胞总数多正常,淋巴细胞比例增高,可见异形淋巴细胞;肝衰竭时白细胞总数可升高,血红蛋白下降;肝硬化伴脾功能亢进时可呈现"三系"减少的表现。

3.尿常规检查

尿胆红素和尿胆原在肝炎早期就可能查见,同时对黄疸有重要的鉴别作用。肝细胞性黄疸时两者均阳性,溶血性黄疸时以尿胆原为主,梗阻性黄疸时以尿胆红素为主。

4.生化学检查

(1)肝功能检查:ALT是反映肝细胞功能最常用的指标,在肝细胞损伤时释放入血,特异性好。AST在心肌中含量最高,肝脏其次。肝脏中80%以上的AST存在于线粒体中,因此AST与肝病严重程度呈正相关。急性肝炎时AST/ALT比值往往<1,而慢性肝炎或肝硬化时AST/ALT比值>1,提示损伤涉及细胞线粒体。乳酸脱氢酶(LDH)在肝病和肌病中均可升高,需加以鉴别。

γ-谷氨酰转肽酶与肝脏病理改变有良好的一致性,各种病因引起的肝内及肝外胆汁淤积均可引起γ-谷氨酰转肽酶明显升高。单独γ-谷氨酰转肽酶升高几乎就可判定存在胆管上皮细胞损伤。

碱性磷酸酶与胆汁淤积也有一定的相关性,但敏感性较γ-谷氨酰转肽酶低。单独碱性磷酸酶升高则应考虑骨病可能。

血清胆红素是检测肝脏对胆汁色素代谢功能的重要指标,急性与慢性的黄疸型肝炎患者结合胆红素与非结合胆红素同时升高。淤胆型肝炎时,以结合胆红素升高为主。肝衰竭时血清胆红素迅速上升,≥10 ULN,此时血清胆红素上升程度与肝脏坏死程度呈正比,胆红素越高,肝脏坏死越重,预后越差。

血清白蛋白由肝细胞合成,半衰期较长,在急性肝炎时可在正常范围内。中度以上的慢性肝炎、肝硬化或者肝衰竭时清蛋白可下降。由于球蛋白中的γ-球蛋白由浆细胞合成,此时球蛋白可能升高,导致白球比倒置。

(2)凝血酶原时间和凝血酶原活动度:可以反映由肝脏合成的部分凝血因子的水平,从而反映肝脏坏死程度。凝血酶原时间较对照延长>3秒,凝血酶原活动度<40%是诊断肝衰竭发生的重要指标。

(3)胆碱酯酶:活性降低提示肝细胞有明显损伤,其活性程度与肝脏疾病程度呈反比,病情越重,酶活性越低。

(4)血清胆汁酸:由肝脏合成和分泌,是胆汁淤积的早期指标和特异性指标。发生胆汁淤积时可升高,虽然血清胆汁酸对诊断大多数的胆汁淤积不如碱性磷酸酶敏感,但对诊断胆汁分泌受阻较血清胆红素敏感。

(5)血氨:通过肝脏清除,在肝硬化、肝衰竭时血氨可增高。血氨升高可导致肝性脑病发生。

(6)甲胎蛋白:可由胚胎细胞产生,再生的肝细胞和肝癌细胞也能产生甲胎蛋白。急、慢性肝炎及肝硬化、肝衰竭时甲胎蛋白可出现较低水平的短暂升高,提示肝细胞再生活跃。当甲胎蛋白出现长时间且明显的升高时要注意鉴别HCC的发生。

(7)肝纤维化标志物:透明质酸、Ⅲ型前胶原肽、Ⅳ型胶原、板层素等纤维化标志物升高代表纤维合成亢进。但在肝脏炎症过程中也会启动纤维合成,纤维化标志物也会升高,因此现有肝纤维化标志物特异性不高,需要结合临床或其他检测判定。

(8)其他生化指标:血清总胆固醇水平在肝硬化、肝衰竭时因合成减少可降低,降低程度与预后相关,淤胆肝时,血清总胆固醇水平可增高。血糖在肝衰竭患者中可出现降低,当肝衰竭患者出现昏迷时需注意鉴别低血糖昏迷和肝性脑病。电解质在肝衰竭患者中可出现紊乱,合并肝肾综合征时常见高钾血症。当肝细胞有严重损害时，补体合成减少，检测补体对预后有评估作用。

5.影像学检查

（1）腹部超声：是检测肝脏、胆管、脾脏病变的首选影像学检查。可判断肝脾大小、质地，肝内血管情况，肝内有无占位，肝内外胆管有无阻塞扩张。

（2）腹部CT：是诊断和鉴别诊断肝脏疾病的重要影像学检查，对观察肝脏形态、质地，发现占位并鉴别性质有重要价值。腹部增强CT对诊断HCC具有高灵敏度和特异度。

（3）腹部MRI：可用于肝组织的结构变化和肝内结节的检查，因其具有无辐射、组织分辨率高、多方位、多序列成像的优点，显示和分辨率均优于CT和超声，增强MRI对肝内占位的性质鉴别优于增强CT。磁共振胰胆管造影是显示胆道系统的安全检查，诊断价值接近经内镜逆行胰胆管造影，有助于各种原因引起的胆汁淤积型肝炎的鉴别诊断。

6.肝纤维化非侵袭性诊断

（1）APRI和FIB-4指数：APRI＝（AST/ULN）×100/PLT（10^9/L），APRI＞2分预示患者已发生肝硬化。FIB－4＝（年龄×AST）/[血小板（10^9/L）×ALT的平方根]。

（2）瞬时弹性成像（TE）：作为一种成熟的无创检查，操作简便，重复性好，在识别不同程度肝纤维化及早期肝硬化方面有重要价值，对肝硬化的诊断更为准确。其测定值受肝脏炎症坏死、胆汁淤积及脂肪变等多种因素影响，应在胆红素正常的情况下进行检查，判读时还需要结合患者的ALT水平。

（3）声辐射力脉冲成像/点剪切波弹性成像（ARFI/pSWE）、二维剪切波弹性成像（2D-SWE）和核磁下弹性成像（MRE）等在肝纤维化非侵袭性诊断中均有一定价值，但是还需要更多的研究。

7.组织学检查

肝组织活检是诊断肝脏病变的金标准，可以判定疾病病变程度，对病因进行鉴别诊断，判断预后和监测疗效。

慢性乙肝患者肝组织的炎症坏死分级及纤维化分期，国际上采用Metavir评分系统，我国最新指南也推荐使用此系统进行评分，炎症活动度A根据界面炎症和小叶内坏死程度综合判定区分为0～3级，纤维化分期划分为0～4期。

三、临床分型

（一）急性肝炎

急性肝炎根据临床特点可分为急性黄疸型、急性无黄疸型和急性淤胆型。急性黄疸型肝炎在症状好转的同时伴随黄疸加深，可出现大便颜色变浅、皮肤瘙痒等淤胆表现，也可出现肝脾大等体征。急性无黄疸型以非特异性病毒血症和消化道症状为主，胆红素通常无明显升高，以转氨酶升高为主。急性淤胆型以较长时间的肝内淤胆表现为主，患者自觉症状较轻，肝功能检查以胆红素增高为主，转氨酶升高程度相对较轻。

（二）慢性肝炎

肝炎病毒感染时间超过半年，则可诊断为慢性感染，若此次再因病毒复制而出现肝炎，即可诊断为慢性病毒性肝炎。

根据病情不同，慢性肝炎又可分为轻、中、重度。轻度慢性肝炎症状、体征不明显，实验室生化检查仅有轻度异常。中度慢性肝炎症状、体征介于轻度和重度之间。重度慢性肝炎患者存在持续或反复地明显的乏力、食欲缺乏等肝炎症状,肝病面容,肝掌,蜘蛛痣,脾大,但无门静脉高压表现。

(三)肝衰竭

肝衰竭根据组织学特征和病情发展速度分为急性肝衰竭、亚急性肝衰竭,慢加急性肝衰竭和慢性肝衰竭。

(1)急性肝衰竭起病急,既往无肝病病史,2周内即出现2级以上的肝性脑病(West-Haven分级标准),并伴有极度乏力,明显而严重的消化道症状,黄疸迅速加深,排除其他原因的凝血功能异常(凝血酶原活动度≤40%或INR≥1.5),肝脏进行性缩小。组织学呈现一次性坏死表现,大块肝坏死,存活肝细胞严重变性。

(2)亚急性肝衰竭起病较急,无肝病基础史,2~26周出现极度乏力,明显而严重的消化道症状,短期内黄疸进行性加深(血清总胆红素大于正常上限10倍或每天增加≥17.1 $\mu mol/L$),排除其他原因的凝血功能障碍。可无肝性脑病表现。组织学呈现新旧不等的亚大块坏死,残存肝细胞有程度不等的再生。

(3)慢加急性肝衰竭是在慢性肝病的基础上,短期内发生急性或亚急性肝功能失代偿,临床表现与亚急性肝衰竭类似,极度乏力,明显而严重的消化道症状,短期内黄疸进行性加深,排除其他原因的凝血功能障碍。可无肝性脑病表现,但伴有失代偿期腹水。组织学呈现慢性病理损害的基础上,发生新的程度不等的肝细胞坏死变性。

(4)慢性肝衰竭是在肝硬化的基础上,肝功能进行性减退和失代偿,表现为黄疸进行性加深,清蛋白明显降低,排除其他原因的明显出血倾向,有腹水或门静脉高压表现,伴肝性脑病。组织学呈现弥漫性的肝纤维化及异常增生结节形成,伴分布不均的肝细胞坏死。

亚急性肝衰竭和慢加急性肝衰竭又可根据临床表现的严重程度划分为早、中、晚期。早期在诊断肝衰竭的基础上,30%<凝血酶原活动度≤40%(1.5<INR≤1.9)。中期为在早期基础上出现出血倾向加重,20%<凝血酶原活动度≤30%(1.9<INR≤2.6),或者出现2级以下肝性脑病症状,明显腹水或感染。晚期为在中期基础上,疾病进一步进展,出现严重出血倾向,凝血酶原活动度≤20%(INR≥2.6),并出现以下四项之一者:肝肾综合征,上消化道大出血,严重感染或者2级以上的肝性脑病。

(四)肝炎肝硬化

根据有无肝脏炎症活动,肝硬化可分为活动性肝硬化和静止性肝硬化。活动性肝硬化在门静脉高压的表现之外还存在慢性肝炎的活动表现,乏力,厌油、食欲缺乏等消化道症状,肝功能检测可发现胆红素和转氨酶升高。而静止性肝硬化无活动性肝炎的表现,可存在门静脉高压的体征。

诊断明确的肝硬化还需要根据临床表现区分为代偿性肝硬化和失代偿性肝硬化,两类肝硬化预后差别较大。代偿性肝硬化属于Child-pugh A级,患者清蛋白≥35 g/L,胆红素<35 $\mu mol/L$,凝血酶原活动度>60%,可有门静脉高压表现,但无腹水、肝性脑病或上消化道大出血发生;失代偿性肝硬化属于Child-pugh B、C级,患者清蛋白<35 g/L,白球比<1.0,胆红素>35 $\mu mol/L$,凝血酶原活动度<60%,有明显肝功能异常及腹水、肝性脑病或食管胃底出血等临床事件发生。

(五)胆汁淤积型肝炎

胆汁淤积与黄疸不能完全等同,胆汁淤积是指包括胆红素在内的全部胆汁成分淤积。黄疸是指血液胆红素浓度增高,使皮肤、巩膜出现黄染现象。由遗传性代谢性疾病和血液系统疾病引起的胆红素代谢障碍不属于胆汁淤积的范畴,而在胆汁淤积早期,仅有碱性磷酸酶、γ-谷氨酰转肽酶和总胆汁酸增高,不一定出现黄疸。因此,胆汁淤积型肝炎和黄疸型肝炎也并不完全相同。

病毒性肝炎所致的胆汁淤积为肝细胞性,急性淤胆型肝炎起病过程与急性黄疸型肝炎类似,慢性病毒性肝炎中 5.22% 的患者可出现胆汁淤积。

四、诊断标准

(一)流行病学资料

根据不同肝炎病毒的感染途径,以及患者的暴露史,判断是否存在感染肝炎病毒的危险因素。甲肝、戊肝患者需注意是否有疫区居留史,不洁饮食史,并注意季节性。乙肝、丙肝、丁肝患者需注意是否存在输血、静脉注射、透析等血液暴露史,不洁性行为史,家族史,尤其母亲是否存在此类病毒感染。

(二)临床症状

根据患者的起病时间、临床症状及体征,相应的实验室检查,对病毒性肝炎的临床类型进行诊断。急性肝炎起病急,以病毒血症和消化道症状为主,ALT 升高明显,病程通常在 6 个月以内。慢性肝炎病程超过半年,有肝病面容、肝掌、蜘蛛痣等慢性肝病体征,结合病情和实验室指标区分轻、中、重度。肝衰竭主要表现为严重消化道症状、黄疸迅速加深、肝脏进行性缩小、凝血功能障碍、出现严重并发症。肝炎肝硬化在慢性肝病基础上出现清蛋白下降,腹水、食管胃底静脉曲张等肝功能受损和门静脉高压的表现。淤胆型肝炎类似急性黄疸型肝炎,但黄疸持续时间更长,有肝内梗阻的表现。

(三)病原学检查

对病毒抗体或病毒核酸进行检测。当具备病毒性肝炎的临床表现时,同时存在相应的病毒标志物有意义的阳性检测结果,即可以诊断相应的病毒性肝炎。

五、鉴别要点

(一)非嗜肝病毒所致肝损害

部分非嗜肝病毒感染后也可以导致肝损害,如巨细胞病毒、人类疱疹病毒、风疹病毒、单纯疱疹病毒、肠道病毒等。此类病毒感染造成的肝损害有时与病毒性肝炎难以区分,需要依靠病原学检查予以确定。

(二)非病毒所致肝损害

其他非病毒性原因造成的肝损害也可以造成与病毒性肝炎类似的症状。如溶血可以引起高胆红素血症,但黄疸较轻,且以非结合胆红素增高为主,对激素治疗反应好。肝外梗阻也可以引起胆红素升高,以结合胆红素为主,有胆囊炎、胆石症、胰头肿瘤等原发病的症状和体征。常见的导致肝功能损害的原因还包括药物、毒物、酒精、肝脂肪变、自身免疫及遗传代谢因素等。

六、治疗要点

处理原则:根据病原学分型与临床分型区别对待,选择适当治疗方案,重视支持治疗,避免肝损害因素。

(一)急性病毒性肝炎

此类肝炎多有自限性,以对症处理及支持治疗为主,注意能量补充,可以辅助保肝药物促进

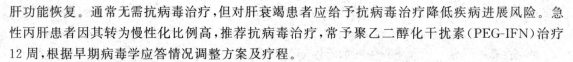

肝功能恢复。通常无需抗病毒治疗,但对肝衰竭患者应给予抗病毒治疗降低疾病进展风险。急性丙肝患者因其转为慢性化比例高,推荐抗病毒治疗,常予聚乙二醇化干扰素(PEG-IFN)治疗12周,根据早期病毒学应答情况调整方案及疗程。

(二)慢性病毒性肝炎

慢性病毒性肝炎患者同样需要采用综合性的治疗方案,包括合理的休息和营养,心理干预,以降酶退黄为主的保肝治疗,免疫调节和抗纤维化治疗。此外,慢性肝炎还需要重视抗病毒治疗,乙型肝炎和丙型肝炎均存在较高的慢性化率,病因治疗对抑制病毒复制,降低传染性,改善肝脏功能,延缓疾病进展有重要作用。

慢性乙型肝炎的治疗目标是最长限度地长期抑制病毒。抗病毒治疗方案有核苷(酸)类似物和干扰素两大类。在中国批准上市的核苷(酸)类似物有拉米夫定、阿德福韦酯、替比夫定、恩替卡韦、替诺福韦酯,干扰素有普通干扰素和 PEG-IFN。目前恩替卡韦和替诺福韦酯是指南推荐的一线抗病毒药物,但是部分地区患者如因药物可及性或价格原因选择了次优方案进行治疗,则需要定期监测病毒学应答情况,发生应答不佳或病毒学突破时需根据"路线图"要求及时优化治疗方案。PEG-IFN 相对普通干扰素治疗慢性乙型肝炎疗效更优,治疗 48 周停药 24 周,HBeAg转换率从 30% 到 60% 不等。虽然有研究显示延长疗程可以提高治疗应答率,却因不良反应和经济负担的存在,在现阶段并不被推荐。同样,PEGIFN 和核苷(酸)类似物序贯和联合使用仍需要更多的研究。

慢性丙型肝炎的治疗目标是清除病毒。目前抗病毒方案包括 PEG-IFN 联合利巴韦林(PR)和直接抗病毒药物。在直接抗病毒药物上市前,PR 方案是我国主要的治疗方案,但需要注意药物禁忌证,如患者有 PR 治疗的绝对禁忌证,则应考虑获取直接抗病毒药物治疗,如患者有 PR方案的相对禁忌证,而直接抗病毒药物获取困难,则应充分权衡沟通的情况下再考虑方案选择。

(三)肝衰竭

目前肝衰竭的治疗缺乏特效药物及手段,强调早诊断、早治疗,针对病因处理,综合治疗,积极处理各种并发症。明确诊断的肝衰竭患者应进行病情评估和重症监护。有条件者早期进行人工肝治疗,并应视病情进展考虑是否行肝移植。

人工肝支持系统是治疗肝衰竭的有效方案之一,但其本身存在较多禁忌证,需要在治疗前充分评估,治疗后密切观察。总的来说,肝衰竭病死率高,对器官支持治疗有较高要求,在识别肝衰竭前期症状后如无相应的支持治疗条件,应尽量将患者转诊到有条件的上级医院进行治疗。

(四)肝炎肝硬化

肝炎肝硬化的处理与慢性肝炎及肝衰竭类似,在积极进行病因处理的同时注意对症支持,但在有明显的脾功能亢进及门静脉高压时应考虑外科手术或介入治疗。

(五)胆汁淤积型肝炎

以对症处理为主,熊去氧胆酸和腺苷甲硫氨酸对胆汁淤积有较好疗效。如对此类药物反应不佳可试用激素,但激素对病毒复制有激活作用,需慎重。

七、注意要点

(一)积极查找肝损害原因

流行病学史及临床症状提示有病毒性肝炎可能的应积极进行病毒筛查,针对乙肝和丙肝,病毒抗体的检测结果阳性后还需要进一步进行病毒核酸检测。要注意筛查非嗜肝病毒因素及非病毒性因素导致的肝损害。

(二)警惕病毒性肝炎重症化发生

识别肝衰竭前期症状,可以积极处理,改善预后,但针对肝衰竭前期的诊断,目前尚缺乏统一的标准。当肝炎患者出现症状加重,黄疸升高,或者有出血倾向时需要警惕并积极处理。

八、防控要点

(一)控制传染源

急性患者应隔离治疗,慢性患者应根据病毒复制水平评估传染性,携带者可正常工作,但应定期检测评估。对献血人员要严格筛查。

(二)切断传播途径

针对甲型、戊型肝炎防控要做好环境卫生,加强食品消毒工作。针对乙型、丙型、丁型肝炎防控,做好个人护理及医疗行业的消毒工作,加强血制品管理,加强性道德教育,针对乙型肝炎还需要积极进行母婴阻断。

(三)保护易感人群

甲型、乙型、戊型肝炎均有保护性疫苗可接种,通过激活主动免疫产生保护性抗体。而丙型、丁型尚缺乏特异性的免疫防护措施。

(付文鹏)

第二节　流行性腮腺炎

流行性腮腺炎是腮腺炎病毒引起的呼吸道传染病。全年均可发病,以春、冬季最多。临床主要表现腮腺的肿胀疼痛,可引起脑膜脑炎、睾丸炎、胰腺炎、乳腺炎、卵巢炎等症状。本病多为自限性病程,以对症治疗为主。

一、病因要点

腮腺炎病毒是本病的病原体,为一种 RNA 病毒,属副黏病毒属。腮腺炎病毒呈不规则圆形的核壳体,直径 90~300 nm。核壳体的外膜含有血凝素、神经氨酸酶、血溶素以及病毒抗原(V抗原)和核壳蛋白(S抗原)。病毒感染后这些病毒抗原可刺激机体产生相应的抗体。根据 S 抗原基因的变异度可将腮腺炎病毒分为 12 种基因型,但各种基因型抗原性相似,只有一种血清型。腮腺炎病毒主要通过呼吸道传播,流行性腮腺炎患者,包括隐性感染者是本病的主要传染源,人群对腮腺炎病毒普遍易感,但 1 岁以内由于母体抗体的保护而极少发病。主要发病者为 5~14 岁儿童。本病无明显季节性,但春、冬季多发。

二、诊断要点

(一)流行病学史

症状出现前 14~28 天有与流行性腮腺炎患者的接触史,或当地有本病的流行。

（二）临床特点

（1）本病潜伏期 8～30 天，平均 18 天。

（2）大多无前驱期症状，主要表现为腮腺的肿胀疼痛、咽痛。张口咀嚼及进酸性饮食时往往使疼痛加剧。

（3）腮腺的肿胀常以耳垂为中心发展，表现为耳下部肿大。皮肤表面不发红，但有触痛，口腔内可见腮腺管口红肿。病变可累及一侧腮腺，也可累及两侧腮腺，通常先一侧腮腺肿痛，1～7 天后再出现另一侧腮腺肿痛。

（4）如病变累及舌下腺或颌下腺时则可见舌及颈部肿胀。

（5）腮腺肿痛时可伴有发热、肌肉酸痛、食欲缺乏、倦怠、头痛等全身症状，但一般较轻，持续时间较短。

（6）腮腺肿胀大多于 1～3 天达高峰，持续 4～5 天逐渐消退而恢复正常。整个病程 10～14 天。

（7）个别病例腮腺的肿痛可不明显，而以其并发症的临床表现。常见的并发症有脑膜脑炎、睾丸炎、卵巢炎、胰腺炎、心肌炎、肾炎。也可引起多发性神经炎、脊髓灰质炎、耳聋、乳腺炎、骨髓炎、肝炎、前列腺炎、前庭大腺炎、甲状腺炎、胸腺炎、血小板减少、荨麻疹、急性滤泡性结膜和关节炎等。

（三）辅助检查

1.血常规

白细胞计数大多正常或稍增加，淋巴细胞相对增多。有并发症时白细胞计数可增高，偶有类白血病反应。

2.尿常规

常无明显异常，肾受累时尿中可出现蛋白、红细胞、白细胞等，甚至类似肾炎的尿的改变。

3.血清和尿淀粉酶

90％的患者血清淀粉酶轻至中度升高，尿中淀粉酶亦升高。淀粉酶升高程度往往与腮腺肿胀程度呈正比，但其升高也可能与胰腺和小肠浆液造酶腺病变有关。

4.腮腺炎病毒特异性抗体检查

现多可采用 ELISA 检测病毒特异的 IgG 和 IgM 抗体。IgM 抗体阳性，或 IgG 抗体阳性，且其滴度在疾病早期和恢复期 4 倍以上增加者有诊断价值。特异性抗体也可用中和试验、补体结合试验和血凝抑制试验检测。

5.病毒分离

如有条件可从早期患者的唾液、尿、血、脑脊液，以及脑、甲状腺等组织中分离腮腺炎病毒。

6.特异性核酸检测

有条件也可用核酸杂交、聚合酶链反应等检测腮腺炎病毒核酸。

三、诊断标准

（一）疑似病例

凡具有下列两项之一者。

（1）具有腮腺炎临床特点中第 2 条者。

（2）具有流行病学史和除腮腺炎临床特点第 2 条之外的表现者。

（二）临床诊断病例

凡具有下列两项之一者。

（1）具有腮腺炎临床特点中第 2 条和第 5 条者。

（2）具有流行病学史、临床特点中第 5 条和辅助检查中第 1 条或第 3 条者。

（三）确诊病例

凡符合疑似病例或临床诊断病例标准同时检测到腮腺炎病毒特异性抗体或病毒核酸或分离到腮腺炎病毒者均可临床确诊。

四、鉴别要点

（一）化脓性腮腺炎

常为一侧性，局部红肿压痛明显，晚期有波动感，挤压时有脓液自腮腺管流出。血常规检查中白细胞总数和中性粒细胞明显增高。

（二）颈部及耳前淋巴结炎

肿大不以耳垂为中心，局限于颈部及耳前区，为核状体，较坚硬，边缘清楚，压痛明显，表浅者活动。可发现与颈部或耳前区淋巴结相关的组织有炎症，如咽峡炎、耳部疮疖等，白细胞总数和中性粒细胞总数增高。

（三）症状性腮腺肿大

在糖尿病、营养不良、慢性肝病中，或应用某些药物如碘化物、羟基保泰松、异丙肾上腺素等可致腮腺肿大，为对称性，无肿痛感，触之较软，组织检查主要为脂肪变性。

（四）其他病毒所引起的腮腺炎

已知 1、3 型副流感病毒、甲型流感病毒、A 型柯萨奇病毒、单纯疱疹病毒、淋巴脉络膜丛脑膜炎病毒、巨细胞病毒均可引起腮腺肿大和中枢神经系统症状，需做病原学诊断。

（五）其他原因所致的腮腺肿大

过敏性腮腺炎、腮腺导管阻塞，均有反复发作史，且肿大突然，消肿迅速。单纯性腮腺肿大多见于青春期男性，是因功能性分泌增多，代偿性腮腺肿大，无其他症状。

五、治疗要点

（一）治疗原则

以对症支持治疗为主，一般抗生素无效，抗病毒药物（如干扰素、利巴韦林）可以试用，但疗效不确定。

（二）全身及对症治疗

患者应卧床休息，呼吸道隔离至腮腺肿胀完全消退。加强口腔护理，饮食以流质、软食为宜，避免酸性食物，保证液体摄入量。高热患者可采用物理降温或使用解热剂。

（三）局部治疗

氦氖激光局部照射治疗对镇痛、消肿有一定的效果。也可采用中药外敷，如可用紫金锭或青黛散醋调外涂，每天数次，也可用金黄散、芙蓉液各 30 g 研末，菊花 9 g 浸汁加蜂蜜适量拌和，每天 2 次外涂，或用蒲公英、鸭跖草、水仙花根、马齿苋等捣烂外敷，可减轻局部胀痛。

（四）并发症治疗

1.脑膜炎或脑膜脑炎

按病毒性脑膜炎处理。头痛剧烈者可用 20％甘露醇进行脱水治疗及加用镇痛药物。脑炎

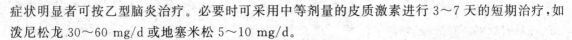

症状明显者可按乙型脑炎治疗。必要时可采用中等剂量的皮质激素进行3～7天的短期治疗,如泼尼松龙30～60 mg/d或地塞米松5～10 mg/d。

2.睾丸炎

用丁字带托住肿大的睾丸可减轻疼痛,局部间歇进行冷敷。可早期使用皮质激素,以减轻局部损害,疼痛剧烈时可采用镇痛剂。

六、注意要点

应警惕并发症的发生,当发热持续不退,或热退后再次发热时应注意是否有并发症的发生,特别是脑膜脑炎、睾丸炎、胰腺炎等。应注意观察相应疾病的系统症状。

七、防控要点

(1)及时诊断和隔离治疗患者是目前主要预防疾病扩散的手段,特别是在托幼机构。

(2)接种腮腺炎病毒减毒活疫苗能有效减少疾病的发生,接种疫苗后的抗体阳转率达90%左右。

(付文鹏)

第三节　流行性脑脊髓膜炎

流行性脑脊髓膜炎(以下简称为流脑)是由脑膜炎奈瑟菌引起的急性化脓性脑膜炎,为急性呼吸道传染病。主要临床表现为发热、头痛、呕吐、皮肤黏膜瘀点、瘀斑及脑膜刺激征,重者可有败血症性休克和脑膜脑炎。及早诊断、严密观察是本病治疗的基础。

一、病因要点

(一)病原学

病原为脑膜炎奈瑟菌,也称脑膜炎双球菌,是一种革兰染色阴性双球菌,属奈瑟氏菌属。菌体呈卵圆形或肾形,大小为0.8 μm×0.6 μm,常成对排列,邻近两边扁平凹陷。脑膜炎双球菌为专性需氧菌,初次分离时需5%～10%的二氧化碳环境才能生长,最适生长温度为37 ℃。由于该菌易自溶死亡及抗生素的应用,细菌培养的阳性率不高。

本菌依其荚膜多糖抗原可分为12个血清群,包括A、B、C、X、Y、Z、E、W135、H、I、K、L。其中A、B、C三群最常见,占90%以上。

(二)流行病学

1.传染源

带菌者和患者。患者从潜伏期末开始至发病10天内具有传染性,使用抗生素后传染性迅速消失。人群中鼻咽部带菌率很高,有时高达50%以上,人群带菌率超过20%时有发生流行的可能,所以带菌者作为传染源的意义更大。

2.传播途径

病原菌借咳嗽、喷嚏、说话等由飞沫传播,密切接触如同睡、怀抱、喂乳、接吻等对2岁以下婴

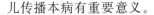

儿传播本病有重要意义。

3.易感人群

普遍易感,6个月～2岁发病率最高,但近年成人流脑发病呈上升趋势。

从前一年11月份开始,次年3、4月份达高峰,5月份开始下降。其他季节有少数散发病例发生。通常每3～5年出现一次小流行,8～10年出现一次大流行。

二、诊断要点

(一)流行病学史

发生在冬、春季节和流行地区,在发病前1周与流脑患者有明显的密切接触史,尤其是儿童突然出现寒战与发热、呕吐和上呼吸道感染症状或神志改变者。

(二)临床特点

潜伏期1～7天,一般2～3天。其病情复杂多变,轻重不一,一般可表现为3个临床类型,即普通型、暴发型和慢性败血症型。

1.普通型

约占90%。病程可分为上呼吸道感染期、败血症期和脑膜炎期,但由于起病急、进展快、临床常难以划分。

(1)上呼吸道感染期:大多数患者并不产生任何症状。部分患者有咽喉疼痛,鼻咽黏膜充血及分泌物增多。鼻咽拭子培养常可发现病原菌,但很难确诊。

(2)败血症期:患者常无前驱症状,突起畏寒、高热、头痛、呕吐、全身乏力。肌肉酸痛、食欲缺乏及神志淡漠等毒血症症状。幼儿则有哭啼吵闹、烦躁不安、皮肤感觉过敏及惊厥等。少数患者有关节痛或关节炎、脾大常见。70%左右的患者皮肤黏膜可见瘀点或瘀斑。病情严重者瘀点、瘀斑可迅速扩大,且因血栓形成发生大片坏死。约10%的患者常在病初几天在唇周及其他部位出现单纯疱疹。

(3)脑膜炎期:大多数败血症患者于24小时左右出现脑膜刺激征,此期持续高热,头痛剧烈、呕吐频繁,皮肤感觉过敏、怕光、狂躁及惊厥、昏迷。血压可增高而脉搏减慢。脑膜的炎症刺激,表现为颈后疼痛、颈项强直、角弓反张、克氏征及布氏征阳性。

2.暴发型

少数患者起病急骤,病情凶险如不及时抢救,常于24小时内甚至6小时内危及生命,此型病死率达50%,婴幼儿可达80%。

(1)暴发型败血症(休克型):本型多见于儿童。突起高热、头痛、呕吐,精神极度萎靡。常在短期内全身出现广泛瘀点、瘀斑,且迅速融合成大片,皮下出血,或继以大片坏死。面色苍灰,唇周及指发绀,四肢厥冷,皮肤呈花纹,脉搏细速,血压下降,甚至不可测出。脑膜刺激征缺如。脑脊液大多清亮,细胞数正常或轻度增加,血培养常为阳性。

(2)暴发型脑膜脑炎型:亦多见于儿童。除具有严重的中毒症状外,患者频繁惊厥迅速陷入昏迷。有阳性锥体束征及两侧反射不等。血压持续升高,部分患者出现脑疝。

(3)混合型:是本病最严重的一型,病死率常高达80%,兼有两种暴发型的临床表现,常同时或先后出现。

3.轻型

临床表现为低热、轻微头痛、咽痛等上呼吸道感染症状;皮肤黏膜可有少量细小出血点;亦可有脑膜刺激征。脑脊液可有轻度炎症改变。咽培养可有脑膜炎双球菌。

4.慢性败血症

本型不多见。多发生于成人,病程迁延数周或数月。反复出现寒战、高热、皮肤瘀点、瘀斑。关节疼痛亦多见,发热时关节疼痛加重呈游走性。也可发生脑膜炎、全心炎或肾炎。

5.并发症

包括继发感染,败血症期播散至其他脏器而造成的化脓性病变,以及脑膜炎本身对脑及其周围组织造成的损害。

6.后遗症

可由任何并发症引起,其中常见为耳聋(小儿发展为聋哑)、失明、动眼神经麻痹、瘫痪、智力或性情改变、精神异常等。

(三)辅助检查

1.血常规检查

白细胞总数明显增加,一般在$(10\sim30)\times10^9/L$以上。中性粒细胞在80%以上。有 DIC 者,血小板计数减少。

2.脑脊液检查

压力升高,浑浊似米汤样,细胞数常达$1\times10^9/L$,以中性粒细胞为主。蛋白显著增高,糖和氯化物含量降低。

3.细菌学检查

(1)涂片检查:包括皮肤瘀点和脑脊液沉淀涂片检查。皮肤瘀点检查时,用针尖刺破瘀点上的皮肤,挤出少量血液和组织液涂于载玻片上染色后镜检,阳性率可达80%左右。脑脊液沉淀涂片阳性率为$60\%\sim70\%$。

(2)细菌培养:血培养脑膜炎双球菌的阳性率较低,但对慢性脑膜炎双球菌败血症的诊断非常重要。脑脊液培养:将脑脊液置于无菌试管离心后,取沉淀立即接种于巧克力琼脂培养基,同时注入葡萄糖肉汤,在$5\%\sim10\%CO_2$浓度下培养。

(3)荚膜多糖抗原检查:一般在病程$1\sim3$天可出现阳性。较细菌培养阳性率高,方法简便、快速、敏感、特异性强。

(4)流脑抗体 IgG 检查:如恢复期血清效价大于急性期 4 倍以上,则有诊断价值。

三、诊断标准

(一)疑似病例

(1)有流脑流行病学史:冬、春季节发病($2\sim4$月为流行高峰),1周内有流脑患者密切接触史,或当地有本病发生或流行;既往未接种过流脑疫苗。

(2)临床表现及脑脊液检查符合化脓性脑膜炎表现。

(二)临床诊断病例

(1)有流脑流行病学史。

(2)临床表现及脑脊液检查符合化脓性脑膜炎表现,伴有皮肤黏膜瘀点、瘀斑。或虽无化脓性脑膜炎表现,但在感染中毒性休克表现的同时伴有迅速增多的皮肤黏膜瘀点、瘀斑。

(三)确诊病例

在临床诊断病例基础上,细菌学或流脑特异性血清免疫学检查阳性。

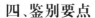

四、鉴别要点

(1)其他化脓性脑膜炎依侵入途径可初步区别,肺炎球菌脑膜炎大多继发于肺炎、中耳炎的基础上;葡萄球菌性脑膜炎大多发生在葡萄球菌败血症病程中;革兰阴性杆菌脑膜炎易发生于颅脑手术后;流感杆菌脑膜炎多发生于婴幼儿;绿脓杆菌脑膜炎常继发于腰椎穿刺、麻醉、造影或手术后。

(2)流行性乙型脑炎发病季节多在7～9月,脑实质损害严重,昏迷、惊厥多见,皮肤一般无瘀点,脑脊液较澄清,细胞数大多在 $500×10^6/L$ 以下,糖及蛋白量正常或稍增高,氯化物正常,免疫学检查如特异性 IgM、补体结合试验等有助于鉴别。

五、治疗要点

流脑,尤其是暴发型流脑病情进展迅速,主要死因为败血症导致的休克、DIC 和脑水肿、脑疝。因此,及早诊断、严密观察是本病治疗的基础。对疑似病例要按呼吸道传染病隔离。

(一)病原治疗

尽早应用敏感并能透过血-脑屏障的抗菌药物,危重患者应早期联合使用抗菌药物。

1.青霉素 G

尚未发现明显耐药。为治疗流脑首选抗菌药物,宜大剂量使用,以使脑脊液含量达到有效浓度。

2.氯霉素

在应用过程中应注意其对骨髓造血功能的抑制作用。

3.头孢菌素

首选头孢曲松钠。抗菌活性强,疗效类似于青霉素,但价格较高,宜用于不能应用青霉素的重症患者。

(二)对症治疗

(1)保证热量及水电解质平衡。

(2)高热时可用物理降温和药物降温。

(3)颅内高压、脑水肿、脑疝时给予 20% 甘露醇 1～2 g/kg,快速静脉滴注,根据病情 4～6 小时 1 次,可重复使用。此外还可使用清蛋白、呋塞米、激素等药物治疗。

(4)在积极治疗脑水肿的同时,保持呼吸道通畅,必要时气管插管,使用呼吸机治疗。

(三)抗休克治疗

(1)扩充血容量及纠正酸中毒。

(2)在扩充血容量和纠正酸中毒基础上,正确使用血管活性药物以纠正异常的血流动力学改变和改善微循环。

(四)DIC 的治疗

如皮肤瘀点、瘀斑迅速增多及扩大融合成大片瘀斑,且血小板急剧减少、凝血酶原时间延长、纤维蛋白原减少时应高度怀疑有 DIC,宜尽早应用肝素。如有明显出血,可输入有肝素抗凝的新鲜血。肝素治疗持续到病情好转为止。

(五)肾上腺皮质激素的使用

适应证为毒血症症状明显的患者。有利于纠正感染中毒性休克。

（六）混合型的治疗

此型患者病情复杂严重，治疗中应积极治疗休克，又要顾及脑水肿的治疗。因此应在积极抗感染治疗的同时，针对具体病情，有所侧重，两者兼顾。

六、注意要点

（1）按照《传染病防治法》规定，流脑作为乙类传染病报告与管理。各级医疗机构及其执行职务的人员发现任何临床诊断为流脑的病例（疫情）时，应当遵循疫情报告属地管理原则，严格按照国家有关规定的内容、程序、方法和时限报告。城市必须在 6 小时以内，农村必须在 12 小时以内通过传染病疫情监测信息系统进行报告。当出现暴发或者符合突发公共卫生事件定义的疫情时，应当在 2 小时内向所在地县级人民政府卫生行政部门报告，并按照有关程序逐级上报。

（2）婴儿发作多不典型，除高热、拒乳、烦躁及啼哭不安外，惊厥、腹泻及咳嗽较成人多见，脑膜刺激征可缺如。前囟突出，有助于诊断。但有时因呕吐频繁、失水仅见前囟下陷，造成诊断困难。

七、防控要点

（一）隔离治疗

早期发现患者，就地进行呼吸道隔离和治疗，做好疫情报告工作。患者隔离至症状消失后 3 天，但不少于发病后 7 天。

（二）菌苗预防

采用 A 群、A＋C 夹膜多糖菌苗预防接种，接种后 5～7 天出现抗体，2 周后达到高峰，保护率达 90％以上。

（三）药物预防

对于流感患者的密切接触者，可用复方磺胺甲噁唑预防。成人每天 2 g，儿童 75～100 mg/（kg・d），分 2 次，与等量碳酸氢钠同服，共 3 天。磺胺耐药地区或磺胺过敏者，口服利福平，成人 0.6 g/d，儿童 10 mg/（kg・d），连服 2 天。

（四）流行期间做好卫生宣传工作

搞好个人及环境卫生，减少大型集合和大的集体活动，居室开窗通风，个人应勤晒衣服，多晒太阳避免到拥挤公共场所。

（付文鹏）

第四节　感染性腹泻

感染性腹泻广义是指各种病原微生物及其产物或寄生虫感染引起的，以腹泻为主要表现的肠道传染病。感染性腹泻在我国发病率一直居高不下，位居丙类传染病之首。其临床表现均可有腹痛、腹泻、发热、恶心、呕吐等症状，可伴有脱水和/或电解质紊乱等。最终确诊须依赖病原学检查。补液、对症治疗及病原治疗是本病最重要的治疗手段。

一、病因要点

感染性腹泻的传染源是被感染的人和动物,传播途径主要是粪-口途径,有的病毒可经呼吸道传播,人与动物密切接触也可传播。人群普遍易感,全年均可发病,一般夏、秋季多发。不同病原体引起的腹泻,具有不同特点。细菌感染多为侵袭性腹泻,病毒感染引起分泌性腹泻。

二、诊断要点

(一)流行病学资料

一年四季均可发病,一般夏秋季多发。有不洁饮食(水)和/或与腹泻患者、腹泻动物、带菌动物接触史,或有去不发达地区旅游史。如为食源性则常为集体发病及有共进可疑食物史。某些沙门菌(如鼠伤寒沙门菌等)、肠道致泻性大肠埃希菌、A 组轮状病毒和柯萨奇病毒等感染则可在婴儿室内引起暴发流行。

(二)临床表现

(1)腹泻:可表现为侵袭性腹泻和分泌性腹泻,前者常伴有左下腹疼痛,排黏液便或脓血便,可发生感染性休克;而后者常无明显腹痛,排稀便或水样便,多因大量丢失水分引起脱水、电解质紊乱甚至休克。均可伴有恶心、呕吐、食欲缺乏、发热及全身不适等。

(2)已除外霍乱、痢疾、伤寒、副伤寒。

(三)实验室检查

1.外周血检查

细菌感染常表现为白细胞和中性粒细胞增高,病毒感染则正常,甚至偏低,可有淋巴细胞计数相对增高。

2.粪便检查

因感染不同病原体所致病变性质不同而有差异。

3.病原学检查

粪便中可检出霍乱、痢疾、伤寒、副伤寒以外的致病微生物,如大肠埃希菌、沙门菌、弯曲弧菌或蓝氏贾第鞭毛虫等。或采用免疫学或分子生物学方法检出特异性抗原、核酸或从血清中检出特异性抗体。

由于粪便培养仍是绝大多数医院确诊感染性腹泻的方法,因此提高粪便培养阳性率至关重要。应注意:①尽量在使用抗生素前取材;②选取新鲜粪便的黏液脓血部分;③标本保温及时送检;④连续多次培养;⑤必要时可于结肠镜检时取材。同时应将患者简要病史资料提供给实验室人员,以利于根据可疑致病菌选用相应的培养基与培养条件。

三、鉴别要点

(一)霍乱

霍乱为无痛性腹泻呕吐,多为先泻后吐,粪便量多,呈米泔水样,不伴发热。粪便涂片荧光抗体染色镜检及培养找到霍乱弧菌或爱尔托弧菌,可确诊。

(二)非细菌性食物中毒

食用苍耳子、苦杏仁、发芽马铃薯、河豚等中毒者,潜伏期短,一般不发热,以多次呕吐为主,腹痛、腹泻较少,但神经症状较明显,病死率高;砷、汞中毒有咽痛、充血,泻吐物中含血,确定病因须行化学分析。

四、治疗要点

(一)一般及对症治疗

尤其注意改善中毒症状及纠正水电解质紊乱。纠正脱水应以补液为主,尽量避免使用止泻药物,以利于毒素的排出。仅在腹泻量巨大,中毒症状轻时可酌情谨慎使用抑制分泌的药物。

(二)病原治疗

病毒性和普通型细菌性食物中毒引起的分泌性腹泻,无需特效治疗;而对于细菌性腹泻,抗菌治疗是根本的治疗手段,现多选用喹诺酮类抗生素治疗,并根据药敏结果实时进行调整。

五、注意要点

(一)临床医师必须亲自肉眼仔细观察、了解患者的粪便,以利于诊断感染性腹泻

1.粪便性状可决定病变部位

水样便,无里急后重,病变多在小肠;黏液便,病变多在结肠;黏液带果酱色血便,病变多在升结肠;桃花红样脓血便,病变多在降结肠;粪便表面带血或伴明显里急后重,病变多在直肠或末端结肠。

2.粪便性状可提示可能的病原

水样便,见于病毒性、弧菌性、毒素性、大肠埃希菌及多数细菌性食物中毒;洗肉水样便、淘米水样便,量多,不伴发热、腹痛,以霍乱类疾病多见;黏液无脓血便,属刺激性,见于蓝氏贾第鞭毛虫感染或过敏;黏液脓血便,伴发热、腹痛,以志贺菌、空肠弯曲菌、沙门氏菌感染多见;呈不消化颗粒状,见于念珠菌感染或大肠埃希菌感染;伴明显呕吐的水样便或血样便,多见于各种细菌性食物中毒等;假膜性腹泻见于抗生素相关性或金黄色葡萄球菌性肠炎。

(二)警惕治疗中溶血尿毒综合征的发生

溶血尿毒综合征通常发生于腹泻的第 1~2 周,表现为发热、血小板减少、微血管性溶血性贫血、肾功能异常,部分患者还有头痛、嗜睡、烦躁等表现,约 12 小时后出现痉挛、昏睡症状。EHEC 感染所致腹泻治疗中,抗生素可促使 O157 释放 VT 毒素,使患者并发溶血尿毒综合征危险性增加,因此我国卫健委规定禁止对 EHEC O157 患者和疑似患者使用抗生素,对疫区内其他一般腹泻患者应慎用抗生素。

(三)治疗过程中应注意密切观察

观察是否出现感染性休克或严重水、电解质紊乱。

六、防控要点

(1)对于突发、暴发疫情,要立即隔离及治疗患者。采样做病原学和血清学检查,尽快查明病原。同时尽快查明传染源,采取相应措施,切断传播途径,阻断疫情发展。

(2)季节性预防和重点预防相结合。夏秋季采取综合性预防措施,对食品卫生、饮用水卫生加强管理。农村地区粪便要进行安全无害化处理。日常防控的重点是集体食堂、各种宴会,尤其是临时性机构组织的宴会。

(3)避免食用隔夜、变质、过保质期的食物。

(付文鹏)

第五节 细菌性痢疾

细菌性痢疾简称菌痢,是志贺菌属痢疾杆菌引起的肠道传染病,是我国的常见病、多发病。临床表现主要有畏寒、发热、腹痛、腹泻、里急后重、排黏液脓血样便。中毒性菌痢为危重症患者,可表现为休克、脑病等,病情凶险。抗菌药治疗有效,早期诊断、早期治疗是治愈的关键。

一、病因要点

其病原体为痢疾杆菌,属肠杆菌科志贺菌属,革兰染色阴性,无鞭毛和荚膜,不形成芽孢,有菌毛。共有 4 群,即痢疾、福氏、鲍氏和宋内志贺菌。福氏和宋内志贺菌为我国主要流行菌。患者和带菌者是菌痢的传染源,患者中以急性非急性典型菌痢与慢性隐匿型菌痢为重要传染源,粪-口途径传播,人群普遍易感,全年散发,夏秋季多见。

二、诊断要点

(一)流行病学史

(1)病前 1 周内有不洁饮食或与患者接触史。

(2)夏秋季多见。

(二)临床特点

潜伏期一般为 1～3 天,短者数小时,长者可达至 7 天,根据病情长短可分为急性和慢性菌痢。

1.急性菌痢

根据毒血症和肠道症状轻重可分为 3 型。

(1)急性典型:起病急,畏寒、发热,多为 38 ℃以上,伴头晕、头痛、恶心等全身中毒症状及腹痛、腹泻、黏液脓血便,伴里急后重。左下腹压痛明显,可触及痉挛的肠索。病程约 1 周。极少数患者病情加重可能转成中毒型菌痢。

(2)急性非典型:一般不发热或有低热,腹痛轻,腹泻次数少,每天 3～5 次,黏液多,一般无肉眼脓血便,无里急后重。病程一般为 4～5 天。

(3)急性中毒型:此型多见于 2～7 岁健壮儿童,起病急骤,进展迅速,病情危重,病死率高。突然高热起病,肠道症状不明显。依其临床表现分为以下 3 种临床类型。①休克型(周围循环衰竭型):较常见,以感染性休克为主要表现,面色苍白,口唇或甲发绀,肢体湿冷,血压下降,脉压变小<2.7 kPa(20 mmHg),脉搏细数,心率快,心音弱,尿少或无尿,意识障碍。②脑型(呼吸衰竭型):早期表现为剧烈头痛、频繁呕吐,典型者呈喷射状呕吐;血压略升高,呼吸与脉搏略减慢;伴嗜睡或烦躁等不同程度意识障碍。晚期表现为反复惊厥、血压下降、脉细速、呼吸节律不齐、深浅不匀等中枢性呼吸衰竭;瞳孔大小不等,可不等圆,或忽大忽小,对光反应迟钝或消失;肌张力增高,腱反射亢进,可出现病理反射;意识障碍明显加深,直至昏迷。③混合型:同时具有休克和脑病的表现,是最为严重的一种临床类型,病死率极高(90%以上)。

2.慢性痢疾

病情迁延不愈超过 2 个月者称为慢性菌痢,现已少见。依据临床表现分为以下三型。

(1)急性发作型:主要临床表现同急性典型菌痢,但程度相对轻。一般是半年内有痢疾病史或复发史,同时需除外同群痢菌再感染,或异群痢菌的感染。

(2)迁延型:常有腹部不适或隐痛,腹胀、腹泻、黏脓血便等症状,时轻时重,迁延不愈,亦可腹泻与便秘交替出现;可伴有失眠、多梦、健忘等神经衰弱症状,以及乏力、消瘦、食欲缺乏、贫血等表现。部分患者左下腹压痛,可扪及乙状结肠,呈条索状。

(3)隐匿型:1 年内有菌痢史,临床症状消失 2 个月以上,但粪培养可检出痢菌,乙状结肠镜检查可见肠黏膜病变。此型作为传染源具有重要意义。

(三)辅助检查

1.外周血检查

急性菌痢白细胞总数和中性粒细胞多增加,中毒型菌痢增高更为显著。慢性菌痢常有轻度贫血。

2.粪便检查

镜检可见较多白细胞和脓细胞,少量红细胞和巨噬细胞。血水便者红细胞可满视野。

3.病原检查

(1)粪便培养:取早期、新鲜、含黏脓血的粪便或肠拭子送培养,为提高检出率,应多次送检。粪便培养仍是目前主要的确诊手段。

(2)快速病原学检查:胶体金法、PCR 法等,快速、敏感,有利于早期诊断。

4.乙状结肠镜检查

不是诊断菌痢必须进行的检查。对明确病变性质、程度有价值,尤其是在慢性腹泻的鉴别诊断方面。慢性菌痢的肠黏膜多呈颗粒状,血管纹理不清,呈苍白肥厚状,有时可见息肉或瘢痕等改变。

三、诊断标准

(一)临床诊断

1.流行病学

近周内有不洁的饮食史或与菌痢患者密切接触史。

2.症状

急性腹泻伴有发冷、发热、腹痛、腹泻、里急后重,排黏液脓血便,左下腹有压痛。

3.外周血检查

白细胞总数和中性粒细胞增加。

4.粪便检查

黏液脓血便。镜检有大量脓细胞、红细胞与巨噬细胞。

5.急性中毒型菌痢

起病急骤,突然高热,反复惊厥,嗜睡、昏迷,迅速发生循环衰竭和呼吸衰竭。肠道症状轻或缺如,粪便、肛拭子或灌肠检查可发现白细胞和脓细胞。

6.慢性菌痢

过去有菌痢病史,多次典型或不典型腹泻 2 个月以上。

(二)确诊

需要病原学检查方能确诊。腹泻黏液脓血便只能说明结肠存在化脓性病变,不能明确病原。粪便细菌培养检出痢疾杆菌,免疫检测痢疾杆菌抗原阳性或 PCR 检出痢疾杆菌核酸即可确诊。

四、鉴别要点

(一)急性细菌性痢疾

应同其他病因所致的急性腹泻相鉴别。

1.细菌性肠炎

鼠伤寒杆菌、肠炎杆菌等常为其病原,其胃肠型主要临床症状同急性非典型菌痢相似,但粪便多样化,一般抗菌药物疗效差,粪便培养是鉴别的关键。

2.霍乱与副霍乱

突然起病,先泻后吐,常无恶心、腹痛等症状,粪呈米泔样或黄水样。重症病例可致外周循环衰竭。粪便或呕吐物中检出霍乱弧菌或爱尔托弧菌。

3.病毒性肠炎

多由轮状病毒、Norwalk 病毒导致急性肠道感染,有其自限性,稀便或水样便,粪便镜检无特殊。分子生物学快速高通量病原学检查有助于早期诊断。

(二)中毒性菌痢

应与下列病症相鉴别。

1.高热惊厥

此症多见婴幼儿,既往多有高热惊厥且反复发作史,常可寻找出引起高热惊厥的病因及诱发因素。一经退热处理后惊厥即随之消退。

2.流行性乙型脑炎

乙脑的中枢神经系统症状出现有个过程,其极重型亦需 2～3 天,较中毒性菌痢为晚。粪便(包括肛拭子与灌肠)镜检无异常;细菌培养阴性。脑脊液检查呈病毒性脑膜炎改变;乙脑病毒特异性抗体 IgM 阳性有诊断价值。

(三)慢性菌痢应同下列疾病相鉴别

须与其他原因所致的慢性腹泻相鉴别,主要依据病原检查结果来确定。

五、治疗要点

(一)急性菌痢的治疗

1.一般治疗

卧床休息、消化道隔离,进食易消化、高热量、高维生素饮食,退热、止痉、口服含盐米汤或给予口服补液盐或静脉补液,中毒症状严重时用氢化可得松。

2.病原治疗

抗菌治疗是治愈菌痢的根本措施,但近年对庆大霉素等的耐药性逐渐增加。可酌情选用下列各种药物。

(1)喹诺酮类:作用于细菌 DNA 旋转酶,阻止 DNA 合成,有杀菌效果。此外组织渗透性强。诺氟沙星的耐药率较高,应首选环丙沙星或左氧氟沙星。

(2)头孢菌素类:头孢曲松。

(3)阿奇霉素。

(4)磺胺类:复方磺胺甲噁唑。

(二)中毒性痢疾的治疗

1.抗感染

选择敏感抗菌药物,联合用药,静脉给药。

2.控制高热与惊厥

物理降温,躁动不安或反复惊厥者,采用冬眠疗法,氯丙嗪和异丙嗪 $1\sim2$ mg/kg,肌内注射,$2\sim4$ 小时可重复 1 次,共 $2\sim3$ 次。

3.循环衰竭的治疗

基本同感染性休克的治疗。

4.防治脑水肿与呼吸衰竭

东莨菪碱或山莨菪碱的应用,既改善微循环,又有镇静作用;脱水剂 20%甘露醇每次 1.0 g/kg,$4\sim6$ 小时 1 次,可与 50%葡萄糖溶液交替使用;地塞米松每次 $0.5\sim1.0$ mg/kg,可静脉推注,必要时 $4\sim6$ 小时重复 1 次。吸氧,$1\sim2$ L/min,慎用呼吸中枢兴奋剂,必要时气管内插管与气管切开,用人工呼吸器。

(三)慢性菌痢的治疗

寻找诱因,对症处置。避免过度劳累,勿使腹部受凉,勿食生冷饮食。体质虚弱者应及时使用免疫增强剂。粪便培养阳性患者应根据药敏结果使用抗菌药物,切忌滥用抗菌药物。由于慢性菌痢患者常常存在肠道菌群失调,应用益生菌制剂,以纠正菌群失衡。加用 B 族维生素、维生素 C、叶酸等。对于肠道黏膜病变经久不愈者,同时采用保留灌肠疗法,可用 0.3%盐酸小檗碱溶液、5%大蒜溶液或 2%磺胺嘧啶混悬液等灌肠液,每次 $100\sim200$ mL,保留灌肠,每晚 1 次,$10\sim14$ 天为 1 个疗程,加小剂量肾上腺皮质激素可提高疗效。

六、注意要点

(1)由于中毒性菌痢病情发展快,预后不良,因此应做到早发现、早诊断、早治疗。

(2)急性菌痢可发展为中毒性菌痢,因此在急性菌痢早期应密切观察病情变化,一旦发现感染性休克或脑病症状应立即按中毒性菌痢救治。

(3)观察的重点应放在学龄前儿童。

七、防控要点

(一)管理好传染源

早期发现患者,做到早隔离、早治疗和彻底治疗。

(二)切断传播途径

认真贯彻执行"三管一灭"(即管好水源、食物和粪便、消灭苍蝇),注意个人卫生,养成饭前便后洗手的良好卫生习惯。

(三)保护易感人群

近年来主要采用口服活菌苗,能刺激肠黏膜产生分泌型 IgA,但保护作用仅有 6 个月。流行期间,口服生大蒜等,有一定预防效果。

(付文鹏)

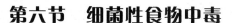

第六节　细菌性食物中毒

细菌性食物中毒是由于进食含有细菌及其毒素的食物而引起急性感染中毒性疾病。患者可出现恶心、呕吐、腹痛、腹泻、视物模糊、咀嚼吞咽困难等,严重可引起急性肾衰竭和呼吸衰竭。肉毒杆菌外毒素可影响呼吸中枢,抢救不及时可能危及生命,抗毒素治疗对其有特效。

一、病因要点

引起细菌性食物中毒的病原菌很多,最常见的细菌有副溶血性弧菌、变形杆菌、葡萄球菌、肉毒梭菌等。副溶血性弧菌、变形杆菌、葡萄球菌等多见于变质、腌制或未煮熟的食物。肉毒杆菌多见于变质的牛羊肉、发酵的豆、麦制品或罐头制品中。流行季节多为气温高的夏秋季。

二、诊断要点

(一)流行病学史

有进食变质食物、未煮熟的食物、腌制食物、海产品、罐装食品等饮食史,同餐者在短时间内集体发病。

(二)临床特点

根据临床表现不同,可分为胃肠型食物中毒和神经型食物中毒。

1.胃肠型食物中毒

潜伏期短,多为数小时。患者多突然发病,以急性胃肠炎症状为主,有恶心、呕吐、腹痛、腹泻等,部分患者伴有发热。腹痛多为中上腹持续或阵发性绞痛。葡萄球菌及蜡样芽孢杆菌感染者呕吐严重,呕吐物可含胆汁和黏液。大肠埃希菌、副溶血弧菌感染可出现血水样便。变形杆菌感染可出现大面积皮肤潮红或荨麻疹样皮疹。沙门菌食物中毒的患者大便呈水样或糊样,有腥臭味,也可见脓血便。病情严重者可因严重呕吐或腹泻出现脱水。产气荚膜杆菌可引起坏死性小肠炎,表现为剧烈腹痛、血性腹泻、呕吐及小肠坏死、穿孔,病死率高。

2.神经型食物中毒

由肉毒杆菌外毒素引起,潜伏期可短至数小时,也可长达十余天,与进入人体的毒素量有关,潜伏期愈短,病情愈重。但潜伏期长者也可呈重型,或者轻型起病,后发展为重型。临床上以神经系统症状为主,可有早期有恶心、呕吐等症状,继之出现头昏、头痛、全身不适、视力模糊、复视。当胆碱能神经的传递作用受损,可见便秘、尿潴留及唾液和泪液分泌减少。体检发现精神紧张、上眼睑下垂、眼外肌运动无力、眼球调节功能减退或消失。有些患者瞳孔两侧不等大、光反应迟钝。重者舌、咽、呼吸肌早对称性弛缓性轻瘫,出现咀嚼困难、吞咽困难、语言困难、呼吸困难等脑神经损害。四肢肌肉弛缓性轻瘫,表现为深脑反射可减弱或消失,但不出现病理反射,肢体瘫痪则少见,感觉正常,意识清楚。无继发感染者体温正常。肉毒杆菌中毒一旦出现症状,病情进展迅速,变化明显,重症可有呼吸衰竭、循环衰竭,或继发肺部感染,若抢救不及时可于2～3天死亡。经过稳定期后。逐渐进入恢复期,大多于6～10天而恢复,长者达1个月以上。一般呼吸、吞咽及语言困难先行缓解,随后瘫痪肢体的肌肉渐复原,视觉恢复较慢,有时需数月之久。

(三)辅助检查

1.血常规及生化检查

葡萄球菌和副溶血弧菌感染可出现白细胞及中性粒细胞升高。沙门菌感染等白细胞在正常范围。生化检查可有电解质钠、氯及尿素氮、肌酐升高。

2.大便检查

可见红细胞及少量白细胞,脓血便患者则可见较多红细胞及白细胞。

3.血清免疫学检查

变形杆菌感染可对 OX19 及 OX 的凝集反应,效价在 1：80 以上有诊断意义。

4.细菌培养

经患者呕吐物、排泄物及进食的可以食物进行细菌培养,如能培养出相同病原菌则有利于诊断。

5.毒素检查

可通过动物实验、中和试验或禽眼睑接种实验判断有无肉毒杆菌毒素。

6.分子生物学检查

副溶血性弧菌等可通过实时定量 PCR 技术检测。

三、诊断标准

(一)流行病学资料

包括:①有进食可疑食物;②同餐者同时发病;③发病迅速;④夏、秋季多见。

(二)临床表现

胃肠型食物中毒主要为急性胃肠炎症状,多病程较短,恢复较快。神经型食物中毒多有特殊的神经系统症状和体征,如复视、斜眼、眼睑下垂、咀嚼吞咽困难、呼吸困难等。

(三)实验室检查

动物实验可用于肉毒杆菌或其他释放毒素的细菌感染的诊断。血清凝集试验对沙门菌、变形杆菌等有诊断价值。呕吐物或排泄物等细菌培养可确诊。

四、鉴别要点

(一)病毒性胃肠炎

可由多种病毒引起,以急性小肠炎为特征,表现为发热、恶心、呕吐、腹胀、腹痛、腹泻等。呕吐或腹泻严重者也可引起水电解质紊乱。该疾病多无细菌性食物中毒流行病学特征,细菌培养可鉴别。

(二)急性细菌性痢疾

临床表现与侵袭性细菌感染所致的食物中毒相似,如发热、解黏液脓血便、腹痛及里急后重等。该病一般呕吐较少,大便镜检有大量的脓细胞或吞噬细胞,大便培养痢疾杆菌阳性。

(三)非细菌性食物中毒

食用河豚、发芽马铃薯、扁豆等中毒者,也可出现腹痛、腹泻、呕吐、恶心、头晕及神经症状如指端麻木等,详细询问病史有助诊断。对重金属如汞、砷等中毒需行化学分析确定。

五、治疗要点

（一）一般及对症治疗

卧床休息，调整饮食为易消化的流质或半流质饮食。对呕吐、腹痛症状明显者可予以肌内注射山莨菪碱 10 mL。呕吐或腹泻严重者积极予以口服补液盐或静脉滴注葡萄糖生理盐水。神经型食物中毒可适当给予镇静剂，避免瘫痪加重。应尽早（进食可疑食物 4 小时内）予以 5％碳酸氢钠洗胃或灌肠。可用导泻剂促进毒素排出，减少吸收，但不宜用镁剂。如中枢神经系统受影响出现呼吸衰竭，尽早气管切开机械辅助通气。

（二）抗毒素治疗

肉毒杆菌引起的神经型食物中毒，在起病后 24 小时内或瘫痪发生前，使用多价抗毒素血清（A、B、E 型）有特效，每次 5 万～10 万 U 静脉或肌内注射，必要时 6 小时后重复 1 次。如明确毒素型别，可用单价抗毒素血清，每次 1 万～2 万 U。

（三）病原治疗

一般可不用抗菌药物。高热严重者可按病原菌选用药物，如沙门菌每次 5 万～10 万 U 副溶血弧菌可选用喹诺酮类抗菌药物。为防止肉毒杆菌在肠道内继续繁殖产生毒素，可用青霉素消灭肠道内肉毒杆菌。如继发肺部炎症等，可积极予以抗菌药物治疗。

六、注意要点

（一）重视老年患者

老年患者机体代偿能力减退，当出现严重呕吐、腹泻，可因血流动力学障碍等诱发心肌梗死、脑血管意外等。尤其是有心脑血管病史的患者，需加强医学观察，积极补液处理。

（二）重视中枢神经系统症状

肉毒杆菌外毒素引起的食物中毒死亡率较高，早期出现明显的神经系统症状，尤其是脑神经损害症状如咀嚼吞咽困难、言语困难和呼吸困难，需警惕迅速出现呼吸衰竭导致死亡。需提前准备辅助呼吸器械，必要时积极转诊。

七、防控要点

（1）发现可疑食物中毒，需立即报告当地卫生防疫部门，及早控制疫情。

（2）加强饮食卫生及饮食安全的宣传，尤其在夏、秋季高发季节。

（3）如已证明所食食物有肉毒杆菌感染或同进食者有中毒症状出现，未发病者应立即注射多价抗毒血清，防止发病。

（付文鹏）

第七节　水痘-带状疱疹病毒感染

水痘和带状疱疹是由水痘-带状疱疹病毒感染所致的表现不同的两种急性传染病。其原发感染为水痘，是传染性很强的小儿常见急性传染病，主要经直接接触疱疹液及空气飞沫传播。临床特征是全身水疱疹。带状疱疹传染性较小,多见于成人,其临床特征为沿身体单侧周围神经出现成簇的疱疹。根据临床特点即可诊断水痘与带状疱疹。非典型病例可取疱疹基底物查核内包涵体,电镜找病毒颗粒及血清学检测抗原抗体等以助诊。抗病毒和对症治疗是本病的主要治疗手段。

水痘-带状疱疹病毒是本病的病原体,属疱疹病毒科。病毒呈球形,具有包膜和核壳体,直径150~200 nm。水痘-带状疱疹病毒只有一种血清型,人类是本病毒的唯一自然宿主。病毒主要通过接触患者疱疹液和患者口鼻飞沫及气溶胶空气传播。

一、水痘

(一)诊断要点

1.流行病学史

发病前有与水痘患者的密切接触史。

2.临床特点

(1)本病潜伏期10~24天,以14~16天多见。

(2)大多有畏寒、低热、头痛、乏力、咽痛、咳嗽、恶心、食欲减退等前驱期症状,发热1~2天后,出现皮疹,皮疹呈向心性分布,初为红斑疹,数小时后变为丘疹,而后为疱疹。疱疹为单房性,多为椭圆形,直径3~5 mm,周围有红晕,疱壁薄易破,疱液透明,后变为混浊,疱疹处常伴瘙痒。1~2天后疱疹从中心开始干枯、结痂、红晕消失。水痘多为自限性,10天左右痊愈。

3.辅助检查

(1)血常规:血白细胞总数正常或稍高。

(2)疱疹刮片:刮取新鲜疱疹基底组织涂片,用瑞特或吉姆萨染色可发现多核巨细胞,用苏木素-伊红染色可查见核内包涵体。

(3)特异性抗体检查:用酶联免疫吸附法、补体结合试验等检测特异性抗体,阳性具有诊断价值。

(4)抗原检测:对病变皮肤刮取物,用免疫荧光法检查病毒抗原,敏感、快速,并容易与单纯疱疹病毒感染相鉴别。

(5)病毒分离:取病程3~4天疱疹液接种于人胚肺纤维细胞,分离出病毒后做进一步鉴定确认。

(6)核酸检测:用聚合酶链反应检测患者呼吸道上皮细胞和外周血白细胞中的病原DNA,是敏感、快速的早期诊断方法。

(二)临床分型

1.儿童型水痘

症状和皮疹均较轻。

2.成人型水痘

症状较重,易并发水痘性肺炎。

3.播散型水痘

常出现于有免疫功能缺陷者。

4.妊娠期水痘

妊娠期感染水痘,可致胎儿畸形、早产或死胎;产前数天内患水痘,可发生新生儿水痘,病情较危重。

5.出血型水痘

疱疹内出血,病情极严重,全身症状重,皮肤、黏膜有瘀点、瘀斑和内脏出血等,系因血小板减少或弥散性血管内出血所致。

6.坏疽型水痘

继发感染所致,皮肤大片坏死,可因败血症死亡。

(三)鉴别要点

1.脓疱疹

脓疱疹常发于鼻唇周围或四肢暴露部位,初为疱疹,继成脓疱,最后结痂,无分批出现,无全身症状。

2.丘疹样荨麻疹

皮肤过敏性疾病,婴幼儿多见,四肢、躯干皮肤分批出现红色丘疹,顶端有小疱,周围无红晕,不结痂。

(四)治疗要点

1.一般治疗与对症治疗

隔离患者,卧床休息,加强护理,保持皮肤清洁,避免疱疹继发感染。皮肤瘙痒者可用炉甘石洗剂涂搽,疱疹破裂后可涂甲紫或抗生素软膏。

2.抗病毒治疗

早期应用阿昔洛韦已证实有一定的疗效,每天 600～800 mg,分次口服,疗程 10 天。此外,阿糖腺苷和干扰素也可试用。

3.防治并发症

(1)继发细菌感染时应及早选用抗生素。

(2)并发脑炎,出现脑水肿者应采取脱水治疗。

(五)注意要点

(1)水痘患者忌用肾上腺糖皮质激素,以免引起播散性水痘。

(2)水痘一般为良性经过,但当发现疱疹内出血,全身症状重,皮肤、黏膜有瘀点、瘀斑和内脏出血,或出现皮肤大片坏死,或神志改变等,预后不良,应及时转上级医院救治。

(六)防控要点

及时诊断和隔离治疗患者是目前主要预防疾病扩散的手段,特别是在托幼机构。

二、带状疱疹

(一)诊断要点

1.临床特点

(1)起病初期,可出现低热和全身不适,沿着神经节段的局部皮肤常伴有灼痒、疼痛、感觉异常等。

(2)1～3 天后沿着周围神经分布区域出现成簇的红色斑丘疹,很快发展为水疱,疱疹从米粒大小至绿豆大不等,分批出现,沿神经支配的皮肤呈带状分布,伴有显著的神经痛。

(3)带状疱疹 3 天左右转为脓疱,1 周内干涸,10～12 天结痂,2～3 周脱痂,疼痛消失,不留瘢痕。

2.辅助检查

(1)脑脊液:出现带状疱疹脑炎、脑膜炎、脊髓炎等,其脑脊液细胞及蛋白轻度升高,糖和氯化物正常。

(2)其他辅助检查见水痘。

(二)临床分型

1.轻型

可不出现皮疹,仅有节段性神经疼痛。

2.重型

见于免疫功能缺陷者或恶性肿瘤患者,可发生播散性带状疱疹,除皮肤损害外,伴有高热和毒血症,甚至发生带状疱疹肺炎和脑膜脑炎。

3.眼带状疱疹

水痘-带状疱疹病毒可侵犯三叉神经眼支,常发展为角膜炎与虹膜睫状炎,发生角膜瘢痕可致失明。

(三)鉴别要点

应与单纯疱疹相鉴别,该病反复发生,分布无规律,疼痛不明显。

(四)治疗要点

1.抗病毒治疗

可选用阿昔洛韦 400～800 mg,口服,每 4 小时 1 次,疗程 7～10 天。或阿糖腺苷,15 mg/(kg·d),静脉滴注,疗程 10 天。也可选用泛昔洛韦、伐昔洛韦、膦甲酸钠等。

2.对症治疗

疱疹局部可用阿昔洛韦溶液局部涂抹,可缩短病程。神经疼痛剧烈者给予镇痛药,如罗通定、阿米替林、奋乃静等。保持皮损处清洁,防止继发细菌感染。

(五)注意要点

(1)当并发带状疱疹肺炎和脑膜脑炎时,应及时转诊治疗。

(2)当发生眼带状疱疹时,应请眼科会诊,预防和处理可能发生的眼部并发症,避免失明。

（付文鹏）

第八节 艾 滋 病

艾滋病是获得性免疫缺陷综合征的简称,由人免疫缺陷病毒引起的一种慢性感染性疾病,在我国属于乙类传染病。人免疫缺陷病毒主要侵犯人体 CD4$^+$ T 淋巴细胞,损伤机体细胞免疫功能。患者可出现各种机会性感染和肿瘤,临床表现复杂多样。高效抗反转录病毒治疗可有效控制病毒复制,延缓病情进展,极大降低了艾滋病死亡率,使患者长期生存成为可能。

一、病因要点

人免疫缺陷病毒属于反转录病毒科,慢病毒属中的人类慢病毒组。根据人免疫缺陷病毒基因的差异可将人免疫缺陷病毒分为人免疫缺陷病毒-1 型和人免疫缺陷病毒-2 型。全球以人免疫缺陷病毒-1 型为主要流行毒株,共分 M、N、O、P 四个亚型组,我国主要流行毒株为 M 亚型组中的 B 亚型、B'亚型及部分重组亚型。人免疫缺陷病毒感染者和艾滋病患者是本病唯一的传染源,包括窗口期感染者。人免疫缺陷病毒主要存在于血液、精液和阴道分泌物中,唾液、尿液、乳汁及其他体液中也含有病毒。性传播、血液传播和母婴传播是其主要传播途径,尚无证据表明食物、水及生活接触传播。人群普遍易感,高危人群为男性同性恋者、静脉注射毒品依赖者等。

二、诊断要点

(一)流行病学史

主要发生于:①配偶或性伴侣为人免疫缺陷病毒感染者;②无保护的同性性行为或性乱者;③静脉药物注射史;④母亲为人免疫缺陷病毒感染者;⑤反复多次输血或血制品等。

(二)临床特点

我国人免疫缺陷病毒感染者以青壮年较多,50 岁以下占 80% 以上,男性为主。该病潜伏期长,平均 9 年,可短至 2 年,长达 10 年以上。从初始感染人免疫缺陷病毒到终末期的不同阶段,临床表现多种多样。我国艾滋病诊疗指南将其分为急性期、无症状期及艾滋病期。

1.急性期

多发生在初次感染人免疫缺陷病毒后 2~4 周。部分感染者出现因病毒血症和免疫系统急性损伤所致症状,以发热最为常见,皮疹、肌肉关节酸痛和全身淋巴结肿大相对具有特征性,可伴有咽痛、盗汗、恶心、呕吐、腹泻及神经系统症状等。大多数患者症状轻微,持续 1~3 周后缓解。患者体内存在高病毒血症,传染性强。

2.无症状期

可从急性期进入此期,或无明显的急性期症状而直接进入此期。无症状期持续时间一般为 6~8 年,其时间长短与感染病毒的数量、类型、感染途径、机体遗传背景、免疫状况及生活习惯等因素有关。其间感染者虽无症状,但人免疫缺陷病毒在其体内不断复制,$CD4^+T$ 淋巴细胞数量及功能逐渐下降,免疫系统功能持续受损。

3.艾滋病期

为感染人免疫缺陷病毒的最终阶段。患者 $CD4^+T$ 淋巴细胞计数明显下降,多<200 个/微升,人免疫缺陷病毒血浆病毒载量较无症状期升高。此期临床表现复杂多变,可顺序或同时出现 2 个或 2 个以上的机会性感染症状或体征,但不是每个患者均出现多种机会性感染。临床表现主要包括人免疫缺陷病毒相关症状、各种机会性感染及肿瘤。

(1)人免疫缺陷病毒相关症状:主要表现为持续 1 个月以上的发热、盗汗、腹泻、体重减轻 10% 以上乃至恶病质。可出现持续性全身性淋巴结肿大,以颈部、腋窝及腹股沟为著,质硬,可活动,无压痛,可持续 3 个月以上。部分患者可伴有神经精神症状,如记忆力减退、精神淡漠、性格改变等。

(2)机会性感染及肿瘤。

呼吸系统:耶氏肺孢子菌感染导致肺孢子菌肺炎。该病潜伏期长,平均 6 周。临床上早期表现为干咳,渐出现发热、胸闷、气短、发绀及散在湿啰音,最终导致呼吸衰竭。胸片及胸部 CT 提示间质性肺炎改变。该病病程进展缓慢,晚期临床症状明显,常与影像学检查不相符。痰、支气管肺泡灌洗液,经纤维支气管镜肺活检特异性的染色可快速诊断。结核分枝杆菌在艾滋病患者肺部感染中常见,临床上出现咳嗽、咳痰,痰中带血,部分患者可出现咯血,可伴有发热、消瘦、盗汗等症状。巨细胞病毒、非结核分枝杆菌、念珠菌、隐球菌也可引起肺部感染，卡波西肉瘤也常侵犯肺部。

消化系统：白念珠菌性食管炎和巨细胞病毒性食管炎均可引起吞咽困难、胸骨后烧灼感、体重减轻等。前者常伴有鹅口疮，后者可引起眼部病变等。沙门菌、空肠弯曲菌、隐孢子虫等可引起肠炎、感染性肛周炎和直肠炎，出现腹泻、食欲下降、厌食、恶心、呕吐，严重时可便血。

神经系统：隐球菌脑膜脑炎临床表现有头痛、头晕、发热、恶心、呕吐、视力受损、精神异常等症状，严重者出现意识障碍，部分患者以癫痫发作就诊。脑脊液墨汁染色和培养有助于诊断，多次检测可提高阳性率。隐球菌抗原或抗体免疫学检测对诊断和判断病情变化也有帮助。弓形虫脑病临床上多有颅内占位性病变表现，如头痛、恶心、呕吐、视力受损、偏瘫、癫痫发作等。头颅 CT 提示单个或多个低密度灶，MRI 表现为长 T_1 和长 T_2 信号，确诊需行脑活检。结核分枝杆菌及巨细胞病毒等病毒也可能侵犯神经系统。

皮肤和黏膜损害：带状疱疹和鹅口疮是最早期出现的机会性感染，对尽早诊断艾滋病意义重大。尖锐湿疣、真菌性皮炎等在人免疫缺陷病毒感染者中更易迁延不愈或复发。

其他：巨细胞病毒感染是艾滋病患者最常见的疱疹病毒感染。巨细胞病毒可侵犯患者多个器官，其中视网膜脉络膜炎是艾滋病患者最常见的巨细胞病毒感染。弓形虫可引起视网膜炎，表现为视物模糊、暗点或视力下降等，眼底镜检查可见眼底絮状白斑。卡波西肉瘤多侵犯下肢皮肤或口腔黏膜，表现为红色或紫红色的斑疹、丘疹和浸润性肿块，该病变也可出现于淋巴结和内脏。

(三)辅助检查

1.人免疫缺陷病毒抗体检测

分为筛查试验(包括初筛和复检)和补充试验。人免疫缺陷病毒抗体筛查方法包括酶联免疫吸附试验(ELISA)、化学发光或免疫荧光试验、快速检测(斑点 ELISA 和斑点免疫胶体金或胶体硒快速试验、明胶颗粒凝集试验、免疫层析试验)等。临床上多使用第三代或第四代 ELISA 试剂盒检测。第四代 ELISA 试剂盒同时检测抗原抗体，使窗口期最短缩减至 2 周以内。补充试验常用的方法是免疫印迹法。临床上出现人免疫缺陷病毒-1/2 抗体特异带，但不足以判定阳性，报告人免疫缺陷病毒-1/2 抗体不确定，可在 4 周后随访。婴儿满 12 个月进行人免疫缺陷病毒抗体检测，阴性可排除感染。若检测结果出现阳性反应，应继续追踪随访，至婴儿满 18 个月(停止母乳喂养至少 6 个月)时应再次进行人免疫缺陷病毒抗体检测。若有阳性反应(一种为阴性反应、一种为阳性反应或两种均呈阳性反应)，需进一步进行确证试验，根据补充试验的结果判断是否感染人免疫缺陷病毒。

2.人免疫缺陷病毒-1 P24 抗原检测

采用抗体夹心 ELISA 方法检测血清、血浆中的人免疫缺陷病毒-1 P24 抗原。可用于人免疫缺陷病毒-1 感染窗口期、人免疫缺陷病毒抗体不确定或人免疫缺陷病毒-1 阳性母亲所生婴儿的鉴别诊断、监测病程进展或抗病毒治疗效果等。

3.人免疫缺陷病毒-RNA

常用实时荧光定量 PCR 法检测，可用于早期诊断、疑难样本的辅助诊断、遗传变异监测、耐药性监测、病程监控及预测、指导抗病毒治疗及疗效判定等。人免疫缺陷病毒载量检测结果高于检测下限，可作为诊断人免疫缺陷病毒感染的辅助指标，但不能单独用于人免疫缺陷病毒感染的诊断。小于 18 月龄的婴幼儿人免疫缺陷病毒感染诊断可以采用核酸检测方法，以 2 次核酸检测阳性结果作为诊断的参考依据，18 月龄以后再经抗体检测确认。考虑母亲血液污染因素，不推荐使用脐带血进行人免疫缺陷病毒核酸检测。

4.人免疫缺陷病毒基因型耐药检测

常用反转录 PCR 和测序方法。推荐在抗病毒治疗前、抗病毒治疗病毒载量下降不理想或抗病毒治疗失败需改变治疗方案时进行耐药检测,从而保证抗病毒治疗的效果,指导临床医师分析治疗失败的原因,并制定补救治疗方案。对治疗失败者,耐药检测应在未停用抗病毒药物或停药4 周内,病毒载量大于 400 拷贝/毫升时进行。

5.$CD4^+$ T 淋巴细胞检测

应用流式细胞仪测定 $CD4^+$ T 细胞绝对计数。通过 $CD4^+$ T 淋巴细胞计数可了解机体的免疫状态和病程进展、确定疾病分期和治疗时机、判断治疗效果和人免疫缺陷病毒感染者的临床并发症。建议无症状人免疫缺陷病毒感染者 $CD4^+$ T 淋巴细胞＞350 个/微升每 6 个月检测一次。对已启动高效抗反转录病毒治疗治疗患者,服药 1 年内每 3 个月检测一次,如病情稳定则改为每6 个月检测一次。

6.其他检查

艾滋病患者血常规白细胞、血红蛋白、红细胞及血小板可有不同程度下降,尿蛋白常阳性,部分患者可有转氨酶升高及肾功能异常。胸部 CT/胸片可发现肺孢子菌肺炎(pneumocystis carinii pneumnia,PCP)等肺部机会性感染。头颅 MRI/CT 在弓形虫脑病诊断中意义重大。

三、诊断标准

人免疫缺陷病毒/获得性免疫缺陷综合征的诊断需结合流行病学史、临床表现和实验室检查等进行综合分析。诊断人免疫缺陷病毒/获得性免疫缺陷综合征必须是抗-人免疫缺陷病毒阳性(经确证试验证实),而人免疫缺陷病毒 RNA 和 P24 抗原的检测有助于人免疫缺陷病毒/获得性免疫缺陷综合征的诊断,尤其是能缩短抗体"窗口期"和帮助早期诊断新生儿的人免疫缺陷病毒感染。

成人及 18 个月龄以上儿童,符合下列一项者即可诊断:①人免疫缺陷病毒抗体筛查试验阳性和人免疫缺陷病毒补充试验阳性(抗体补充试验阳性或核酸定性检测阳性或人免疫缺陷病毒RNA＞5 000 拷贝/毫升);②分离出人免疫缺陷病毒。

18 个月龄及以下儿童,符合下列一项者即可诊断:①人免疫缺陷病毒感染母亲所生且人免疫缺陷病毒分离试验结果阳性;②人免疫缺陷病毒感染母亲所生和两次人免疫缺陷病毒核酸检测结果阳性(第二次检测需在出生 4 周后)。

(一)急性期诊断标准

患者近期内有流行病学史和临床表现,结合实验室人免疫缺陷病毒抗体由阴性转为阳性即可诊断,或仅实验室检查人免疫缺陷病毒抗体由阴性转为阳性即可诊断。80％左右的人免疫缺陷病毒感染者感染后 6 周初筛试验可检出抗体,几乎 100％的感染者 12 周后可检出抗体,只有极少数患者在感染后 3 个月内或 6 个月后才检出。

(二)无症状期诊断标准

有流行病学史,结合人免疫缺陷病毒抗体阳性即可诊断,或仅实验室检查人免疫缺陷病毒抗体阳性即可诊断。

(三)艾滋病期诊断标准

有流行病学史、实验室检查人免疫缺陷病毒抗体阳性,加下述各项中的任何一项,即可诊为艾滋病;或者人免疫缺陷病毒抗体阳性,而 $CD4^+T$ 淋巴细胞<200 个/微升,也可诊断为艾滋病。①原因不明的持续不规则发热,达 38 ℃以上,大于 1 个月;②慢性腹泻次数多于 3 次/天,大于 1 个月;③6 个月之内体重下降 10% 以上;④反复发作的口腔白念珠菌感染;⑤反复发作的单纯疱疹病毒感染或带状疱疹病毒感染;⑥肺孢子菌肺炎;⑦反复发生的细菌性肺炎;⑧活动性结核或非结核分枝杆菌病;⑨深部真菌感染;⑩中枢神经系统占位性病变;⑪中青年人出现痴呆;⑫活动性巨细胞病毒感染;⑬弓形虫脑病;⑭青霉菌感染;⑮反复发生的败血症;⑯皮肤黏膜或内脏的卡波西肉瘤、淋巴瘤。

四、鉴别诊断

(一)传染性单核细胞增多症

该病与人免疫缺陷病毒感染急性期临床表现极其相似,如发热、咽痛、淋巴结肿大,少数患者亦可出现皮疹、肝脾大等。传染性单核细胞增多症外周血淋巴细胞增多并出现异常淋巴细胞,嗜异性凝集试验和人类疱疹病毒抗体阳性等有助于鉴别。

(二)淋巴瘤

淋巴瘤患者全身淋巴结肿大,无压痛,可伴有肝脾大、发热、消瘦等,与人免疫缺陷病毒感染临床表现相似。可通过人免疫缺陷病毒抗体检测排除人免疫缺陷病毒感染,必要时行淋巴结活检明确诊断。

(三)淋巴细胞减少症

遗传性淋巴细胞减少症或其他原因如放化疗、自身免疫性疾病等引起的继发性 $CD4^+T$ 淋巴细胞减低,患者均可出现与艾滋病相似的机会性感染如肺孢子虫肺炎、隐球菌脑膜脑炎等。详细询问病史,根据流行病学史及人免疫缺陷病毒抗体检测等病原学检查不难鉴别。

五、治疗

艾滋病患者诊疗活动可在普通病房或诊室进行,注意血液、体液隔离,诊疗操作严格遵循标准预防处理,但无须特殊隔离治疗。高效抗反转录病毒治疗是艾滋病治疗的关键。艾滋病患者临床病情复杂多样,针对不同的机会性感染或肿瘤,需采取相应的综合治疗,主要包括一般治疗、高效抗反转录病毒治疗及机会性感染(恶性肿瘤)的治疗等。

(一)一般治疗

对人免疫缺陷病毒感染各期患者积极予以心理辅导和关怀。无症状期患者可保持正常的工作和生活,密切监测病情的变化,必要时进行病原治疗。对急性期或艾滋病期患者,应根据病情适当卧床休息,多饮水,给予高热量、多维生素饮食。恶病质或长期不能进食者,应静脉输液补充营养。

(二)高效抗反转录病毒治疗

1.治疗目标

治疗目标:①减少人免疫缺陷病毒相关的发病率和病死率、减少非艾滋病相关疾病的发病率和病死率,使患者获得正常的期望寿命,提高生活质量;②抑制病毒复制,使病毒载量降低至检测下限;③重建或者维持免疫功能;④减少异常的免疫激活;⑤减少人免疫缺陷病毒的传播,预防母婴传播。

2.抗反转录病毒药物

目前国际上共有六大类三十多种药物(包括复合制剂),分为核苷类反转录酶抑制剂、非核苷类反转录酶抑制剂、蛋白酶抑制剂、整合酶抑制剂、融合抑制剂(FIs)及 CCR5 抑制剂。国内免费提供的常用抗病毒药物包含非核苷类反转录酶抑制剂、核苷类反转录酶抑制剂、蛋白酶抑制剂和整合面抑制剂四类共 18 种。

3.治疗方案

成人及青少年初治患者推荐方案为 2 种核苷类反转录酶抑制剂＋1 种非核苷类反转录酶抑制剂或 2 种核苷类反转录酶抑制剂＋1 种加强型蛋白酶抑制剂(含利托那韦)。基于我国可获得的抗病毒药物,对于未接受过抗病毒治疗(服用单剂奈韦拉平预防母婴传播的妇女除外)的患者推荐一线方案。

对于基线 $CD4^+$ T 淋巴细胞＞250 个/微升或合并丙型肝炎病毒感染的患者要尽量避免使用含 NVP 的治疗方案。RPV 仅用于病毒载量低于 105 拷贝/毫升患者。

4.特殊人群的抗病毒治疗

(1)儿童:一线治疗方案为 ABC/AZT/TDF＋3TC＋EFV/NVP/或 LPV/r,适用于 3 岁以上或体重≥10 kg 且能够吞服胶囊的儿童;3 岁以下或体重≤10 kg 或不能吞服胶囊的儿童可用 AZT 或 ABC＋3TC＋LPV/r 或 NVP。

(2)哺乳期妇女:母乳喂养具有传播人免疫缺陷病毒的风险,感染人免疫缺陷病毒的母亲尽可能避免母乳喂养。如果坚持要母乳喂养,则整个哺乳期都应继续抗病毒治疗。治疗方案与孕期抗病毒方案一致,且新生儿在 6 月龄之后立即停止母乳喂养。

(3)合并结核分枝杆菌感染者:避免同时开始抗病毒和抗结核治疗,目前倾向于尽早抗病毒治疗,可在抗结核治疗 2 周后进行抗病毒治疗。

(4)静脉毒品依赖者:抗病毒治疗时机及方案与普通患者相同,但应注意毒品成瘾性对患者服药依从性的影响及抗病毒药物与美沙酮之间的相互作用。

(5)合并乙型肝炎病毒感染者:无论患者是否需要抗乙型肝炎病毒治疗,高效抗反转录病毒治疗方案中应至少包括两种对乙型肝炎病毒有抑制作用的药物,推荐拉米夫定联合替诺福韦。若患者需要抗乙型肝炎病毒治疗时,无论患者 $CD4^+$ T 淋巴细胞计数高低,建议尽早启动高效抗反转录病毒治疗。如需调整高效抗反转录病毒治疗治疗方案,需保留对乙型肝炎病毒有活性的药物。

(6)合并丙型肝炎病毒感染者:应避免使用含 NVP 的治疗方案。人免疫缺陷病毒感染者无论合并急性或慢性丙型肝炎病毒感染,均应抗人免疫缺陷病毒治疗。一般根据患者的 $CD4^+$ T 淋巴细胞水平决定先抗人免疫缺陷病毒或是先抗丙型肝炎病毒治疗:如 $CD4^+$ T 淋巴细胞＞350 个/微升可先抗丙型肝炎病毒治疗;若 $CD4^+$ T 淋巴细胞＜200 个/微升,推荐先抗人免疫缺陷病毒治疗,待免疫功能得到一定程度恢复后再适时开始抗丙型肝炎病毒治疗;当 $CD4^+$ T 淋巴细胞＞200 个/微升时,如肝功能异常或转氨酶升高(＞2×正常值上限)的患者宜在开始高效抗反转录病毒治疗前先抗丙型肝炎病毒治疗,以降低免疫重建后肝脏疾病恶化的危险。

5.抗病毒治疗监测

不仅抗病毒治疗前需要进行临床评估和实验室检测,抗病毒治疗过程中也需要定期进行评估,以评价治疗效果,及时发现药物不良反应和耐药性。

(1)病毒学指标:绝大多数患者在服用抗病毒药物后 3～6 个月病毒载量低于检测水平。服药半年后可行病毒载量检测,若低于检测线,则此后每6~12个月检测一次。

(2)免疫学指标:启动高效抗反转录病毒治疗3个月后CD4$^+$T淋巴细胞数与治疗前相比增加了30%或在治疗后1年CD4$^+$T淋巴细胞数增加100个/微升以上,提示治疗有效。

(3)生化学指标:定期监测血常规、肝肾功能、血浆乳酸、血清淀粉酶、肌酸激酶和乳酸脱氢酶等。如出现严重贫血、肝功能损害或高乳酸血症等需积极调整药物。

(4)临床症状:体重增加是反映抗病毒治疗效果的一个敏感指标。儿童可观察身高、营养及发育改善情况。观察原有机会性感染症状有无缓解、有无严重皮疹等不良反应出现,轻微的药物不良反应可通过对症处理得到缓解。

6.药物调整和二线抗病毒治疗

高效抗反转录病毒治疗过程中出现严重的不良反应则需药物替换和方案调整。使用 AZT 后出现3级以上外周神经炎、脂肪重新分布、高乳酸血症、胰腺炎可更换 TDF(儿童为 ABC);出现乳酸酸中毒则停用所有的 NRTI,换用 EFV+LPV/r,酸中毒纠正后半年可以使用含 TDF 的方案。AZT 出现严重骨髓抑制改为 TDF(儿童为 ABC)。NVP/EFV 出现严重皮疹(3级以上皮疹)或肝炎(3~4级肝功能受损)更换为 LPV/r。

在初始抗反转录病毒治疗过程中出现病毒学失败应进行抗反转录病毒二线治疗。治疗失败的定义是在持续进行高效抗反转录病毒治疗的患者中,开始治疗(启动或调整)后12个月时血浆人免疫缺陷病毒 RNA>200拷贝/毫升。出现治疗失败时应首先评估患者的治疗依从性,以及药物与药物、药物与食物相互作用等。如上述问题解决后,患者血浆人免疫缺陷病毒 RNA 仍持续大于200拷贝/毫升,则应尽快调整治疗。有条件进行耐药性测定时,根据测定的结果调整治疗方案。二线方案的选择原则是使用至少2种,最好3种具有抗病毒活性的药物(可以是之前使用的药物种类中具有抗病毒活性的药物)。

(三)常见机会性感染治疗

1.肺孢子菌肺炎

病原菌治疗首选复方磺胺甲噁唑(复方新诺明,SMZ-TMP),SMZ 100 mg/(kg·d)+TMP 20 mg/(kg·d),分3~4次口服,疗程2~3周。也可用克林霉素600~900 mg,每6小时或每8小时1次静脉滴注,或450 mg 口服,每6小时1次;联合应用伯氨喹15~30 mg,口服,每天1次,疗程21天。对症治疗:卧床休息、吸氧,如出现中、重度缺氧,可以甲泼尼龙抗感染治疗,必要时予以机械辅助通气。

2.结核病

艾滋病患者结核病治疗原则同非艾滋病患者,但需注意抗结核药物和抗病毒药物之间的相互作用及药物不良反应。

3.非结核分枝杆菌感染

可选用克拉霉素每次500 mg,2次/天或阿奇霉素600 mg/d+乙胺丁醇15 mg/(kg·d)(分次服用),重症患者可联合应用利福布汀300~600 mg/d 或阿米卡星10 mg/kg,肌内注射,1次/天,疗程9~12个月。替代治疗为利福布汀(300~600 mg/d)+阿米卡星(10 mg/kg,肌内注射,1次/天)+环丙沙星(每次750 mg,2次/天),疗程9~12个月。

4.巨细胞病毒视网膜脉络膜炎

采用更昔洛韦10~15 mg/(kg·d),分2次静脉滴注;2~3周后改为5 mg/(kg·d),每天1次静脉滴注,或20 mg/(kg·d)(分3次口服),或膦甲酸钠180 mg/(kg·d),分2~3次服用

(静脉应用需水化);2～3周后改为90 mg/(kg·d)静脉滴注,每天1次。病情危重或单一药物治疗无效时可两者联用,也可球后注射更昔洛韦。

5.弓形虫脑病

病原治疗可首选乙胺嘧啶(负荷量100 mg,口服,每天2次,此后50～75 mg/d维持)＋磺胺嘧啶(1～1.5 g,口服,每天4次)。替代治疗选SMZ-TMP(3片,每天3次口服)联合克林霉素(每次600 mg,静脉给药,每6小时给药1次)或阿奇霉素(0.5 g,每天1次静脉给药)。疗程至少6周。对症治疗采取降颅压、抗惊厥、抗癫痫等。

6.念珠菌感染

首选制霉菌素局部涂抹加碳酸氢钠漱口水漱口,疗效不好时可口服氟康唑,首剂200 mg,后改为每次100 mg,每天2次,疗程7～14天。食管念珠菌感染选氟康唑首剂400 mg口服,后改为每天200 mg口服,不能耐受口服者静脉使用氟康唑(400 mg/d),疗程为14～21天。肺部念珠菌感染首选两性霉素B 0.6～0.7 mg/(kg·d),也可选用氟康唑6 mg/(kg·d)口服或静脉滴注,疗程通常3～6个月,影像学上肺部病灶吸收或钙化可停药。

7.新型隐球菌感染

病原治疗分为诱导期、巩固期和维持期3个阶段,诱导期治疗经典方案为两性霉素B＋5-氟胞嘧啶。两性霉素B从每天0.02～0.1 mg/kg开始,每间隔1～2天逐渐增加至0.5～0.75 mg/kg,最高剂量不超过50 mg/d,累计总剂量需达3 g以上。两性霉素B需避光缓慢输注,不良反应较大,低钾血症发生率极高,需积极补钾,严密观察。不能耐受者可用两性霉素B脂质体。5-氟胞嘧啶每天100～150 mg/kg,分3～4次口服。诱导治疗期至少2周,在脑脊液培养转阴后改为氟康唑400 mg/d进行巩固期治疗,巩固治疗期至少8周,而后改为氟康唑200 mg/d进行维持治疗,维持期至少1年,至患者通过抗病毒治疗后CD4[+]T淋巴细胞＞200个/微升并持续至少6个月时可停药。诱导期替代方案为氟康唑400 mg/d＋5-氟胞嘧啶。脑脊液达到治愈标准后可改用氟康唑每次200 mg,每天1次,预防复发。对症治疗:首选甘露醇降颅压治疗,颅压不易控制者可行腰椎穿刺术帮助降低颅压,重症者可行侧脑室外引流或脑脊液脑室腹腔分流术。

肺隐球菌感染:推荐使用氟康唑,每天400 mg口服或静脉滴注,疗程6～12个月,如抗病毒治疗后CD4[+]T淋巴细胞＞100个/微升,再治疗1年后停止氟康唑维持治疗。

8.艾滋病相关肿瘤

主要有淋巴瘤和卡波西肉瘤。确诊依赖病理活检,治疗需根据患者的免疫状态给予个体化综合性治疗,包括手术、化疗和放疗。化疗药物或放射线的剂量应根据患者的免疫状态给予调整,需要注意抗病毒药物和化疗药物之间的相互作用,尽量选择骨髓抑制作用较小的抗病毒药物来进行抗病毒治疗。

(四)免疫重建炎性反应综合征

免疫重建炎性反应综合征是指艾滋病患者在经抗病毒治疗后免疫功能恢复过程中出现的一组临床综合征,主要表现为发热、潜伏感染的出现或原有感染的加重或恶化。多种潜伏或活动的机会性感染在抗病毒治疗后均可发生免疫重建炎性反应综合征,如结核病及非结核分枝杆菌感染、PCP、巨细胞病毒感染、水痘-带状疱疹病毒感染、弓形虫病、新型隐球菌感染等。免疫重建炎性反应综合征多出现在抗病毒治疗后3个月内,需与原发或新发的机会性感染相鉴别。免疫重建炎性反应综合征出现后应继续进行抗病毒治疗。表现为原有感染恶化的免疫重建炎性反应综合征通常为自限性,不用特殊处理而自愈;而表现为潜伏感染出现的免疫重建炎性反应综合征,

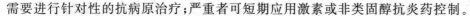

需要进行针对性的抗病原治疗；严重者可短期应用激素或非类固醇抗炎药控制。

(五)人免疫缺陷病毒母婴垂直传播阻断

阻断人免疫缺陷病毒母婴垂直传播的有效措施为抗逆转录病毒药物干预＋产科干预＋产后干预。

1.抗逆转录病毒药物干预

所有感染人免疫缺陷病毒的孕妇，不论 CD4$^+$ T 淋巴细胞计数多少，均应终生维持治疗。一线药物方案：AZT＋3TC＋LPV/r。替换方案：TDF/AZT＋3TC(或 FTC)＋NVP/EFV(妊娠开始3 个月内禁用)。新生儿应尽快服用抗病毒药物，AZT 或 NVP 共 4～6 周，必要时延长至 12 周。

2.产科及产后干预

住院分娩有助于保护母婴安全和实施预防人免疫缺陷病毒母婴阻断措施。尽量避免可能增加人免疫缺陷病毒母婴传播危险的会阴侧切、人工破膜、产钳助产等损伤性操作。产后人工喂养可以杜绝人免疫缺陷病毒通过母乳传播给新生儿的可能，是最安全的喂养方式。如婴儿早期诊断感染人免疫缺陷病毒或孕妇分娩后继续高效抗反转录病毒治疗并已达到病毒性应答，必要时可母乳喂养。

六、注意要点

(一)尽量早期发现，早期治疗

带状疱疹和鹅口疮能相对较早提示人免疫缺陷病毒感染。当 CD4$^+$ T 淋巴细胞绝对计数降为 300～400 个/微升时，部分患者即可能因带状疱疹或鹅口疮就诊，应重视对此类患者的人免疫缺陷病毒筛查，避免漏诊。早期发现人免疫缺陷病毒感染，尽早治疗可提高患者生活质量，改善患者预后。

(二)警惕多重机会性感染

艾滋病患者免疫力低下，就诊过程中可能出现某一症状的反复或变化，需警惕多重机会性感染可能。如发热、咳嗽症状经 SMZ-TMP 抗感染治疗后好转，数天后在治疗继续的情况下出现症状加重，伴咳痰，则需警惕肺结核或真菌性肺炎。

(三)重视依从性教育

患者依从性决定了抗病毒治疗效果。艾滋病短期内很难有保护性疫苗研制成功，高效抗反转录病毒治疗是患者目前最重要的依靠。由于高效抗反转录病毒治疗药物种类多，部分患者对服药重视度不够，导致依从性差，最终因耐药影响预后。临床上需详细询问患者服药情况包括药物名称、用法及具体服药时间等。

七、防控要点

(一)发现人免疫缺陷病毒感染者应及时报告

对高危人群普查有助于发现感染者。对已感染人群，尤其是未治疗人群，提供医学和心理咨询，应加强心理疏导和教育，避免恶意扩散病毒。

(二)进一步加强艾滋病宣传

倡导使用一次性注射器。安全性行为宣传意义重大，积极推广避孕套使用，尤其是针对高危人群和大学生群体。鼓励正确的生活方式，注意个人卫生，避免性乱等。

（付文鹏）

第九节 麻 疹

麻疹是一种急性呼吸道传染病,在我国属于乙类传染病。其主要的临床表现有发热、咳嗽、流涕等卡他症状及眼结合膜炎,特征性表现为口腔麻疹黏膜斑及皮肤斑丘疹。对麻疹病毒尚无特效抗病毒药物,主要为对症治疗,加强护理,预防和治疗并发症。预防麻疹的关键措施是接种麻疹疫苗。

一、病因要点

病原体是麻疹病毒,麻疹患者是唯一的传染源。经呼吸道飞沫传播是主要的传染途径,人群普遍易感,流行季节多为冬春季。

二、诊断要点

(一)流行病学史

(1)当地有麻疹流行,没有接种过麻疹疫苗且有麻疹患者的接触史。

(2)急性期的患者是最重要的传染源,发病前2天至出疹后5天均具有传染性。

(二)临床特点

潜伏期6~21天,平均为10天左右。接种过麻疹疫苗者可延长至3~4周。典型麻疹临床过程可分为三期。

1.前驱期

从发热到出疹,一般持续3~4天。此期主要为上呼吸道及眼结合膜炎症所致的卡他症状,表现为急性起病,发热、咳嗽、流涕、流泪,眼结合膜充血、畏光,咽痛、全身乏力等。可有头痛,婴幼儿可出现胃肠道症状如呕吐、腹泻等。在病程2~3天,约90%以上患者口腔可出现麻疹黏膜斑,是麻疹前驱期的特征性体征,具有早期诊断价值。位于双侧第二磨牙对面的颊黏膜上,为直径0.5~1 mm针尖大小的小白点,周围有红晕,初起时仅数个,1~2天迅速增多融合,扩散至整个颊黏膜,形成表浅的糜烂,似鹅口疮,2~3天后很快消失。一些患者可见颈、胸、腹部一过性风疹样皮疹,数小时即退去,称麻疹前驱疹。

2.出疹期

从病程的第3~4天开始,持续1周左右。患者体温持续升高,同时呼吸道等感染中毒症状明显加重。皮疹首先见于耳后、发际,渐及前额、面、颈部,自上而下至胸、腹、背及四肢,2~3天遍及全身,最后达手掌与足底。皮疹初为淡红色斑丘疹,大小不等,直径2~5 mm,压之褪色,疹间皮肤正常。出疹高峰时皮疹可融合,颜色转暗,部分病例可有出血性皮疹,压之不褪色。随出疹达高峰,全身毒血症状加重,体温可达40 ℃,可有嗜睡或烦躁不安,甚至谵妄、抽搐。咳嗽加重,咽红,舌干,结膜红肿、畏光。表浅淋巴结及肝脾大,肺部可闻及干、湿啰音,可出现心力衰竭。成人麻疹中毒症状常比小儿重,但并发症较少。

3.恢复期

皮疹达高峰后,持续1~2天后迅速好转,体温开始下降,全身症状明显减轻,皮疹随之按出疹顺序依次消退,可留有浅褐色色素沉着,1～2周后消失,疹退时有糠麸样细小脱屑。

(三)辅助检查

1.血常规

白细胞总数减少,淋巴细胞比例相对增多。如果白细胞数增加,尤其是中性粒细胞增加,提示继发细菌感染;若淋巴细胞严重减少,常提示预后不好。

2.血清学检查

ELISA测定血清特异性 IgM 和 IgG 抗体,敏感性和特异性好。IgM 抗体发病后 5～20 天最高,阳性可诊断麻疹。IgG 抗体恢复期较早期增高 4 倍以上即为阳性,也可以诊断麻疹。抗体包括血凝抑制抗体、中和抗体或补体结合抗体。

3.病原学检查

(1)病毒分离:取早期患者眼、鼻咽分泌物或血、尿标本接种于原代人胚肾细胞,分离麻疹病毒,但不作为常规检查。

(2)病毒抗原检测:取早期患者鼻咽分泌物、血细胞及尿沉渣细胞,用免疫荧光或免疫酶法查麻疹病毒抗原,如阳性,可早期诊断。上述标本涂片后还可见多核巨细胞。

(3)核酸检测:采用反转录聚合酶链反应(RT-PCR)从临床标本中扩增麻疹病毒 RNA,是一种非常敏感和特异的诊断方法,对免疫力低下而不能产生特异抗体的麻疹患者,尤为有价值。

三、临床分型

(一)轻型麻疹

多见于对麻疹具有部分免疫力者,如 6 个月以内婴儿、近期接受过被动免疫或曾接种过麻疹疫苗。表现为低热且持续时间短、皮疹稀疏色淡、无麻疹黏膜斑或不典型、呼吸道症状轻等。一般无并发症,病程在 1 周左右。病后所获免疫力与典型麻疹患者相同。

(二)典型麻疹

急起发热,上呼吸道卡他症状,结膜充血、畏光,口腔麻疹黏膜斑及典型的皮疹。

(三)重型麻疹

多见于全身情况差、免疫力低下,或继发严重感染者,病死率高。

1.中毒性麻疹

表现为全身感染中毒症状重,起病即高热,达 40 ℃以上,伴有气促、发绀、心率快,甚至谵妄、抽搐、昏迷,同时皮疹也较严重。

2.休克性麻疹

除具有中毒症状外,出现循环衰竭或心力衰竭,表现为面色苍白、发绀、四肢厥冷、心音弱、心率快、血压下降等。皮疹暗淡稀少或皮疹出现后又突然隐退。

3.出血性麻疹

皮疹为出血性,形成紫斑,压之不褪色,同时可有内脏出血。

4.疱疹性麻疹

皮疹呈疱疹样,融合成大疱。高热、中毒症状重。

(四)异型麻疹

主要发生在接种麻疹灭活疫苗后 4～6 年,再接触麻疹患者时出现。表现为突起高热、头痛、肌痛、腹痛,无麻疹黏膜斑,病后 2～3 天出现皮疹,从四肢远端开始,逐渐扩散到躯干。皮疹为多形性,常伴四肢水肿,上呼吸道卡他症状不明显,但肺部可闻啰音。肝脾均可增大。异型麻疹病情较重,但多为自限性。其最重要的诊断依据是恢复期检测麻疹血凝抑制抗体高滴度,但病毒分离阴性。一般认为异型麻疹无传染性。

四、诊断标准

(1)如当地有麻疹流行,没有接种过麻疹疫苗且有麻疹患者的接触史。

(2)典型麻疹的临床表现,如急起发热、上呼吸道卡他症状、结膜充血、畏光、口腔麻疹黏膜斑及典型的皮疹等即可做出临床诊断。

(3)麻疹特异性 IgM 抗体阳性或 IgG 抗体滴度恢复期较早期增高 4 倍以上即可确诊。

五、鉴别要点

(一)风疹

前驱期短,全身症状和呼吸道症状轻,无麻疹黏膜斑,发热 1～2 天出疹,皮疹分布以面、颈、躯干为主。1～2 天皮疹消退,无色素沉着和脱屑,常伴耳后、颈部淋巴结肿大。

(二)幼儿急疹

突起高热,持续 3～5 天,上呼吸道症状轻,热骤降后而出现皮疹,皮疹散在呈玫瑰色,多位于躯干,1～3 天皮疹退,热退后出疹为其特点。

(三)药物疹

近期服药史,皮疹多有瘙痒,低热或无热,无黏膜斑及卡他症状,停药后皮疹渐消退,血嗜酸性粒细胞可增多。

六、治疗要点

对麻疹病毒尚无特效抗病毒药物,主要为对症治疗,加强护理,预防和治疗并发症。

(一)一般治疗

单病室呼吸道隔离至体温正常或至少出疹后 5 天;卧床休息,保持室内空气新鲜,温度适宜,眼、鼻、口腔保持清洁,多饮水。

(二)对症治疗

高热者可酌情应用小剂量解热药物或物理降温;咳嗽者可用祛痰镇咳药;剧咳和烦躁不安者可用少量镇静药;体弱病重患儿可早期注射丙种球蛋白;必要时给氧,保证水、电解质及酸碱平衡等。

七、注意要点

(一)警惕肺炎

肺炎为麻疹最常见的并发症,多见于 5 岁以下患儿,占麻疹患儿死亡的 90% 以上。表现为病情突然加重,咳嗽、咳脓痰,患儿可出现鼻翼翕动、口唇发绀,肺部有明显啰音。肺炎可为麻疹病毒所致,也可合并细菌感染导致。治疗同一般肺炎,合并细菌感染较为常见,主要为抗菌治疗。

(二)警惕心肌炎

2 岁以下婴幼儿易致心肌病变,表现为气促、烦躁、面色苍白、发绀,听诊心音低钝、心率快。皮疹不能出全或突然隐退。心电图示 T 波和 ST 段改变。出现心力衰竭者应及早静脉注射强心药物如毛花苷 C 或毒毛花苷 K,同时应用利尿药,重症者可用肾上腺皮质激素保护心肌。

八、防控要点

(1)对麻疹患者应做到早诊断、早报告、早隔离、早治疗。患者隔离至出疹后 5 天,伴呼吸道并发症者应延长到出疹后 10 天。易感的接触者检疫期为 3 周,并使用被动免疫制剂。

(2)流行期间,儿童机构应加强检查,及时发现患者。避免去公共场所或人多拥挤处,出入应戴口罩;无并发症的患儿在家中隔离,以减少传播。

(3)保护易感人群。①主动免疫:接种麻疹减毒活疫苗,主要对象为婴幼儿、未患过麻疹的儿童和成人。易感者在接触患者 2 天内若接种疫苗,仍可能预防发病或减轻病情。②被动免疫:体弱、妊娠妇女及年幼的易感者,在接触患者 5 天内注射人血丙种球蛋白 3 mL 可预防发病。若 5 天后注射,则只能减轻症状,免疫有效期 3~8 周。

(付文鹏)

第十节 风 疹

风疹是由一种常见的急性呼吸道传染病,在我国属于丙类传染病。以发热、全身皮疹为特征,常伴有耳后、枕部淋巴结肿大。妊娠早期感染风疹病毒可经胎盘感染胎儿,引起严重的先天性风疹综合征,导致胎儿畸形。

一、病因要点

病原体是风疹病毒。人是唯一的传染源,儿童发病较为常见。主要由空气飞沫经呼吸道传播,流行季节多为春、冬季。

二、诊断要点

(一)流行病学史
从出疹前 5~7 天到出疹后 3~5 天均有传染性,患者口、鼻、咽部分泌物及血、粪便、尿液中均有病毒。

(二)临床特点
潜伏期 12~23 天,多为 14~18 天。

1.前驱期

1~2 天,症状较轻微,低热或中度发热、咳嗽、流涕、咽痛等上呼吸道炎症和眼结膜炎,耳后、枕后、颈后淋巴结轻度肿大,伴轻压痛。部分患者软腭及咽部可见充血性斑疹,大小如针尖或稍大,但无黏膜斑。

2.出疹期

常于发热 1~2 天后出现皮疹,呈淡红色斑丘疹,直径 2~3 mm,也可呈大片皮肤发红或针尖猩红热样皮疹。皮疹始于面部,迅速向颈部、躯干和四肢发展,24 小时内波及全身,但手掌、足底大多无疹。2~3 天全部消退,一般不留色素沉着或脱屑。在出疹前 4~10 天可出现全身淋巴结肿大,尤以耳后、枕后、颈后淋巴结肿大最为明显,肿大淋巴结轻度压痛、不融合、不化脓,可伴脾轻度肿大,淋巴结肿大可持续 2～3 周。

(三)辅助检查

1.血常规

白细胞总数减少,淋巴细胞增多,可出现异形淋巴细胞及浆细胞。

2.病毒学检查

出疹前 4～5 天至疹后 1～2 天取咽拭子行病毒分离。

3.血清学检查

急性期和恢复期血清检测风疹抗体,风疹 IgM 抗体阳性或恢复期风疹 IgG 抗体滴度较急性期有 4 倍或以上升高,或急性期抗体阴性而恢复期抗体阳转可以确定诊断。其中风疹 IgM 抗体以疹后 5～14 天阳性率最高,阳性表示患者近期感染,对于风疹早期诊断及决定感染风疹病毒的孕妇是否要终止妊娠至关重要。

三、临床分型

(一)获得性风疹

发热后 1～2 天出现特征性斑丘疹,伴耳后、枕后、颈后淋巴结肿痛。

(二)先天性风疹综合征

由于孕早期感染风疹,风疹病毒通过胎盘感染胎儿,导致胎儿发育迟缓、先天性畸形或疾病,重者可导致死胎、流产或早产。胎儿发育迟缓指出生体重、身长、头围、胸围等均比正常新生儿低。先天畸形或常见疾病有眼部缺陷、耳聋、心血管疾病、发育障碍及神经系统畸形等。多数患儿出生时即具临床症状,也可出生后数月至数年才出现进行性症状和新的畸形。患儿死亡率高,出生后 1 年内死亡者达 10％～20％。

四、诊断标准

(一)流行病学

未患过风疹且接触过风疹患者,未接种过风疹疫苗。

(二)临床特点

前驱期短,发热后 1～2 天出现特征性斑丘疹,耳后、枕后、颈后淋巴结肿痛。

(三)病原学检测

1 个月内未接种过风疹减毒活疫苗而在血清中查到风疹 IgM 抗体,或恢复期血清风疹 IgG 抗体滴度较急性期有 4 倍或以上升高,或急性期抗体阴性而恢复期抗体阳转,或分离得到风疹病毒。

五、鉴别要点

(一)幼儿急疹

突起高热,持续 3～5 天,上呼吸道症状轻,体温骤降后而出现皮疹,皮疹散在呈玫瑰色,多位于躯干,1～3 天皮疹消退,热退后出疹为其特点。

(二)麻疹

在 3～4 周前有与麻疹患者接触史,发热、流涕、咳嗽、结膜充血、流泪等上呼吸道感染严重者应疑是麻疹,若口腔出现麻疹黏膜斑即可早期诊断,出疹时间、顺序、疹退脱屑和色素沉着有助于诊断。

六、治疗要点

尚无特效疗法,以对症治疗为主。

(一)急性期治疗

卧床休息,发热、头痛可用退热镇痛药物。干扰素、利巴韦林有减轻病情作用。

(二)并发症治疗

高热、嗜睡、昏迷、惊厥者考虑并发脑炎,应按流行性乙型脑炎的原则治疗。出血倾向严重者,可用肾上腺皮质激素治疗,必要时输注新鲜全血。

七、注意要点

(1)指导幼儿和育龄妇女正确接种风疹疫苗。

(2)4个月内的孕妇感染风疹病毒后可致畸、早产及死胎等,在妊娠早期避免与风疹患者接触,一旦感染风疹,应考虑终止妊娠。

八、防控要点

(1)患者应隔离至出疹后5天,早孕妇女应尽可能避免接触风疹患者。

(2)对儿童和高危人群应接种风疹减毒活疫苗,孕妇不宜接种风疹疫苗,育龄期妇女接种疫苗至少1个月后方可怀孕。

(付文鹏)

第十一节 霍 乱

一、病因要点

霍乱是由霍乱弧菌引起的烈性肠道传染病,发病急,传播快,是亚洲、非洲大部分地区腹泻的重要原因,属于国际检疫传染病。在我国属于甲类传染病。典型患者由于剧烈的腹泻和呕吐,可以引起脱水、肌肉痉挛,严重者导致外周循环衰竭和急性肾衰竭。一般以轻症多见,带菌者也较多。但重症及典型患者治疗不及时可致死亡。其病原体为霍乱弧菌,是一种能运动的弯曲呈弧形的革兰阴性菌。患者和带菌者是霍乱的传染源,人群普遍易感,流行季节多为夏秋季。人体食入霍乱弧菌后是否发病,主要取决于机体的免疫力和食入霍乱弧菌的量。

二、诊断要点

(一)临床特点

本病潜伏期短者数小时,长者3~6天。典型患者多突然发病,少数患者发病前1~2天有头昏、乏力或轻度腹泻等症状。典型病例分为3期。

1.吐泻期

(1)腹泻:以剧烈的腹泻开始,其特点为无里急后重感,多数不伴有腹痛,排便后自觉轻快感。腹泻次数由每天数次至数十次不等。排出的粪便初为黄色稀便,后为水样便,腹泻严重者排出白色浑浊的"米泔水"样大便。有肠道出血者大便为洗肉水样,出血多者为柏油样便。

(2)呕吐:一般发生在腹泻之后,不伴有恶心,多为喷射性呕吐,呕吐物初为胃内容物,继而为水样,严重者也可见"米泔水"样。轻者也可没有呕吐。

2.脱水期

(1)脱水:患者由于剧烈地呕吐和腹泻,体内水分和电解质大量丢失,从而出现脱水、电解质紊乱和代谢性酸中毒,严重者出现循环衰竭。脱水可分为轻、中、重三度。

(2)循环衰竭:严重失水导致失水性休克,四肢厥冷,脉搏细弱,血压下降,继而意识障碍、烦躁不安,甚至嗜睡或昏迷。

(3)酸中毒:患者呼吸增快、意识障碍,甚至昏迷。

(4)肌肉痉挛:呕吐和腹泻导致低血钠,从而引起腓肠肌和腹直肌痉挛,表现为痉挛部位的疼痛和肌肉呈强直状态。

(5)低血钾:临床表现为肌张力减弱,膝反射减弱或消失,腹胀,也可出现心律失常,心电图示QT延长,T波平坦或倒置或出现 U 波。

(3)恢复期:腹泻停止,脱水纠正后患者症状消失,尿量消失,体力逐渐恢复。部分患者由于肠腔内毒素吸收后出现发热,持续 1～3 天后自行消退。

(二)临床类型

根据失水程度、血压和尿量情况,可以分为轻、中、重 3 型。

1.轻型

起病缓慢,腹泻不超过 10 次/天,为稀便或稀水样便,一般不伴有呕吐,持续 3～5 天后恢复,无明显脱水表现。

2.中型

有典型的腹泻和呕吐症状,腹泻次数为 10～20 次/天,为水样或"米泔水"样便,量多,因而有失水体征,血压下降,尿量较少。

3.重型

除典型的腹泻和呕吐症状外,存在严重失水,因而出现循环衰竭,失水性休克。

除上述 3 种临床类型外,尚有中毒型霍乱,起病急,尚未出现腹泻和呕吐的症状,就进入中毒性休克而死亡。

(三)辅助检查

1.血常规及生化检查

由于血液浓缩导致红细胞计数升高,血红蛋白和血细胞比容升高,白细胞升高,以中性粒细胞和单核细胞增多,电解质钠、钾、氯均可见降低,尿素氮和肌酐升高。

2.尿常规检查

少量蛋白尿,镜检有少许红细胞、白细胞和管型。

3.大便检查

(1)常规镜检:可见黏液和少许红细胞、白细胞。

(2)涂片染色:取粪便或早期培养物涂片染色镜检,可见革兰阴性稍弯曲的弧菌,无芽孢,无荚膜。而 O139 群霍乱弧菌可以产生荚膜。

（3）悬滴试验和制动试验：将新鲜粪便做悬滴或暗视野显微镜检，可见运动活泼呈梭状的弧菌。加入 O1 亚群多价血清 1 滴，弧菌凝集成块，运动停止，若加入 O1 亚群多价血清运动没有停止，应再加入 O139 亚群多价血清重做试验。

（4）大便培养：怀疑本病的患者，除做显微镜检查外，还应该送实验室做大便培养。

4.血清免疫学检查

霍乱弧菌的感染者，能产生抗菌抗体和抗肠毒素抗体，血清免疫学检查主要用于流行病学的追溯和粪便阴性可疑患者的诊断，若抗凝集素抗体双份血清滴度升高 4 倍以上，有诊断意义。

三、鉴别要点

（一）急性胃肠炎

多数有食用不洁食物史，同餐者往往集体发病，起病急骤，先有呕吐而后腹泻，排便前往往有肠鸣、阵发性腹部剧痛，大便不是米泔样，常为水样或类似痢疾样脓血便。

（二）急性细菌性痢疾

临床上常见有发热，大便为黏液、脓血便，量少，有腹痛及里急后重。大便镜检有大量的脓细胞。大便培养痢疾杆菌阳性。

（三）大肠埃希菌性肠炎

1.产肠毒素性大肠埃希菌性肠炎

潜伏期 4～24 小时，有发热、恶心、呕吐及腹部绞痛，腹泻每天 10 次左右，黄水或清水样便，无脓血便，严重腹泻者亦可产生重度脱水，婴幼患儿常因此而危及生命。

2.肠致病性大肠埃希菌性肠炎

大便为水样或蛋花汤样，重者也会有脱水及全身症状。两者粪便培养均可获得相应的大肠埃希菌。

（四）病毒性肠炎

常见病原体为人轮状病毒，侵犯各年龄组，多见于婴幼儿，好发于秋、冬季，可呈流行性。

四、治疗要点

（一）严格隔离

患者应按甲类传染病进行严格隔离，确诊者和疑似病例应该分开隔离，患者排泄物应彻底消毒。患者症状消失后，连续 2 次粪便培养阴性方可解除隔离。

（二）液体疗法

1.轻度脱水患者

以口服补液为主。世界卫生组织推荐的口服补液盐配方为葡萄糖 20 g（可用蔗糖 40 g 或米粉 40～60 g 代替），氯化钠 3.5 g，碳酸氢钠 2.5 g（可用枸橼酸钠 2.9 g 代替），氯化钾 1.5 g，溶于 1 000 mL 可饮用水内。对轻、中度脱水患者，口服补液盐用量在最初 6 小时，成人每小时 750 mL，儿童（<20 kg）每小时 250 mL，以后的用量约为腹泻量的 1.5 倍。

2.中、重型脱水患者

须立即进行静脉输液抢救，待病情稳定后改为口服补液。补液应坚持及时、迅速、足量，先盐后糖，先快后慢，纠正酸中毒及补钙、补钾的补液原则。

静脉补液,通常选择与患者丧失电解质浓度相似的"541"溶液(每升含氯化钠 5 g,碳酸氢钠 4 g,氯化钾 1 g),其配制可按比例组合:0.9%氯化钠 550 mL,1.4%碳酸化钠 300 mL,10%氯化钾 10 mL 及 10%葡萄糖 140 mL。

输液量根据失水程度决定。第一个 24 小时,轻型者为 3 000～4 000 mL,儿童 120～150 mL/kg,含钠液量为 60～80 mL/kg。中型者 4 000～8 000 mL,儿童 150～200 mL/kg,含钠液量 80～100 mL/kg。重型者 8 000～12 000 mL,儿童 200～250 mL/kg,含钠液量 100～120 mL/kg。中度以上患者最初 2 小时内应快速输入 2 000～4 000 mL 液体,需使用多条静脉输液通道,或加压输液装置以保证输入量及速度(每分钟 1 mL/kg),根据病情改善,逐步减慢补液速度。在脱水纠正且有排尿时,应注意补充氯化钾,剂量按 0.1～0.3 g/kg 计算,浓度不超过 0.3%。

(三)抗菌治疗

目前常用药物有诺氟沙星,成人每次 200 mg,每天 3 次;或环丙沙星,成人每次 250～500 mg,每天 2 次;复方磺胺甲噁唑,成人每次 2 片,每天 2 次;多西环素成人每次 200 mg,每天2次;以上药物任选一种,连服 3 天。

(四)并发症的治疗

补液过程出现低血钾者应静脉滴注氯化钾。浓度一般不宜超过 0.3%。并发急性肾衰竭伴严重氮质血症者应作血液透析。

(五)抗肠毒素治疗

目前认为氯丙嗪能抑制小肠上皮细胞腺苷环化酶的活性、盐酸小檗碱(黄连素)可抑制霍乱弧菌及霍乱肠毒素的毒性作用,可减轻霍乱患者的腹泻症状。可用氯丙嗪 1～2 mg/kg 口服。盐酸小檗碱成人每次 0.3 g,每天 3 次口服。

五、注意要点

(一)警惕中毒型霍乱

患者起病急,可以没有腹泻和呕吐就进入休克状态。有流行病学史的患者若怀疑本病,可以灌肠或肛拭子取标本送检以明确诊断。

(二)警惕治疗中肺水肿的发生

由于本病脱水严重,往往需要快速补液,若不注意纠正酸中毒,往往容易发生肺水肿及出现心力衰竭,此时应该暂停输液或减慢输液速度;绝对卧床休息,半卧位,必要时给予镇静剂如吗啡 5～10 mg 肌内注射,或地西泮(安定)5 mg 或 10 mg 肌内注射;含酒精的氧吸入(将氧通过装有 20%～30%酒精的瓶子,每次 30 分钟);呋塞米 20～40 mg,2 分钟内静脉注射;地塞米松 5～10 mg加 50%葡萄糖溶液 20 mL 缓慢静脉注射;毛花苷 C 0.4 mg 加 25%～50%葡萄糖 20 mL 缓慢静脉注射 10 分钟以上,必要时 2～4 小时后再注射 0.2～0.4 mg;必要时应用血管扩张剂。

六、预防

控制霍乱流行的重要环节在于及时发现患者和疑似患者,并对其进行隔离治疗和疫源检索。同时需要加强饮水消毒和食品管理,对患者和带菌者的排泄物进行彻底消毒,并消灭苍蝇等传播媒介。既往疫苗由于保护率低,保护时间短,已不再提倡使用。

(付文鹏)

第十二节 破 伤 风

破伤风是由破伤风梭菌导致的疾病,是常和创伤相关联的一种特异性感染。主要是由破伤风芽孢通过污染的土壤进入伤口或经过消毒不严的分娩、手术等方式侵入人体,在厌氧环境下生长繁殖,产生痉挛毒素而引起典型的临床表现:牙关紧闭、肌肉强直、角弓反张及全身肌肉阵发性痉挛。破伤风病情凶险,病死率极高。

一、病因要点

病原菌为破伤风梭菌,又称破伤风杆菌,为革兰阳性专性厌氧菌。平时存在人畜的肠道,随粪便排出体外,以芽孢状态分布于自然界,主要存在于动物粪便和泥土里。

感染常见于各种创伤,破伤风梭菌进入伤口后,在厌氧环境下使侵入的破伤风杆菌芽孢发育为增殖体,迅速繁殖并产生大量外毒素,最主要的外毒素有两种

(一)痉挛毒素

即破伤风毒素,是引起本病的主要毒素,毒力强。该毒素与神经细胞结合,一方面引起过度兴奋,造成肌肉的持续紧张强直和腺体过度分泌;另一方面形成许多高度敏感的兴奋灶,稍受刺激便发出兴奋冲动,从而产生阵发性的剧烈痉挛等症状。痉挛毒素有抗原性,可免疫动物获得有效的抗毒素。

(二)溶血素

可引起局部组织坏死和心肌损害,在血琼脂平板上可有溶血现象。

二、诊断要点

(一)流行病学史

有开放性创伤史,特别是伤口深而有异物者,或有不卫生助产及使用污染的针头等病史。

(二)临床特点

潜伏期通常为1~2周,可短至24小时或长达数月。潜伏期越短者,预后越差。前驱症状为全身不适、轻度发热、乏力、头晕、头痛、局部肌肉发紧等。典型症状是肌紧张性收缩(肌强直)及阵发性肌痉挛,通常最先受影响是咀嚼肌,其次为面部表情肌、颈、背、腹、四肢肌,最后为膈肌。具体临床表现:张口困难(牙关紧闭)、皱眉、口角下缩、咧嘴呈"苦笑面容";继而颈部强直、头后仰,当背、腹肌同时收缩时形成"角弓反张";膈肌受影响后,发作时面唇青紫,通气困难,可出现呼吸暂停。光线、声响、接触、饮水及震动等可诱发上述痉挛发作。在痉挛发作时,患者仍然保持神志清楚;在痉挛间歇期,全身肌肉紧张强直是本病特点。患者死亡原因多为窒息、心力衰竭或肺部并发症。

(三)辅助检查

破伤风患者的实验室检查一般无特异性发现,白细胞及中性粒细胞增高,脑脊液除偶有轻度蛋白增加外大都正常,部分病例伤口分泌物经厌氧培养分离出破伤风杆菌。

三、临床分型

破伤风可分为 4 个临床类型。

(一)全身型破伤风

最为常见的类型。有肌肉强直及全身性肌痉挛等典型的临床症状。

(二)局灶型破伤风

潜伏期较长,痉挛只限于咀嚼肌,颜面或身体的个别肌肉群。多见于曾接受破伤风抗毒素预防注射者,预后良好。

(三)脑型破伤风

脑型破伤风为局限型破伤风的特殊类型。主要是颅神经支配的肌肉受累,表现牙关紧闭、面肌痉挛、咽肌痉挛,偶尔有眼外肌的痉挛。一般轻型患者多见,预后良好。个别重症患者预后差。

(四)新生儿破伤风

主要原因是不卫生助产或消毒技术不够,病原体从脐带伤口侵入而致;或由不良的风俗习惯如用香灰、泥土、积尘等外敷新生儿伤口所致。俗称"四日风""五日风""七日风"。初发病时患儿全身软弱,不能吸吮,渐出现肌张力增高及痉挛。出现症状超过 5 天如还未得到治疗,当发热和痉挛症状出现,为预后不良的征兆。病死率高达 90% 以上。

四、诊断标准

由于破伤风的临床表现较为特异,根据有外伤或不洁的生产史及典型的临床表现即可诊断。实验室检查很难诊断破伤风,虽然有时可从伤口培养出破伤风梭菌,但培养阴性者也不能否定破伤风的存在,所以诊断时不要求常规做厌氧培养和细菌学证据。

五、鉴别要点

(一)狂犬病

有被病兽咬伤或抓伤的病史,肌痉挛主要表现为咽喉肌的痉挛,有典型的"怕风""怕光""怕声""流涎"等临床表现,一般无全身强直性痉挛。

(二)各种脑膜炎、脑炎

可有全身性痉挛、颈项强直及角弓反张,但患者多有神志不清、脑脊液变化、血清免疫试验等异常。

(三)张口困难的疾病

如扁桃体周围脓肿、牙髓炎和牙周炎。这些疾病有局部疼痛而无肌肉痉挛和全身强直。

六、治疗要点

(一)一般疗法

患者需入住重症监护病房,房间要保持安静,避免声、光、震动等刺激诱发肌肉痉挛。因患者不断发生阵发性肌肉痉挛、盗汗等,每天消耗热量和丢失水分较多,因此需注意高热量、高蛋白及高维生素等营养的补充及水与电解质平衡的调整。必要时可采用鼻胃管鼻饲,甚至采用中央静脉肠外营养。

(二)镇痉止抽

首先应保持气道通畅,在痉挛时,可在镇静剂及神经肌肉阻滞剂应用下,及早进行气管切开或插管。根据病情可交替使用镇静、解痉药物,可供选用的药物:10%水合氯醛,每次20～40 mL保留灌肠;苯巴比妥钠,每次0.1～0.2 g,肌内注射;地西泮10～20 mg肌内注射或静脉滴注,一般每天1次。病情较重者,可用冬眠1号合剂(由氯丙嗪、异丙嗪各50 mg,哌替啶100 mg及5%葡萄糖溶液250 mL配成)静脉缓慢滴入,注意低血容量时忌用。痉挛发作频繁不易控制者,可每次给予25%硫喷妥钠0.25～0.5 g缓慢静脉注射,但要警惕发生喉头痉挛和呼吸抑制,用于已做气管切开者比较安全。但新生儿破伤风要慎用镇静解痉药物。

(三)清创治疗

及时彻底清除伤口内异物和坏死组织,应在良好麻醉、控制痉挛的情况下进行伤口处理及充分扩创引流,局部伤口用3%过氧化氢溶液冲洗。

(四)抗毒素治疗

目的是中和未被结合的痉挛毒素及继续产生的痉挛毒素,应尽早使用。

1.破伤风抗毒血清

注射破伤风抗毒血清的目的是中和游离的毒素,所以只在早期有效,如果毒素已与神经组织结合,则难以起效。注射前先做皮肤过敏试验,一般用量为1万～6万U,由肌内注射及加入5%葡萄糖溶液中静脉注射。

2.破伤风人体免疫球蛋白

在早期应用有效,一般只用1次,深部肌内注射3 000～6 000 U,新生儿为500 U。

(五)抗生素治疗

青霉素80万～100万U,肌内注射,每4～6小时1次,或大剂量静脉注射抑制破伤风梭菌。也可使用甲硝唑2.5 g/d,分次口服或静脉滴注,持续7～10天。如伤口有混合感染,则应选用抗菌药物。

(六)对症治疗

高热若物理降温效果不好者,可使用激素如地塞米松、氢化可地松等;脑水肿者给予甘露醇脱水,并可加用地塞米松10 mg/d静脉注射。

七、注意要点

破伤风是一种极为严重的疾病,死亡率高,尤其是新生儿和吸毒者,为此要采取积极的综合治疗措施,包括清除毒素来源,中和游离毒素,控制和解除痉挛,保持呼吸道通畅和防治并发症等。

八、防控要点

破伤风的预防远优于发生后的治疗,一般在完成全程破伤风疫苗接种和每10年加强接种的人群中很少会患此病。预防措施主要有以下几点。

(一)主动免疫

采用类毒素基础免疫通常需注射三次,成人注射第一次后,间隔4～6周再注射第二次,6个月～1年后注射第三次,每次0.5 mL,此三次注射称为基础注射。免疫力在首次注射后10天内产生,30天后能达到有效保护的抗体浓度。以后每10年常规加强注射一次,重点人群每5年加强一次。

(二)被动免疫

该方法适用于未接受或未完成全程主动免疫注射,而伤口感染、清创不当以及严重的开放性损伤患者。破伤风抗毒血清是最常用的被动免疫制剂,注射前需做皮肤过敏试验,常用剂量是1 500 U肌内注射,伤口感染重或受伤超过12小时者,剂量加倍,有效作用维持10天左右。破伤风抗毒血清皮内试验过敏者,可采用脱敏法注射。也可使用人体抗破伤风球蛋白一次肌内注射250 U。

(付文鹏)

第十三节 梅 毒

梅毒是由梅毒螺旋体引起的一种慢性性传播疾病。本病危害性极大,可侵犯全身各组织器官或通过胎盘传播引起死产、流产、早产和胎传梅毒。治疗主要是青霉素抗梅毒治疗。

一、病因要点

病原体为梅毒螺旋体,又称苍白螺旋体。梅毒的唯一传染源是梅毒患者,患者的皮损、血液、精液、乳汁和唾液中均有梅毒螺旋体存在。主要通过性接触、垂直传播和血液传播,少数患者可经医源性途径、接吻、握手、哺乳或接触污染衣物、用具而感染。

二、诊断要点

(一)流行病学史

有不洁性接触史,梅毒患者的性伴侣,孕产妇梅毒感染史及输血史。

(二)临床特点

1.获得性梅毒

(1)一期梅毒:主要表现为外生殖器硬下疳和单侧腹股沟或患处附近淋巴结的硬化性淋巴结炎,一般无全身症状。

(2)二期梅毒:梅毒螺旋体由淋巴系统进入血液循环形成菌血症播散全身,引起皮肤黏膜损害(梅毒疹、扁平湿疣、梅毒性秃发与口腔、舌、咽、喉或生殖器黏膜损害)及系统性损害(骨关节、眼、神经、内脏、淋巴结损害)。

(3)三期梅毒:皮肤黏膜损害(结节性梅毒疹和梅毒性树胶肿)及骨梅毒、眼梅毒、心血管梅毒、神经梅毒。

2.先天性梅毒

先天性梅毒分为早期先天梅毒、晚期先天梅毒和先天潜伏梅毒,特点是不发生硬下疳,早期病变较后天性梅毒重,骨骼及感觉器官受累多而心血管受累少。

(1)早期先天梅毒:患儿常早产,发育差、脱水、皮肤松弛,貌似老人、躁动不安。皮肤黏膜损害,梅毒性鼻炎,骨梅毒。此外常有全身淋巴结肿大、肝脾大、肾病综合征、脑膜炎、血液系统损害等表现。

(2)晚期先天梅毒:一般5～8岁发病,13～14岁才相继出现多种表现,以角膜炎、骨损害和神经系统损害常见,心血管梅毒罕见。标志性损害有哈钦森齿、桑葚齿、胸锁关节增厚、基质性角膜炎、神经性耳聋。哈钦森齿、神经性耳聋和基质性角膜炎合称哈钦森三联征。

3.潜伏梅毒

凡有梅毒感染史,无临床症状或临床症状已消失,除梅毒血清学阳性外无任何阳性体征,并且脑脊液检查正常者。

（三）辅助检查

1.梅毒螺旋体检查

采用暗视野显微镜、镀银染色、吉姆萨染色或直接免疫荧光检查等方法,适合于硬下疳或扁平湿疣者。

2.梅毒血清学试验

梅毒血清学试验是梅毒主要的检查方法和确诊的主要依据,分为非特异性试验和特异性试验。

3.脑脊液检查

主要用于神经梅毒的诊断,脑脊液白细胞计数和总蛋白量的增加属非特异性变化,脑脊液VDRL试验是神经梅毒的可靠诊断依据。病情活动时脑脊液白细胞计数常增高($\geq 10 \times 10^6$/L)。

4.影像学检查

X线、彩超、CT和MRI检查分别用于骨关节梅毒、心血管梅毒和神经梅毒的辅助诊断。

三、诊断标准

由于梅毒的临床表现复杂多样,因此必须仔细询问病史、认真体格检查和反复实验室检查方可及早明确诊断。此外,对于患有其他性传播疾病者、6周前有不洁性接触者、梅毒患者的性伴侣应常规进行梅毒血清学筛查。

(1)一期梅毒的诊断主要根据接触史、潜伏期、典型临床表现,同时结合实验室检查(发现梅毒螺旋体;梅毒血清试验早期阴性,后期阳性),不可仅仅凭一次梅毒血清学试验阴性就排除梅毒。

(2)二期梅毒的诊断主要根据接触史、典型临床表现(特别是皮肤黏膜损害),同时结合实验室检查(黏膜损害处发现梅毒螺旋体;梅毒血清试验强阳性)。

(3)晚期梅毒的诊断要根据接触史、典型临床表现同时结合实验室检查(非梅毒螺旋体抗原血清试验大多阳性,梅毒螺旋体抗原血清学试验阳性,典型组织病理表现等);神经梅毒的脑脊液检查可见白细胞$\geq 10 \times 10^6$/L,蛋白量> 0.5 g/L,VDRL试验阳性。

(4)先天性梅毒的诊断主要根据患儿母亲有无梅毒病史,结合典型临床表现和实验室检查(发现梅毒螺旋体或梅毒血清试验阳性)。

四、鉴别要点

(1)一期梅毒硬下疳应与生殖器疱疹、软下疳、固定性药疹、白塞病、下疳样脓皮病和生殖器部位肿瘤进行鉴别。

(2)二期梅毒应与玫瑰糠疹、寻常银屑病、病毒疹、药疹、股癣和皮肤淋巴瘤等鉴别。

(3)三期梅毒应与皮肤结核、麻风和皮肤肿瘤等鉴别。神经梅毒应与其他中枢神经系统疾病或精神性疾病进行鉴别。心血管梅毒应与其他心血管疾病进行鉴别。

五、治疗要点

驱梅药物治疗是主要的治疗方法。

(一)青霉素类

青霉素类为首选药物,血清浓度达 0.03 U/mL 即有杀灭梅毒螺旋体的作用,但血清浓度必须稳定维持 10 天以上方可彻底清除体内的梅毒螺旋体。常用苄星青霉素、普鲁卡因、水剂青霉素 G,心血管梅毒不用苄星青霉素。

(二)头孢曲松钠

头孢曲松钠为高效的抗梅毒螺旋体药物,可作为青霉素过敏者优先选择的替代治疗药物。

(三)四环素类和大环内酯类

疗效较青霉素差,通常作为青霉素过敏者的替代治疗药物。

六、注意要点

(一)预防吉-海反应

吉-海反应是梅毒患者接受高效抗梅毒螺旋体药物治疗后,梅毒螺旋体被迅速杀死并释放出大量异种蛋白所引起的急性变态反应。多在用药后数小时发生,表现为寒战、发热、头痛、呼吸加快、心动过速、全身不适及原发疾病加重,严重时心血管梅毒患者可发生主动脉破裂。泼尼松可用于预防吉-海反应,在驱梅治疗前 1 天开始应用 0.5 mg/(kg·d),口服 3 天。

(二)心血管梅毒

应住院治疗,对于并发心力衰竭者应控制心力衰竭后再进行驱梅治疗。治疗前口服泼尼松预防吉-海反应。青霉素应从小剂量开始,逐渐增加,直至第 4 天起按正常剂量治疗;治疗中如发生胸痛、心力衰竭加剧或心电图 ST-T 段变化较治疗前明显,应暂停治疗。

(三)神经系统梅毒

应住院治疗,为预防吉-海反应,应口服泼尼松。

七、防控要点

(1)提倡精神文明,严厉打击卖淫嫖娼。加强对梅毒防治知识的宣传。

(2)重点发现一期梅毒,早期彻底治疗,防止播散。

(3)婚前、产前,献血前坚持做梅毒血清试验。

（付文鹏）

第十四节 狂 犬 病

狂犬病又称恐水症,是由狂犬病毒引起的一种人畜共患急性传染病。其潜伏期短者 4 天,长者可达 10 年以上。临床表现为高度兴奋、恐惧不安、恐水、畏风、畏光、流涎、多汗,发作性咽肌及呼吸肌痉挛、吞咽及呼吸困难,最后进行性肌肉麻痹、昏迷,终因呼吸循环衰竭死亡。疾病发生后无有效治疗方法,病死率几乎 100%。人被动物咬伤后,彻底正确地清洗和处理伤口、有效使用狂犬病毒疫苗和免疫血清是预防狂犬病发作的有效办法。

一、病因要点

狂犬病毒属于弹状病毒科狂犬病毒属。病毒外形呈弹状,外有包膜,其内含有核壳体和病毒核酸。病毒含有 5 种主要蛋白(L、N、G、M1 和 M2),G 为病毒表面的糖蛋白,可诱导机体形成保护性抗体。N 为核蛋白,具有抗原特异性,其诱导产生的抗体不具保护性,但可用于狂犬病的诊断和流行病学研究等。从患者或感染的动物体内分离的狂犬病毒,毒力强,能侵犯中枢神经系统,称为自然毒或街毒,街毒经多次兔脑传代后毒力降低,失去了侵袭中枢神经系统能力的减毒病毒株称为固定毒,常用来制备疫苗。狂犬病毒不耐热,对酸、碱、新苯扎氯铵、福尔马林、酒精等消毒剂均敏感,日光、紫外线、超声波也能杀灭病毒。人患狂犬病多因被带病毒的犬、猫或狼、狐狸、吸血蝙蝠等野生动物咬伤、抓伤而感染,也可因吸入带有狂犬病毒的空气被感染,但人传染人极少见。我国的狂犬病多为带病毒的犬咬伤所致。

二、诊断要点

(一)流行病学史

有被带病毒的犬、猫或狼、狐狸、吸血蝙蝠等野生动物咬伤、抓伤,或舔舐黏膜或未愈合的伤口的历史。

(二)临床特点

(1)愈合的咬伤伤口或周围感觉异常、麻木发痒、刺痛或蚁走感。

(2)出现兴奋、烦躁、恐惧、恐水、怕风、阵发性咽肌痉挛和交感神经兴奋性亢进的表现,如流涎、多汗、心律快、血压增高等,继而肌肉瘫痪和昏迷,终因呼吸循环衰竭死亡。

(3)极个别的患者无兴奋、恐水、怕风等表现,仅表现为四肢无力、麻痹,随之发展至全身肌肉瘫痪、咽喉肌、声带麻痹致失音等,最终也因呼吸衰竭死亡,即所谓麻痹型狂犬病。

(三)辅助检查

1.血常规检查

白细胞总数轻至中度增多,中性粒细胞占 80% 以上。

2.脑脊液检查

脑脊液细胞及蛋白质可稍增多,葡萄糖及氯化物正常。

3.检测狂犬病毒抗原

可用免疫荧光技术或酶联免疫吸附技术检测患者唾液、脑脊液、颈后带毛囊的皮肤组织中的狂犬病毒抗原。

4.核酸检测

用 RT-PCR 检查狂犬病毒 RNA。

5.病毒分离

取患者的唾液、脑脊液接种鼠脑分离病毒。

6.内氏小体检查

取动物或死者脑组织做切片、染色,镜检找内氏小体。

以上抗原、核酸、病毒分离或内氏小体检查,任一项结果阳性者均能确诊。

三、诊断标准

（一）临床诊断病例

以下两项任一项符合者。

（1）符合临床特点中第1、2条者。

（2）有流行病学时，同时具备临床特点中第3条者。

（二）确诊病例

临床诊断病例，且辅助检查中狂犬病毒抗原、核酸、病毒分离或内氏小体检查，任何一项结果阳性者。

四、鉴别要点

本病尚需与破伤风、病毒性脑膜炎、病毒性脑炎、脊髓灰质炎等鉴别。

五、治疗要点

（一）治疗原则

严格隔离，支持和对症治疗。

（二）严格隔离患者

防止唾液污染。

（三）尽量保持患者安静

减少风、光、声等刺激、加强监护和支持治疗，包括给氧，输液纠正酸中毒、维持水电解质平衡和必要的热量和营养。

（四）对症治疗

有脑水肿时使用脱水剂。有心动过速、心律失常者，使用β受体阻滞剂或强心剂。对呼吸衰竭者可使用人工呼吸机，必要时应作气管切开。

六、注意要点

本病发作后病死率几乎达100％，应及时告知本病预后的严重性，注意严格隔离，避免医源性感染发生。

七、防控要点

预防患病是控制狂犬病的重点，主要包括以下几个方面。

（一）管理好家犬和及时捕杀病犬

家犬应登记在册并注射兽用狂犬病毒疫苗。对发现的野犬、狂犬要立即捕杀。对疑似狂犬者，应设法捕获，并隔离观察10天，如不死亡，则非狂犬；如出现症状或死亡，应取脑组织检查，并做好消毒、深埋或焚烧。

（二）彻底清洗和处理伤口

狗咬伤后应尽快进行伤口处理。用20％肥皂水或0.1％苯扎溴胺（新洁尔灭）彻底洗刷伤口半小时以上（注意两药不能同用），然后用大量清水冲洗。如伤口较深，则需将导管插入伤口内，用注射器灌洗。冲洗后用2.0％碘酊或75％酒精彻底消毒伤口。伤口一般不缝合包扎。严重者或咬伤在头颈面部、上肢,还需在伤口及周围浸润注射抗狂犬病免疫血清 40 IU/kg 或人抗狂犬病免疫球蛋白 20 IU/kg。

(三)疫苗注射

国内目前多用地鼠肾细胞疫苗(PHKCV),于咬伤当天及伤后 3 天、7 天、14 天、28 天(或 30 天)各肌内注射 2 mL,也可于咬伤后当天及伤后 1 天、2 天、3 天、7 天、14 天、30 天各注射 2 mL,90 天可加强注射一次。

(付文鹏)

第十五节 手 足 口 病

手足口病是由一组肠道病毒引起的急性丙类传染病。以手、足和口腔黏膜等部位发生丘疹、疱疹、溃疡为典型表现。少数可引起心肌炎、肺水肿、无菌性脑脊髓炎、脑炎等并发症。个别重症患儿病情发展迅速,导致死亡。

一、病因要点

引起手足口病的肠道病毒有肠道病毒 71 型、柯萨奇病毒和埃可病毒的某些血清型,如 Cox A16、A4、A5、A9、A10、B2、B5、B13 和埃可病毒 11 型等。多发生于 10 岁以下的儿童,3 岁以下婴幼儿可发生重症病例。主要通过消化道、呼吸道和密切接触传播,流行季节多为夏、秋季。

二、诊断要点

(一)流行病学史

(1)患者和病毒携带者的粪便、呼吸道分泌物及患者的黏膜疱疹液中含有大量病毒,接触尤其是污染的手、日常用品、衣物、玩具等均可感染。

(2)在流行期间,常可发生幼儿园集体感染和家庭集聚发病,有时会造成短时间内较大范围的流行。

(二)临床特点

潜伏期 3~7 天。发疹前可有不同程度的发热、咳嗽、流涕、感冒等症状或食欲缺乏、呕吐、腹泻等胃肠道症状。

1.轻症病例

发病期主要以手、足、臀皮疹及口痛为特征。由于咽痛而拒食或流涎。口腔黏膜疹出现较早,初为粟粒样斑丘疹或水疱,周围有红晕,常位于咽部、舌、两颊部或口唇。手足臀、躯干和四肢成簇出现斑丘疹或疱疹,无疼痛及瘙痒。斑丘疹在 5 天左右由红变暗,逐渐消退;疱疹呈圆形凸起,大小不等,内有浑浊液体。5~10 天结硬皮并逐渐消失,不留有瘢痕。部分仅表现为皮疹或疱疹性咽峡炎,病程自限,病程 1 周左右。

2.重症病例

起病后病情进展迅速,在发病 1~5 天出现脑膜炎、脑炎、脑脊髓膜炎、神经性肺水肿、循环障碍等,病情危重,病死率高,存活病例可留有后遗症。

(1)神经系统表现:如精神差、嗜睡、易惊、谵妄;头痛、呕吐;肌肉阵挛、眼球震颤、共济失调、眼球运动障碍;无力或急性迟缓性麻痹;惊厥,脑膜刺激征,腱反射减弱或消失。病理征阳性。有颅高压或脑疝则表现剧烈头痛、脉搏缓慢、血压升高、前囟隆起、呼吸节律不规律或停止,球结膜水肿、瞳孔大小不等、对光反应迟钝或消失。

(2)呼吸系统表现:呼吸浅促或节律改变、呼吸困难,口唇发绀,咳嗽,咳白色、粉红色或血泡沫样痰,肺部可闻及湿啰音或痰鸣音。

(3)循环系统表现:面色苍白、皮肤花纹、四肢发冷,指(趾)发绀,出冷汗,毛细血管再充盈时间延长,心率增快或减慢,脉搏浅快或减弱甚至消失,血压升高或下降。

(三)实验室检查

1.血常规检查

轻型病例一般无明显变化,重型病例白细胞明显升高($>15 \times 10^9/L$)或明显降低($<2 \times 10^9/L$)。

2.血生化检查

部分病例可有不同程度的肝功能异常和心肌酶谱水平的升高,并发脑炎时可有血糖升高,严重时血糖>9 mmol/L,C反应蛋白一般不升高。

3.脑脊液检查

脑脊液外观清亮,压力升高,细胞数增多,蛋白正常或升高,糖、氯化物正常。

4.血气分析

重型患儿并发肺炎、肺水肿时可有呼吸性碱中毒、低氧血症、代谢性酸中毒表现;并发脑炎、脑水肿引起的中枢性呼吸功能不全时,还可出现呼吸性酸中毒和代谢性酸中毒。

5.病原学检查

用组织培养分离肠道病毒是目前诊断的金标准,但病毒核酸的检测是手足口病病原诊断的主要方法。还可通过血清学检查测定血清中肠道病毒中和抗体的滴度,通常用急性期血清与恢复期血清滴度比较,抗体滴度4倍或以上升高证明病毒感染。

6.影像学检查

轻型及疾病早期,胸部X线检查可无异常或仅有双肺纹理增粗模糊,中晚期出现双肺大片浸润影及胸腔积液。神经源性肺水肿时,肺CT表现为弥漫而无规律的斑片状、团絮状或片状边界模糊的密度增高影。神经系统受累时相应部位的MRI会出现T_1WI增强扫描显示强化,而T_2WI序列可无明显强化信号。

三、临床分型

(一)普通病例

手足口、臀部皮疹,伴或无发热。

(二)重症病例

1.重型

出现神经系统受累表现,如精神差、嗜睡、易惊、谵妄;头痛、呕吐;肌肉阵挛、眼球震颤、共济失调、眼球运动障碍;无力或急性迟缓性麻痹;惊厥,脑膜刺激征,腱反射减弱或消失。

2.危重型

出现下列情况之一者即可诊断为危重型,频繁抽搐、昏迷、脑疝、呼吸困难、发绀、咳血性泡沫痰、肺部啰音,以及休克等循环功能不全表现。

四、诊断标准

(一)临床诊断病例

(1)在流行季节发病,常见于学龄前儿童,婴幼儿多见。

(2)手、足、臀部和口腔典型皮疹,伴有或无发热。皮疹不典型时临床诊断困难,需结合病原学或血清学检查作出判断。

(二)确诊病例

临床诊断病例具有下列之一者即可确诊。

(1)肠道病毒(EV71、CVA16 等)特异性核酸检测阳性。

(2)分离出肠道病毒病鉴定为 EV71、CVA16 或其他肠道病毒。

(3)急性期与恢复期血清肠道病毒特异性中和抗体滴度 4 倍或以上升高。

五、鉴别要点

(一)疱疹性口炎

由单纯疱疹病毒感染引起,多发生于 3 岁以下儿童。典型表现为口腔黏膜数目较多成簇、针尖大小、壁薄透明的小水疱,常累及齿龈,一般无皮疹,常伴颌下淋巴结肿大。

(二)其他儿童发疹性疾病

需要与丘疹性荨麻疹、水痘、不典型麻疹、幼儿急疹、风疹等鉴别。可根据流行病学特点、皮疹形态、部位、出疹时间、有无淋巴结肿大及伴随症状等进行鉴别。最终依据病原学和血清学检测进行鉴别。

六、治疗要点

(一)一般治疗

隔离期 2 周,防止本病在幼儿园内传播。发病后 1 周注意休息,多饮水,进清淡、易消化、富含维生素的流质食物。口腔局部可喷用西瓜霜、冰硼散等,皮肤疱疹破溃可外用 1% 甲紫等。

(二)对症治疗

低热和中度发热,给予多饮水、协助物理降温。体温超过 38.5 ℃,可服用解热镇痛药物。有肝和心肌损伤时给予保肝、保护心肌的药物。

(三)病原治疗

缺乏有效的病原治疗药物,可酌情应用利巴韦林抗病毒治疗。

(四)重症病例的治疗

除上述治疗措施外,对重症手足口病患儿应密切注意患者体温、精神状态、神志、呼吸、心率的变化。

1.神经系统受累

给予甘露醇每次 $0.5 \sim 1.0$ g/kg,隔 $4 \sim 8$ 小时一次;静脉给予丙种球蛋白,总量 2 g/kg,分 $2 \sim 5$ 天给药;酌情应用糖皮质激素,甲泼尼松龙每天 $1 \sim 2$ mg/kg,病情凶险可加大剂量;降温、镇静、止惊和神经节苷脂促进脑细胞恢复。

2.呼吸、循环衰竭

保持呼吸道通畅,吸氧。呼吸障碍时及时气管插管、使用正压机械通气;维持血压稳定,限制入液量。血压下降给予升压药物治疗,米力农、多巴胺等血管活性药物;保护重要脏器和内环境稳定;监测血常规、肝功能、心肌酶谱、血糖变化;抗生素预防继发肺内感染。

七、注意要点

(1)由于感染病毒种类不同,可以反复发病。如果为 EV71 感染,发病年龄越小,易合并中枢神经系统损伤,白细胞升高往往预示预后不良。

(2)具有以下临床特征,年龄<3 岁的患儿,可能在短期内发展为危重病例:①持续高热不退;②精神萎靡、呕吐、肌阵挛、肢体无力、抽搐;③呼吸、心率增快;④出冷汗、末梢循环不良;⑤高血压或低血压;⑥白细胞明显增高;⑦高血糖。

八、防控要点

(1)搞好儿童个人、家庭和托幼机构的卫生是预防本病的关键。

(2)在本病流行期间,尽量不带婴幼儿和儿童到人群聚集、空气流通差的公共场所。

(付文鹏)

第十六节　血 吸 虫 病

血吸虫病是由日本血吸虫成虫寄生于人体肝门静脉系统所引起的寄生虫性疾病。急性期患者有发热、腹痛、腹泻或脓血便,肝大与压痛等,血中嗜酸粒细胞增多。慢性期以肝脾大或慢性腹泻为主。晚期以门静脉周围纤维化病变为主,可发展为肝硬化、巨脾与腹水等。吡喹酮是目前用于治疗日本血吸虫病最有效的药物,但晚期患者仍需要综合治疗。

一、病因要点

患者为本病主要传染源。病原体日本血吸虫,寄生于门静脉系统的成虫交配产卵。虫卵随粪便排至体外,入水后孵出毛蚴,毛蚴又侵入中间宿主钉螺体内发育成为尾蚴。尾蚴从螺体逸出。当人、畜接触含有尾蚴的疫水时,尾蚴在极短时间内从皮肤或黏膜侵入,导致感染。人与脊椎动物对血吸虫普遍易感。本病呈地方性流行。主要流行于亚、非、拉美的 73 个国家。我国主要有 7 个省份是血吸虫病的流行区,包括安徽、江苏、江西、四川、湖南、湖北、云南。

二、诊断要点

(一)流行病学史
患者有血吸虫疫区生活史及疫水接触史。

(二)临床特点
本病潜伏期在 30～60 天,平均 40 天。受感染的程度、时间、免疫状态、治疗等因素的影响,血吸虫临床表现复杂多样,轻重不一。我国将血吸虫病分为 4 期。

1.侵袭期
尾蚴入侵可导致皮炎、荨麻疹、血管神经性水肿、淋巴结肿大、出血性紫癜等。幼虫体内移行可出现咳嗽、胸痛等。

2.急性期

急性期:①普遍有发热,以间歇热、弛张热为多见,轻症发热数天,一般 2~3 周,重症可迁延数月。②消化道症状,发热期间,多伴有食欲缺乏,腹部不适,腹痛、腹泻、呕吐等。腹泻一般每天 3~5 次,个别可达 10 余次,初为稀水便,继则出现脓血、黏液。热退后腹泻次数减少。危重患者可出现高度腹胀、腹水、腹膜刺激征。经治疗热退后 6~8 周,上述症状可显著改善或消失。③肝脾大,90% 以上患者肝大伴压痛,肝左叶增大较显著。半数患者轻度脾大。④呼吸系统,感染后 2 周内出现,半数患者有咳嗽、气喘、胸痛,严重者可出现痰中带血、胸闷、气促等。⑤重症患者可出现神志淡漠、心肌受损、重度贫血、消瘦及恶病质等,并可迅速发展为肝硬化。

3.慢性期

在流行区占绝大多数。多因急性期未曾发现,未治疗或治疗不彻底,或多次少量重复感染等原因,逐渐发展成慢性。本期一般可持续 10~20 年,因其病程漫长,症状轻重可有很大差异。主要表现为慢性腹泻、黏液脓血便,症状反复,病程长者可出现肠梗阻、贫血、消瘦、体力下降等。重者可出现内分泌紊乱、性欲减退,女性有月经紊乱、不孕等。病程进展可出现肝硬化、脾大。

4.晚期

患者极度消瘦,严重肝硬化导致腹水、巨脾、消化道出血、肝性脑病等并发症,结肠肉芽肿导致反复腹泻、黏液脓血便、腹胀、肠梗阻,幼年期反复感染可导致侏儒症。

(三)辅助检查

1.血常规及生化检查

急性期可出现外周血嗜酸性粒细胞增多,一般占 20%~40%,可高达 90%。慢性期嗜酸性粒细胞轻度增多,在 20% 以内。晚期血吸虫患者因脾功能亢进引起红细胞、白细胞及血小板减少。生化检查提示血清中球蛋白增高,血清 ALT、AST 轻度增高。晚期患者出现血清白蛋白减少,球蛋白增高,常出现清蛋白与球蛋白比例倒置现象。

2.病原学检查

直接涂片法简便,但虫卵检出率低;毛蚴孵化法可以提高阳性检出率。定量透明法用做血吸虫虫卵计数。慢性及晚期血吸虫患者肠壁组织增厚,虫卵排出受阻,故粪便中不易查获虫卵,可应用直肠镜行黏膜活体组织检查。

3.免疫学检查

免疫学检查:①皮内试验(IDT),此法简便、快速、通常用于现场筛选可疑病例。但可出现假阳性或假阴性反应,与其他吸虫病可产生较高的交叉反应;并且患者治愈后多年仍可为阳性反应。②循环抗体检测,血吸虫患者血清中存在特异性抗体,包括 IgM、IgG、IgE 等,如受检者未经病原治疗,而特异性抗体呈阳性反应,对于确定诊断意义较大;如已经病原治疗,特异性抗体阳性,并不能确定受检者体内仍有成虫寄生,因治愈后,特异性抗体在体内仍可维持较长时间。常用检查抗体的试验有环卵沉淀试验(COPT)、间接血凝试验(IHA)、酶联免疫吸附试验(ELISA)。③循环抗原酶免疫法(EIA),从理论上讲,循环抗原的存在表明有活动性感染,血清、尿中循环抗原水平与粪虫卵计数有较好的相关性。本法敏感、特异、简便、快速,对血吸虫病的诊断、疗效考核和估计虫种都有参考价值。

4.影像学检查

B超和CT扫描有助于了解肝硬化的程度,以及脾大、腹水的辅助诊断。

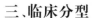

三、临床分型

血吸虫临床表现复杂多样,临床上除了上述典型临床表现外,根据累及部位不同又可分为以下几点。

(一)肺型血吸虫病

虫卵沉积引起的肺间质性病变,表现为轻度咳嗽与胸部隐痛、痰少。偶可闻及干湿啰音,但重型患者肺部有广泛病变时,胸部 X 线检查有弥漫云雾状、点片状、粟粒状浸润阴影,边缘模糊,多位于中下肺,肺部病变经病原学治疗后 3～6 个月逐渐消失。

(二)脑型血吸虫病

临床可分为急性与慢性两型,均以青壮年患者多见,发病率为 1.7%～4.3%。临床表现酷似脑膜脑炎,常与肺部病变同时发生,出现意识障碍、脑膜刺激征、瘫痪、抽搐、腱反射亢进和锥体束征等。脑脊液嗜酸性粒细胞可增高或有蛋白质与白细胞轻度增多。慢性型的主要症状为癫痫发作,尤以局限性癫痫为多见,颅脑 CT 扫描显示病变常位于顶叶,亦可见于枕叶,为单侧多发性高密度结节阴影。

(三)其他

机体其他部位发生的血吸虫病,如胃、胆囊、肾、睾丸、子宫、心包、甲状腺、皮肤等,发生率较低,临床上可出现相应症状。

四、诊断标准

有血吸虫疫水接触史,临床上具有急性或慢性血吸虫病的症状和体征,如发热、皮炎、荨麻疹、腹痛、腹泻、肝脾大等。粪便检出活虫卵、毛蚴孵出试验阳性或直肠黏膜活体组织检查有阳性发现即可确诊。

五、鉴别要点

(一)急性血吸虫病

须与伤寒、阿米巴肝脓肿、急性粟粒性肺结核,其他肠道疾病鉴别。主要根据籍贯、职业、流行季节、疫水接触史、高热、肝大伴压痛、嗜酸性粒细胞增多、大便孵化阳性为鉴别要点。

(二)慢性血吸虫病

须与慢性菌痢、阿米巴痢疾、溃疡性结肠炎、肠结核、直肠癌等病鉴别。粪便孵化血吸虫毛蚴阳性可确诊。嗜酸性粒细胞增生有助于本病之诊断。肠镜检查及组织检查可有助于确诊。粪便常规检查、培养、X 线钡剂灌肠,诊断性治疗有助于诊断与鉴别诊断。

(三)晚期血吸虫病

须与门脉性肝硬化及其他原因所致的肝硬化鉴别。血吸虫病肝硬化的门静脉高压所引起的肝脾大、腹水、腹壁静脉怒张改变较为突出,肝细胞功能改变较轻,肝表面高低不平。门静脉性肝硬化表现为乏力、食欲缺乏、黄疸、蜘蛛痣、肝大显著或者肝缩小,不易摸到表面结节,且有活动性肝功改变,如转氨酶增高等。

(四)异位血吸虫病

肺血吸虫病须与支气管炎、粟粒性肺结核、肺吸虫病鉴别。急性脑血吸虫病应与流行性乙型脑炎鉴别。慢性脑血吸虫病应与脑瘤及癫痫鉴别。

六、治疗要点

(一)支持与对症疗法

急性期持续高热、中毒症状严重者给予解热、补液、维持水和电解质平衡,加强营养及全身支持疗法。对慢性和晚期患者,应加强营养给予高蛋白饮食和多种维生素,改善贫血及相关症状,肝硬化有门静脉高压时,应注意预防消化道出血,必要时外科手术治疗。患有其他肠道寄生虫病者应驱虫治疗,合并伤寒、痢疾、败血症、脑膜炎者均应先控制感染后再使用吡喹酮治疗。

(二)病原治疗

(1)吡喹酮为治疗血吸虫病的首选药物。毒性小、疗效好、给药方便、适应证广,对幼虫、童虫及成虫均有杀灭作用。常见不良反应可有头昏、乏力、出汗、轻度腹痛等。用法:急性血吸虫病按总量 120 mg/kg,6 天分次服完,其中 50% 必须在前两天服完,体重超过 60 kg 者按 60 kg 计。慢性血吸虫病成人总量按 60 mg/kg,2 天内分 4 次服完;儿童体重在 30 kg 以内者,总量 70 mg/kg,体重超过 30 kg 者与成人相同剂量。

(2)蒿甲醚和青蒿琥酯也可用于治疗血吸虫病。

七、注意要点

(1)急性期患者如出现严重咳嗽、咳血痰,并有胸闷、气促,应注意呼吸衰竭。另外出现神志淡漠、心肌受损、重度贫血、消瘦、恶病质等死亡率高。

(2)晚期患者应注意消化道出血、肝性脑病、严重感染、肠梗阻等并发症。

八、防控要点

(一)控制传染源

在流行区每年对患者、病畜进行普查、普治。

(二)切断传播途径

消灭钉螺是预防本病的关键,可采取改变钉螺孳生环境的物理灭螺法(如土埋法等),同时可结合化学灭螺法,采用氯硝柳胺等药物杀灭钉螺,粪便须经无害化处理后方可使用。保护水源,改善用水。

(三)保护易感人群

严禁在疫水中游泳、戏水。接触疫水时应穿着防护衣裤和使用防尾蚴剂。

(付文鹏)

第十七节 蛔 虫 病

蛔虫病是由似蚓蛔蛔线虫寄生于人体小肠或其他器官所引起的慢性传染病。临床常无明显症状,部分患者有腹痛和肠道功能紊乱表现。除肠蛔虫症外,还可引起胆道蛔虫症、蛔虫性肠梗阻等严重并发症。驱蛔虫治疗是本病最重要的治疗手段。

一、病因要点

病原体为蛔虫。人是蛔虫的唯一终宿主,蛔虫感染者和患者是传染源。感染期虫卵经口进入人体,污染的土壤、蔬菜、瓜果等是主要媒介。人群普遍易感,学龄期儿童感染率高。

二、诊断要点

(一)流行病学史

本病是最常见的蠕虫病,世界各地温带、亚热带及热带均有流行。发展中国家发病率高。我国大部分农村属重度和中度流行区。有生食蔬菜习惯者易感染。

(二)本病临床表现与蛔虫发育的不同阶段引起的病理生理改变有关

1.蛔虫蚴移行症

蛔虫蚴移行于肺时可有低热、咳嗽或哮喘样发作,痰少,偶有血丝。双肺可闻及干啰音、胸片可见肺门阴影增粗、肺纹理增多与点状、絮状炎症浸润影。

2.肠蛔虫症

大多数无症状,少数出现腹痛与脐周压痛,有时呈绞痛,不定时反复发作,严重者有食欲缺乏、体重下降与贫血等。可从大便中排出蛔虫。

3.异位蛔虫症

除了常见的胆道蛔虫症、胰管蛔虫症、阑尾蛔虫症以外,蛔虫还可窜入脑、眼、耳鼻喉、气管、支气管、胸腔、腹腔、泌尿生殖道等。蛔虫某些分泌物作用于神经系统可引起头痛、失眠、智力发育障碍,严重时出现癫痫、脑膜刺激征或昏迷。蛔虫性脑病多见于幼儿,经驱虫治疗后病情多迅速好转。

4.变态反应

蛔虫代谢产物可引起宿主的肺、皮肤、结膜、肠黏膜过敏,表现为哮喘、荨麻疹、结膜炎或腹泻等。

(三)辅助检查

1.血常规

蛔虫蚴移行、异位蛔虫症及并发感染时血白细胞和嗜酸性粒细胞增多。

2.病原学检查

粪涂片或饱和盐水漂浮法可查到虫卵。改良加藤法虫卵查出率较高。B超及逆行胰胆管造影有助于胆、胰、阑尾蛔虫症的诊断。

三、诊断标准

根据流行病学史,咳嗽、哮喘样发作、腹痛等临床表现及血嗜酸性粒细胞增高应考虑蛔虫病的可能性。粪便查见蛔虫卵,或粪便排出或呕出蛔虫者均可确诊。出现胆绞痛、胆管炎、胰腺炎时应注意异位蛔虫症的可能,B超及逆行胰胆管造影有助于诊断。蛔虫性肠梗阻多见于儿童,腹部条索状肿块,影像学发现蛔虫阴影即可诊断。

四、鉴别要点

(一)支气管哮喘

支气管哮喘是一种气道慢性炎症性疾病,有反复发作的喘息、气促、胸闷和/或咳嗽等症状,常在夜间发作或加重,多数患者可自行缓解或经治疗缓解。常有家族史及过敏史。支气管激发或舒张试验阳性。粪便检查正常。

(二)急性胆囊炎

主要症状为右上腹疼痛,可向右肩背部放射,伴发热、恶心、呕吐。体检右上腹压痛和肌紧张,Murphy 征阳性。血常规白细胞计数增高,B超示胆囊壁水肿或伴有胆囊结石。

五、治疗要点

(一)驱虫治疗

常用药物有阿苯达唑,400 mg,一次顿服;甲苯达唑,每次 200 mg,1～2 次/天,疗程 1～2 天。成人可每天顿服伊维菌素 6 mg 或三苯双脒 300 mg。

(二)异位蛔虫症及并发症的治疗

胆道蛔虫症:以解痉止痛、驱虫、抗感染治疗为主。蛔虫性肠梗阻可服豆油,待蛔虫团松解后再驱虫治疗。上述措施无效应及时手术治疗。阑尾蛔虫症、急性化脓性胆管炎、肝脓肿、出血性坏死性胰腺炎均需及早外科治疗。

六、注意要点

(一)警惕胆道蛔虫嵌顿

胆道蛔虫症经内科治疗后病情加重或出现胆道蛔虫嵌顿者应及时外科手术治疗。

(二)警惕蛔虫性完全性肠梗阻的发生

蛔虫性肠梗阻经内科治疗 1～2 天后无好转或进展为完全性肠梗阻,应及时外科手术治疗。

(三)警惕并发其他外科急腹症

并发阑尾蛔虫症、急性化脓性胆管炎、肝脓肿、出血性坏死性胰腺炎者,均需及早外科治疗。

七、防控要点

(1)驱除肠道内的蛔虫是控制传染源的重要措施。驱出的虫或粪便应及时处理,避免污染环境。

(2)养成良好的个人卫生习惯,饭前便后洗手,不饮生水,不食不洁净的瓜果。同时需要加强饮水消毒和食品管理。

(3)加强粪便管理,对粪便进行无害化处理。

(付文鹏)

第十八节　蛲　虫　病

蛲虫病是由蠕形住肠线虫寄生于人体肠道而引起的一种常见寄生虫病。主要症状为肛门周围和会阴部夜间瘙痒。驱蛲虫治疗是本病最重要的治疗手段。

一、病因要点

病原体为蠕形住肠线虫(蛲虫)。人是蛲虫病唯一的终宿主,患者是唯一的传染源。蛲虫主要经消化道传播。人群普遍易感,儿童感染远较成人多见。

二、诊断要点

(一)流行病学史

蛲虫病呈世界性分布,温带、寒带地区感染率高于热带;发展中国家高于经济发达国家。尤以居住拥挤、卫生条件差的地区多见。幼儿园及小学等集居儿童感染率较高。儿童感染后可在家庭中传播,呈家庭聚集性。

(二)临床特点

蛲虫病的主要症状为肛门周围和会阴部瘙痒,尤以夜间为甚,影响睡眠。由于搔抓致局部皮肤炎症。患儿常有夜惊、睡眠不安、烦躁、磨牙等症状,以致白天精神萎靡、食欲缺乏、逐渐消瘦。由于长期睡眠不足,患儿可出现注意力不集中、好咬指甲、性情怪僻等心理行为异常。少数患者可出现恶心、呕吐、腹痛等消化道症状。蛲虫引起的阑尾炎与细菌所致者症状相似。蛲虫可侵入尿道出现尿频、尿急、尿痛与遗尿。蛲虫可侵入阴道引起阴道分泌物增多和下腹部疼痛不适。偶尔蛲虫经子宫与输卵管侵入盆腔,形成肉芽肿,易误诊为肿瘤。轻症感染者一般无症状,卫生习惯良好者可自愈。

(三)辅助检查

1.检查成虫

患者晚间入睡后1~3小时,在较亮灯光下仔细检查肛门周围皮肤皱褶处,找到乳白色细小雌虫即可确诊,连续多次检查可提高阳性率。蛲虫数量多时可附着在粪便表面排出。

2.检查虫卵

采用肛门周围刮取物镜检。一般于清晨大便前检查,需连续检查3~5次。常用方法如下。

(1)透明胶纸粘贴法:本法阳性率最高。采用透明胶纸粘贴肛门周围皮肤皱褶处,反复多次,然后将胶面贴于滴有生理盐水的载玻片上镜检,可找到虫卵。

(2)棉签拭子法:将脱脂棉签的一端用生理盐水湿润后涂拭肛门周围,再涂于载玻片上镜检。

三、诊断标准

凡有肛门周围及会阴部瘙痒者均应考虑蛲虫病。家庭内曾有蛲虫感染病例的异位损害患者,也应想到蛲虫病的可能,查到成虫或虫卵即可确诊。

四、鉴别要点

外阴湿疹外阴湿疹是一种由多种病因引起的变态反应性皮肤病,外阴湿疹可累及外阴及周围皮肤,其特征为多形性病损、炎性渗出伴剧烈瘙痒。过敏是发病的重要原因。

五、治疗要点

确诊后应立即进行驱蛲虫治疗,可快速有效治愈。由于蛲虫感染途径和生活史的特性,治疗需要重复 1～2 次。

(一)内服药物

目前常用药物有阿苯达唑,100～200 mg,每天 1 次顿服,2 周后重复 1 次;甲苯达唑,100 mg,每天 1 次顿服,连服 3 天;恩波吡维安,为 5 mg/kg,睡前 1 次顿服,2 周后重复 1 次;以百部、川楝、槟榔等为主的驱蛲汤,每天 1 剂,连服 3 天。

(二)外用药物

每晚睡前清洗肛门周围和会阴部后,用 2‰氧化氨基汞软膏、3‰噻嘧啶软膏或蛲虫膏涂搽。

六、注意要点

警惕蛲虫病感染的异位损害极少数女性患者可发生异位损害,如侵入阴道、子宫、输卵管,甚至盆腔,引起相应部位的炎症。盆腔内可形成肉芽肿,易误诊为肿瘤。阴道和宫颈涂片可发现蛲虫卵。

七、防控要点

(1)本病单靠药物不易根治,需采取综合性预防措施。

(2)发现集体性儿童机构或家庭感染者,应进行蛲虫感染普查、普治,7～10 天重复检查一次,以消除传染源。

(3)加强培养个人卫生习惯,尤其是儿童。饭前便后洗手、勤洗澡、勤剪指甲、勤换内衣裤,纠正吮指习惯。提倡儿童穿满裆裤。加强环境卫生,如生活用具、桌椅、地板应经常擦洗。

(付文鹏)

第十九节 钩 虫 病

钩虫病是由十二指肠钩虫和/或美洲钩虫寄生于人体小肠所致的肠道寄生虫病。临床表现主要为贫血、营养不良、胃肠功能紊乱、劳动力下降。轻者可无症状,称钩虫感染。严重贫血者可致心功能不全,儿童营养不良、发育障碍等。驱钩虫治疗是本病最重要的治疗手段。

一、病因要点

病原体为十二指肠钩虫和美洲钩虫。钩虫感染者和患者是传染源。钩蚴主要经过皮肤黏膜感染人体,亦可生食含钩蚴的蔬菜、瓜果等经口腔黏膜侵入体内。青壮年农民感染率为高,儿童较少。男性高于女性。可重复感染。

二、诊断要点

(一)流行病学史

钩体感染遍及全球,尤以热带、亚热带地区最普遍。农村感染率明显高于城市。我国除青海、新疆、内蒙古、黑龙江、西藏等省、自治区外,其他地区均有不同程度流行,尤以四川、浙江、湖南、福建、广东、广西等较重。在流行区有赤手裸足接触农田土壤及曾有典型钩虫皮疹史者,具有重要诊断意义。

(二)临床特点

轻度感染大多数无临床症状,感染较重者可出现轻重不一的临床表现。

1.幼虫引起的临床表现

临床表现:①钩蚴性皮炎,多发生于手指和足趾间、足缘、下肢皮肤或臀部,产生红色点状疱丘疹,奇痒。一般3~4天后炎症消退,7~10天后皮损自行愈合。②呼吸道症状,患者可出现咳嗽、咳痰、咽部发痒等症状,尤以夜间为甚。重者痰中带血、伴有阵发性哮喘、声嘶及低热,持续数周。肺部可闻及干啰音或哮鸣音。X线检查显示肺纹理增粗或点片状浸润影,数天后自行消退。

2.成虫引起的临床表现

临床表现:①肠黏膜损伤引起的消化道症状:感染后1~2个月后出现上腹部隐痛或不适,食欲缺乏、消化不良、腹泻、消瘦、乏力、大便隐血阳性等。②钩虫性贫血:慢性失血所致贫血是钩虫病的主要症状。重度感染后5~6个月后逐渐出现渐进性贫血,表现为头晕、眼花、耳鸣、乏力、劳动后心悸与气促,劳动力下降,脸色蜡黄,表情淡漠。心前区收缩期杂音,血压偏低,脉压增大,心脏扩大,甚至出现心力衰竭。重度贫血伴低蛋白血症者,常有下肢水肿,甚至出现腹水与全身水肿。

(三)辅助检查

1.血常规检查

常有小细胞低色素贫血,血清铁浓度显著降低,一般在9 $\mu mol/L$ 以下。网织红细胞数正常或轻度增高,白细胞数大多正常,嗜酸性粒细胞数量略增多。

2.骨髓象检查

显示造血旺盛现象,但红细胞发育受阻于幼红细胞阶段,中幼红细胞显著增多。骨髓游离含铁血黄素与铁粒细胞减少或消失。

3.大便检查

(1)直接涂片或饱和盐水漂浮法可查见虫卵。

(2)虫卵计数:用Stoll稀释虫卵计数法和改良加藤法测定钩虫感染的程度,以每克粪虫卵数(EPG)表示,EPG<3 000为轻度感染;3 001~10 000为中度感染;>10 000为重度感染。

(3)钩蚴培养法:采用滤纸条试管法培养丝状蚴,耗时较长,不能用于快速诊断。

(4)掏虫法:驱虫治疗后收集24~48小时全部粪便,用水冲洗掏虫并按虫种计数。

4.胃、肠镜等检查

胃、肠镜检查时在十二指肠、盲肠等处可见活的虫体吸附于肠壁。胃肠道钡餐常可见十二指肠下段和空肠上段黏膜纹理紊乱、增厚、蠕动增加,被激惹而成节段性收缩现象。

三、诊断标准

(一)流行病学史

在流行区有赤手裸足接触农田土壤及曾有典型钩虫皮疹史者。

(二)临床表现

起病缓慢,出现钩蚴性皮炎,阵发性哮喘,乏力,食欲缺乏,不同程度的消化道出血,慢性贫血及心功能不全,儿童营养不良、发育障碍等。

(三)实验室检查

小细胞低色素贫血。粪便检出钩虫卵或孵出钩虫蚴即可确诊。

四、鉴别要点

(1)钩虫病患者有上腹隐痛,尤其是黑便时应与十二指肠溃疡、慢性胃炎等相鉴别,胃肠钡餐与胃镜检查有助于鉴别。

(2)钩虫病贫血需与其他原因引起的贫血相鉴别,如妊娠期因生理性铁质需要增加而摄入不足及其他原因胃肠道慢性失血所致的贫血。

五、治疗要点

(一)驱虫治疗

常用药物有阿苯达唑,400 mg 每天 1 次,连服 2～3 天;甲苯达唑,200 mg 每天 1 次,连服 3 天;复方甲苯达唑(每片含甲苯达唑 100 mg,盐酸左旋咪唑 25 mg),成人每天 2 片,连服 2 天,4 岁以下儿童剂量减半,孕妇忌用;复方阿苯达唑(每片含阿苯达唑 67 mg,噻嘧啶 250 mg),成人和 7 岁以上儿童 2 片顿服。

(二)钩蚴性皮炎治疗

在感染 24 小时内局部皮肤可用左旋咪唑涂肤剂或 15％阿苯达唑软膏每天 2～3 次,重者连续 2 天。

(三)对症治疗

补充铁剂,改善贫血,常用硫酸亚铁 0.3～0.6 g,每天 3 次。血常规恢复正常后,继续服用小剂量铁剂 2～3 个月。

六、注意要点

(一)警惕上消化道大出血

少数钩虫病患者可出现上消化道大出血,常被误诊为消化道溃疡,需立即内科止血、补液或输血治疗,可行胃镜鉴别。

(二)警惕患有钩虫病的孕妇缺铁性贫血加重

妊娠期由于需铁量增加,钩虫感染的孕妇更容易发生缺铁性贫血,引起流产、早产或死胎,新生儿死亡率增高。

七、防控要点

(1)在流行区,采取普遍治疗或选择性人群重点治疗,有利于阻断钩虫病的传播。

(2)加强粪便管理,推广粪便无害化处理。尽量避免赤足与污染土壤密切接触,防止钩蚴侵入皮肤黏膜。不吃不洁净的蔬菜瓜果,防止钩蚴经口感染。

(3)目前预防钩虫感染的疫苗尚处于实验研究阶段,还不能应用于人体。

(付文鹏)

第七章

内科常见疾病的中医治疗

第一节 不 寐

不寐是以经常不能获得正常睡眠为特征的一类病证,主要表现为睡眠时间、深度的不足,轻者入睡困难,或寐而不酣,时寐时醒,或醒后不能再寐,重则彻夜不寐,常影响人们的正常工作、生活、学习和健康。

不寐在《内经》称为"不得卧""目不瞑"。认为是邪气客于脏腑,卫气行于阳,不能入阴所得。《素问·逆调论》记载有"胃不和则卧不安"。后世医家引申为凡脾胃不和,痰湿、食滞内扰,以致寐寝不安者均属于此。

汉代张仲景《伤寒论》及《金匮要略》中将其病因分为外感和内伤两类,提出"虚劳虚烦不得眠"的论述,至今临床仍有应用价值。《景岳全书·不寐》中将不寐病机概括为有邪、无邪两种类型。"不寐证虽病有不一,然惟知邪正二字则尽之矣。盖寐本乎阴,神其主也,神安则寐,神不安则不寐。其所以不安者,一由邪气之扰,一由营气不足耳。有邪者多实证,无邪者皆虚证。"

明·李中梓结合自己的临床经验对不寐证的病因及治疗提出了卓有见识的论述:"不寐之故,大约有五:一曰气虚,六君子汤加酸枣仁、黄芪;一曰阴虚,血少心烦,酸枣仁一两,生地黄五钱,米二合,煮粥食之;一曰痰滞,温胆汤加南星、酸枣仁、雄黄末;一曰水停,轻者六君子汤加菖蒲、远志、苍术,重者控涎丹;一曰胃不和,橘红、甘草、石斛、茯苓、半夏、神曲、山楂之类。大端虽五,虚实寒热,互有不齐,神而明之,存乎其人耳。"

明·戴元礼《证治要诀·虚损门》又提出"年高人阳衰不寐"之论。清代《冯氏锦囊·卷十二》。亦提出"壮年人肾阴强盛,则睡沉熟而长,老年人阴气衰弱,则睡轻微易知。"说明不寐的病因与肾阴盛衰及阳虚有关。

西医学的神经症、更年期综合征、慢性消化不良、贫血、动脉粥样硬化症等以不寐为主要临床表现时,可参考本节内容辨证论治。

一、病因病机

人之寤寐,由心神控制,而营卫阴阳的正常运作是保证心神调节寤寐的基础。每因饮食不节,情志失常,劳倦、思虑过度及病后、年迈体虚等因素,导致心神不安,神不守舍,不能由动转静而致不寐病证。

(一)病因

1.饮食不节

暴饮暴食,宿食停滞,脾胃受损,酿生痰热,壅遏于中,痰热上扰,胃气失和,而不得安寐。《张氏医通·不得卧》阐述其原因:"脉滑数有力不得卧者,中有宿滞痰火,此为胃不和则卧不安也。"此外,浓茶、咖啡、酒之类饮料也是造成不寐的因素。

2.情志失常

喜怒哀乐等情志过极均可导致脏腑功能的失调,而发生不寐病证。或由情志不遂,暴怒伤肝,肝气郁结,肝郁化火,邪火扰动心神,神不安而不寐;或由五志过极,心火内炽,扰动心神而不寐;或由喜笑无度,心神激动,神魂不安而不寐;或由暴受惊恐,导致心虚胆怯,神魂不安,夜不能寐,如《沈氏尊生书·不寐》云:"心胆俱怯,触事易惊,梦多不祥,虚烦不眠。"

3.劳逸失调

劳倦太过则伤脾,过逸少动亦致脾虚气弱,运化不健,气血生化乏源,不能上奉于心,以致心神失养而失眠。或因思虑过度,伤及心脾,心伤则阴血暗耗,神不守舍;脾伤则食少,纳呆,生化之源不足,营血亏虚,不能上奉于心,而致心神不安。如《类证治裁·不寐》说:"思虑伤脾,脾血亏损,经年不寐"。《景岳全书·不寐》云:"劳倦、思虑太过者,必致血液耗亡,神魂无主,所以不眠。"可见,心脾不足造成血虚,会导致不寐。

4.病后体虚

久病血虚,年迈血少,引起心血不足,心失所养,心神不安而不寐,正如《景岳全书·不寐》中说:"无邪而不寐者,必营气不足也,营主血,血虚则无以养心,心虚则神不守舍。"亦可因年迈体虚,阴阳亏虚而致不寐。若素体阴虚,兼因房劳过度,肾阴耗伤,阴衰于下,不能上奉于心,水火不济,心火独亢,火盛神动,心肾失交而神志不宁。如《景岳全书·不寐》所说:"真阴精血不足,阴阳不交,而神有不安其室耳。"

(二)病机

不寐的病因虽多,但其病理变化,总属阳盛阴衰,阴阳失交。一为阴虚不能纳阳,一为阳盛不得入于阴。其病位主要在心,与肝、脾、肾密切相关。

因心主神明,神安则寐,神不安则不寐。而阴阳气血之来源,由水谷之精微所化,上奉于心,则心神得养;受藏于肝,则肝体柔和;统摄于脾,则生化不息;调节有度,化而为精,内藏于肾,肾精上承于心,心气下交于肾,则神志安宁。

若肝郁化火,或痰热内扰,神不安宅者以实证为主。心脾两虚,气血不足,或由心胆气虚,或由心肾不交,水火不济,心神失养,神不安宁,多属虚证,但久病可表现为虚实兼夹,或为瘀血所致。

不寐的预后,一般较好,但因病情不一,预后亦各异。病程短,病情单纯者,治疗收效较快;病程较长,病情复杂者,治疗难以速效。且病因不除或治疗不当,易产生情志病变,使病情更加复杂,治疗难度增加。

二、诊查要点

(一)诊断依据

(1)轻者入寐困难或寐而易醒,醒后不寐,连续3周以上,重者彻夜难眠。

(2)常伴有头痛、头昏、心悸、健忘、神疲乏力、心神不宁、多梦等症。

（3）本病证常有饮食不节，情志失常，劳倦、思虑过度，病后，体虚等病史。

（二）病证鉴别

不寐应与一时性失眠、生理性少寐、它病痛苦引起的失眠相区别。不寐是指单纯以失眠为主症，表现为持续的、严重的睡眠困难。若因一时性情志影响或生活环境改变引起的暂时性失眠不属病态。至于老年人少寐早醒，亦多属生理状态。若因其他疾病痛苦引起失眠者，则应以祛除有关病因为主。

（三）相关检查

临床可检测多导睡眠图：①测定其平均睡眠潜伏期时间延长（超过50分钟）；②测定实际睡眠时间减少；③测定觉醒时间增多（每夜超过30分钟）。

三、辨证论治

（一）辨证要点

本病辨证首分虚实。虚证，多属阴血不足，心失所养，临床特点为体质瘦弱，面色无华，神疲懒言，心悸健忘。实证为邪热扰心，临床特点为心烦易怒，口苦咽干，便秘溲赤。次辨病位，病位主要在心。由于心神的失养或不安，神不守合而不寐，且与肝、胆、脾、胃、肾相关。如急躁易怒而不寐，多为肝火内扰；脘闷苔腻而不寐，多为胃腑宿食，痰热内盛；心烦心悸，头晕健忘而不寐，多为阴虚火旺，心肾不交；面色少华，肢倦神疲而不寐，多属脾虚不运，心神失养；心烦不寐，触事易惊，多属心胆气虚等。

（二）治疗原则

治疗当以补虚泻实，调整脏腑阴阳为原则。实证泻其有余，如疏肝泻火，清化痰热，消导和中；虚证补其不足，如益气养血，健脾补肝益肾。在此基础上安神定志，如养血安神，镇惊安神，清心安神。

（三）证治分类

1.肝火扰心证

不寐多梦，甚则彻夜不眠，急躁易怒，伴头晕头胀，目赤耳鸣，口干而苦，不思饮食，便秘溲赤，舌红苔黄，脉弦而数。

证机概要：肝郁化火，上扰心神。

治法：疏肝泻火，镇心安神。

代表方：龙胆泻肝汤加减。本方有泻肝胆实火，清下焦湿热之功效，适用于肝郁化火上炎所致的不寐多梦，头晕头胀，目赤耳鸣，口干便秘之症。

常用药：龙胆草、黄芩、栀子清肝泻火；泽泻、车前子清利湿热；当归、生地黄滋阴养血；柴胡疏畅肝胆之气；甘草和中；生龙骨、生牡蛎、灵磁石镇心安神。

胸闷胁胀，善太息者，加香附、郁金、佛手、绿萼梅以疏肝解郁；若头晕目眩，头痛欲裂，不寐躁怒，大便秘结者，可用当归龙荟丸。

2.痰热扰心证

心烦不寐，胸闷脘痞，泛恶嗳气，伴口苦，头重，目眩，舌偏红，苔黄腻，脉滑数。

证机概要：湿食生痰，郁痰生热，扰动心神。

治法：清化痰热，和中安神。

代表方：黄连温胆汤加减。本方清心降火，化痰安中，适用于痰热扰心，见虚烦不宁，不寐多梦等症状者。

常用药:半夏、陈皮、茯苓、枳实健脾化痰,理气和胃;黄连、竹茹清心降火化痰;龙齿、珍珠母、磁石镇惊安神。

不寐伴胸闷嗳气,脘腹胀满,大便不爽,苔腻脉滑,加用半夏秫米汤和胃健脾,交通阴阳,和胃降气;若饮食停滞,胃中不和,嗳腐吞酸,脘腹胀痛,再加神曲、焦山楂、莱菔子以消导和中。

3.心脾两虚证

不易入睡,多梦易醒,心悸健忘,神疲食少,伴头晕目眩,四肢倦怠,腹胀便溏,面色少华,舌淡苔薄,脉细无力。

证机概要:脾虚血亏,心神失养,神不安舍。

治法:补益心脾,养血安神。

代表方:归脾汤加减。本方益气补血,健脾养心,适用于不寐健忘,心悸怔忡,面黄食少等心脾两虚证。

常用药:人参、白术、甘草益气健脾;当归、黄芪补气生血;远志、酸枣仁、茯神、龙眼肉补心益脾安神;木香行气舒脾。

心血不足较甚者,加熟地黄、芍药、阿胶以养心血;不寐较重者,加五味子、夜交藤、合欢皮、柏子仁养心安神,或加生龙骨、生牡蛎、琥珀末以镇静安神;兼见脘闷纳呆,苔腻,重用白术,加苍术、半夏、陈皮、茯苓、厚朴以健脾燥湿,理气化痰。若产后虚烦不寐,或老人夜寐早醒而无虚烦者,多属气血不足,亦可用本方。

4.心肾不交证

心烦不寐,入睡困难,心悸多梦,伴头晕耳鸣,腰膝酸软,潮热盗汗,五心烦热,咽干少津,男子遗精,女子月经不调,舌红少苔,脉细数。

证机概要:肾水亏虚,不能上济于心,心火炽盛,不能下交于肾。

治法:滋阴降火,交通心肾。

代表方:六味地黄丸合交泰丸加减。前方以滋补肾阴为主,用于头晕耳鸣,腰膝酸软,潮热盗汗等肾阴不足证;后方以清心降火,引火归原,用于心烦不寐,梦遗失精等心火偏亢证。

常用药:熟地黄、山茱萸、山药滋补肝肾,填精益髓;泽泻、茯苓、牡丹皮健脾渗湿,清泄相火;黄连清心降火;肉桂引火归原。

心阴不足为主者,可用天王补心丹以滋阴养血,补心安神;心烦不寐,彻夜不眠者,加朱砂、磁石、龙骨、龙齿重镇安神。

5.心胆气虚证

虚烦不寐,触事易惊,终日惕惕,胆怯心悸,伴气短自汗,倦怠乏力,舌淡,脉弦细。

证机概要:心胆虚怯,心神失养,神魂不安。

治法:益气镇惊,安神定志。

代表方:安神定志丸合酸枣仁汤加减。前方重于镇惊安神,用于心烦不寐,气短自汗,倦怠乏力之症;后方偏于养血清热除烦,用于虚烦不寐,终日惕惕,触事易惊之症。

常用药:人参、茯苓、甘草益心胆之气;茯神、远志、龙齿、石菖蒲化痰宁心,镇惊安神;川芎、酸枣仁调血养心;知母清热除烦。

心肝血虚,惊悸汗出者,重用人参,加白芍、当归、黄芪以补养肝血;肝不疏土,胸闷,善太息,纳呆腹胀者,加柴胡、陈皮、山药、白术以疏肝健脾;心悸甚,惊惕不安者,加生龙骨、生牡蛎、朱砂以重镇安神。

四、预防调护

不寐属心神病变,重视精神调摄和讲究睡眠卫生具有实际的预防意义。《内经》云:"恬淡虚无,真气从之,精神内守,病安从来。"积极进行心理情志调整,克服过度的紧张、兴奋、焦虑、抑郁、惊恐、愤怒等不良情绪,做到喜怒有节,保持精神舒畅,尽量以放松的、顺其自然的心态对待睡眠,反而能较好地入睡。

睡眠卫生方面,首先帮助患者建立有规律的作息制度,从事适当的体力活动或体育锻炼,增强体质,持之以恒,促进身心健康。其次养成良好的睡眠习惯。晚餐要清淡,不宜过饱,更忌浓茶、咖啡及吸烟。睡前避免从事紧张和兴奋的活动,养成定时就寝的习惯。另外,要注意睡眠环境的安宁,床铺要舒适,卧室光线要柔和,并努力减少噪音,去除各种可能影响睡眠的外在因素。

(魏　宁)

第二节　多　寐

多寐是指不分昼夜,时时欲睡,呼之能醒,醒后复睡的病证。西医的发作性睡病、神经症、精神病的某些患者,其症状与多寐类似者,可参考本证辨证论治。

一、诊断要点

(一)诊断

(1)不论白天黑夜,不分场合地点,随时可以入睡,但呼之能醒,但未多时入睡。

(2)某些热性或慢性疾病过程中出现嗜睡,每为病程严重的预兆,不属本证范围。

(3)应与昏迷、厥证等相鉴别。昏迷是神志不清,意识丧失;厥证是呼之不应,四肢厥冷等。

(二)辨证分析

多寐主要是由于脾虚湿胜、阳衰、瘀血阻窍所致,其病理主要是由于阴盛阳虚。因阳主动,阴主静,阴盛故多寐。临床辨证主要是区分虚实,脾虚、阳衰为虚证,湿胜、瘀阻者为实证。以健脾、温肾、祛湿、化瘀为主要治法。

二、辨证论治

(一)湿胜

1.证见

多发于雨湿之季,或丰肥之人。胸闷纳少,身重嗜睡,苔白腻,脉濡缓。

2.治法

燥湿健脾。

3.方药

(1)主方:平胃散(陈师文等《太平惠民和剂局方》)加味。

处方:苍术 15 g,厚朴 12 g,陈皮 6 g,藿香 12 g,薏苡仁 18 g,法半夏 12 g,布渣叶 12 g,甘草

6 g。水煎服。

(2)单方验方:藿香佩兰合剂(任达然验方)。

处方:藿香、佩兰、苍术、川朴各 10 g,陈皮 6 g,法半夏、茯苓、石菖蒲各 10 g。水煎服。

(二)脾虚型

1.证见

精神倦怠,嗜睡,饭后尤甚,肢怠乏力,面色萎黄,纳少便溏。舌淡胖苔薄白,脉虚弱。

2.治法

健脾益气。

3.方药

(1)主方:六君子汤(虞抟《医学正传》)加减。

处方:党参 15 g,白术 12 g,茯苓 12 g,法半夏 12 g,陈皮 6 g,黄芪 15 g,神曲 10 g,麦芽 20 g,甘草 6 g。水煎服。

(2)中成药:补中益气丸,每次 9 g,每天 3 次。

(3)单方验方:黄芪升蒲汤(刘国普验方)。

处方:黄芪 30 g,升麻 9 g,茯苓 15 g,白术 12 g,石菖蒲 12 g。水煎服。

(三)阳虚型

1.证见

精神疲惫,整日嗜睡懒言,畏寒肢冷,健忘。舌淡苔薄,脉沉细无力。

2.治法

益气温阳。

3.方药

(1)主方:附子理中丸(陈师文等《太平惠民和剂局方》)加减。

处方:熟附子 12 g,干姜 10 g,党参 20 g,黄芪 18 g,巴戟天 12 g,升麻 6 g,淫羊藿 15 g,炙甘草 6 g。水煎服。

(2)中成药:附桂八味丸,每次 9 g,每天 3 次。

(3)单方验方:①附子细辛汤(何春水等《精选千家妙方》)。处方:熟附子 15 g(先煎 1 小时),细辛、苍术、厚朴、陈皮各 10 g,麻黄 6 g。加水煎沸 15 分钟,滤出药液,再加水煎 20 分钟,去渣,两煎药液兑匀,分服,每天 1 剂。②嗜睡方(陈耀庭验方)。处方:红参 6 g(另煎),干姜、补骨脂各 10 g,附子 9 g,桂枝 8 g,吴茱萸 6 g,焦白术、炙甘草各 12 g。水煎服。

(四)瘀阻型

1.证见

头晕头痛,神倦嗜睡,病情较久,或有头部外伤病史。舌质紫暗或有瘀斑,脉涩。

2.治法

活血通络。

3.方药

(1)主方:通窍活血汤(王清任《医林改错》)加减。

处方:赤芍 15 g,川芎 10 g,桃仁 12 g,红花 10 g,白芷 10 g,丹参 20 g,生姜 10 g,葱白 3 条,大枣 5 枚。水煎服。

兼有气滞者,选加青皮 10 g,陈皮 6 g,枳壳 12 g,香附 10 g;兼有阴虚者,可选加生地黄 15 g、牡

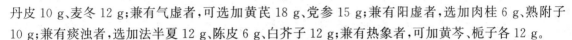

丹皮 10 g、麦冬 12 g；兼有气虚者，可选加黄芪 18 g、党参 15 g；兼有阳虚者，选加肉桂 6 g、熟附子 10 g；兼有痰浊者，选加法半夏 12 g、陈皮 6 g、白芥子 12 g；兼有热象者，可加黄芩、栀子各 12 g。

（2）中成药：①盐酸川芎嗪片，每次 2 片，每天 3 次。②复方丹参片，每次 3 片，每天 3 次。

（3）单方验方：当归五灵脂合剂（隋殿军《当代中国名医秘验方精粹》）。

处方：当归、五灵脂、茺蔚子各 12 g，黄芪 20 g，蒲黄、赤芍、延胡索、没药各 10 g，干姜 8 g，小茴香、升麻、甘草各 6 g。水煎服。

（郭晓静）

第三节　健　忘

健忘是指以记忆力减退，遇事善忘为主要临床表现的一种病证，亦称"喜忘""善忘""多忘"等。

关于本病的记载，《素问·调经论》有载："血并于下，气并于上，乱而喜忘。"《伤寒论·辨阳明病脉证并治》有载："阳明证，其人善忘者，必有蓄血，所以然者，本有久瘀血"。自宋代《圣济总录》中称"健忘"后，本病名沿用至今。

历代医家认为本证病位在脑，与心脾肾虚损、气血阴精不足密切相关，亦有因气血逆乱、痰浊上扰所致。

宋·陈无择《三因极一病证方论·健忘证治》曰："脾主意与思，意者记所往事，思则兼心之所为也……今脾受病，则意舍不清，心神不宁，使人健忘，尽心力思量不来者是也。"

元代《丹溪心法·健忘》认为："健忘精神短少者多，亦有痰者。"

清·林佩琴《类证治裁·健忘》指出："人之神宅于心，心之精依于肾，而脑为元神之府，精髓之海，实记性所凭也。"明确指出了记忆与脑的关系。

清·汪昂《医方集解·补养之剂》曰："人之精与志，皆藏于肾，肾精不足则肾气衰，不能上通于心，故迷惑善忘也。"

清·陈士铎《辨证录·健忘门》亦指出："人有气郁不舒，忽忽有所失，目前之事，竟不记忆，一如老人之健忘，此乃肝气之滞，非心肾之虚耗也"。

现代医学的神经衰弱、神经症、脑动脉硬化等疾病，出现健忘的临床表现时，可参考本节进行辨证论治。

一、病因病机

本病多由心脾不足，肾精虚衰所致。

盖心脾主血，肾主精髓，思虑过度，伤及心脾，则阴血损耗；房事不节，精亏髓减，则脑失所养，皆能令人健忘。高年神衰，亦多因此而健忘。

故本病证以心、脾、肾虚损为主，但肝郁气滞、瘀血阻络、痰浊上扰等实证亦可引起健忘。

二、诊断要点

脑力衰弱，记忆力减退，遇事易忘。现代医学的神经衰弱，脑动脉硬化及部分精神心理性疾病中出现此症状者,亦可作为本病的诊断依据。

三、辨证

健忘可见虚实两大类,虚证多见于思虑过度,劳伤心脾,阴血损耗,生化乏源,脑失濡养,或房劳,久病年迈,损伤气血阴精,肾精亏虚,导致健忘;实证则见于七情所伤,久病入络,致瘀血内停,痰浊上蒙。临床以本虚标实,虚多实少,虚实兼杂者多见。

(一)心脾不足

1.证候

健忘失眠,心悸气短,神倦纳呆,舌淡,脉细弱。

2.分析

思虑过度,耗心损脾。心气虚则心悸气短;脾气虚则神倦纳呆;心血不足,血不养神则健忘失眠;舌淡,脉细为心脾两虚之征。

(二)痰浊上扰

1.证候

善忘嗜卧,头重胸闷,口黏,呕恶,咳吐痰涎,苔腻,脉弦滑。

2.分析

喜食肥甘,损伤脾胃,脾失健运,痰浊内生,痰湿中阻,则胸闷,咳吐痰涎,呕恶;痰浊重着黏滞,故嗜卧,口黏;痰浊上扰,清阳闭阻,故善忘;苔腻,脉弦滑为内有痰浊之象。

(三)瘀血闭阻

1.证候

突发健忘,心悸胸闷,伴言语迟缓,神思欠敏,表现呆钝,面唇暗红,舌质紫暗,有瘀点,脉细涩或结代。

2.分析

肝郁气停,瘀血内滞,脉络被阻,气血不行,血滞心胸,心悸胸闷;神识受攻,则突发健忘,神思不敏;脉络血瘀,气血不达清窍,则表现迟钝;唇暗红,舌紫暗,有瘀点,脉细涩或结代均为瘀血闭阻之象。

(四)肾精亏耗

证候:遇事善忘,精神恍惚,形体疲惫,腰酸腿软,头晕耳鸣,遗精早泄,五心烦热,舌红,脉细数。

分析:年老精衰,或大病,纵欲致肾精暗耗,髓海空虚,则遇事善忘,精神恍惚;精衰则血少,上不达头,则头晕耳鸣;下不荣体,则形体疲惫;肾虚则腰酸腿软;精亏则遗精早泄;五心烦热,舌红,脉细数均为肾之阴精不足之象。

四、治疗

本病以本虚标实,虚多实少,虚实夹杂者多见。治疗当以补虚泻实,以补益为主。

(一)中药治疗

1.心脾不足

治法:补益心脾。

处方:归脾汤加减。

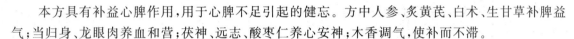

本方具有补益心脾作用,用于心脾不足引起的健忘。方中人参、炙黄芪、白术、生甘草补脾益气;当归身、龙眼肉养血和营;茯神、远志、酸枣仁养心安神;木香调气,使补而不滞。

2.痰浊上扰

治法:降逆化痰,开窍解郁。

处方:温胆汤加减。

方中半夏、苍术、竹茹、枳实化痰泄浊;白术、茯苓、甘草健脾益气;加菖蒲、郁金开窍解郁。

3.瘀血痹阻

治法:活血化瘀。

处方:血府逐瘀汤加减。

方中桃仁、红花、当归、生地黄、赤芍、牛膝、川芎化瘀养血活血;柴胡、枳壳、桔梗行气以助血行;甘草益气扶正。

4.肾精亏耗

治法:补肾益精。

处方:河车大造丸加减。

方中紫河车大补精血;熟地黄、杜仲、龟甲、牛膝益精补髓;天冬、麦冬滋补阴液;人参益气生津;黄柏清相火。加菖蒲开窍醒脑;酸枣仁、五味子养心安神。

(二)针灸治疗

1.基本处方

四神聪透百会、神门、三阴交。

四神聪透百会,穴在巅顶,百会属督脉,督脉入络脑,针用透刺法,补脑益髓,养神开窍;神门为心之原穴,三阴交为足三阴经交会穴,二穴相配,补心安神,以助记忆。

2.加减运用

(1)心脾不足证:加心俞、脾俞、足三里以补脾益心。诸穴针用补法。

(2)痰浊上扰证:加丰隆、阴陵泉以蠲饮化痰,针用平补平泻法。余穴针用补法。

(3)瘀血闭阻证:加合谷、血海以活血化瘀,针用平补平泻法。余穴针用补法。

(4)肾精亏耗证:加心俞、肾俞、太溪、悬钟以填精益髓。诸穴针用补法。

(三)其他针灸疗法

1.耳针疗法

取心、脾、肾、神门、交感、皮质下,每次取2～3穴,中等刺激,留针20～30分钟,隔天1次,10次为1个疗程,或用王不留行籽贴压,每隔3～4天更换1次,每天按压数次。

2.头针疗法

取顶颞后斜线、顶中线、颞后线、额旁1线、额旁2线、额旁3线、枕上旁线,平刺进针后,快速捻转,120～200次/分,留针15～30分钟,间歇运针2～3次,每天1次,10～15次为1个疗程。

3.皮肤针疗法

取胸部夹脊穴,用梅花针由上至下叩刺,轻中等度刺激,每天或隔天1次,10次为1个疗程。

五、转归预后

针刺和中药治疗本病有较好的疗效,如配合心理治疗则效果更佳。对老年人之健忘,疗效一般。本节所述健忘,是指后天失养,脑力渐至衰弱者,先天不足,生性愚钝的健忘不属于此范围。

(唐丙喜)

第四节 感 冒

感冒是感受触冒风邪,邪犯卫表而导致的常见外感疾病,临床表现以鼻塞、流涕、喷嚏、咳嗽、头痛、恶寒、发热、全身不适、脉浮为其特征。本病四季均可发生,尤以春冬两季为多。病情轻者多为感受当令之气,称为伤风、冒风、冒寒;病情重者多为感受非时之邪,称为重伤风。在一个时期内广泛流行、病情类似者,称为时行感冒。

早在《黄帝内经》即已有外感风邪引起感冒的论述,如《素问·骨空论》说:"风者百病之始也……风从外入,令人振寒,汗出头痛,身重恶寒。"《素问·风论》也说:"风之伤人也,或为寒热。"汉代张仲景《伤寒论·辨太阳病脉证并治》篇论述太阳病时,以桂枝汤治表虚证,以麻黄汤治表实证,提示感冒风寒有轻重的不同,为感冒的辨证治疗奠定了基础。

感冒病名出自北宋《仁斋直指方·诸风》篇。元·朱丹溪《丹溪心法·中寒二》提出:"伤风属肺者多,宜辛温或辛凉之剂散之。"明确本病病位在肺,治疗应分辛温、辛凉两大法则。及至明清,多将感冒与伤风互称,并对虚人感冒有进一步的认识,提出扶正达邪的治疗原则。至于时行感冒,隋·巢元方《诸病源候论·时气病诸候》中即已提示其属"时行病"之类,具有较强的传染性。如所述:"时行病者,春时应暖而反寒,冬时应寒而反温,非其时而有其气。是以一岁之中,病无长少,率相近似者,此则时行之气也。"即与时行感冒密切相关。至清代,不少医家进一步强化了本病与感受时行之气的关系,林佩琴在《类证治裁·伤风》中明确提出了"时行感冒"之名。徐灵胎《医学源流论·伤风难治论》说:"凡人偶感风寒,头痛发热,咳嗽涕出,俗谓之伤风……乃时行之杂感也。"指出感冒乃属触冒时气所致。

凡普通感冒(伤风)、流行性感冒(时行感冒)及其他上呼吸道感染而表现感冒特征者,皆可参照本节内容进行辨证论治。

一、病因病机

(一)病因

感冒是由于六淫、时行病毒侵袭人体而致病。以风邪为主因,因风为六淫之首,流动于四时之中,故外感为病,常以风为先导。

但在不同季节,每与当令之气相合伤人,而表现力不同证候,如秋冬寒冷之季,风与寒合,多为风寒证;春夏温暖之时,风与热合,多见风热证;夏秋之交,暑多夹湿,每又表现为风暑夹湿证候。但一般以风寒、风热为多见,夏令亦常夹暑湿之邪。至于梅雨季节之夹湿,秋季兼燥等,亦常可见之。再有遇时令之季,如旱天其情为火为热为燥,伤阴津,耗五脏之阴气血,其证为干燥竭液证,治多以润、清、凉育之,如冬旱、春旱、夏秋之旱都常出现,应按此调之。

若四时六气失常,非其时而有其气,伤人致病者,一般较感受当令之气为重。而非时之气夹时行疫毒伤人,则病情重而多变,往往相互传染,造成广泛的流行,且不限于季节性。正如《诸病

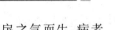

源候论·时气病诸候》所言："夫时气病者,此皆因岁时不和,温凉失节,人感乖戾之气而生,病者多相染易。"

（二）病机

外邪侵袭人体是否发病,关键在于卫气之强弱,同时与感邪的轻重有关。《灵枢·百病始生》曰："风雨寒热不得虚,邪不能独伤人"。

若卫外功能减弱,肺卫调节疏解,外邪乘袭卫表,即可致病。如气候突变,冷热失常,六淫时邪猖獗,卫外之气失于调节应变,即每见本病的发生率升高。或因生活起居不当,寒温失调及过度疲劳,以致腠理不密,营卫失和,外邪侵袭为病。

若体质虚弱,卫表不固,稍有不慎,即易见虚体感邪。如肺经素有痰热、痰湿,肺卫调节功能低下,则更易感受外邪,内外相引而发病。加素体阳虚者易受风寒,阴虚者易受风热、燥热,痰湿之体易受外湿。正如清·李用粹《证治汇补·伤风》篇说："肺家素有痰热,复受风邪束缚,内火不得疏泄,谓之寒暄。此表里两因之实证也。有平昔元气虚弱;表疏腠松;略有不慎,即显风证者。此表里两因之虚证也。"

外邪侵犯肺卫的途径有二,或从口鼻而入,或从皮毛内侵。风性轻扬,为病多犯上焦。故《素问·太阴阳明论》篇说："伤于风者,上先受之。"肺处胸中,位于上焦,主呼吸,气道为出入升降的通路,喉为其系,开窍于鼻,外合皮毛,职司卫外,为人身之藩篱。故外邪从口鼻、皮毛入侵,肺卫首当其冲,感邪之后,随即出现卫表不和及上焦肺系症状。因病邪在外、在表,故尤以卫表不和为主。

由于四时六气不同,以及体质的差异,临床常见风寒、风热、暑湿三证。若感受风寒湿邪,则皮毛闭塞,邪郁于肺,肺气失宣;感受风热暑燥,则皮毛疏泄不畅,邪热犯肺,肺失清肃。如感受时行病毒则病情多重,甚或变生它病。在病程中亦可见寒与热的转化或错杂。

一般而言,感冒预后良好,病程较短而易愈,少数可因感冒诱发其他宿疾而使病情恶化。对老年、婴幼儿、体弱患者及时感重症者,必须加以重视,防止发生传变,或同时夹杂其他疾病。

二、诊查要点

（一）诊断依据

(1)临证以卫表及鼻咽症状为主,可见鼻塞、流涕、多嚏、咽痒、咽痛、周身酸楚不适、恶风或恶寒,或有发热等。若风邪夹暑、夹湿、夹燥,还可见相关症状。

(2)时行感冒多呈流行性,在同一时期发病人数剧增,且病证相似,多突然起病,恶寒、发热(多为高热)、周身酸痛、疲乏无力,病情一般较普通感冒为重。

(3)病程一般 3～7 天,普通感冒一般不传变,时行感冒少数可传变入里,变生它病。

(4)四季皆可发病,而以冬、春两季为多。

（二）病证鉴别

1.感冒与风温

本病与诸多温病早期症状相类似,尤其是风热感冒与风温初起颇为相似,但风温病势急骤,寒战发热甚至高热,汗出后热虽暂降,但脉数不静,身热旋即复起,咳嗽胸痛,头痛较剧,甚至出现神志昏迷、惊厥、谵妄等传变入里的证候。而感冒发热一般不高或不发热,病势轻,不传变,服解表药后,多能汗出热退,脉静身凉,病程短,预后良好。

2.普通感冒与时行感冒

普通感冒病情较轻,全身症状不重,少有传变。在气候变化时发病率可以升高,但无明显流行特点。若感冒1周以上不愈,发热不退或反见加重,应考虑感冒继发它病,传变入里。时行感冒病情较重,发病急,全身症状显著,可以发生传变,化热入里,继发或合并它病,具有广泛的传染性、流行性。

（三）相关检查

本病通常可做血白细胞计数及分类检查,胸部X线检查。部分患者可见白细胞总数及中性粒细胞升高或降低。有咳嗽、痰多等呼吸道症状者,胸部X线摄片可见肺纹理增粗。

三、辨证论治

（一）辨证要点

本病邪在肺卫,辨证属表、属实,但应根据证情,区别风寒、风热和暑湿兼夹之证,还需注意虚体感冒的特殊性。

（二）治疗原则

感冒的病位在卫表肺系,治疗应因势利导,从表而解,遵《素问·阴阳应象大论》"其在皮者,汗而发之"之义,采用解表达邪的治疗原则。风寒证治以辛温发汗;风热证治以辛凉清解;暑湿杂感者,又当清暑祛湿解表。

（三）证治分类

1.风寒束表证

恶寒重,发热轻,无汗,头痛,肢节酸疼,鼻塞声重,或鼻痒喷嚏。时流清涕,咽痒,咳嗽,咳痰稀薄色白,口不渴或渴喜热饮,舌苔薄白而润,脉浮或浮紧。

证机概要:风寒外束,卫阳被郁,腠理闭塞,肺气不宣。

治法:辛温解表。

代表方:荆防达表汤或荆防败毒散加减。两方均为辛温解表剂,前方疏风散寒,用于风寒感冒轻证;后方辛温发汗,疏风祛湿,用于时行感冒,风寒夹湿证。

常用药:荆芥、防风、苏叶、豆豉、葱白、生姜等解表散寒;杏仁、前胡、桔梗、甘草、橘红宣通肺气。

若表寒重,头痛身痛,憎寒发热,无汗者,配麻黄、桂枝以增强发表散寒之功用;表湿较重,肢体酸痛,头重头胀,身热不扬者,加羌活、独活祛风除湿,或用羌活胜湿汤加减;湿邪蕴中,脘痞食少,或有便溏,苔白腻者,加藿香、苍术、厚朴、半夏化湿和中;头痛甚,配白芷、川芎散寒止痛;身热较著者,加柴胡、薄荷疏表解肌。

2.风热犯表证

身热较著,微恶风,汗泄不畅,头胀痛,面赤,咳嗽,痰黏或黄,咽燥,或咽喉乳蛾红肿疼痛,鼻塞,流黄浊涕,口干欲饮,舌苔薄白微黄,舌边尖红,脉浮数。

证机概要:风热犯表,热郁肌腠,卫表失和,肺失清肃。

治法:辛凉解表。

代表方:银翘散或葱豉桔梗汤加减。两方均有辛凉解表,轻宣肺气功能,但前者长于清热解毒,适用于风热表证热毒重者,后者重在清宣解表,适用于风热袭表,肺气不宣者。

常用药:金银花、连翘、黑山栀、豆豉、薄荷、荆芥辛凉解表,疏风清热;竹叶、芦根清热生津;牛蒡子、桔梗、甘草宣利肺气,化痰利咽。

若风热上壅,头胀痛较甚,加桑叶、菊花以清利头目;痰阻于肺,咳嗽痰多,加贝母、前胡、杏仁化痰止咳;痰热较盛,咳痰黄稠,加黄芩、知母、瓜蒌皮;气分热盛,身热较著,恶风不显,口渴多饮,尿黄,加石膏、黄芩清肺泄热;热毒壅阻咽喉,乳蛾红肿疼痛,加青黛、玄参清热解毒利咽;时行感冒热毒较盛,壮热恶寒,头痛身痛,咽喉肿痛,咳嗽气粗,配大青叶、蒲公英、鱼腥草等清热解毒;若风寒外束,入里化热,热为寒遏,烦热恶寒,少汗,咳嗽气急,痰稠,声哑,苔黄白相间,可用石膏和麻黄内清肺热,外散表寒;风热化燥伤津,或秋令感受温燥之邪,伴有呛咳痰少,口、咽、唇、鼻干燥,苔薄,舌红少津等燥象者,可酌配南沙参、天花粉、梨皮清肺润燥,禁用伍辛温之品。

3.暑湿伤表证

身热,微恶风,汗少,肢体酸重或疼痛,头昏重胀痛,咳嗽痰黏,鼻流浊涕,心烦口渴,或口中黏腻,渴不多饮,胸闷脘痞,泛恶,腹胀,大便或溏,小便短赤,舌苔薄黄而腻,脉濡数。

证机概要:暑湿遏表,湿热伤中,表卫不和,肺气不清。

治法:清暑祛湿解表。

代表方:新加香薷饮加减。本方功能清暑化湿,用于夏月暑湿感冒,身热心烦,有汗不畅,胸闷等症。

常用药:金银花、连翘、鲜荷叶、鲜芦根清暑解热;香薷发汗解表;厚朴、扁豆化湿和中。

若暑热偏盛,可加黄连、山栀、黄芩、青蒿清暑泄热;湿困卫表,肢体酸重疼痛较甚,加豆卷、藿香、佩兰等芳化宣表;里湿偏盛,口中黏腻,胸闷脘痞,泛恶,腹胀,便溏,加苍术、白蔻仁、半夏、陈皮和中化湿;小便短赤加滑石、甘草、赤茯苓清热利湿。

感冒小结:体虚感冒应选参苏饮、血虚宜不发汗等补血解表。

四、预防调护

(一)在流行季节须积极防治

(1)生活上应慎起居,适寒温,在冬春之际尤当注意防寒保暖,盛夏亦不可贪凉露宿。

(2)注意锻炼,增强体质,以御外邪。

(3)常易患感冒者,可坚持每天按摩迎香穴,并服用调理防治方药。冬春风寒当令季节,可服贯众汤(贯众、紫苏、荆芥各 10 g,柴胡 10 g,甘草 3 g);夏令暑湿当令季节,可服藿佩汤(藿香、佩兰各 10 g,薄荷 3 g,鲜者用量加倍);如时邪毒盛,流行广泛,可用贯众、板蓝根、生甘草煎服。

(4)在流行季节,应尽量少去人口密集的公共场所,防止交叉感染,外出要戴口罩。室内可用食醋熏蒸,每立方米空间用食醋 5～10 mL,加水 1～2 倍,加热熏蒸 2 小时,每天或隔天 1 次,做空气消毒,以预防传染。

(二)治疗期间应注意护理

(1)发热者须适当休息。

(2)饮食宜清淡。

(3)对时感重症及老年、婴幼儿、体虚者,须加强观察,注意病情变化,如高热动风、邪陷心包、合并或继发其他疾病等。

(4)注意煎药和服药方法。汤剂煮沸后 5～10 分钟即可,过煮则降低药效。趁温热服,服后避风覆被取汗,或进热粥、米汤以助药力。得汗、脉静、身凉为病邪外达之象,无汗是邪尚未祛。出汗后尤应避风,以防复感。

(刘 冲)

第五节 咳 嗽

咳嗽是由六淫之邪侵袭肺系,或脏腑功能失调,内伤及肺,肺气不清,失于宣肃所成,临床以咳嗽、咳痰为主症的疾病。咳指有声无痰,嗽指有痰无声,咳嗽则是有声有痰之症也。

《素问·宣明五气论》:"五气所病……肺为咳。"《素问·咳论》:"五脏六腑皆令人咳,非独肺也。"《河间六书·咳嗽论》:"咳谓无痰而有声,肺气伤而不清也,嗽为无声有痰,脾湿动而为痰也,咳嗽谓有声有痰……"《景岳全书》:"咳嗽之要,止惟二证,何有二证? 一天外感,一天内伤,而尽之矣。"

本病证相当于现代医学上的呼吸道感染,肺炎,急、慢性支气管炎,支气管扩张,肺结核,肺气肿等肺部疾病。

一、病因病机

(一)外感咳嗽

六淫外邪,侵袭肺系,多因肺的卫外功能减弱或失调,以致在天气寒暖失常、气温突变的情况下,邪从口鼻或皮毛而入,均可使肺气不宣,肃降失司而引起咳嗽。由于四时主气的不同,因而感受外邪亦有区别。风为六淫之首,其他外邪多随风邪侵袭人体,所以,外感咳嗽有风寒、风热和燥热之分。

(二)内伤咳嗽

内伤致咳的原因甚多,有因肺的自身病变;有因其他脏腑功能失调,内邪干肺所致。他脏及肺的咳嗽,可因嗜好烟酒,过食辛辣,熏灼肺胃;或过食肥甘,脾失健运,痰浊内生,上干于肺致咳;或由情志刺激,肝失条达,气郁化火,火气循经上逆犯肺,引起咳嗽。因肺脏自病者,常因肺系多种疾病迁延不愈,肺脏虚弱,阴伤气耗,肺的主气及宣降功能失常,而致气逆为咳。

外感咳嗽与内伤咳嗽可相互影响。外感咳嗽如迁延失治,邪伤肺气,更易反复感邪,咳嗽屡发,肺气日损,渐转为内伤咳嗽;而内伤咳嗽患者,由于脏腑虚损,肺脏已病,表卫不固,因而易受外邪而使咳嗽加重。

二、诊断与鉴别诊断

(一)诊断

1.病史

有肺系病史或有其他脏腑功能失调伤及肺脏病史。

2.临床表现

以咳嗽为主要症状。

(二)鉴别诊断

1.哮病、喘证

哮病、喘证、咳嗽均有咳嗽的表现。哮病以喉中哮鸣有声,呼吸困难气促,甚则喘息不能平卧为主症,发作与缓解均迅速。喘证以呼吸困难,甚则张口抬肩,不能平卧为主要临床表现。咳嗽则以咳嗽、咳痰为主症。

2.肺胀

肺胀除咳嗽外,还伴有胸部嘭满,咳喘上气,烦躁心慌,甚则面目紫暗,肢体水肿,病程反复难愈。

3.肺痨

肺痨以咳嗽、咯血、潮热、盗汗、消瘦为主症的肺脏结核病,具有传染性。X线可见斑片状或空洞、实变等表现。

4.肺癌

肺癌以咳嗽、咯血、胸痛、发热、气急为主要表现的恶性疾病,X线可见包块,细胞学检查可见癌细胞。

三、辨证

(一)辨证要点

首先辨外感与内伤。外感咳嗽多是新病,发病急,病程短,常伴肺卫表证,属于邪实,治疗当以宣通肺气,疏散外邪为主,根据脉象、舌苔、痰色、痰质及咳痰难易等情况,辨明风寒、风热、燥热之不同,治以发散风寒,疏散风热,清热润燥等法。内伤咳嗽多为久病,常反复发作,病程长,可伴见其他脏腑病证,多属邪实正虚,治疗当以调理脏腑,扶正祛邪,分清虚实主次处理。

(二)治疗要点

外感咳嗽治宜疏散外邪,宣通肺气为主。内伤咳嗽治宜调理脏腑为主,健脾、清肝、养肺补肾,对虚实夹杂者应标本兼治。

四、辨证论治

(一)风寒袭肺

1.临床表现

咽痒咳嗽声重,咳痰稀薄色白;鼻塞流涕、头痛,肢体酸痛,恶寒发热,无汗;舌苔薄白,脉浮或浮紧。

2.治疗原则

疏风散寒,宣肺止咳。

3.代表处方

杏苏散:茯苓 20 g,杏仁、苏叶、法半夏、枳壳、桔梗、前胡、生甘草各 10 g,陈皮 5 g,大枣5枚,生姜 3 片。

4.加减应用

(1)咳嗽甚者加矮地茶、金沸草各 10 g,祛痰止咳。

(2)咽痒者加蒡荮子、蝉衣各 10 g。

(3)鼻塞声重者加辛夷花、苍耳子各 10 g。

(4)风寒咳嗽兼咽痛,口渴,痰黄稠(寒包火),加天花粉 20 g,黄芩、桑白皮、牛蒡子各 10 g。

(二)风热咳嗽

1.临床表现

咳嗽频剧,咳声粗亢;痰黄稠,咳嗽汗出,咳痰不爽;发热恶风,喉干口渴,舌苔薄黄,脉浮数。

2.治疗原则

疏风清热,宣肺止咳。

3.代表处方

桑菊饮:芦根20 g,桑叶、菊花、薄荷、杏仁、桔梗、连翘、生甘草各10 g。

4.加减应用

(1)肺热内盛者加黄芩、知母各10 g,以清泻肺热。

(2)咽痛、声嘎者配射干、赤芍各10 g。

(3)口干咽燥,舌质红,加南沙参、天花粉各20 g。

(三)风燥伤肺

1.临床表现

新起咳嗽,咳声嘶哑,咽喉干痛;干咳无痰或痰少而粘连成丝状,不易咳出或痰中带血丝;或初起伴鼻塞、头痛、微寒、身热等表证,舌质红干而少苔、苔薄白或薄黄,脉浮数或细数。

2.治疗原则

疏风清肺,润燥止咳。

3.代表处方

桑杏汤:沙参、梨皮各20 g,浙贝母15 g,桑叶、豆豉、杏仁、栀子各10 g。

4.加减应用

(1)津伤甚者加麦冬、玉竹各20 g。

(2)热重者加石膏20 g(先煎),知母10 g。

(3)痰中带血丝加白茅根20 g,生地10 g。

(4)另有凉燥证乃由燥证加风寒证而成,可用杏苏散加紫菀、冬花、百部各10 g治之,以达温而不燥,润而不凉。

(四)痰湿蕴肺

1.临床表现

咳嗽反复发作,咳声重浊,胸闷气憋,痰色白或带灰色;伴体倦、脘痞、食少,腹胀便溏;苔白腻,脉濡滑。

2.治疗原则

燥湿化痰、理气止咳。

3.代表处方

二陈汤合三子养亲汤。①二陈汤:茯苓20 g,法半夏、陈皮、生甘草各10 g。②三子养亲汤:苏子15 g,白芥子10 g,莱菔子20 g。

4.加减应用

(1)寒痰较重者,痰黏白如泡沫者,加干姜、细辛各10 g,温肺化痰。

(2)脾虚甚者加党参20 g,白术10 g,健脾益气。

(五)痰热郁肺

1.临床表现

咳嗽、气息粗促或喉中有痰声,痰稠黄、咳吐不爽或有腥味或吐血痰;胸胁胀满,咳时引痛,面赤身热,口干引饮,舌红,苔薄黄腻,脉滑数。

2.治疗原则

清热肃肺,化痰止咳。

3.代表处方

清金化痰汤:茯苓 20 g,浙贝母 15 g,黄芩、栀子、知母、麦冬、桑白皮、瓜蒌、桔梗、生甘草各 10 g,橘红 6 g。

4.加减应用

(1)痰黄而浓有热腥味者,加鱼腥草、冬瓜子各 20 g。

(2)胸满咳逆、痰多、便秘者,加葶苈子、生大黄各 10 g(先煎)。

(六)肝火犯肺

1.临床表现

气逆咳嗽,干咳无痰或少痰;咳时引胁作痛,面红喉干;舌边红,苔薄黄,脉眩数。

2.治疗原则

清肝泻火,润肺止咳化痰。

3.代表处方

黛蛤散加黄芩泻白散。①黛蛤散:海蛤壳 20 g,青黛 10 g(包煎)。②黄芩泻白散:黄芩、桑白皮、地骨皮、粳米、生甘草各 10 g。

4.加减应用

(1)火旺者加冬瓜子 20 g,栀子、牡丹皮各 10 g,以清热豁痰。

(2)胸闷气逆者加葶苈子 10 g,瓜蒌皮 20 g,以理气降逆。

(3)胸胁痛者加郁金、丝瓜络各 10 g,以理气和络。

(4)痰黏难咳加浮海石、浙贝母、冬瓜仁各 20 g,以清热豁痰。

(5)火郁伤阴者加北沙参、百合各 20 g,麦冬 15 g,五味子 10 g,以养阴生津敛肺。

(七)肺阴虚损

1.临床表现

干咳少痰或痰中带血或咯血;潮热,午后颧红,盗汗,口干;舌质红、少苔,脉细数。

2.治疗原则

滋阴润肺,化痰止咳。

3.代表处方

沙参麦冬汤:沙参、玉竹、天花粉、扁豆各 20 g,桑叶、麦冬、生甘草各 10 g。

4.加减应用

(1)咯血者加白及 20 g,三七 15 g,侧柏叶、仙鹤草、阿胶(烊服)、藕节各 10 g,以止血。

(2)午后潮热,颧红者加银柴胡、地骨皮、黄芩各 10 g。

(3)肾不纳气,久咳不愈,咳而兼喘者可用参蚧散加熟地、五味子各 10 g。

五、其他治法

(一)中成药疗法

(1)麻黄止嗽丸、小青龙糖浆适用于风寒袭肺咳嗽。

(2)桑菊感冒片、蛇胆川贝液适用于风热咳嗽。

(3)秋燥感冒冲剂、二母宁嗽丸适用于风燥咳嗽。

(4)半贝丸、陈夏六君丸适用于痰湿蕴肺咳嗽。

(5)琼玉膏、玄参甘桔冲剂适用于肺阴虚损咳嗽。

(6)千金化痰丸、三蛇胆川贝末适用于肝火犯肺咳嗽。

(7)双黄连口服液、清金止嗽丸适用于痰热郁肺咳嗽。

（二）针灸疗法

(1)选肺俞、脾俞、合谷、丰隆等穴,以平补平泻手法,每天1次,适用于脾虚痰湿咳嗽。

(2)选肺俞、足三里、三阴交等穴,针用补法,每天1次,适用于肺阴虚损咳嗽。

(3)选肺俞、列缺、合谷等穴,毫针浅刺用泻法,每天1次,适用于外感咳嗽。

(4)选肺俞、尺泽、太冲、阳陵泉等穴,以平补平泻手法,每天1次,适用于肝火犯肺咳嗽。

（三）饮食疗法

(1)以薏苡仁、山药各60g,百合、柿饼各30g,同煮米粥,每早晚温热服食,适用于脾虚痰湿咳嗽。

(2)大雪梨1个,蜂蜜适量,去梨核入蜂蜜,放炖盅内蒸熟,每晚睡前服1个,适用于肺阴虚损咳嗽。

(3)新鲜芦根(去节)100g,粳米50g同煮粥,每天2次温服,适用于肺热咳嗽。

(4)百合30g,糯米50g,冰糖适量,煮粥早晚温服,适用于肺燥咳嗽。

六、预防调摄

(1)平素应注意气候变化,防寒保暖,预防感冒。

(2)易感冒者可服玉屏风散。

(3)加强锻炼,增强抗病能力。

(4)咳嗽患者饮食不宜过于肥甘厚味、辛辣刺激。

(5)内伤久咳者,应戒烟。

（刘　冲）

第六节　哮　病

哮病是由于宿痰伏肺,遇诱因引触,导致痰阻气道,气道挛急,肺失肃降,肺气上逆所致的发作性痰鸣气喘疾病。发时喉中哮鸣有声,呼吸气促困难,甚则喘息不能平卧。

一、病因病机

哮病的发生乃宿痰内伏于肺,复因外感、饮食、情志、劳倦等诱因引触,以致痰阻气道,气道挛急,肺失肃降,肺气上逆所致。

（一）外邪侵袭

外感风寒或风热之邪;未能及时表散,邪气内蕴于肺,壅遏肺气,气不布津,聚液生痰而成哮病之因。

（二）饮食不当

饮食不节致脾失健运，饮食不归正化，水湿不运，痰浊内生，上干于肺，壅阻肺气而发哮病。

（三）情志失调

情志不遂。肝气郁结，木不疏土；或郁怒伤肝，肝气横逆，木旺乘土均可致脾失健运，失于转输，水湿蕴成痰浊，上干于肺，阻遏肺气，发生哮病。

（四）体虚病后

素体禀赋薄弱，体质不强，或病后体弱（如幼年患麻疹、顿咳，或反复感冒，咳嗽日久等）导致肺、脾、肾虚损，痰浊内生，成为哮病之因。若肺气耗损，气不化津，痰饮内生；或阴虚火盛，热蒸液聚，痰热胶固；脾虚水湿不运，肾虚水湿不能蒸化，痰浊内生，均成为哮病之因。

哮病的病理因素以痰为根本，痰的产生责之于肺不能布散津液，脾不能转输精微，肾不能蒸化水液，以致津液凝聚成痰，伏藏于肺，成为哮病发生的"夙根"。此后每遇气候突变、饮食不当、情志失调、劳累过度等诱因导致气机逆乱而发作。

二、辨证论治

（一）辨证要点

1.辨已发未发

哮病发作期和缓解期临床表现不同，发作期以喉中哮鸣有声，呼吸气促困难，甚则喘息不能平卧等为典型临床表现。缓解期无典型症状，若病程日久，反复发作，导致身体虚弱，平时可有轻度哮症，而以肺、脾、肾虚损为主要表现，或肺气虚，或肺气阴两虚，或脾气虚、肾气虚、肺脾气虚、肺肾两虚等。

2.辨证候虚实

哮病属邪实正虚之证，发作时以邪实为主，证见呼吸困难，呼气延长，喉中痰鸣有声，痰黏量少，咯吐不利，甚则张口抬肩，不能平卧，端坐俯伏，胸闷窒塞，烦躁不安，或伴寒热，苔腻，脉实。未发时以正虚为主，肺虚者，气短声低，咯痰清稀色白，喉中常有轻度哮鸣音，自汗恶风；脾虚者，食少，便溏，痰多；肾虚者，平素短气息促，动则为甚，吸气不利，腰酸耳鸣。

3.辨痰性质

发作期痰阻气道，气道挛急，肺失肃降，以邪实为主，痰有寒痰、热痰、痰湿之异，分别引起寒哮、热哮、痰哮。一般寒哮内外皆寒，其证喉中哮鸣如水鸡声，咳痰清稀，或色白如泡沫，口不渴，舌质淡，苔白滑，脉浮紧；热哮痰热壅盛，其证喉中痰鸣如吼，胸高气粗，咳痰色黄黏稠，咯吐不利，口渴喜饮，舌质红，苔黄腻，脉滑数。寒热征象不明显，喘咳胸满，但坐不得卧，痰涎涌盛，喉如曳锯，咯痰黏腻难出者，为痰哮。

（二）类证鉴别

喘证与哮病的病因病机不同，喘证由外感六淫，内伤饮食、情志，或劳欲、久病，致邪壅于肺，宣降失司所致，或肺不主气，肾失摄纳而成；哮病乃宿痰伏肺，遇诱因引触，致痰阻气道，气道挛急，肺失肃降而成。临床表现亦有明显区别，哮病与喘证都有呼吸急促的表现，但哮必兼喘，而喘未必兼哮。哮指声响言，喉中有哮鸣声，是一种反复发作的独立性疾病；喘指气息言，为呼吸气促困难，是多种急慢性疾病的一个症状。

（三）治疗原则

发时治标，平时治本为哮病治疗的基本原则。发时攻邪治标，祛痰利气，寒痰宜温化宣肺，热痰当清化肃肺,痰浊壅肺应去壅泻肺,风痰当祛风化痰,表证明显者兼以解表;反复日久,正虚邪实者又当攻补兼顾,不可拘泥;平时扶正治本,阳气虚者应温补,阴虚者宜滋养,分别采取补肺、健脾、益肾等法,以冀减轻、减少或控制其发作。

(四)分证论治

1.发作期

(1)寒哮。

证候:呼吸急促,喉中哮鸣有声,胸膈满闷如塞。咳不甚,痰少咯吐不爽,或清稀呈泡沫状,口不渴,或渴喜热饮,面色晦暗带青,形寒怕冷。或小便清,天冷或受寒易发,或恶寒、无汗、身痛。舌质淡、苔白滑。脉弦紧或浮紧。

治法:温肺散寒,化痰平喘。

方药:射干麻黄汤。若病久,本虚标实,当标本同治,温阳补虚,降气化痰,用苏子降气汤。

(2)热哮。

证候:气粗息涌,喉中痰鸣如吼,胸高胁胀。咳呛阵作,咳痰色黄或白,黏浊稠厚,咯吐不利,烦闷不安,不恶寒,汗出,面赤,口苦,口渴喜饮。舌质红,舌苔黄腻,脉滑数或弦滑。

治法:清热宣肺,化痰定喘。

方药:定喘汤。若病久痰热伤阴,可用麦门冬汤加沙参、冬虫夏草、川贝、天花粉。

(3)痰哮。

证候:喘咳胸满,但坐不得卧,痰涎涌盛,喉如曳锯,咯痰黏腻难出。呕恶,纳呆。口黏不渴,神倦乏力,或胃脘满闷,或便溏,或胸胁不舒,或唇甲青紫。舌质淡或淡胖,或舌质紫暗或淡紫,舌苔厚浊,脉滑实或带弦、涩。

治法:化浊除痰,降气平喘。

方药:二陈汤合三子养亲汤。如痰涎涌盛者。可合用葶苈大枣泻肺汤泻肺除壅;若兼意识朦胧,似清似昧者,可合用涤痰汤涤痰开窍。

2.缓解期

(1)肺虚。

证候:气短声低,咯痰清稀色白,喉中常有轻度哮鸣音,每因气候变化而诱发。面色㿠白,平素自汗,怕风,常易感冒,发前喷嚏频作,鼻塞流清涕。舌质淡,苔薄白。脉细弱或虚大。

治法:补肺固卫。

方药:玉屏风散。

(2)脾虚。

证候:气短不足以息,少气懒言,平素食少脘痞,痰多,便溏,倦怠无力,面色萎黄不华,或食油腻易腹泻,或泛吐清水,畏寒肢冷,或少腹坠感,脱肛。舌质淡,苔薄腻或白滑,脉象细软。

治法:健脾化痰。

方药:六君子汤。若脾阳不振,形寒肢冷,便溏者,加桂枝、干姜或合用理中丸以振奋脾阳;若中气下陷,见便溏,少腹下坠,脱肛等,则可改用补中益气汤。

(3)肾虚。

证候:平素短气息促,动则为甚,吸气不利,劳累后喘哮易发。腰酸腿软,脑转耳鸣。或畏寒肢冷,面色苍白;或颧红,烦热,汗出粘手。舌淡胖嫩,苔白;或舌红苔少。脉沉细或细数。

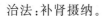

治法:补肾摄纳。

方药:金匮肾气丸或七味都气丸。阴虚痰盛者,可用金水六君煎滋阴化痰。

(刘 冲)

第七节 喘 证

喘证以呼吸困难,甚则张口抬肩,鼻翼翕动,难以平卧为特征,是肺系疾病常见症状之一,多由邪壅肺气,宣降不利或肺气出纳失常所致。

西医学中的喘息性支气管炎、肺部感染、肺气肿、慢性肺源性心脏病、心源性哮喘等,均可参照本篇进行辨证治疗。

一、病因病机

(一)外邪犯肺

外感风寒、风热之邪,或肺素有痰饮,复感外邪,卫表闭塞,肺气壅滞,宣降失常,肺气上逆而喘。

(二)痰浊内蕴

恣食肥甘油腻,过食生冷或嗜酒伤中,脾失健运,湿浊内生,聚湿成痰,上渍于肺,阻遏气道,肃降失常,气逆而喘。

(三)久病劳欲

久病肺虚,劳欲伤肾,肺肾亏损,气失所主,肾不纳气,肺气上逆而喘。

二、辨证论治

喘证的辨证,重在辨虚实寒热。实喘一般起病急,病程短,呼吸深长有余,气粗声高,脉有力;虚喘多起病缓慢,病程长,呼吸短促难续,气怯声低,脉无力;热喘胸高气粗,痰黄黏稠难咯,面赤烦躁、唇青鼻翕,舌红苔黄腻、脉数;寒喘面白唇青,痰涎清稀,舌苔白、脉迟。

治疗原则:实证祛邪降逆平喘;虚证培补摄纳平喘。

(一)实喘

1.风寒束肺

(1)证候:咳喘胸闷,痰稀色白,初起多兼恶寒发热,头痛无汗,身痛等表证,舌苔薄白,脉浮紧。

(2)治法:祛风散寒,宣肺平喘。

(3)方药:麻黄汤加减。方中麻黄、桂枝辛温发汗,散寒解表,宣肺平喘;杏仁、甘草降气化痰。若表寒不重,可去桂枝,即为宣肺平喘之三拗汤;痰白清稀、量多起沫,加细辛、生姜温肺化痰;痰多胸闷甚者,加半夏、陈皮、白芥子理气化痰。

2.风热袭肺

(1)证候:喘促气粗,痰黄而黏稠,身热烦躁,口干渴,汗出恶风,舌质红,苔薄黄,脉浮数。

(2)治法:祛风清热,宣肺平喘。

(3)方药:麻杏石甘汤加减。方中麻黄、石膏相使为用疏风清热,宣肺平喘;杏仁、甘草化痰利气。若痰多黏稠、烦闷者,加黄芩、桑白皮、知母、栝蒌皮、鱼腥草,增强清热泻肺化痰之力;大便秘结者,加大黄、枳实泻热通便;喘甚者,加葶苈子、白果化痰平喘。

3.痰浊壅肺

(1)证候:喘咳痰多,胸闷,呕恶,纳呆,口黏不渴,舌淡胖有齿痕,苔白厚腻,脉缓滑。

(2)治法:燥湿化痰,降逆平喘。

(3)方药:二陈汤合三子养亲汤加减。方中陈皮、半夏、茯苓、甘草燥湿化痰,理气和中;莱菔子、苏子、白芥子化痰降逆平喘,二方合用效专力宏。若痰涌、便秘、喘不能卧,加葶苈子、大黄涤痰通便。

(二)虚喘

1.肺气虚

(1)证候:喘促气短,咳声低弱,神疲乏力,自汗畏风,痰清稀,舌淡苔白,脉缓无力。

(2)治法:补肺益气定喘。

(3)方药:补肺汤合玉屏风散加减。方中人参、黄芪补益肺气;白术、甘草健脾补中助肺;五味子、紫菀、桑白皮化痰止咳,敛肺定喘;防风助黄芪益气护表。若兼见痰少质黏,口干,舌红少津,脉细数者,为气阴两虚。治宜益气养阴,敛肺定喘。方用生脉散加沙参、玉竹、川贝、桑白皮、百合养阴益气滋肺。

2.肾气虚

(1)证候:喘促日久,气不得续,动则尤甚,甚则张口抬肩,腰膝酸软,舌淡苔白,脉沉弱。

(2)治法:补肾纳气平喘。

(3)方药:七味都气丸合参蛤散加减。方中熟地、山茱萸、山药、丹皮、泽泻、茯苓、五味子补肾纳气;人参大补元气,蛤蚧肺肾两补,纳气平喘。

3.喘脱

(1)证候:喘逆加剧,张口抬肩,鼻翕气促,不能平卧,心悸,烦躁不安,面青唇紫,汗出如珠,手足逆冷,舌淡苔白,脉浮大无根。

(2)治法:扶阳固脱,镇摄纳气。

(3)方药:参附汤送服黑锡丹。方中人参和附子回阳固脱、救逆;黑锡丹降气定喘。

三、针灸治疗

(一)实喘

尺泽、列缺、天突、大柱,针刺,用泻法。

(二)虚喘

鱼际、定喘、肺俞,针刺,用补法,可灸。

(三)喘脱

定喘、肺俞、关元、神阙,灸法。

四、预防调护

饮食宜清淡而富有营养,忌油腻酒醪及辛热助湿生痰动火食物。室内空气要保持新鲜,避免烟尘刺激。痰多者要注意排痰,保持呼吸道通畅。慎起居,适寒温,节饮食,薄滋味,戒烟酒,节房事。适当参加体育活动,增强体质。保持良好的心态。

(刘　冲)

第八节　肺　痈

肺痈是指由于热毒血瘀,壅滞于肺,以致肺叶生疮,形成脓疡的一种病证。临床表现以咳嗽,胸痛,发热,咯吐腥臭浊痰,甚则脓血相兼为主要特征。

一、病因病机

本病主要是风热火毒,壅滞于肺,热盛血瘀,蕴酿成痈,血败肉腐化脓,肺络损伤而致本病。病位在肺,病理性质属实属热。热壅血瘀是成痈化脓的病理基础。

(一)感受外邪

多为风热毒邪,经口鼻或皮毛侵袭肺脏;或因风寒袭肺,未得及时表散,内蕴不解,郁而化热,邪热熏肺,肺失清肃,肺络阻滞,以致热壅血瘀,蕴毒化脓而成痈。

(二)痰热内盛

平素嗜酒太过,或嗜食辛辣煎炸厚味,蕴湿蒸痰化热,熏灼于肺,或原有其他宿疾,肺经及他脏痰浊瘀热,蕴结日久,熏蒸于肺,以致热盛血瘀,蕴酿成痈。

二、辨证论治

(一)辨证要点

辨病程阶段,初期辨证总属实证,热证。一般按病程的先后划分为初期、成痈期、溃脓期、恢复期四个阶段。初期痰白或黄,量少,质黏,无特殊气味;成痈期痰呈黄绿色,量多、质黏稠有腥臭;溃脓期为脓血痰,其量较多,质如米粥,气味腥臭异常;恢复期痰色较黄,量减少,其质清稀,臭味渐轻。

(二)类证鉴别

风温:风温起病多表现为发热、恶寒、咳嗽、气急、胸痛等,但肺痈之寒战、高热、胸痛、咯吐浊痰明显,且喉中有腥味,与风温有别。且风温经正确及时治疗,一般邪在气分而解,多在一周内身热下降,病情向愈。如病经一周,身热不退或更盛,或退而复升,咯吐浊痰,喉中腥味明显,应进一步考虑有肺痈之可能。

(三)治疗原则

肺痈属实热证,治疗以祛邪为总则,清热解毒,化瘀排脓是治疗肺痈的基本原则。初期治以清肺散邪;成痈期则清热解毒,化瘀消痈;溃脓期治疗应排脓解毒;恢复期对阴伤气耗者治以养阴益气,如久病邪恋正虚者,当扶正祛邪,补虚养肺。

(四)分证论治

1.初期

(1)证候:恶寒发热,咳嗽,胸痛,咳时尤甚。咯吐白色黏痰,痰量由少渐多,呼吸不利,口干鼻燥。舌质淡红,舌苔薄黄或薄白少津。脉浮数而滑。

(2)治法:疏散风热,清肺散邪。

(3)方药:银翘散加减。

2.成痈期

(1)证候:身热转甚,时时振寒,继则壮热,胸满作痛,转侧不利,咳吐黄稠痰,或黄绿色痰,自觉喉间有腥味。咳嗽气急,口干咽燥,烦躁不安,汗出身热不解。舌质红,舌苔黄腻。脉滑数有力。

(2)治法:清肺解毒,化瘀消痈。

(3)方药:《千金》苇茎汤合如金解毒散加减。

3.溃脓期

(1)证候:咳吐大量脓血痰,或如米粥,腥臭异常,有时咯血,胸中烦满而痛,甚则气喘不能卧。身热,面赤,烦渴喜饮。舌质红或绛,苔黄腻,脉滑数。

(2)治法:排脓解毒。

(3)方药:加味桔梗汤加减。

4.恢复期

(1)证候:身热渐退,咳嗽减轻,咯吐脓血渐少,臭味不甚,痰液转为清稀。精神渐振,食欲渐增,或见胸胁隐痛,不耐久卧,气短,自汗,盗汗,低热,午后潮热,心烦,口燥咽干,面色不华,形体消瘦,精神萎靡;或见咳嗽,咯吐脓血痰日久不净,或痰液一度清稀而复转臭浊,病情时轻时重,迁延不愈。舌质红或淡红,苔薄。脉细或细数无力。

(2)治法:养阴益气清肺。

(3)方药:沙参清肺汤或桔梗杏仁煎加减。

(林翰锋)

第九节 肺 痨

　　肺痨是由于正气不足,感染痨虫,侵蚀肺脏所致的具有传染性的一种慢性虚弱性疾病,以咳嗽、咯血、潮热、盗汗及身体逐渐消瘦为其主要临床特征。因痨虫蚀肺,劳损在肺,故称肺痨。

　　肺痨之疾,历代医家命名甚多,概而言之有以其具有传染性而命名的,如"尸注""虫疰""劳疰""传尸""鬼疰"等,《三因极一病证方论》言:"以疰者,注也,病自上注下,与前人相似,故曰疰";有根据症状特点而命名者,如《外台秘要》称"骨蒸"、《儒门事亲》谓"劳嗽"等,而《三因极一病证方论》的"痨瘵"称谓则沿用直至晚清,因病损在肺较常见故后世一般多称肺痨。

　　历代医籍对本病的论述甚详,早在《黄帝内经》,对本病的临床特点即有较具体的记载,如《素问·玉机真脏论》云:"大骨枯槁,大肉陷下,胸中气满,喘息不便,内痛引肩项,身热,脱肉破䐃……肩体内消。"《灵枢·玉版》篇云:"咳,脱形,身热,脉小以疾。"均生动地描述了肺痨的主症及其慢性消耗表现,而将其归属于"虚劳"范围。汉代张仲景《金匮要略·血痹虚劳病脉证并治》篇正式将其归属于"虚劳"病中,并指出本病的一些常见合并症,指出"若肠鸣、马刀挟瘿者,皆为劳得之。"华佗《中藏经·传尸》的"传尸者……问病吊丧而得,或朝走暮游而逢……中此病死之全,染而为疾",已认识到本病具有传染的特点,认为因与患者直接接触而得病。唐代王焘《外台秘要·传尸》则进一步说明了本病的危害:"传尸之候……莫问老少男女,皆有斯疾……不解疗者,乃至灭门。"唐宋时期,并确立了本病的病因、病位、病机和治则。如唐代孙思邈《千金方》认为"劳热生虫在肺",首先提出了病邪为"虫",把"尸注"列入肺脏病篇,明确病位主要在肺。与此同期的王焘《外台秘要》也提出"生肺虫,在肺为病",认识到肺痨是由特殊的"肺虫"引起的。病机症状方面宋代许叔微《普济本事方·诸虫尸鬼注》提出本病"肺虫居肺叶之内,蚀入肺系,故成瘵疾,咯血声嘶"。《三因极一病证方论》《济生方》则都提出了"痨瘵"的病名,明确地将肺痨从一般虚劳和其他疾病中独立出来,更肯定其病因"内非七情所伤,外非四气所袭""多由虫啮"的病机。至元代朱丹溪倡"痨瘵至乎阴虚"之说,突出了病机重点。葛可久《十药神书》收载了治痨十方,为我国现存的第一部治痨专著。明代《医学入门》归纳了肺痨常见的咳嗽、咯血、潮热、盗汗、遗精、腹泻等六大主症,为临床提出了诊断依据。《医学正传》则提出了"杀虫"和"补虚"的两大治疗原则,至此使肺痨的病因、病机、症状、治则、治法、方药已趋于完善。

根据本病临床表现及其传染特点,肺痨与西医学的肺结核基本相同,故凡诊断肺结核者可参照本病辨证论治。

一、病因病机

肺痨的致病因素,不外内外两端。外因是指传染痨虫,内因则为正气虚弱,两者相互为因,痨虫传染是不可或缺的外因,正虚是发病的基础。痨虫蚀肺后,耗损肺阴,进而演变发展,可致阴虚火旺,或导致气阴两虚,甚则阴损及阳。

(一)感染"痨虫"

痨虫感染是引起本病的主要病因,而传染途径是经口鼻到肺脏,本病具有传染性。当与患者直接接触,问病看护或与患者同室寝眠、朝夕相处,都可致痨虫侵入人体为害。痨虫侵袭肺脏,腐蚀肺叶,肺体受损,耗伤肺阴,肺失滋润,清肃失调而发生肺痨咳嗽;如损伤肺中络脉,血溢脉外则咯血;阴虚火旺,迫津外泄,则潮热、盗汗。《三因极一病证方论·痨瘵诸证》指出:"诸证虽曰不同,其根多有虫。"明确提出痨虫传染是形成本病的唯一因素。

(二)正气虚弱

禀赋不足,或后天嗜欲无度,酒色不节,忧思劳倦,损伤脏腑,或大病久病之后失于调治,如麻疹、外感久咳及产后等,耗伤气血精液,或营养不良,体虚不复,均可致正气亏虚,抗病力弱,使痨虫乘虚袭入,侵蚀肺体而发病。《古今医统·痨瘵》云:"凡人平素保养元气,爱惜精血,瘵不可得而传,惟夫纵欲多淫,苦不自觉,精血内耗,邪气外乘。"并提出"气虚血痿,最不可入痨瘵之门……皆能乘虚而染触"即是此意。

总之,本病病因是感染痨虫为患,而正虚是发病的关键。正气旺盛,虽然感染痨虫但可不一定发病,正气虚弱则感染后易于致病。另一方面感染痨虫后,正气的强弱不仅决定了病情的轻重,又决定病变的转归,这也是有别于其他疾病的特点。

本病的病位在肺。肺主气,司呼吸,受气于天,吸清呼浊。若肺脏本体虚弱,卫外不固,或因其他脏腑病变损伤肺脏,导致肺虚,则"痨虫"极易犯肺,侵蚀肺脏而发病。病机性质以阴虚为主,故临床上多见干咳,咽燥,以及喉痛声嘶等肺系症状。由于脏腑之间有互相资生和制约的关系,肺脏亏虚日久,必然会影响其他脏腑,其中与脾肾关系最为密切,同时也可涉及心肝。脾为肺之母,肺虚耗夺母气以自养,则致脾虚;脾虚不能化水谷为精微而上输以养肺,则肺脏益弱,故易致肺脾同病,土不生金,肺阴虚与脾气虚两候同时出现,症见神疲懒言、四肢乏力、食少便溏、身体消瘦等脾虚症状。肺肾相生,肾为肺之子,肺阴虚肾失滋生之源,或肾阴虚相火灼金,上耗母气,则可致肺肾两虚,相火内炽,常伴见骨蒸、潮热、咯血、男子遗精、女子月经不调等症状。若肺虚不能治肝,肾虚不能养肝,肝火偏旺,上逆侮肺,可见性急善怒,胁肋掣痛,并加重咳嗽、咯血。如肺虚心火乘客,肾虚水不济火,可伴见虚烦不寐、盗汗等症,甚则肺虚不能佐心治节血脉之运行,而致气虚血瘀,出现气短、心慌、唇紫等症。概括而言,初起肺体受损,肺阴耗伤,肺失滋润,病位在肺,继而肺脾同病,导致气阴两伤,或肺肾同病,而致阴虚火旺。后期脾肺肾三脏皆损,阴损及阳,元气耗伤,阴阳两虚。

二、诊断

(1)咳嗽、咯血、潮热、盗汗、身体明显消瘦为典型表现。不典型者诸症可以不必具见,初起仅微有咳嗽、疲乏无力,身体逐渐消瘦,食欲缺乏,偶或痰中夹有少量血丝等。

(2)常有与肺痨患者的长期接触史。

三、相关检查

(1)肺部病灶部位呼吸音减弱,或闻及支气管呼吸音及湿啰音。

(2)X线胸片、痰涂片或培养结核菌、红细胞沉降率、结核菌素试验等检查有助于诊断。

四、鉴别诊断

(一)虚劳

同属于虚损类疾病的范围,病程较长。肺痨具有传染性,是一个独立的慢性传染性疾病;虚劳是由于脏腑亏损,元气虚弱而致的多种慢性疾病虚损证候的总称,不具传染性。肺痨病位主要在肺,病机主在阴虚,而虚劳五脏并重,以脾肾为主,病机以气血阴阳亏虚为要。肺痨是由正气亏虚,痨虫蚀肺所致,有其发生发展及演变规律,以咳嗽、咯血、潮热、盗汗为特征;而虚劳缘由内伤亏损,为多脏气血阴阳亏虚,临床特征表现多样,病情多重。

(二)肺痿

肺痿是肺部多种慢性疾病后期转归而成,如肺痈、肺痨、久嗽、久喘等导致肺叶痿弱不用,俱可成痿,临床以咳吐浊唾涎沫为主症,不具传染性;而肺痨是以咳嗽、咳血、潮热、盗汗为特征,由传染痨虫所致具有传染性,但少数肺痨后期迁延不复可以转为肺痿。

(三)肺痈

肺痨和肺痈都有咳嗽、发热、汗出。但肺痈是肺叶生疮,形成脓疡,临床以咳嗽、胸痛、咯吐腥臭浊痰,甚则脓血相兼为主要特征的一种疾病,发热较高,为急性病,病程较短,病机是热壅血瘀,属实热证;而肺痨的临床特点是有咳嗽、咳血、潮热、盗汗四大主症,起病缓慢,病程较长,为慢性病,病机是以肺阴亏虚为主,具有传染性。

(四)肺癌

肺癌与肺痨都有咳嗽、咯血、胸痛、发热、消瘦等症状。但肺痨多发于中青年,若发生在40岁以上者,往往在青少年时期有肺痨史;而肺癌则好发于40岁以上的中老年男性,多有吸烟史,表现为呛咳、顽固性干咳,持续不愈,或反复咯血,或顽固性胸痛、发热,伴进行性消瘦、疲乏等。肺痨经抗结核治疗有效,肺癌经抗结核治疗则病情继续恶化。此外,借助西医诊断方法,有助于两者的鉴别。

五、辨证论治

(一)辨证要点

1.辨病机属性

本病的辨证,须按病机属性,结合脏腑病机进行,故宜区别阴虚、阴虚火旺、气虚的不同,掌握与肺与脾肾的关系。临床一般以肺阴亏虚为主为先,如进一步演变发展,则表现为阴虚火旺,或气阴耗伤,甚或阴阳两虚。病变主脏在肺,以阴虚为主,阴虚火旺者常肺肾两虚,并涉及心肝;气阴耗伤者多肺脾同病;久延病重,由气及阳,阴阳两虚者厉肺脾肾三脏皆损。

2.辨病情轻重

一般初起病情多轻,微有咳嗽,偶或痰中有少量血丝,咽干低热,疲乏无力,逐渐消瘦;继而咳嗽加剧,干咳少痰或痰多,时时咳血,甚则大量咯血,胸闷气促,午后发热,或有形寒,两颧红艳,唇红口干,盗汗失眠,心烦易怒,男子梦遗失精,女子月经不调或停闭,如病重而未能及时治疗,可出现音哑气喘,大便溏泄,肢体水肿,面唇发紫,甚至大骨枯槁,大肉陷下,骨髓内消,肌肤甲错。

3.辨证候顺逆

肺痨顺证表现为虽肺阴亏虚但元气未衰,胃气未伤,饮食如恒,虚能受补,咳嗽日减,脉来有根,无气短不续,无大热或低热转轻,无痰壅咯血,消瘦不著。逆证表现为骨蒸发热,持续不解;胃气大伤,食少纳呆,便溏肢肿;大量咯血,反复发作,短气不续,动则大汗,大肉脱陷,声音低微;虚不受补,脉来浮大无根,或细而数疾。

(二)治疗原则

本病的治疗原则是补虚培元和治痨杀虫,正如《医学正传·劳极》所提出的"一则杀其虫,以绝其根本,一则补其虚,以复其真元"为其两大治则。根据患者体质强弱而分别主次,但尤需重视补虚培元,增强正气,以提高抗痨杀虫的能力。调补脏腑重点在肺,并应重视脏腑整体关系,同时兼顾补脾益肾。治疗大法应根据"主乎阴虚"的病机特点,以滋阴为主,火旺者兼以降火,如合并气虚、阳虚见证者,又当同时兼以益气或温阳。杀虫主要是针对病因治疗,选用具有抗痨杀虫作用的中草药。

(三)分证论治

1.肺阴亏损

(1)主症:干咳,咳声短促,咳少量黏痰,或痰中有时带血,如丝如点,色鲜红。

(2)兼次症:午后自觉手足心热,皮肤干灼,咽干口燥,或有少量盗汗,胸闷乏力。

(3)舌脉:舌边尖红,苔薄少津;脉细或兼数。

(4)分析:痨虫蚀肺,损伤肺阴,阴虚肺燥,肺失滋润,清肃失调故干咳少痰,咳声短促,胸闷乏力;肺损络伤,故痰中带血如丝如点,色鲜红;阴虚生热,虚热内灼,故手足心热,皮肤灼热;阴虚津少,无以上承则口燥咽干,皮肤干燥;舌红,苔薄少津,脉细或兼数,为阴虚有热之象。

(5)治法:滋阴润肺,清热杀虫。

(6)方药:月华丸加减。本方功在补虚杀虫,养阴止咳,化痰止血,是治疗肺痨的基本方。方中沙参、麦冬、天冬、生地、熟地滋阴润肺;百部、川贝母润肺止咳,兼能杀虫;阿胶、三七止血和营;桑叶、菊花清肃肺热;山药、茯苓甘淡健脾益气,培土生金,以资生化之源。可加百合、玉竹滋补肺阴。若咳嗽频而痰少质黏者,可合甜杏仁、蜜紫菀、海蛤壳以润肺化痰止咳;痰中带血较多者,宜加白及、仙鹤草、白茅根、藕节等以和络止血;若低热不退,可配银柴胡、地骨皮、功劳叶、胡黄连等以清退虚热,兼以杀虫;若久咳不已,声音嘶哑者,于前方中加诃子皮、木蝴蝶、凤凰衣等以养肺利咽,开音止咳。

2.阴虚火旺

(1)主症:咳呛气急,痰少质黏,反复咯血,量多色鲜。

(2)兼次症:五心烦热,两颧红赤,心烦口渴,骨蒸潮热,盗汗量多,形体日益消瘦,或吐痰黄稠量多,或急躁易怒,胸胁掣痛,失眠多梦,或男子遗精,女子月经不调。

(3)舌脉:舌红绛而干,苔薄黄或剥;脉细数。

(4)分析:肺虚及肾,肺肾阴伤,虚火内迫,气失润降而上逆,故咳呛、气急;虚火灼津,炼液成痰,故痰少质黏;若火盛热壅痰蕴,则咳痰黄稠量多;虚火伤络,迫血妄行,故反复咯血,色鲜量多;肺肾阴虚,君相火旺,故午后潮热、颧红骨蒸、五心烦热;营阴夜行于外,虚火迫津外泄故盗汗;肾阴亏虚,肝失所养,心肝火盛故性急易怒、失眠多梦;肝经布两胁穿膈入肺,肝肺络脉失养,则胸胁掣痛;相火偏旺,扰动精室则梦遗失精;阴血亏耗,冲任失养则月经不调;阴精亏损,不能充养身体则形体日瘦;舌红绛而干,苔黄或剥,脉细数,乃阴虚火旺之征。

(5)治法:补益肺肾,滋阴降火。

(6)方药:百合固金汤合秦艽鳖甲散加减。百合固金汤功能滋养肺肾,用于阴虚阳浮,肾虚肺燥,咳痰带血,烦热咽干者。本方用百合、麦冬、玄参、生地滋阴润肺生津,当归、白芍、热地养血柔肝,桔梗、贝母、甘草清热化痰止咳。秦艽鳖甲散滋阴清热除蒸,用于阴虚骨蒸,潮热盗汗等证。方中秦艽、青蒿、柴胡(用银柴胡)、地骨皮退热除蒸,鳖甲、知母、乌梅、当归滋阴清热,另加百部、白及止血杀虫。若火旺较甚,热象明显者,当增入胡黄连、黄芩苦寒泻火、坚阴清热;若咳痰黄稠量多,酌加桑白皮、竹茹、海蛤壳、鱼腥草等以清热化痰;咯血较著者,加丹皮、藕节、紫珠草、醋制大黄等,或配合十灰散以凉血止血;盗汗较著,加五味子、瘪桃干、糯稻根、浮小麦、煅龙骨、煅牡蛎等敛阴止汗;胸胁掣痛者,加川楝子、延胡索、广郁金等以和络止痛;烦躁不寐加酸枣仁、夜交藤、龙齿宁心安神;若遗精频繁,加黄柏、山茱萸、金樱子泻火涩精。服本方碍脾腻胃者可酌加佛手、香橼醒脾理气。

3.气阴耗伤

(1)主症:咳嗽无力,痰中偶夹有血,血色淡红,气短声低。

(2)兼次症:神疲倦怠,食少纳呆,面色㿠白,午后潮热但热势不剧,盗汗颧红,身体消瘦。

(3)舌脉:舌质嫩红,边有齿印,苔薄,或有剥苔;脉细弱而数。

(4)分析:本证为肺脾同病,阴伤及气,清肃失司,肺不主气则咳嗽无力;气阴两虚,肺虚络损则痰中夹血,虚火不著故血色淡红;肺阴不足,阴虚内热,则午后潮热、盗汗、颧红;子盗母气,脾气亏损,肺脾两虚,宗气不足,故气短声低,神疲倦怠,面色㿠白;脾虚失运,故食少纳呆,聚湿成痰,则咳痰色白;舌质嫩红,边有齿印,脉细弱而数,苔薄或剥为肺脾同病,气阴两虚之象。

(5)治法:养阴润肺,益气健脾。

(6)方药:保真汤加减。本方功能补气养阴,兼清虚热。药用太子参、黄芪、白术、茯苓补益肺脾之气,麦冬、天冬、生地黄、五味子滋养润肺之阴,当归、白芍、熟地滋补阴血;陈皮理气运脾;知母、黄柏、地骨皮、柴胡滋阴清热。并可加冬虫夏草、百部、白及以补肺杀虫;若咳嗽痰白者,可加姜半夏、橘红等燥湿化痰;咳嗽痰稀量多,可加白前、紫菀、款冬、苏子温润止咳;咯血色红量多者加白及、仙鹤草、地榆等凉血止血药,色淡红者,可加山茱肉、阿胶、仙鹤草、参三七等,配合补气

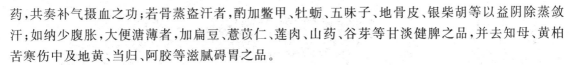

药,共奏补气摄血之功;若骨蒸盗汗者,酌加鳖甲、牡蛎、五味子、地骨皮、银柴胡等以益阴除蒸敛汗;如纳少腹胀,大便溏薄者,加扁豆、薏苡仁、莲肉、山药、谷芽等甘淡健脾之品,并去知母、黄柏苦寒伤中及地黄、当归、阿胶等滋腻碍胃之品。

4.阴阳两虚

(1)主症:咳逆喘息少气,痰中或夹血丝,血色暗淡,形体羸弱,劳热骨蒸,面浮肢肿。

(2)兼次症:潮热,形寒,自汗,盗汗,声嘶或失音,心慌,唇紫,肢冷,或见五更泄泻,口舌生糜,大肉尽脱,男子滑精阳痿,女子经少、经闭。

(3)舌脉:舌质光红少津,或淡胖边有齿痕;脉微细而数,或虚大无力。

(4)分析:久痨不愈,阴伤及阳,则成阴阳俱损,肺、脾、肾多脏同病之证,为本病晚期证候,病情较为严重。精气虚损,无以充养形体,故形体羸弱,大肉尽脱;肺虚失降,肾虚不纳,则咳逆、喘息、少气;肺虚失润,金破不鸣故声嘶或失音;肺肾阴虚,虚火内盛,则劳热骨蒸、潮热盗汗;虚火上炎则口舌生糜;脾肾两虚,水失运化,外溢于肌肤则面浮肢肿;病及于心,心失所养,血行不畅则心慌、唇紫;"阳虚生外寒"则自汗、肢冷、形寒;脾肾两虚,肾虚不能温煦脾土,则五更泄泻;精亏失养,命门火衰,故男子滑精阳痿;精血不足,冲任失充,故女子经少、经闭;舌质光红少津,或淡胖边有齿痕,脉微细而数,或虚大无力,乃阴阳俱衰之象。

(5)治法:温补脾肾,滋阴养血。

(6)方药:补天大造丸加减。本方功在温养精气,培补阴阳,用于肺痨五脏俱伤,真气亏损之证。方中人参、黄芪、白术、山药、茯苓补益肺脾之气;枸杞、熟地、白芍、龟甲培补肺肾之阴;鹿角胶、紫河车、当归滋补精血以助阳气;酸枣仁、远志宁心安神。另可加百合、麦冬、阿胶、山茱萸滋补肺肾;若肾虚气逆喘息者,配冬虫夏草、蛤蚧、紫石英、诃子摄纳肾气;心慌者加丹参、柏子仁、龙齿镇心安神;见五更泄泻,配煨肉蔻、补骨脂补火暖土,并去地黄、阿胶等滋腻碍脾之品。阳虚血瘀、唇紫、水停肢肿者,加红花、泽兰、益母草、北五加皮温阳化瘀行水,咳血不止加云南白药。总之阴阳两虚证是气阴耗伤的进一步发展,因下损及肾,阴伤及阳而致,病情深重,当注意温养精气,以培根本。

六、转归预后

肺痨的转归预后主要取决于患者正气的盛衰、病情的轻重和治疗是否及时。若肺损不著,正气尚盛,或诊断及时,早期治疗,可逐渐康复;若邪盛正虚,正不胜邪,或误诊失治,邪气壅盛,病情可加重,甚至恶化,由肺虚渐及脾、肾、心、肝,由阴及气及阳,形成五脏皆损。若正气亏虚,正邪相持,可致病情慢性迁延。从证候而言,初期主要为阴虚肺燥,若失治误治,一则向气阴耗伤转化,久治不愈阴损及阳,可成阴阳两虚,此时多属晚期证候;另有少数阴虚火旺者,伤及肺络,大量咯血可生气阴欲脱危候,预后不良。正如《明医杂著》说:"此病治之于早则易,若到肌肉消灼,沉困着床,脉沉伏细数,则难为矣。"

(师建自)

第八章

医学营养

第一节　幼儿的营养

从满 1 周岁至 3 周岁这段时期称为幼儿期。幼儿生长发育虽不及婴儿迅速，但仍然非常旺盛，需要大量营养物质来满足生长发育的需要。幼儿期是完成从以母乳为营养到以其他食物为营养的过渡期，这一阶段是养成良好饮食习惯的关键时期。尽管此时幼儿胃的容量已从婴儿时的 200 mL 增加至 300 mL，但乳牙的数目要到 2～2.5 岁才出齐，胃肠道消化酶的分泌及胃肠道蠕动能力还不及成人，所以易发生消化不良。此外，营养物质的获取从以母乳为主过渡到以谷类等一般膳食为主，易出现某些营养素缺乏。所以仍需密切关注其生长发育与营养供给间的矛盾。

一、幼儿的生长发育特点

幼儿期体重、身高与内脏器官都进一步生长；尤其是神经系统进一步发育并完善，使得心智迅速发育，学习能力增强，见识范围迅速扩大；活动量增大，接触事物增多，但仍缺乏自我识别和判断的能力。

(一)体格发育

1.体重

1 岁时体重约为出生时的 3 倍，1 岁后增长速度减慢，平均每月增长约 0.25 kg，至 2 岁时体重约 12 kg，为出生时的 4 倍，2～3 岁的体重每月增长 0.2 kg 左右，增长的速度进一步减慢。

2.身高

1 岁时身高约为 75 cm，幼儿期身高增长的速度减慢，1～2 岁全年平均增加 10～12 cm，2～3 岁平均增加 5～8 cm，在整个幼儿期共约增长 20 cm。

3.头围、胸围、上臂围

头围的大小与脑的发育有关，1 岁幼儿的头围增至 46 cm，而第 2 年头围只增长 2 cm，第 3 年与第 4 年共增加 1.5 cm，5 岁时达 50 cm。出生时胸围比头围小 1～2 cm，1 岁时与头围基本相等，2 岁以后胸围超过头围，反映出胸廓和胸背肌肉的发育。上臂围在出生后第 1 年内由 11 cm 增至 16 cm，随后维持到 5 岁左右，上臂围可用以反映皮下脂肪厚度和营养状况。

(二)大脑和心智的发育

出生时，人脑的神经细胞已经分裂增殖至 140 亿个左右，数量已与成人接近，但此时的脑重

328

量仅 370 g 左右,是成人脑重的 1/4,占成人脑体积的 1/3,婴儿期是脑增重最快的阶段,6 月龄时脑重为 600～700 g,1 岁时脑的重量也增至成人的 60%。此阶段主要以神经细胞的体积增大、功能分化和突触形成为主。进入幼儿期后,大脑发育速度已显著减慢,但并未结束,至 2 岁时脑重可达 1 000 g 左右,3 岁时脑重超过出生时的 3 倍。出生时连接大脑内部与躯体各部分的神经传导纤维还为数很少,婴儿期迅速增加,到幼儿期神经细胞间的联系进一步复杂化。另外,在神经纤维外层起绝缘作用的髓鞘要在出生后第 4 年才完全发育成熟。婴幼儿期由于神经髓鞘形成不全,外界的刺激信号因无髓鞘的隔离,易被扩散至大脑多处,难以在大脑特定的区域形成兴奋灶,同时信号在无髓鞘隔离的神经纤维上传导速度较慢,因此婴幼儿对外来刺激反应慢且易于泛化。

幼儿期随着大脑发育的完善,幼儿的心智也迅速地发育,模仿能力增强,语言表达能力逐渐丰富,智力发育迅速,运动能力进一步加强,见识范围迅速扩大,但因缺少经验仍缺乏自我识别和判断的能力。

(三)消化系统发育

婴儿 6～7 月龄后就开始出乳切牙,至 1 岁后才萌出第一乳磨牙,1.5 岁时出尖牙,2 岁时出第二乳磨牙,全部 20 颗乳牙出齐应不迟于 2.5 岁。到 2 岁半时乳牙仍未出齐应属于异常,如克汀病、佝偻病、营养不良等患儿出牙较晚。2 岁内乳牙数得计算:乳牙数＝月龄－6。由于幼儿早期的牙齿尚处于生长过程,咀嚼功能尚未发育完善,这个时期的幼儿容易发生消化不良及某些营养素缺乏病。幼儿到 1.5 岁时胃蛋白酶的分泌已达到成人水平;1 岁后胰蛋白酶、糜蛋白酶、羧肽酶和脂酶的活性也接近成人水平,故可以进食软性易消化的食品。

二、幼儿的营养需要和膳食营养素参考摄入量

由于幼儿仍处于生长发育的旺盛时期,对蛋白质、脂肪、碳水化合物及其他营养素的需求量均要高于成人。

(一)能量

幼儿的能量主要用于基础代谢,生长发育,体力活动以及食物的特殊动力作用。由于幼儿的体表面积相对较大,基础代谢率要高于成人,幼儿的基础代谢需能约占总能量的 60%,男女孩之间的差别不大。机体生长发育时,每增加 1 g 的新组织需要 18.4～23.8 kJ 的能量。好动多哭的幼儿要比同龄安静的孩子需能多 3～4 倍。幼儿期混合膳食的食物特殊动力学作用一般占总能量摄入的 5%～6%。推荐 1～2 岁、2～3 岁和 3 周岁后的男孩能量需要量分别为 3 765.6 kJ/d、4 602.4 kJ/d 和 5 230.0 kJ/d;女孩分别为 3 347.2 kJ/d、4 184.0 kJ/d 和 5 020.8 kJ/d。当然,具体尚需结合体力活动的强度适当增减。

(二)宏量营养素

1.蛋白质

因组织器官生长的需要,幼儿对蛋白质的需求量相对要比成人多,而且质量要求也高。推荐 1～2 岁、2～3 岁和 3 周岁后的幼儿蛋白质推荐摄入量分别为 25 g/d、25 g/d 和 30 g/d,其中动物性食物为主的优质蛋白质要占一半以上,如瘦肉类、鱼类、禽类、奶类、蛋类等,其余可通过豆类、谷类和坚果类等获取。

2.脂类

对于 1～3 周岁的幼儿,脂肪提供的能量占比要比婴儿期少,但比学龄前儿童要高,约占每天膳食总能量的 35% 左右,其中,n-6 系和 n-3 系多不饱和脂肪酸分别占总能量的 4% 和 0.6%,

DHA 达到 100 mg/d,以保证神经系统等器官的正常生长,并预防脱屑性皮炎等。必需脂肪酸中,亚油酸富含于所有植物油中,较少出现缺乏,α-亚麻酸限于大豆油和低芥酸菜籽油等少数油,应注意补充,补充时还应注意两者的适宜比例。

3.碳水化合物

幼儿活动量比婴儿期增加,对碳水化合物的需求量也明显增多。但对于 2 岁以下的幼儿,尽管幼儿已能产生消化各种碳水化合物的消化酶,然而相同能量的碳水化合物体积占比较大,可能不适当地降低了食物的营养密度及总能量的摄入,所以适当控制碳水化合物占总供能的 50% 左右。2 周岁以后,可逐渐增加碳水化合物占每天摄入能量的 50%~65%,接近成人水平。由于人类缺乏分解纤维素的消化酶,碳水化合物中的纤维素并不供能,但有益于肠道健康。美国对于 2 岁以上幼儿,推荐每天膳食纤维最低摄入量应该是其年龄加 5 g。如一个 3 岁的幼儿每天应该摄入 8 g,4 岁的儿童应摄入 9 g。但过高膳食纤维和植酸盐也会降低营养素的吸收,应该避免选择含有太多膳食纤维和植酸盐的食物,特别是 2 周岁以下的幼儿。

(三)微量营养素

1.矿物质

(1)钙:幼儿的骨骼和牙齿发育均需要储留大量的钙,据我国营养素摄入量标准规定,幼儿期钙的推荐量为 600 mg/d,最大可摄入量不超过 1 500 mg/d。奶及其制品是膳食钙的最好来源。

(2)铁:幼儿期每天从各种途径损失的铁不超过 1 mg,加上生长发育的需要,每天平均需要约 1 mg 的铁。由于乳类含铁量低,婴儿时已耗竭完体内的储备铁,再加上铁的吸收率较低,尤其是我国农村儿童铁的主要来源是植物性膳食,而植物性铁的吸收率很低,所以幼儿期缺铁性贫血成为我国儿童的多发病。我国营养素摄入量标准规定,幼儿期铁的推荐量为 9 mg/d,最大可摄入标准为 25 mg/d。膳食铁的良好食物来源是动物的肝脏和血,其中肝脏和血含铁达 40 mg/100 g 以上,且吸收率高,牛奶含铁很少,蛋黄中虽含铁丰富,但因含有干扰因素,其吸收率仅 3% 左右。

(3)锌:婴幼儿缺锌时会出现生长发育迟缓、味觉减退、食欲缺乏、挑食偏食、创伤愈合不良、免疫功能低下等表现。幼儿期锌的推荐量标准为 4 mg/d,不超过 8 mg/d。锌最好的食物来源是蛤贝类海产品,如牡蛎、扇贝等每 100 g 含锌 10 mg 以上,其次是动物的内脏(尤其是肝)、蘑菇、坚果类、豆类、肉类和蛋等。

(4)碘:碘是合成甲状腺激素的原料,对婴幼儿的生长发育影响重大,幼儿期缺碘会影响体格和神经系统的生长发育,导致呆小症。幼儿期碘的推荐量标准为 90 μg/d。目前我国在食盐中添加碘,已大大减少了碘缺乏症的发生。

2.维生素

(1)维生素 A:维生素 A 参与机体的生长、骨骼发育、生殖、视觉及抗感染等。幼儿期维生素 A 的推荐量标准为 310 μg RAE/d。但由于维生素 A 可在肝内蓄积,过量时会引起中毒,所以不可盲目给小儿服用,建议不超过 700 μg RAE/d。另外,补充维生素 A 的前体 β-胡萝卜素不会造成过量风险。

(2)维生素 D:维生素 D 与钙的吸收密切相关,维生素 D 缺乏可引起佝偻病。维生素 D 的膳食来源较少,通常要靠户外活动时由阳光紫外线照射皮肤,使皮肤内的 7-脱氢胆固醇转变成维生素 D 来补充,我国寒冷地区的幼儿无法参加户外活动,所以成了维生素 D 缺乏症的易感人群。幼儿期维生素 D 的推荐量标准为 10 μg/d,最大可摄入标准为 20 μg/d,幼儿可适量补充含维生素 D 的鱼肝油。

（3）其他维生素:B 族维生素和维生素 C 为水溶性维生素,在体内不会储留,需每天从膳食中补充。幼儿期维生素 B_1、维生素 B_2、维生素 B_6、维生素 B_{12}、叶酸和维生素 C 的推荐量标准分别为 0.6 mg/d、0.6 mg/d、0.6 mg/d、1 μg/d、160 μg DFE/d 和 40 mg/d。

三、幼儿的膳食

(一)幼儿食物的选择

1.粮谷类及薯类食品

进入幼儿期后,粮谷类应逐渐成为小儿的主食。谷类食物是碳水化合物和某些 B 族维生素的主要来源,同时因食用量大,也是蛋白质及其他营养素的重要来源。在选择这类食品时应以大米、面制品为主,同时加入适量的杂粮和薯类以补充膳食纤维,但切忌过多。在食物的处理上,应粗细合理,加工过精时,B 族维生素、蛋白质和无机盐损失较大;加工过粗时,存在大量的植酸盐及纤维素,可影响钙、铁、锌等营养素的吸收。

2.乳类食品

乳类食物是幼儿获取优质蛋白质、钙、维生素 B_2、维生素 A 等营养素的重要来源。奶类食品钙含量高、吸收好,可促进幼儿骨骼的健康生长。同时奶类富含赖氨酸,是粮谷类食品的极好补充。但奶类含铁和维生素 C 较低,脂肪含饱和脂肪酸为主,需要其他食品供给补充。另外,过量的奶类也会影响幼儿对谷类和其他食物的摄入,不利于饮食习惯的培养。

3.鱼、肉、禽、蛋及豆类食品

这类食物不仅为幼儿提供丰富的优质蛋白质,同时也是维生素 A、维生素 D 及 B 族维生素等大多数微量营养素的主要来源。其中豆类蛋白含量高,质量也接近肉类,价格低,是动物蛋白的良好替代品,但微量元素(如铁、锌、铜、硒等)低于动物类食物,所以在经济条件允许时,幼儿还是应进食适量动物性食品。

4.蔬菜、水果类

这类食物是维生素 C 和 β-胡萝卜素的唯一来源,也是维生素 B_2、矿物质(钙、钾、钠、镁等)和膳食纤维的重要来源。在这类食物中,一般深绿色叶菜及深红、黄色果蔬、柑橘类等含维生素 C 和 β-胡萝卜素较高。蔬菜水果不仅可提供营养素,而且具有良好的感官性状,可促进小儿食欲。

5.油、糖、盐等调味品及零食

这类食品对于提供必需脂肪酸、调节口感等具有一定的作用,但摄入过多不仅影响正常膳食,而且可导致龋齿等病变,对身体有害无益,应少吃。

(二)幼儿膳食的基本要求

1.营养齐全,搭配合理

幼儿膳食应包括上述 5 类食物。在比例上,蛋白质、脂肪、碳水化合物的重量比接近 1:1:4,所占能量比分别为 10%~15%、25%~35%、50%~65%。其中,动物性(或豆类)优质蛋白质应占总蛋白的 50% 以上。平均每人每天各类食物的参考量为粮谷类 100~150 g,鲜牛奶 350~400 mL 或全脂奶粉 45~50 g,鱼、肉、禽、蛋类或豆制品(以干豆计)100~130 g,蔬菜、水果类 150~250 g,植物油 20 g,糖 0~20 g。此外应注意在各类食物中,不同的食物轮流使用,使膳食多样化,从而发挥出各类食物营养成分的互补作用,达到均衡营养的目的。

2.合理加工与烹调

幼儿的食物应单独制作,质地应细、软、碎、烂,避免刺激性强和油腻的食物。食物应具有较好的色、香、味、形,以刺激小儿胃酸的分泌,促进食欲。加工烹调也应尽量减少营养素的损失,如淘米次数及用水量不宜过多,应避免吃捞米饭,以减少 B 族维生素和无机盐的损失。烹调时多采用蒸煮,少煎炸,不宜添加过多调味品和味精。

3.合理安排进餐

幼儿的胃容量相对较小,且幼儿活泼好动,消耗较大,而肝糖原储备不多,故容易饥饿,幼儿每天进餐的次数应该相应增加。在 1~2 岁每天可进餐 5~6 次,2~3 岁时可进餐 4~5 次,每餐间隔 3~3.5 小时。一般可安排早、中、晚三餐,餐间增加两次点心。

4.营造幽静、舒适的进餐环境

安静、舒适、秩序良好的进餐环境,可使小儿专心进食。环境嘈杂,尤其是吃饭时看电视,会转移幼儿的注意力,并使其情绪兴奋或紧张,从而抑制食物中枢,影响食欲与消化。另外,在就餐时或就餐前不应责备或打骂幼儿,否则会影响其消化液分泌,降低食欲。进餐时,应有固定的场所,并有适于幼儿身体特点的桌椅和餐具。

5.注意饮食卫生

幼儿抵抗力差,容易感染,因此对幼儿的饮食卫生应特别注意。餐前、便后要洗手;不吃不洁的食物,少吃生冷的食物;瓜果应洗净才吃,动物性食品应彻底煮熟煮透。从小培养小儿良好的卫生习惯。

6.建立良好的饮食习惯

鼓励幼儿进食各种不同的食物,避免挑食、偏食;规律用餐,尽量少吃多油、多糖和多添加剂的零食,切记绝不可让零食取代小儿的主食,取代小儿的主餐,从而养成不良的饮食习惯。

7.注意进食安全

避免让幼儿进食坚硬的小粒食物(如花生米、玉米、豆子等)以及果冻等胶冻状食物,以免发生食物吸入气管而导致窒息。应提醒的是,父母在为幼儿提供合理膳食的基础上,应特别考虑到食物的安全性,真正做到让幼儿吃得健康,吃得安全。

(胡培花)

第二节　学龄前儿童的营养

4 周岁后至 6 周岁入小学前称为学龄前儿童。与婴幼儿期相比,此期生长发育速度减慢,脑及神经系统发育持续并逐渐成熟。但与成人相比,此期儿童的生长发育仍然增长迅速,每年约可增重 2 kg,增长 5 cm,再加上活泼好动,仍然需要较多的营养。由于学龄前期儿童具有好奇、注意力分散、喜欢模仿等特点而使其具有极大的可塑性,是培养良好的生活饮食习惯的重要时期。影响此期儿童营养状态的因素很多都与不良饮食习惯有关,如挑食,贪玩,不吃好正餐而乱吃零食,咀嚼不充分,喜欢饮料等甜味食品等。因此,在供给其生长发育所需的足够营养基础上,帮助其建立良好的饮食习惯,将为其一生建立健康的膳食模式奠定坚实的基础。

一、营养需要及参考摄入量

(一)能量

4～6 岁的学龄前儿童基础代谢需能约为 184.1 kJ/(kg·d)。基础代谢的能量消耗约占总能量消耗的 60％。4～6 岁较婴儿期生长减缓,组织生长所需的能量比幼儿期要相对减少,约为 125.5 kJ/d,体力活动所需能量在好动小儿与安静小儿间可差 3～4 倍,一般而言,为每天 83.7～125.5 kJ/(kg·d)。食物特殊动力学效应的能量消耗占总能量的 5％～6％。最近,流行病学研究发现,儿童肥胖的发生率在增加,建议 4～5 岁、5～6 岁和 6 周岁后的学龄前儿童男孩分别为 5 439.2 kJ/d、5 857.6 kJ/d 和 6 694.4 kJ/d,女孩分别为 5 230.0 kJ/d、5 439.2 kJ/d 和 6 066.8 kJ/d。

学龄前儿童能量的来源与婴幼儿期稍有不同,即脂肪提供的能量占比相对减少,由婴儿期的 40％～48％到幼儿期的 35％再降至学龄前期的 20％～30％,碳水化合物占每天摄入能量的 50％～65％。

(二)宏量营养素

1.蛋白质

(1)蛋白质和氨基酸需要量:虽然学龄前儿童的生长发育减缓,但机体和各组织器官仍然在不断地增长增大,每增加 1 kg 体重约需 160 g 的蛋白质。由于摄入的蛋白质主要目的是满足细胞和组织的增长,构建机体,因此,对蛋白质的质量,尤其是必需氨基酸的种类和数量仍有一定的要求,必需氨基酸需要量占总氨基酸需要的 36％。

(2)蛋白质缺乏:儿童蛋白质缺乏,不仅影响儿童的体格和智力发育,也使免疫力低下,患病率增加。典型的蛋白质营养不良包括以水肿为特征的蛋白质营养不良和以干瘦为特征的蛋白质-能量营养不良。前者主要是蛋白质严重缺乏导致全身水肿、肌肉萎缩、表情淡漠、肝脾肿大伴腹水、体重和身高可正常等。后者除了蛋白缺乏外还有能量供给严重不足,主要的临床表现为消瘦成皮包骨型、皮肤干燥松弛、头发变色稀疏、肌肉萎缩无力、内脏萎缩、萎靡不振、贫血和体温偏低等。

随着我国经济的发展,严重的蛋白质营养不良发病率已明显下降,但在边远山区和不发达地区,由于膳食蛋白质摄入不足,或膳食中优质蛋白质所占比例偏低引起的体重偏低以及生长发育迟缓仍然有一定的发病率。

(3)参考摄入量及食物来源:推荐 4～5 岁、5～6 岁、6 岁以上的学龄前儿童蛋白摄入量分别为 30 g/d、30 g/d 和 35 g/d。蛋白质供能占总能量的 12％～15％,其中来源于动物性食物的优质蛋白应占 50％以上,如 1 个 50 g 的鸡蛋约可提供 6 g 的蛋白质,300 mL 牛奶约提供 9 g 蛋白质,50 g 鱼或鸡或瘦肉可提供约 8 g 蛋白质。其余蛋白质可由植物性食物谷类、豆类等提供。在农村应充分利用大豆所含的优质蛋白质来预防蛋白质营养不良引起的低体重和生长发育迟缓。

2.脂类

脂肪可提供能量和必需脂肪酸,并协助脂溶性维生素的吸收。学龄前儿童利用脂肪供能已接近成人的比例,占每天总能量的 20％～30％。必需脂肪酸及其衍生物花生四烯酸等不仅继续为脑发育和神经髓鞘形成提供原料,而且也是合成前列腺素和白三烯等的原料,对免疫功能和炎症反应的维持有重要意义。脂溶性维生素需要借助脂肪从肠道吸收,从而促进视力的发育和钙的吸收。推荐亚油酸供能不应低于总能量的 4％,α-亚麻酸供能不低于总能量的 0.6％,饱和脂

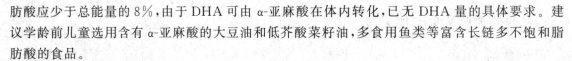

肪酸应少于总能量的8%，由于DHA可由α-亚麻酸在体内转化，已无DHA量的具体要求。建议学龄前儿童选用含有α-亚麻酸的大豆油和低芥酸菜籽油，多食用鱼类等富含长链多不饱和脂肪酸的食品。

3.碳水化合物

经幼儿期的逐渐适应，学龄前儿童的膳食基本完成了从以奶和奶制品为主到以谷类为主的过渡。谷类所含有的丰富碳水化合物成为其能量的主要来源。每天每公斤体重约需碳水化合物15 g，占总能量的50%～65%，但不宜食用过多的糖和甜食，而应以含有复杂碳水化合物的谷类和杂粮为主，如大米、面粉、红豆、绿豆等。

适量的膳食纤维是学龄前儿童肠道所必需的。全麦面包、蔬菜、水果是膳食纤维的主要来源。但过量的膳食纤维在肠道易膨胀，引起胃肠胀气和不适，并影响食欲和营养素的吸收。

（三）微量营养素

1.矿物质

（1）钙：为了满足学龄前儿童骨骼与牙齿的生长，需要充足的钙，考虑到儿童对膳食钙的平均吸收率约为35%，学龄前儿童每天钙的推荐摄入量为800 mg/d，最多不超过2 000 mg/d。奶及奶制品钙含量丰富，吸收率高，是儿童最理想的钙来源，豆类及其制品、芝麻、小虾皮、海带等也含有较高的钙。要保证学龄前儿童钙的适宜摄入水平，每天奶的摄入量应不低于300 mL/d，但也不宜超过600 mL/d。

（2）碘是合成甲状腺激素的必需原料，甲状腺激素为机体和神经系统的生长发育所必需。孕妇、儿童是对缺碘敏感的人群，为减少因碘缺乏导致的儿童生长发育障碍，学龄前儿童碘的推荐摄入量为90 μg/d，最大可摄入量为200 μg/d。含碘较高的食物主要是海产品，如海带、紫菜、海鱼、虾、贝类。建议每周膳食至少安排1次海产食品。

（3）铁：铁缺乏引起的缺铁性贫血是儿童期最常见的疾病。学龄前儿童铁缺乏：一是儿童生长发育快，需要的铁较多，约每公斤体重需要1 mg的铁；二是儿童与成人不同，内源性可利用的铁较少，其需要的铁更依赖食物铁的补充；三是有些学龄前儿童的膳食中奶类食物仍占较大的比重，富铁食物较少，也是铁缺乏产生的原因。铁缺乏除了引起贫血，导致发育不良、疲乏无力、脉搏细速和免疫力低下外，还可通过影响细胞色素酶类的活性而影响能量的产生，也致脑内多巴胺受体和五羟色胺水平等下降，导致学习能力下降和睡眠时间延长，视听能力减弱，易怒不安、注意力不集中等行为和智力发育异常。

学龄前儿童铁的推荐摄入量为10 mg/d，最大可摄入量为30 mg/d。动物性膳食中的铁吸收率较高，一般可达10%以上，动物肝脏、血、瘦肉是铁的良好来源，膳食中丰富的维生素C可促进铁的吸收。

（4）锌：锌是体内100多种酶的辅酶或激活剂，广泛参与核酸和蛋白的代谢。缺锌常出现味觉下降、厌食甚至异食癖，嗜睡、面色苍白，抵抗力差而易患各种感染性疾病等，严重者体格、智力和性发育均受到影响。学龄前儿童锌的推荐摄入量为5.5 mg/d，最大可摄入量为12 mg/d。除海鱼、牡蛎外，鱼、禽、蛋、肉等也可提供一定量的锌。

2.维生素

（1）维生素A：维生素A除了维持视觉功能外，还对骨骼生长和增强抗感染能力有重要的作用。维生素A缺乏是发展中国家较普遍存在的营养问题，目前在我国，严重的维生素A缺乏导致的失明已不多见，但仍有相当比例的学龄前儿童维生素A亚临床缺乏或水平低于正常值，尤

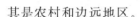

其是农村和边远地区。

学龄前儿童维生素 A 的推荐摄入量为 360 μg RAE/d,最大可摄入量为 900 μg RAE/d。可考虑每周摄入 1 次含维生素 A 丰富的动物肝脏,每天摄入一定量蛋黄、牛奶,或在医师指导下补充鱼肝油,还可通过每天摄入深绿色或黄红色蔬菜补充维生素 A 的前体类胡萝卜素,而且类胡萝卜素不用担心过量摄取产生的毒性,无最大可摄入量的限制。

(2)维生素 D:学龄前儿童由于户外活动时间的增多可自身合成更多的维生素 D,所以维生素 D 缺乏的发生率要低于婴幼儿。但由于骨骼和牙齿等的生长仍需要大量钙的积累,维生素 D 对学龄前儿童仍然很重要,缺乏会导致迟发性佝偻病。学龄前儿童维生素 D 的推荐摄入量为 10 μg/d,最大可耐受量为 30 μg/d。

(3)B 族维生素:维生素 B_1、维生素 B_2 和烟酸在保证儿童的能量代谢以促进其生长发育方面有重要的作用。这三种 B 族维生素常协同发挥作用,缺乏会相互影响。

维生素 B_1 缺乏影响儿童的食欲、消化功能。学龄前儿童维生素 B_1 的推荐摄入量为 0.8 mg/d。膳食中维生素 B_1 主要来源于粮谷类的种皮、坚果、动物内脏和酵母制品等。

维生素 B_2 缺乏易引起口角炎、舌炎、唇炎以及湿疹,并影响铁的代谢。学龄前儿童维生素 B_2 的推荐摄入量为 0.7 mg/d。维生素 B_2 主要来源于肝脏、蛋类、奶类和绿叶蔬菜等。

(4)维生素 C:典型的维生素 C 缺乏症在临床上已不常见,但亚临床缺乏对健康也有潜在的影响,如可降低免疫力以及患慢性病的危险增加等。推荐学龄前儿童的参考摄入量为 50 mg/d,最大可耐受量为 600 mg/d。维生素 C 主要来源于新鲜蔬菜和水果,尤其是鲜枣类、柑橘类水果和有色蔬菜。

二、学龄前儿童膳食

给学龄前儿童安排合理的膳食是满足其营养素摄入的保证。对家庭和幼托机构的膳食安排均有重要的指导意义。

(一)平衡膳食的原则

1.食物多样,合理搭配

每天膳食应由适宜数量的谷类、乳类、肉类(或蛋或鱼类)、蔬菜和水果类这四大类食物组成,在各类食物数量相对恒定的前提下,同类中的各种食物可轮流选用,做到膳食多样化,从而发挥出各种食物在营养上的互补作用,达到营养全面平衡。

2.专门烹调,易于消化

学龄前期儿童咀嚼和消化能力仍低于成人,宜采用质地细软、容易消化的膳食。此外,过多的调味品不宜儿童食用。因此,食物要专门制作,蔬菜切碎,瘦肉加工成肉末,尽量减少食盐和调味品的使用,以蒸、煮、炖的烹调方式为主。

3.制定合理膳食制度

学龄前儿童胃的容量小,肝脏中糖原储存量少,又活泼好动,容易饥饿,适当增加餐次以适应学龄前期儿童的消化能力。因此,学龄前期儿童仍以一天"三餐两点"制为宜。保证营养需要,又不增加胃肠道过多的负担。另外,要定时、定量、定点进食,不暴饮暴食。

4.培养健康的饮食习惯

要养成自己进食的好习惯,养成不偏食、不挑食、少零食,细嚼慢咽,口味清淡的健康饮食习惯,并养成进餐前后的卫生习惯。

（二）食物选择

学龄前儿童的饮食结构已完成从奶类食物为主向谷类食物为主的过渡。食物种类与成人食物种类逐渐接近，无论集体还是散居儿童，均应按以下推荐选择食物，以保证营养素的供给。

1.谷类

我国儿童每天最基本的食物是面粉和大米，200～250 g粮谷类可为孩子提供50％～65％的能量，但过于精加工的谷类会丢失太多维生素、矿物质和纤维素。建议每周有2～3餐以豆类（红豆、绿豆、白豆）、燕麦等替代部分大米和面粉，将有利于维生素和纤维素的补充。高脂食品如炸土豆片，高糖和高油的风味小吃和点心应加以限制。

2.动物性食物

适量的鱼、禽、蛋、瘦肉等动物性食物可提供优质蛋白质、维生素、矿物质，鱼类蛋白软滑细嫩而易于消化，鱼类脂肪中还含有DHA，蛋类提供优质易于消化的蛋白质、维生素 A、维生素 B_2 以及有利于儿童脑发育的卵磷脂，鱼、禽、瘦肉，每天供给总量100～125 g，各种可交替使用，每天提供一个鸡蛋约 50 g。

奶类及其制品提供优质、易于消化的蛋白质，且含丰富的维生素 A、维生素 B_2 及钙。建议奶的每天供给量为 250～400 mL，不要超过 600 mL。

3.大豆及其制品

大豆蛋白富含赖氨酸，可与谷类蛋白互补。大豆脂肪含有必需脂肪酸亚油酸和 α-亚麻酸，能在体内分别合成花生四烯酸和DHA。因此，每天应供给相当于 15～20 g 大豆的制品，以保证6～8 g 的优质蛋白质。贫困地区尤其应充分利用大豆资源来解决儿童的蛋白质营养问题。

4.蔬菜和水果类

蔬菜和水果是维生素、矿物质和膳食纤维的主要来源。每天供给量150～200 g，可供选择的蔬菜包括花椰菜、小白菜、菠菜、胡萝卜、黄瓜、西红柿、鲜豌豆、绿色和黄红色柿子椒等。可供选择的水果则不限。

5.烹调用油和调味品

按我国的饮食习惯，膳食脂肪约 40％来源于烹调用油。学龄前儿童烹调用油宜选择植物油，尤其应选用富含亚油酸和 α-亚麻酸的大豆油、低芥酸菜籽油等。

糖可提供能量，但有证据表明，糖摄入过多会增加学龄前儿童龋齿和肥胖症的发生率。建议学龄前儿童每天可摄入 10 g 左右的糖或含相当量糖的饮料。

盐可提供钠和碘，但高盐饮食会增加心血管和肾脏负担，与高血压等疾病密切相关。我国传统的饮食方式容易摄入过多的盐，建议为儿童烹饪时应减少食盐的用量。

（三）膳食安排

1.学龄前儿童的膳食建议

建议每天可供给300～400 mL 的牛奶（不要超过 600 mL），1个鸡蛋，100 g 无骨鱼或禽或瘦肉及适量的豆制品，150～200 g 新鲜蔬菜和水果，谷类作为主食，每天需 200～250 g。并建议每周进食 1 次富含铁和维生素 A 的猪肝和富含铁的猪血，每周进食 1 次富含碘和锌的海产品。

2.学龄前儿童的膳食制度

学龄前儿童宜采用 3 餐 2 点制定时定量供给食物，如 8：00～8：30 早餐，约供给一天能量和营养素的 30％；11：30～12：00 午餐，约供给一天能量和营养素的 35％，15 点的午点约供给 5％，17：30～18：00 晚餐，约供给一天能量和营养素的 25％，晚 20 点供给少量水果或牛奶，约占 5％。

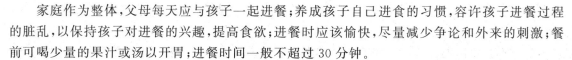

家庭作为整体,父母每天应与孩子一起进餐;养成孩子自己进食的习惯,容许孩子进餐过程的脏乱,以保持孩子对进餐的兴趣,提高食欲;进餐时应该愉快,尽量减少争论和外来的刺激;餐前可喝少量的果汁或汤以开胃;进餐时间一般不超过30分钟。

3.学龄前儿童膳食烹调

主食可采用软饭、面条及包子等;烹调方式多采用蒸、煮、炖等,尽量减少重口味的调味品使用;肉类食物加工成肉糜后制作成肉糕或肉饼,或加工成细小的肉丁使用,鱼肉需去骨;蔬菜要切碎、煮软;每天的食物要更换品种及烹调方法,尽量不重复,并注意色香味的搭配;将牛奶(或奶粉)加入馒头、面包或其他点心中,用酸奶拌水果色拉也是保证膳食钙供给的好办法。

(四)幼儿园膳食管理

幼儿园是学龄前儿童尤其是城镇学龄前儿童生活的主要场所,在日托制幼儿园,儿童膳食营养素的50%～70%由幼儿园供给。因此,幼儿园对学龄前儿童的营养素供给以及生长发育负有重要的责任。

1.幼儿园膳食管理制度

(1)成立膳食管理委员会:委员会应由主管园长任主任,成员包括营养师或监管儿童营养的卫生保健人员,膳食管理员、炊事班长,保育人员以及财务人员共同组成。儿童膳食管理委员会每月应进行一次会议,对幼儿膳食计划、食谱制定、食物购买渠道等进行管理、监督、评价,定期每季度向家长汇报儿童膳食状况。

(2)食物营养与安全的培训:膳食管理委员会授权营养师或卫生保健人员对炊事人员、保育人员定期进行食物营养和安全的培训,并对其掌握和执行情况进行定期考核,将考核成绩纳入奖金分配计划。

(3)制订膳食计划:在营养师或卫生保健人员指导下,按照儿童年龄及生理特点,根据《中国居民膳食营养参考摄入量》确定儿童营养所需达到的目标,制订膳食计划。缺乏营养师的幼儿园可在上级妇幼保健机构的指导下完成此项工作。

(4)按周编制食谱:食谱由营养师提出,食品采购员负责购买,炊事人员按营养要求和儿童的心理进行烹煮。一周食谱尽量做到不重复。每周的食谱应在上一周的周末公布,以使家长了解,家长可根据幼儿园的食谱进行家庭膳食安排,做到幼儿园膳食和家庭膳食互补,使儿童获得更全面的营养。

(5)食品卫生监督管理:膳食管理委员会授权营养师或卫生保健人员对儿童膳食的实施过程进行全程卫生监督和指导,包括食物购买渠道、食物储存、食物烹调前的处理、烹调过程、进餐环境等,以保证食品安全。

(6)膳食营养监测:膳食管理员应详细登记所购买食物的种类和数量,建立入库和出库登记制度,财务人员亦每天记录儿童进餐人数,膳食管理委员会授权营养师或卫生保健人员按季度统计该季度的食物消耗及进餐人数,其目的是以记账法进行膳食调查,粗略评估该园儿童的膳食营养状况。

膳食管理委员会授权营养师或卫生保健人员每学期进行一次称量法膳食调查,结合记账法对膳食营养状况进行评估,评估应以中国居民膳食指南推荐值作为目标值。不断改进幼儿的膳食和营养状况。并将结果向家长和上级主管部门通报。

2.食谱制定原则

(1)确定膳食制度:以三餐两点制为宜。早上活动多,早餐、早点占全天能量及营养素的

35％；午餐宜丰盛，午点低能量，以避免影响晚餐，午餐加午点占 40％；晚餐较清淡，以避免影响睡眠，晚餐占 25％。

（2）制作食物归类表：营养师应将同类食物中主要营养素含量比较接近的不同种食物按季节归列成表，供制作食谱和采购食物时参考。食物以季节时令菜为主，尽可能选择营养价值高的食物。

（3）合理搭配各种食物：食物宜粗细搭配、粗粮细作，荤素搭配，色彩搭配，品种宜丰富多样化，一周内菜式、点心尽可能不重复；食物尽可能自然、清淡少盐；制作面制品可适当加入奶粉，以提高蛋白质和膳食钙的供给；每周安排一次海产食物，以补充碘；安排一次动物的肝脏（每人约 25 g）以补充维生素 A 和铁。

（胡培花）

第三节　学龄儿童的营养

学龄儿童主要指从 6 岁之后进入学校学习到青春期开始前这一阶段的儿童，这一阶段的体格发育与学龄前儿童类似，每年增重 2～3 kg，增高 5～6 cm；神经系统基本发育成熟，所以好学擅问、记忆力强；肌肉组织加速发育，运动能力增强，活动量大；消化系统基本完善，能接受与成人相似的膳食。由于这一阶段的儿童正式进入学校学习，主要的活动时间均在学校度过，开始面临学习和人际关系的压力，需要多方面的关心和呵护，所以应根据这一阶段的特点提供营养保证。

一、学龄儿童的营养需要

学龄儿童的合成代谢仍然旺盛，为适应生长发育的需要，所需要的能量和各种营养素的量相对比成人高，尤其是能量、蛋白质、脂类、钙、锌和铁等营养素。同年龄男生和女生在这一时期的生长发育差别不大，所以对营养素的需求也基本相同。

（一）能量

由于学龄儿童要比学龄前儿童的体表面积大，总的基础代谢耗能增加。基础代谢的耗能约占每天总能量的 60％。学龄儿童与学龄前儿童类似，仍处于能量的正平衡状态，需要能量用于组织生长，另外，还包括体力、脑力活动和食物特殊动力学效应所需的能量。

学龄儿童的能量来源与学龄前儿童相同，碳水化合物供能占 50％～65％，脂肪供能占比为 20％～30％，蛋白质占总供能的 12％～15％。

（二）宏量营养素

1.蛋白质

因组织器官生长和供能的需要，而且学习任务重、思维活跃、肌肉增长加速等原因，学龄儿童对蛋白质的需求量要高于学龄前期，而且优质蛋白质仍要占一半以上。推荐 6～7 岁、7～8 岁、8～9 岁和 9～10 岁的儿童蛋白质摄入量分别为 40 g/d、40 g/d、45 g/d 和 50 g/d。如果蛋白质供给不足，可导致生长发育迟缓、青春期延迟、体格虚弱、学习成绩低下等。

2.脂类

学龄儿童利用脂肪供能占每天总能量的 20％～30％。脑的发育和前列腺素等物质的合成仍依赖于必需脂肪酸。其中饱和脂肪酸、单不饱和脂肪酸和多不饱和脂肪酸的比例为<1∶1∶1，n-6 和 n-3 多不饱和脂肪酸的比例为(4～6)∶1。与学龄前儿童类似，推荐亚油酸供能不应低于总能量的 4%，α-亚麻酸供能不低于总能量的 0.6%，饱和脂肪酸应少于总能量的 8%，无 DHA 量的要求。建议选用富含多不饱和脂肪酸的大豆油、低芥酸菜籽油和鱼类食品。

3.碳水化合物

碳水化合物包括淀粉、糖类和纤维素等，其中淀粉一直是人类膳食中能量的主要来源，与蛋白质和脂肪相比，碳水化合物是更容易被机体吸收和利用的能量，而且是生理状态下神经细胞唯一可利用的能量，所以，对于学习任务重的学龄儿童要保证碳水化合物的供应。

学龄儿童膳食中碳水化合物的适宜摄入量占总能量的 50%～65% 为宜。目前我国居民膳食中碳水化合物的主要来源是谷类和薯类，水果蔬菜除了含一定量的糖外，还含有人体不能吸收的纤维素。保证适量碳水化合物的摄入，不仅可以避免脂肪的过度摄入，同时谷类、薯类以及水果蔬菜摄入会提供膳食纤维及具有健康效用的低聚糖，对预防肥胖及维持胃肠道健康都有重要意义。但应注意避免摄入过多的食用糖，特别是人工添加糖的饮料。

(三)微量营养素

1.矿物质

(1)钙：机体 99% 的钙分布在骨骼和牙齿中。学龄儿童是骨骼生长和恒牙替换乳牙的关键时期。建议 6～10 岁儿童钙的适宜摄入量为 1 000 mg/d。最大可耐受摄入量为 2 000 mg/d。奶和奶制品是钙的最好食物来源，其含钙量高，吸收率也高，发酵的酸奶更有利于钙的吸收。可以连骨带壳吃的小鱼小虾及一些坚果类含钙量也较高。豆类及其制品也是钙的良好食物来源。

(2)铁：机体 75% 以上的铁分布于血液和肌肉中。铁缺乏除引起贫血外，还可能降低学习能力和免疫抗感染能力，而且这一阶段也是儿童肌肉增长的加速期，要求有更多的铁摄入。铁推荐的摄入量为 13 mg/d，最大可摄入标准为 35 mg/d。动物血、肝脏及红肉是铁的良好来源，含铁高，吸收好。豆类、黑木耳、芝麻酱中含铁也较丰富。

(3)锌：机体 86% 的锌分布于骨骼和肌肉中。儿童缺锌的临床表现是食欲差，味觉迟钝甚至丧失，影响其他营养素的摄入，严重时引起生长迟缓，性发育不良及免疫功能受损。学龄儿童锌的膳食推荐摄入量为 7 mg/d，不超过 19 mg/d。贝壳类海产品、肝脏等都是锌的良好来源，坚果类、肉、蛋和花生酱等也富含锌。

(4)碘：碘主要被甲状腺利用合成甲状腺激素。碘缺乏会导致甲状腺增生，主要表现为甲状腺肿，但甲状腺激素的缺乏会影响机体和脑的发育，后果严重。学龄儿童膳食碘的推荐摄入量为 90 μg/d。含碘高的食物是海产品包括海带、紫菜、海鱼等。内陆不易获取海产品的地区应坚持食用碘盐，并注意碘盐的保存和烹调方法。碘摄入过多也会对身体有害，引起高碘性甲状腺肿，学龄儿童每天摄入碘量不宜超过 300 μg/d。

2.维生素

(1)维生素 A：儿童期是眼视力和免疫器官发育的关键期，维生素 A 的需求明显增加。缺乏维生素 A 会导致夜盲症、眼干燥症、皮肤和黏膜过度角化等异常。学龄儿童维生素 A 的适宜摄入量为 500 μg RAE/d，一般不超过 1 500 μg RAE/d。动物肝脏和鱼肝油含有丰富的维生素 A。植物性食物只能提供维生素 A 的前体 β-胡萝卜素，β-胡萝卜素主要存在于深绿色或红黄色鲜艳的蔬菜和水果中，如胡萝卜、青椒、菠菜等。β-胡萝卜素虽然生物效价较低，但没有过量摄入的风险。

（2）B族维生素：由于此期间体内代谢旺盛、学习任务重，因此，与能量代谢、蛋白质代谢和智力有关的维生素必须供给充足。另外，由于我国精加工食品的普及，使某些维生素的缺乏成为常见的营养问题。建议学龄儿童维生素 B_1、维生素 B_2、维生素 B_6、维生素 B_{12} 和叶酸的适宜摄入量分别为 1 mg/d、1 mg/d、1 mg/d、1.6 mg/d 和 250 μg DFE/d。

（3）维生素C：维生素 C 主要存在于新鲜的蔬菜和水果中。学龄儿童学业繁重，主要的时间又在学校度过，进食新鲜水果和蔬菜的机会相对减少，而且随着我国经济水准的提高，某些儿童喜食高脂高蛋白的荤食，少蔬菜水果。建议学龄儿童膳食维生素 C 适宜摄入量为 65 mg/d，最大可接受摄入量为 1 000 mg/d。

3.水

每摄入 4.2 kJ 的能量需要 1～1.5 mL 水。学龄儿童活动量大，运动出汗，发热腹泻等都需要主动补水。

二、学龄儿童膳食

（一）学龄儿童的膳食原则

学龄儿童的膳食原则可以参考《中国居民膳食指南》，其适用于 2 岁以上的健康人群。

1.保证吃好吃饱早餐

让孩子吃饱和吃好每天的三顿饭，尤其是早餐，非常重要。现代社会的人们往往晚上睡得较晚，早上不易起早，而学龄儿童又要按时到校，所以早餐往往准备得简单而匆忙，这会影响儿童的进餐量和兴趣。要求早餐能量应相当于全天能量的 1/3，并保证多样化。有调查表明，儿童青少年的早餐与肥胖的发生有关，不吃或少吃早餐会导致零食的摄入及中餐的暴饮暴食而增加肥胖发生率。

2.少吃零食

不要以零食替代正餐，不要以饮料替代水，控制糖的摄入。

3.重视户外活动

我国教育的竞争压力较大，片面地追求个人学习成绩往往导致孩子的运动量减少，合作能力下降。近年来电子产品的普及也导致长时间的躺、坐，缺乏运动，导致肥胖等发生率升高，应重视学龄儿童的天性，增强户外活动。

（二）考试复习期间的膳食

考试期间孩子的生活和学习节奏较快，大脑活动处于高度紧张状态，在这种状态下，大脑对氧和某些营养素的消耗和需求比平时增多。因此要补充大脑因消耗增加的营养素如碳水化合物、维生素 C、B族维生素及铁等。但大脑良好的营养和功能状况主要依靠平时长期的膳食供应，不应该刻意注重"营养"而改变饮食习惯或进食过多，更不应摄入浓茶、咖啡等精神兴奋性食品和所谓的营养品。

1.吃好早餐

血糖是大脑能直接利用的唯一能量。如果不吃早餐或早餐吃得不好，近中午时血糖水平就会降低，产生饥饿感，同时大脑反应迟钝，影响学习效率。由于复习考试期间的学习强度增大，精神紧张，建议在早中餐之间可增加一次点心，如上午 10 点左右吃一片面包和一瓶牛奶或酸奶等。当然，早点心的量不宜过多，以免影响午餐的进食。

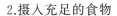

2.摄入充足的食物

由于学习紧张降低了孩子的食欲,应选择孩子平常爱吃的食物,变换花样做得可口一些以增进食欲。主食数量充足,以保证充足的能量供应,种类多样,包括杂粮,薯类等,增加多种营养素的摄入。

3.保证优质蛋白质的摄入

可选用鱼、虾、瘦肉、肝、鸡蛋、牛奶、大豆制品等,这些食物不仅含有丰富的优质蛋白质,还富含钙、铁等矿物质和维生素 A、B 族维生素等。鱼、虾、贝类,尤其是深海鱼富含 DHA,有助于维持大脑的正常功能。

4.每天食用新鲜的蔬菜和水果

新鲜的蔬菜和水果中含有丰富的维生素和膳食纤维,维生素可促进体内正常的新陈代谢,还可增加脑组织对氧的利用。膳食纤维可以促进消化道的运动和健康,减少便秘等的发生。

5.注意色、香、味的搭配

食物的感观对孩子的食欲非常重要,色、香、味俱全的食物可促进消化液分泌,增进食欲。

6.卫生问题不容忽视

在考试复习期间,不要在街头小摊上买东西吃,不吃或少吃冷饮,可准备一些绿豆汤新鲜的水果等供孩子解渴。在吃东西前将手洗干净,注意卫生,以免引起肠道传染病。

7.创造一个轻松愉快的就餐环境

在进餐过程中谈一些轻松、愉快的话题,有利于消化液的分泌和食物的消化。

8.不可迷信和依赖补品

各类天然食物中已经包含了人体所需的各种营养素,只要不挑食、偏食就能满足身体和大脑工作的需要。通过"补脑"等手段会改变大脑的正常平衡,可能产生得不偿失的后遗症,有些甚至会导致性早熟等。

(胡培花)

第四节　青少年的营养

青少年时期也称为青春期,是从未成人发育到成人的过渡时期,这个时期是继婴儿期后,人生第二个生长发育高峰期,而且也是性发育的关键时期。男女生青春发育期开始的年龄是不同的,女生比男生早,一般从 10 岁左右开始,17 岁左右结束;男生一般在 12 岁前后开始,19 岁左右结束,但仍存在着 2～3 岁的个体差异,如有调查表明,我国城市男女的青春发育期开始年龄均要早于农村。

一、青少年的生理特点

青少年时期生长速度突飞猛进,身高、体重、肌肉量和体型均有明显变化,并有性别差异;性激素开始分泌,第二性征出现,生殖器官发育成熟,出现遗精;内脏器官日益完善,可以承担繁重的学习和工作;大脑功能和心理的发育也进入高峰,思维活跃,开始形成自己的人生观和世界观,这一阶段是人一生中最有活力和创造力的时期。

(一)体格发育

男女孩进入青春期后,在神经内分泌的作用下,身高和体重迅速增长。尤其在生长突增期2～3年,女孩每年可增高6～11 cm,男孩每年可增高7～12 cm,体重平均每年可增加5～8 kg,随后生长减缓,直至发育成熟,骨骺钙化。

在青春期前,男女孩的肌肉和脂肪占机体的比例是相似的。青春期在雌激素的作用下,女孩体脂在胸部、大腿和臀部的皮下沉积,体脂占机体的比例增高到22%,而男孩仍保持在15%左右;在雄激素的作用下,骨骼肌迅猛增长,使男孩膀大腰圆。

(二)内脏功能不断健全

青春期心肺功能不断增强。心每搏输出量增加,心率减慢,血压升高;肺活量增加,呼吸频率下降;骨骼肌细胞增多增粗,肌力增强;在雄激素作用下,男孩的红细胞和血红蛋白显著增加,而女孩由于雄激素量少,月经失血的缘故,增加不多。总之,青春期是男女孩各个器官都趋于发育完善,逐渐接近成人。

(三)性发育成熟

青春期由于下丘脑-垂体-性腺轴的启动,性腺逐渐发育成熟,女性主要分泌雌激素,男性分泌雄激素,促使各自的生殖器官发育和第二性征的出现,女性出现月经和乳房发育,男性出现遗精和长须、变声等。

(四)心理发育

青少年的抽象思维能力加强,思维活跃,记忆力强,心理发育趋于成熟,追求独立愿望强烈。心理的改变导致饮食行为的改变,如追求独立常对家庭膳食模式的否定,对美的追求引起盲目节食等。

二、青少年的营养需要

由于青少年生长迅速,体内合成代谢旺盛,所需要的能量和各种营养素的量均要比成人高,尤其是能量、蛋白质、脂类、钙、锌和铁等营养素。而且从青春期开始,男生和女生的营养需要出现较大的差异。

(一)能量

青少年时期对能量的需求是与其生长的速度相一致的,在生长突增期可以达到最大值。一般生长发育所需能量占总能量供给的25%～30%。每天总能量根据男女差别和活动量差别有不同需求。能量的食物来源依旧是碳水化合物占50%～65%,脂肪20%～30%,蛋白质12%～15%。

(二)宏量营养素

1.蛋白质

蛋白质提供的能量应占膳食总能量的12%～15%。由于青少年仍然需要大量的蛋白质用于组织生长,所以优质蛋白要求占50%以上。动物性食物富含优质蛋白质,如肉类为17%～20%,蛋类为13%～15%,奶类约为3%,植物性食物中大豆是优质蛋白质的来源,含量高达35%～40%。谷类蛋白质的利用率较低。

2.脂类

青少年时期是生长发育的高峰期,能量的需要也达到了高峰,因此一般不过度限制青少年的膳食脂肪摄入。但脂肪摄入量过多将增加肥胖及成年后心血管疾病、高血压和某些癌症的风险,推荐脂肪适宜摄入量占总能量的20%～30%。其中饱和脂肪酸应少于总能量的8%,亚油酸供能不低于总能量的 4％,α-亚麻酸供能不低于总能量的 0.6％,无 DHA 量的要求。

3.碳水化合物

与蛋白质和脂肪相比,碳水化合物是最容易被机体利用的能量,而且是大脑唯一能利用的能量。保证适量碳水化合物摄入,可以避免脂肪的过度摄入,对预防肥胖及心血管疾病有重要意义。青少年膳食中碳水化合物适宜摄入量占总能量的 50％～65％ 为宜。目前我国居民膳食中碳水化合物的主要来源是谷类和薯类,水果等也含一定量的碳水化合物,而且水果蔬菜的摄入会提供膳食纤维及具有健康效用的低聚糖摄入。但应注意避免直接摄入过多的食用糖,特别是含糖饮料,建议不能超过总能量的 10％。

(三)微量营养素

1.矿物质

(1)钙:青春期正值生长高峰期,为了满足生长的需要,尤其是 11～13 岁的生长突增期需求,建议 11～13 岁青少年钙的适宜摄入量为 1 200 mg/d,14～17 岁钙的适宜摄入量为 1 000 mg/d,最大可耐受摄入量为 2 000 mg/d。奶和奶制品是钙的最好食物来源,其含钙量高,吸收率也高。

(2)铁:青春期女孩由于月经失血会丢失较多的铁,所以缺铁性贫血是青春期女孩常见的疾病。青少年铁的推荐摄入量男孩为 15～16 mg/d,女孩为 18 mg/d,最大可耐受摄入量为 40 mg/d。动物血、肝脏及红肉是铁的良好来源,不仅含铁丰富,而且易吸收。

(3)锌:锌是组成 100 多种酶的必要成分,而这些酶很多参与了蛋白质、核酸和能量的代谢,所以缺锌会引起生长发育迟缓、味觉迟钝和免疫功能受损等,对于青少年来说,缺锌还会影响性器官的发育和降低性功能,维持了精液中精子的活力。推荐 11～13 岁青少年男、女孩锌的适宜摄入量分别为 10 mg/d 和 9 mg/d,14～17 岁青少年男、女孩锌的适宜摄入量分别为 11.5 mg/d 和 8.5 mg/d,最大可耐受摄入量为 35 mg/d。贝壳类海产品、红色肉类、动物内脏等都是锌的良好来源。如果缺锌严重,要及时用蛋白锌剂补充。

(4)碘:碘缺乏会引起甲状腺肿,青春期甲状腺肿发病率较高,需特别预防。青少年膳食碘的适宜摄入量在 11～13 岁时为 110 μg/d,14～17 岁时为 120 μg/d,最大可耐受摄入量为 500 μg/d。含碘最高的食物是海产品包括海带、紫菜、海鱼等,内陆地区应坚持食用碘盐。

2.维生素

(1)维生素 A:维生素 A 是维持正常视觉功能和骨骼生长所必需的营养素,并有助于提高机体的免疫力。动物肝脏,如羊肝、鸡肝、猪肝含有丰富的维生素 A。植物性食物只能提供维生素 A 前体 β-胡萝卜素。β-胡萝卜素主要存在于深绿色或红黄色的蔬菜和水果中。与动物来源的维生素 A 比较,植物来源的胡萝卜素效价较低,但无最大摄入量的限制。

(2)B 族维生素:青春期体内代谢旺盛、学习任务重,因此,参与能量代谢和蛋白质代谢的 B 族维生素必须供给充足,B 族维生素还能促进肌肤和黏膜的新陈代谢,促进红细胞的生成,增强免疫和神经系统的功能。

(3)维生素 C:维生素 C 有利于维持血管和皮肤的弹性,有很强的抗氧化能力。

三、青少年可能出现的营养问题

(一)神经性厌食

1.病因

主要发生在女孩,病因和发病机制目前尚未完全阐明。一般认为,受社会上流行的以瘦为美的审美标准影响或学习过度紧张,在长期的精神刺激下,从心理和行为上对食物产生了有意识的

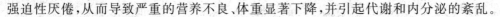

强迫性厌倦,从而导致严重的营养不良、体重显著下降,并引起代谢和内分泌的紊乱。

2.临床诊断

临床诊断:①年龄在 10 岁以上,好发于 12～20 岁的女性;②有明显的厌食症状,每天进食量较发病前减少 2/3 以上,有些还伴有进食后的恶心、呕吐和便秘,需排除器质性病变和精神疾病;③体重下降超过原体重的 20% 以上或比同龄平均身高体重降低 15% 以上,有心动过缓和血压偏低等低代谢症状,但精神尚可,易疲劳,注意力不集中;④常见下丘脑-垂体-性腺轴内分泌紊乱,发育迟缓,已有月经的出现闭经;⑤心理上否认饥饿,有意识地控制饮食,诱发呕吐,忌讳就医;⑥症状已持续 3 个月以上。

3.治疗

需要营养和心理行为的综合治疗,必要时可采用药物治疗。

(1)营养治疗:首先要纠正营养不良,由于长期厌食,胃肠消化功能较弱,要逐渐增加进食量,少吃多餐,补充营养丰富易消化食物,如因呕吐等摄食困难,可静脉给予肠外营养。从恢复体重为目标逐渐过渡到树立健康的饮食模式。

(2)心理治疗:首先查找心理或情感上的诱因,纠正患者的认知,疏导患者的紧张心理,其次使患者了解其患病的性质,认识饮食对健康的重要性。最后是培养患者的自信心和自立感,帮助其建立处理各种生活事件的能力。

(3)药物治疗:一类是调整与饥饿有关并有助于营养吸收的药物,如促进胃肠蠕动的药物和助消化的酶类;另一类是治疗厌食、精神紧张等调节神经递质的药物,如缓解强迫症的药物,抗抑郁药和治疗妄想的精神性药物等。

(4)预防复发:长期的精神刺激和多度紧张的学习负担与青少年发生本病密切相关,因此要缓解这些心理刺激因素,家庭和睦、多鼓励少责骂、心理疏导、保持乐观等非常重要。要劳逸结合,合理安排脑力与体力活动,适当安排娱乐和群体活动,可以纠正脑功能的紊乱。正确的形态美教育和健康教育有助于防止复发。

(二)单纯性肥胖

1.病因

遗传和环境因素共同作用的结果,最终使能量摄入与能量消耗不平衡导致。与肥胖有关的遗传基因目前已经发现有几百种,如瘦素基因等,但没有一种能单独决定肥胖的发生。环境因素也有数十种之多,如前述及的巨大新生儿、儿童不食早餐、喜食高脂性动物食物、缺乏运动等,但也没有哪种会一定引起肥胖。所以肥胖是多种因素综合作用的结果,但摄入大于消耗是形成肥胖的基础。

2.临床诊断

(1)体重指数(BMI):BMI＝体重(kg)/[身高(m)]²。BMI 是国际上衡量胖瘦的最常用标准,WHO 规定成人 BMI≥25 属于超重,BMI≥30 属于肥胖,但这不适合黄种人,我国成人一般以 BMI≥24 属于超重,BMI≥28 属于肥胖。但学龄儿童和青少年正在生长发育,BMI 和成人有区别,需要矫正。

(2)体脂百分含量:可以根据体内脂肪的含量来判断肥胖,不同年龄性别人群的判断标准详见表 8-1。

表 8-1　不同年龄性别的体脂百分含量判断肥胖的标准

| 体质含量/% | 轻度肥胖 | | 中度肥胖 | | 重度肥胖 | |
年龄/岁	男	女	男	女	男	女
6～14	20	25	25	30	30	35
15～18	20	30	25	35	30	40

（3）标准体重：标准体重（kg）＝身高（cm）－105。实际体重与标准体重相比，超出 10％为超重，超出 20％～29％为轻度肥胖，超出 30％～49％为中度肥胖，超出 50％为重度肥胖。

（4）肥胖伴随的健康危害：肥胖可使机体代谢耗氧量加大，从而导致心排血量增加，心脏负担增大，表现为血压和血脂升高、心肌肥厚，将来发展成冠心病、高血压、动脉粥样硬化、心衰和猝死的风险增加；肥胖使生长激素水平偏低、性激素水平异常和糖代谢异常，将来影响性生殖能力和发展成糖尿病的风险增加；由于体重偏重致骨关节发育异常、膝盖内或外翻、扁平足和股骨骺端滑脱等，易引起外伤性的腰痛、关节痛、骨折及扭伤等等；肥胖的人往往怕热、多汗、皮肤皱褶处易发生皮炎、擦伤，并容易合并化脓性或真菌感染；肺活量降低表现为气喘，运动速度和耐力降低，影响其心理；受社会压力的影响，易产生自卑、抑郁、成绩差和社会适应不良等心理异常。

3.预防和治疗

预防的重点是在肥胖易发生的关键期注意膳食营养。在胎儿期避免营养过度，防止母亲体重过重；婴儿期强调母乳喂养，避免过早过量地给予辅食，尤其是淀粉类食品；学龄前期培养良好的饮食习惯，引导正确的食物选择；儿童青少年期要进行正确的营养和健康教育，加强运动，少食高脂高糖食品，避免电子产品上瘾。

针对超重和肥胖青少年，主要从合理膳食、增强运动和矫正行为三个方面进行干预。如减少能量摄入，特别是糖和脂肪的摄入；增加体力活动的量和时间；纠正好吃懒做、沉迷于电子产品等不良行为。

四、青少年的膳食建议

应给予青少年生长需要的平衡膳食，保证能量适宜和优质蛋白质，提供富含微量营养素和种类多样的食物。

（一）供给充足的能量

青少年能量需要量大，需提供足够量的米、面等主食，最好粗细粮搭配，其中含有一定量的玉米、薯类等杂粮，每天需要 400～500 g。尽量减少糖的摄取。

（二）保证足够的优质蛋白

青少年每天摄入的蛋白质应有一半以上为优质蛋白质，为此膳食中应含有充足的动物性和大豆类食物，如鱼、禽、瘦肉、蛋、奶、大豆及制品的摄入，每天应保证 200～250 g 的摄入。

（三）种类多样，微量元素全面

青春期需要量较大也最易缺乏的矿物质有钙、铁、锌、碘等，易缺乏的维生素有维生素 A、维生素 D、维生素 B_1、维生素 B_2 和维生素 C 等，应使食物多样化，从奶、肝、蔬果类到坚果、贝类等海产品都应有一定量的摄入，蔬果类每天需 500 g 以上。

（四）平衡膳食和运动，避免盲目节食和肥胖

青少年尤其是女孩往往为了减肥盲目节食，正确的减肥办法是合理控制饮食，少吃高能量的

食物如肥肉、糖果和油炸食品等，以及避免暴饮暴食、乱吃零食等，同时应增加体力活动，使能量的摄入和消耗达到平衡，以保持适宜的体重。

(五)重视早餐

青少年时期学习任务重，大脑要消耗大量营养素。经过一夜的睡眠进入学习状态，如果不吃早餐会使血糖降低、学习效率低下，早餐全面的营养素能保证大脑正常功能。

（胡培花）

第五节　老年人的营养

衰老死亡是自然规律，无法抗拒。但不同的人衰老的程度和速度不同，死亡的年龄也不同，说明衰老是既受遗传因素决定，也受环境因素的影响的过程。其中营养在环境因素中占了重要的地位，因为构成人体结构以及新陈代谢所需的物质都来源于营养素。

据统计，至 2019 年底，中国 60 岁以上的老年人口已经超过总人口的 18%，老年人口总数已是世界第一。在此形势下，如何加强老年保健、延缓衰老进程、防治各种老年常见病，达到健康长寿和提高生命质量，已成为我国人民最迫切的追求之一。在合理的老年营养指导下，通过食物养生来防衰老、抗疾病是最自然和最容易被接受的方式，因此，根据老年人生理变化，从营养学角度探讨老年期的营养和膳食从而促进健康长寿具有重要的社会意义。

一、老年人的生理特点

(一)身体成分改变

1.细胞数量下降

进入老年后，全身多个器官的细胞减少萎缩导致功能下降。突出表现为骨骼肌细胞减少萎缩导致肌力下降、活动不便；脑内神经细胞数量可减少 10%～20%，至 90 岁甚至减少 30%，导致记忆力减退、感觉运动迟钝；味蕾数目减少导致味觉减退、口味偏重；肝细胞数减少导致机体解毒、代谢和免疫功能下降等。

2.身体水分减少

主要为细胞内液减少导致皮肤皱缩、弹性下降，同时也会影响体温调节，降低老年人对环境温度改变的适应能力。

3.骨组织疏松

由于与钙代谢的内分泌功能减退等缘故，老年人骨质疏松的发生率很高，尤其在女性，60 岁以上可达 60%。由于骨质疏松，牙槽骨萎缩，老年人的牙齿易摇动、脱落，影响食物摄取。

(二)代谢功能降低

1.基础代谢率降低

与中年人相比，65～70 岁的老年人的基础代谢率降低 15%～20%，并随着年龄增长进一步降低。老年人体内各器官和肌肉组织减少明显，惰性的脂肪组织相对增加。如果能量摄入过多，容易造成脂肪沉积，导致超重或肥胖，从而产生并发症。

2.新陈代谢改变

合成代谢降低,分解代谢增高,合成与分解代谢失去平衡,导致全身器官和组织的减小萎缩、功能全面衰退。

(三)器官功能减退

1.消化系统

老年人味蕾减少,味觉功能减退,锌与维生素 A 有利于味蕾生长;多数老人因牙齿脱落而影响食物的咀嚼和消化,消化液和消化酶分泌也减少,使食物的消化能力下降,宜选择柔软、易消化的食物;胃肠扩张和蠕动能力减弱,易发生便秘,可增加膳食纤维的摄入;肝细胞数减少,肝功能减退,肝脏合成各种抗氧化酶的能力下降,胆汁分泌减少,须减少脂肪摄入、增加抗氧化营养素的摄取。

2.心血管系统

老年人脂类代谢明显下降,易出现高脂血症,表现之一是低密度脂蛋白胆固醇升高,再加上老年人的抗氧化能力下降,使得血管内皮易受损导致动脉粥样硬化;老年人的血管逐渐硬化,高血压患病率随年龄增加而升高,心脏负担也随之加大。

3.神经、内分泌系统

随着年龄增长,脑细胞减少,神经传导速度降低,脑血管硬化,导致老年人易出现记忆力降低、感觉迟钝、动作缓慢、易疲劳等;褪黑素等化学物质的减少可导致睡眠障碍等;晶状体弹性降低导致老花眼;神经系统的衰退也影响下丘脑-垂体控制的内分泌系统,导致甲状腺激素、肾上腺皮质激素和性激素等的减少。

4.免疫系统

随年龄增加体液免疫和细胞免疫功能均下降明显,所以,老年人易感冒,抵抗力下降、易发生肿瘤等,维生素和菌菇多糖等食物有助于增强人体的免疫力。

5.呼吸系统

呼吸道黏膜萎缩、纤毛运动减弱、分泌免疫球蛋白功能下降等使老年人易患呼吸道疾病。

6.泌尿系统

由于肾单位数量减少萎缩,肾功能下降,促红细胞生成素减少,导致老年人易酸碱失衡、电解质失衡、红细胞数减少等。

二、影响老年人营养状况的因素

(一)生理因素

(1)老年人大多有牙齿脱落或对义齿不适应,影响食物的咀嚼,使食物不易消化,也因此不愿选用蔬菜、瘦肉、坚果等不易咀嚼的食物。

(2)老年人由于消化道的消化吸收功能减弱,摄取的营养素不能很好地被吸收进入体内。

(3)老年人由于肝、肾功能的减退,维生素 D 不能在体内有效地转化成活性形式,使钙的吸收减少。

(4)老年人由于慢性病,常服用各种药物,干扰了某些营养物质的吸收利用。

(二)环境因素

(1)有些老年人由于经济状况拮据,购买力下降,或行动不便导致烹饪和采购困难,或饮食习惯不良等因素,影响了对食物的选择,营养素摄入单一。

（2）丧偶老人、空巢老人由于生活孤寂，缺少兴趣，干扰了正常的摄食心态。

（3）有些老人因退休而离开工作岗位和工作环境，一时尚不能适应，引起食欲下降。

（4）有些老人因慢性病困扰，如失眠、疼痛等，引起食量下降。

三、老年人的营养需要

（一）能量

老年人的基础代谢率降低、活动量减少，其所需的能量也相应减少。摄入超过需要的能量会引起肥胖。老年人可根据理想体重（kg）＝身高（cm）－105 来简单估算，把自己的体重维持在理想体重的±10%以内为佳。也可计算 BMI，控制在 18.5～23.9 为佳。老年人群可分成 65～79 岁和 80 岁以上两个群体，又根据老年人活动量的多少分为轻体力与中等体力活动两大类。

进入老年后，需要保持良好的心态，在医学认可的条件下进行适当的体力活动，持之以恒地进行原已习惯的有氧运动，这是推荐摄入量的基础。如果老年人终日不出门或是只坐着看电视、打牌，其每天能量的推荐值，就有可能高于需要。所以，针对卧床和行动不便老人的能量需求另有规定。

（二）宏量营养素

1.蛋白质

（1）蛋白质对老年机体的重要性：老年人的分解代谢强于合成代谢，机体呈负氮平衡的状态。如果这时蛋白质摄入不足，就会加重负氮平衡，组织器官的合成代谢与更新就会受到影响，从而加速衰老，所以有人建议蛋白质供应量应比中年人高，但高蛋白也会增加肝肾负担，所以建议与中年人持平。

（2）蛋白质的推荐量：推荐所有老年人群男性要求达到 65 g/d，女性 55 g/d。蛋白质的需要量与中年人持平。

（3）蛋白质的来源：老年人的蛋白质推荐量没有减少，但总能量摄入减少，如果能量主要由谷类提供，其蛋白质的量只能达到推荐量的一半左右，如果蛋白质主要从动物性食物获取，包括肉、蛋、奶类等，那么动物脂肪在膳食中的比例就会偏高，所以建议老年人选择高蛋白低脂的食物。大豆及其制品、脱脂乳品以及鱼虾类是老年人最佳的选择，以大豆为例，一方面大豆及其制品价格便宜，容易获取；另一方面，豆制品比较容易消化，大豆中富含优质蛋白质、卵磷脂、不饱和脂肪酸以及大豆异黄酮等，对人体有利，尤其是女性；此外，鲜豆类也可以作为蔬菜提供维生素和膳食纤维；加上豆及其制品可以制成数以百计的菜肴，因而选择大豆及其制品是符合老年人消费条件及蛋白质要求的。

2.脂类

随着年龄增大，脂类代谢的能力越来越弱，易出现高血脂，从而损害血管内皮，易导致动脉粥样硬化和心脑血管意外，所以，老年人应减少脂肪的摄入，尤其是动物性油脂，因为动物性油脂含较多的饱和脂肪酸和胆固醇，是导致血黏度增高和血管病变的明确致病因子。而 DHA 等多不饱和脂肪酸可防止血栓形成、防止神经元老化和维持正常的免疫功能。因此，老年人应适当减少家畜来源的食物，因为即使猪瘦肉中也含有 20%左右脂肪；减少鱼卵、蛋黄、肝、肾等富含胆固醇的食物；相应增加富含 DHA 的鱼类等食物比例。建议脂肪供能在全天总能量中占 20%～30%，而且饱和脂肪酸应小于总能量的 10%，属于 n-6 系多不饱和脂肪酸的亚油酸供能不应低于总能量的 4%，属于 n-3 系的 DHA 等供能不低于总能量的 0.6%，胆固醇不宜多于 300 mg/d。

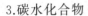

3.碳水化合物

老年人的糖耐量降低,血糖的调节能力减弱,血糖容易波动,故可增加餐次,并应选择复合碳水化合物的淀粉类,在消化系统可耐受的前提下尽量选择粗杂粮,不宜使用蔗糖等简单的单糖和二糖类。我国营养学会建议老年人摄入的碳水化合物宜占膳食总能量的50%～60%。并应多吃蔬菜等富含膳食纤维的食物,增强肠蠕动,防止便秘。此外,某些食物中的多糖,如香菇多糖、枸杞多糖等具有提供免疫力和改善肠道菌群的作用,有益于健康长寿。

老年人因生理和环境因素的限制,摄取食物的总量和种类会比年轻人少,因此易出现某些微量元素的缺乏。而且老年人全身功能下降,只有摄入充足量的微量元素,才能提供足够的抗氧化能力、保证正常的生化代谢和维持细胞的再生等。虽然老年人无论代谢还是活动量都比年轻人下降,但仍然建议老年人的微量营养素摄入量与正常成人保持一致,其中维生素 D 甚至要有更大的摄入量。

(三)微量营养素

1.矿物质

(1)钙:由于老年人皮肤接受日晒的机会减少使皮下 7-脱氢胆固醇转变为维生素 D 减少,肝肾功能衰退又使活化维生素 D 的能力下降,再加上胃肠道吸收功能减弱,他们对食物钙的吸收率只有不到20%,而体力活动的减少又增加了骨钙的流失,以致老年人骨质疏松症很常见,尤其是女性。我国营养学会推荐老年人钙摄入为 1 g/d,并应以食物钙为主。牛奶及奶制品是最好的钙来源,其次为大豆及豆制品、海带、虾皮等。单纯补充钙制剂可能导致钙过多引起结石,每天最大可摄入总量不应超过 2 g/d。

(2)铁:老年人对铁的吸收利用能力下降,造血功能减退,造成血红蛋白和红细胞量均减少,易出现缺铁性贫血,故应保证铁的摄入,并增加优质蛋白、维生素 B_6、维生素 B_{12} 和叶酸等的供应。我国推荐铁的摄入量为 12 mg/d,最多不超过 42 mg/d。针对植物吸收差的特点,可以适当选择易吸收的血红素铁含量高的食品,如动物肝脏、瘦猪肉、瘦牛肉等,同时多食富含维生素 C、维生素 B_2、维生素 B_{12} 和叶酸的蔬菜、水果,以利于红细胞的生成。

(3)其他:高钠易引起高血压,而钾对钠有拮抗作用;镁能降低血管紧张度和防止动脉粥样硬化的作用;锌能促进味蕾生长增强食欲;硒有防癌抗衰老的作用;铬、锰与调节脂肪和糖代谢的酶活性有关;所以老年人应采用低盐饮食,从食物中适量增加镁、钾、锌、硒、铬和锰等的摄入。推荐氯化钠为 3.6 g/d,钾为 2 g/d,镁 320 mg/d,男性需锌 12.5 mg/d,女性需锌 7.5 mg/d,硒为 60 μg/d,铬为 30 μg/d,锰为 4.5 mg/d。

2.维生素

老年人由于全身功能的减退,需要补充足量的各种维生素以促进代谢、延缓衰老及增强抵抗力。

(1)维生素 A:维生素 A 可直接来源于动物性食物肝脏等,也可从植物的类胡萝卜素(包括 β-胡萝卜素)转化而来,其中类胡萝卜素转化成维生素 A 可被机体调控,所以无最大可摄入量的限制,考虑到老年人低胆固醇饮食等的要求,建议老年人以食用类胡萝卜素作为维生素 A 的主要来源。营养学会推荐我国老年男、女性应摄入维生素 A 分别为 800 μg RAE/d 和 700 μg RAE/d。

(2)维生素 D:老年人易缺钙出现骨质疏松症,为了促进钙的摄入,需要维生素 D 的帮助。因为老年人户外活动减少,自身合成的维生素 D 量减少,所以需要外源性摄入更多的维生素 D,营养学会推荐我国老年人维生素 D 的摄入量为 15 μg/d,高于中年和青年人。

(3)维生素 E:维生素 E 是一种天然的脂溶性抗氧化剂,能防止脂类过氧化物—脂褐素的生成和体内氧自由基的生成,能增强免疫力,推迟性腺萎缩,有延缓衰老的作用。老年人应多食用富含维生素 E 的食品,推荐剂量为 10 mg α-TE/d。为防止脂类过氧化,当多不饱和脂肪酸摄入量增加时,应相应地增加维生素 E 的摄入量,一般每摄入 1 g 多不饱和脂肪酸应摄入 0.6 mg α-TE 的维生素 E。维生素 E 的最大可摄入量不应超过 700 mg α-TE/d。

(4)B 族维生素:由于老年人喜煮熟煮烂的软食,或是牙齿不能咀嚼水果和蔬菜等原因,容易造成 B 族维生素缺乏。营养学会推荐维生素 B_1 在老年男、女分别为 1.4 mg/d 和 1.2 mg/d,维生素 B_2 在老年男、女分别为 1.4 mg/d 和 1.2 mg/d,维生素 B_6 为 1.6 mg/d,维生素 B_{12} 为 2.4 μg/d,叶酸为 400 μg DFE/d。

目前认为,高同型半胱氨酸血症也是动脉粥样硬化的独立危险因素。同型半胱氨酸是蛋氨酸代谢的中间产物,维生素 B_{12}、叶酸、维生素 B_6 的不足可引起高同型半胱氨酸血症。

(5)维生素 C:维生素 C 可促进胶原蛋白的合成,保持毛细血管的弹性,减少脆性,防止老年血管硬化;它也可降低胆固醇、促进铁的吸收、增强免疫力和抗氧化能力,因此老年人应摄入足量的维生素 C,其推荐摄入量为 100 mg/d。

3.水

饮水有助于排出各种毒素和代谢产物,降低血黏度,减轻便秘,因此,老年人摄入水分应不少于中青年。目前认为老年人每天每千克体重应摄入 30 mL 的水。有大量排汗、腹泻、发热等情况还应增加。由于老人对失水与脱水的反应较迟钝,老年人不应在感到口渴时才饮水,而应该有规律地主动饮水,包括可饮用清淡些的绿茶。

四、老年人群的膳食建议

(一)控制能量摄入

能量的摄入与消耗要平衡。保持理想体重,适当运动,避免增重;增加餐次,减少主餐摄入量,有七八分饱即可;主食的碳水化合物以淀粉为主,在肠胃允许条件下,多食用粗粮、杂粮。粗杂粮包括全麦面、玉米、小米、荞麦、燕麦、番薯等,这些不仅能减少血糖的升高水平,还能提供更多的维生素、矿物质和膳食纤维。

(二)饮食多样化

每天应吃多种多样的食物,利用食物营养素互补的原则,达到全面营养的目的。建议每天膳食应有 20 种以上不同的食物。除淀粉类、肉、奶、蛋、蔬果外,还可增加菌菇类、海带和绿茶等有抗氧化、抗肿瘤、抗衰老和抗"三高"的食品。

(三)食用优质蛋白质

蛋白质要以优质蛋白质为主,为避免摄入过多脂肪,脱脂奶、蛋白、禽肉和鱼类等脂肪含量较低、较易消化,适用于老年人食用。大豆不仅富含优质蛋白质,还有丰富的大豆异黄酮和大豆皂苷等,可抑制体内脂类过氧化、预防心脑血管疾病和延缓衰老等。脱脂奶及其制品还是钙的最好食物来源,可预防骨质疏松症和骨折,虽然豆浆含钙量也高,但远不及牛奶中的钙易吸收,因此不能以豆浆代替牛奶。

(四)适量食用动物性食品,控制脂肪摄入

动物性食品有利于脂溶性维生素和铁的吸收,不要完全杜绝动物性食品,控制脂肪占每天需能的 20%～30%即可。

(五)多吃新鲜的蔬菜和水果

蔬果是机体维生素、矿物质和抗氧化物质的重要来源,而且大量的膳食纤维可预防老年便秘,番茄中的番茄红素对老年男性常见的前列腺疾病有一定的防治作用,类胡萝卜素主要来自胡萝卜等色彩鲜艳的蔬果,大蒜和生姜等有降血脂和胆固醇的作用,洋葱有降血压等作用。不要因为牙齿不好等原因而减少蔬果,可以把蔬菜切细、煮软,水果切细、打汁等方式增加摄入量,建议摄入蔬果不少于 500 g/d。

(胡培花)

第六节 消化系统疾病的营养治疗

一、胃炎与胃病

胃炎是指由于各种原因引起的胃黏膜的炎症。这个术语常用于描述胃黏膜的内镜或放射学检查特征,而不是特定的组织学表现。然而,上皮细胞损伤和再生并非总是伴有黏膜炎症,对于没有或仅伴有极轻微炎症的上皮细胞损伤和再生,应称作胃病。

胃炎分为急性胃炎和慢性胃炎两个大类。其中慢性胃炎分类较为复杂,按病因分为幽门螺杆菌(helicobacter pylori,HP)胃炎和非 HP 胃炎,按内镜和病理诊断分为慢性萎缩性胃炎和慢性非萎缩性胃炎,按胃炎分布部位分为胃窦为主胃炎、胃体为主胃炎和全胃炎。目前以病因和病理诊断分类认同度最高。

胃病通常继发于内源性或外源性刺激物,如胆汁反流、酒精或阿司匹林和非甾体抗炎药物。但是胃病也可能继发于缺血、躯体应激或慢性充血。

由于对病因和发病机制的了解差异、命名的不同,以及在个体患者中常常同时存在不止一种类型的胃炎或胃病,分类仍存在争议。此外,不同疾病在形态学上有重叠,一些疾病是根据病因分类,而另一些是根据形态学进行分类。因此,比较采用不同命名方法的研究较为困难。有许多诊断为慢性胃炎(常为轻度)的病例无法通过组织病理学检查确定具体病因。

(一)营养治疗

1.急性胃炎治疗原则

进食不洁食物引起大量呕吐者应暂时禁食,此时应慎用止吐药物,病情稍缓解时,由于失水多,宜少量多次饮水,每次不宜超过 100 mL,以缓解脱水现象和加速毒素排泄,然后给米汤、藕粉、米汤加牛奶等流质饮食,再逐步过渡到水蒸蛋、软面条、菜泥粥等半流质饮食,少用脂肪并尽可能避免胀气食物。

2.慢性胃炎治疗原则

除了针对病因杀 HP 外,在不同病变时期,饮食随之改变,以调整胃的各项功能,胃酸多时要抗酸;应用保护和营养胃壁的药物和食物,使胃黏膜细胞获再生;酸少时,用能刺激胃黏膜细胞分泌胃酸的食物。慢性胃炎患者的膳食调配如下。

(1)去除病因:戒烟、酒,培养良好的饮食习惯,定时定量,细嚼慢咽,避免暴饮暴食,少用辣椒等刺激性调味品,食物要加工得细、碎、软、烂;烹调方法多采用蒸、煮、炖、烩与煨等。

(2)增加营养:少量多餐,可挑选一些富含生物价值高的蛋白质和维生素的食物。贫血患者多给含铁高的动物内脏、蛋类、深色的新鲜蔬果,如绿叶蔬菜、番茄、柑橘等。

(3)改变胃液酸度:非萎缩性胃炎胃酸分泌过多时,可多用牛奶、豆浆、烤面包或馒头片以中和胃酸;萎缩性胃炎胃酸少时,可多用浓肉汤、带酸味的水果或纯果汁,以刺激胃酸分泌。

(二)膳食举例

1.急性胃炎膳食举例

早餐:米汤、豆浆;加餐:藕粉;中餐:小米粥、水蒸蛋;加餐:莲子羹;晚餐:玉米糊。

2.慢性非萎缩性胃炎膳食举例

早餐:烤面包、煮蛋一个;加餐:藕粉、烤馒头片;中餐:青菜肉丝面;加餐:苏打饼干、豆浆;晚餐:粥、馒头、清蒸鱼。

3.慢性萎缩性胃炎膳食举例

早餐:粥、芝麻酱、香干;加餐:鸡汤蒸蛋;中餐:肉汤面条、西红柿炒蛋;加餐:牛奶、果酱涂面包;晚餐:菜肉馅水饺。

二、消化性溃疡

消化性溃疡是指在各种致病因子作用下,黏膜发生炎性反应与坏死、脱落、形成溃疡,溃疡的黏膜坏死缺损穿透黏膜肌层,严重者可达固有肌层,以十二指肠最常见。HP感染、非甾体消炎药如阿司匹林的广泛应用是最常见的损伤因素,胃酸和胃蛋白酶消化作用也是致病原因之一。本病多见于男性,发病年龄以青壮年多见,但目前老年患者占的比例有所增加。临床上主要表现为慢性上腹痛,疼痛的特征为慢性、周期性、节律性,制酸剂常能缓解疼痛。出血、穿孔、幽门梗阻是消化性溃疡的三大主要并发症,约5%的胃溃疡可癌变。胃溃疡药物治疗以保护胃黏膜屏障为主,十二指肠壶腹部溃疡以制酸为主。

(一)营养相关因素

1.饮食对胃分泌功能的影响

有些常用食品及调味品具有刺激胃酸分泌作用,如咖啡、浓茶、酒、黑胡椒、大蒜、丁香、辣椒、肉汤等。尤其对于十二指肠壶腹部溃疡患者,能引起强烈的胃酸分泌。

2.饮食对胃黏膜屏障的影响

食物和饮料对胃黏膜可起物理性或化学性的损伤作用,过分粗糙的食物如竹笋、过冷过热的食物都能对胃黏膜产生机械性损伤。目前认为膳食纤维有助于溃疡愈合,有学者认为膳食纤维在口腔中充分咀嚼而刺激唾液的分泌,对胃黏膜能起保护作用。此外,不规则进餐可破坏胃分泌的节律,从而削弱了胃黏膜的正常屏障作用。

3.酗酒和吸烟对胃的不良影响

酒精对胃黏膜有直接损伤作用,并能消耗体内部分能量,从而引起胃黏膜的营养障碍,削弱胃黏膜的屏障作用,长期嗜酒对肝脏损害也较大,影响凝血因子的合成,易诱发上消化道出血。吸烟能使胃黏膜血管收缩导致胃黏膜循环障碍,从而造成营养缺乏;香烟中的尼古丁可使幽门括约肌松弛,导致胆汁反流而削弱胃黏膜屏障,胆汁能刺激胃窦部G细胞释放胃泌素,胃泌素与壁细胞受体结合,刺激壁细胞分泌胃酸。

4.辛辣、刺激性食物及浓茶、咖啡等对胃黏膜的影响

辛辣、生冷食物刺激性大,可损伤胃黏膜,引起出血或症状加重。浓茶和咖啡可强烈促进胃

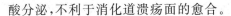

酸分泌,不利于消化道溃疡面的愈合。

(二)营养治疗

1.饮食治疗原则

科学饮食应有利于促进溃疡愈合,缓解疼痛,减少复发,防止并发症的出现,并有利于患者营养状况和贫血的改善。

2.饮食治疗的要求

(1)适当增加蛋白质摄入,供给适量的脂肪:因为多数溃疡患者胃酸和胃蛋白酶都有不同程度的增高,饮食中适当增加蛋白质能与胃酸和胃蛋白酶结合,使之失去"自我消化"的能力。一般每天每公斤体重供给蛋白质不低于1 g,并发溃疡出血者,缓解期应提高蛋白供应量,每天每公斤体重供给蛋白质1.5 g。可选鸡蛋、豆浆、豆腐、瘦肉、鸡肉、鱼肉等,牛奶不宜饮用过多,尤其是酸奶,因为牛奶中含有大量钙离子,能够刺激胃窦部G细胞分泌胃泌素,产生更多胃酸,加重病情。动物性的食品尤其是鱼虾类,不仅含有丰富的易消化的优质蛋白质,而且富含人体所必需的微量元素锌,锌元素是修复溃疡黏膜的重要因子。适量的脂肪进入小肠,能刺激小肠黏膜产生抑胃素,抑制胃酸的分泌和减慢胃蠕动,使胃的排空时间延长,有利于溃疡的愈合,每天可供给脂肪50～60 g,宜选用易消化吸收的乳溶状脂肪,酌情可选奶油、蛋黄、黄油、奶酪等,也可选用适量植物油。

(2)碳水化合物要充足:碳水化合物既不抑制胃酸分泌,也不刺激胃酸分泌,可以保证充足的热量供应。可每天供给200～250 g,选择稀稠或质软易消化的食物,避免刺激消化道黏膜。

(3)少量多餐,避免过饱:消化性溃疡患者宜少量多餐,定时定量进餐,这样可中和胃酸,避免胃过分扩张,从而减少胃酸对溃疡面刺激,同时又能供给充足营养,应根据患者的病情和条件,除每天3餐外,可增加2～3次含低糖的饼干或馒头干。

(4)供给充足的维生素、矿物质:维生素A、B族维生素、维生素C有增强人体抵抗力和促进溃疡愈合的作用,维生素C和维生素K还能改善毛细血管的通透性,降低血管脆性,有利于止血。所以溃疡病患者要酌情吃新鲜水果、绿叶蔬菜、胡萝卜、土豆、动物肝脏以满足机体对各种维生素的需要。

消化性溃疡病患者服用镁、铝制剂抗酸药时,能影响磷的吸收;应提供富含磷的食物,同时每天至少提供1 000 mg左右的钙,以防止发生骨质疏松。H_2受体拮抗剂如甲氰脒胍、雷尼替丁等可减少铁的吸收,应提供富含铁的食物。消化性溃疡病患者钠代谢能力降低,钠易在体内潴留,多余钠可增加胃液的分泌,胃液中盐酸含量取决于血中钠的水平,后者与食物中盐的摄入直接相关,建议消化性溃疡病患者每天摄入食盐3～5 g为宜。

(5)避免机械性和化学性刺激:消化性溃疡病患者应避免食用对溃疡病变有刺激的食物。特别在溃疡病活动期,要绝对避免食用坚硬、粗糙及含纤维素多的食物,如油炸食品、火腿、香肠、芹菜、韭菜、黄豆芽、海带以及酸的水果等,这些食物不仅能增加胃肠负担,而且能直接刺激溃疡面,引起疼痛,甚至会诱发溃疡出血、穿孔等严重并发症。同时也要忌食生冷的或过热的食物,这些食物不仅不容易消化和吸收,而且还能促进胃肠蠕动和胃酸分泌,直接或间接地损伤溃疡病灶。太热的食物使胃内血管扩张、充血,易引起溃疡病出血,所吃食物的温度一般保持在40～45 ℃为宜。另外,不宜食用产气过多的食物以及产酸的糖类食品,强刺激胃酸分泌的食品和调味品也应尽量避免使用。

(6)提倡科学合理的膳食调配方法:烹制溃疡病患者膳食,应以蒸、煮、烩、炖、余等为主,并且要求选用营养价值高,质软且易于消化的食物,如牛奶、鸡蛋、豆制品、鱼、面食、大米、嫩瘦猪肉等,制作时要尽量切细、煮烂,食物调味宜清淡,调配膳食应根据病症的轻重,从流质、半流质、软食,逐步过渡到一般的膳食。

(三)膳食调配

1.消化性溃疡Ⅰ期膳食-流质饮食

(1)适用病情:消化性溃疡急性发作时,或出血后康复初期的患者。

(2)饮食特点:完全流体状态,指到口中即溶化便于吸收。

(3)食物选择:应为无机械性和化学性刺激食品,宜选用富含易消化的蛋白质和碳水化合物的食品为主,如牛奶、豆浆、米汤、水蒸蛋、蛋花汤、藕粉、豆腐脑等。

2.消化性溃疡Ⅱ期膳食-少渣半流质饮食

(1)适用病情:病情已稳定,无消化道出血,自觉症状明显减轻或基本消失的患者。

(2)饮食特点:少渣半流体状态。

(3)食物选择:应为细、软、易消化的食物,主食50~100 g,并注意适当增加营养,以促进溃疡愈合。除选牛奶、蛋汤、豆浆、藕粉外,还可选虾仁粥、清蒸鱼、汆鱼丸、软面条、碎嫩菜叶等,主食可用大米粥、面片汤、馄饨、挂面等,每天5~6餐。

3.消化性溃疡Ⅲ期膳食

(1)适用病情:病情稳定者,溃疡基本趋于愈合并逐渐康复的患者。

(2)饮食特点:食物细、软,易于消化,营养平衡,三大产能营养素不需严格限制。

(3)食物选择:可选流质和少渣半流质,或软米饭、包子、水饺、碎菜、肉丸、猪肝片等,禁冷食、富含粗纤维、油炸和不易消化的食物,每天5~6餐,3餐外可增加2~3次少量点心。

(四)膳食举例

(1)消化性溃疡流质饮食举例。7:00 米汤冲蛋;9:00 豆腐脑;11:00 甜豆浆;13:00 稀藕粉;15:00 菜汁米糊;17:00 水蒸蛋;19:00 甜牛奶。

(2)消化性溃疡少渣半流质饮食举例。早餐:粥、发糕、肉松;加餐:豆腐脑、苏打饼干;中餐:粥、小笼包、软烧鱼块加餐:甜豆浆;晚餐:馄饨;加餐:牛奶、蛋糕

(3)消化性溃疡细软普食举例。早餐:粥、小花卷、炒蛋;加餐:豆浆、饼干;中餐:软米饭、花菜、胡萝卜炒猪肝、菜心肉圆汤;晚餐:软米饭、茄汁鱼块、肉丝豆腐汤;加餐:豆浆、蛋糕。

三、溃疡性结肠炎

溃疡性结肠炎属于炎症性肠病的一类,是一种病因不明的直肠和结肠慢性炎性疾病,其特点为局限于结肠黏膜层的炎症复发与缓解交替出现。病变主要累及直肠、乙状结肠,严重者乃至整个结肠,主要损伤黏膜层,呈连续分布。任何年龄均可发病,以 20~50 岁为多见,男女发病率无显著差异。临床主要特征为反复腹泻、脓血便、直肠出血、痉挛性腹痛、食欲差及消瘦等。症状通常逐渐出现,并在数周内进展。症状出现前数周或数月可能发生自限性直肠出血。症状的严重程度不一,轻则便中带血或无血,每天排便不超过 4 次;重则每天排便 10 次以上,并伴重度绞痛和持续性出血。

(一)营养相关因素

本病发病机制中,婴儿期对牛奶蛋白过敏可能是溃疡性结肠炎的一个原因。膳食中总脂肪、动物脂肪、多不饱和脂肪酸以及牛奶蛋白的摄入量增加与溃疡性结肠炎发病率增加相关,还与溃

疡性结肠炎患者的复发增加有关。

本病常见腹痛、恶心、发热和腹泻等症状,可引起食欲下降、营养素摄入减少、营养素代谢改变,最终会影响患者的营养状况。食欲下降可能与炎症本身和细胞因子(例如 IL-1、IL-6 和 TNF)释放有关。

(二)营养治疗

1.饮食治疗原则

饮食提供应做到少刺激性、少残渣,并供给足够的能量与优质蛋白质、无机盐和丰富的各维生素。避免进食刺激性和纤维多的食物以及油炸食品。溃疡性结肠炎患者常出现乳糖不耐受,应在膳食中选用低乳糖食品。对于限制乳糖摄入的患者,应坚持补充钙和维生素 D,以尽量降低骨丢失的风险。

2.饮食治疗的具体要求

(1)少吃多餐:减轻肠道负荷,以少吃多餐模式调节肠道适应性,逐渐增加补充营养。

(2)高能量膳食:疾病缓解期,能量需求与普通人群无显著差异。在疾病活动期,应予高能量膳食以补偿长期腹泻而导致的营养消耗,可根据患者实际消化吸收耐受情况,循序渐进地提高供给量。一般以每天 146.4～167.4 kJ/kg 体重供给能量。但须注意限制脂肪供应量,避免脂肪吸收不良而诱发脂肪泻。另外,长链 n-3 脂肪酸可降低溃疡性结肠炎患病风险,而长期摄入反式脂肪酸、亚油酸可增加患病风险。

(3)高蛋白膳食:患者宜每天提供 1.2～1.5 g/kg 蛋白质,其中优质蛋白占 50% 以上为好,以有利于肠黏膜的修复,全身营养状况的调整,补充肠道蛋白质丢失和机体的需要以及疾病的康复。

(4)丰富维生素与矿物质:全面补充维生素,尤其注意补充 B 族维生素,如叶酸和维生素 B_{12},以及维生素 K。脂溶性维生素如维生素 A、维生素 D 和维生素 E 的摄入也常见缺乏;要及时补充铁、锌和钙,以防止其不足而引起相关的症状和疾病,由于溃疡性结肠炎患者口服补铁常见不耐受,酌情可考虑胃肠内营养补充。

(5)补充水分:每天供应的水量应达到基本的生理需求和进出平衡。因反复腹泻而致失水过多者,应该及时进行静脉补充。成人每天补充水分 1 500～1 700 mL,酌情可增减。

(6)益生菌补充:在轻中度溃疡性结肠炎,补充益生菌有益于维持溃疡性结肠炎缓解。但在急性发作期或重度结肠炎症时,不宜使用益生菌。

(三)食谱配膳原则

因患者个体、年龄、病情与发病时的状况均有明显的差异,应该掌握的配膳原则。

(1)急性发病期给予流质,以免刺激黏膜;病情好转,供给营养充足、无刺激性的少渣半流质;进而食用少渣软食。

(2)食物宜选用含蛋白质丰富食品,如嫩瘦肉、家禽、鱼、蛋与适量奶类。严重腹泻者宜供给煮过的牛奶、蒸发奶等。还可用红茶、焦米汤等收敛饮料。禁食产气性、不易消化或有刺激性食物。具体忌用食物:各种辛辣食物;烟、酒、碳酸饮料、咖啡;牛奶、蜂蜜、巧克力、豆类食品;油炸食品和油腻食物;含纤维多的食物,如菠菜、花菜、白菜、油菜、芹菜、韭菜、浆果、坚果等以及生鲜蔬果。

(四)膳食举例

(1)低脂少渣半流质。早餐:稀饭、藕粉、玉米糊;午餐:去皮西红柿鸡蛋面、土豆泥、水蒸蛋;

加餐:脱脂牛奶、饼干;晚餐:烂面条、稠粥、胡萝卜泥;加餐:豆浆。

(2)低脂少渣软饭。早餐:米粥、水蒸蛋、馒头片;午餐:烩鱼丸、西红柿炒蛋、龙须面;加餐:脱脂牛奶、饼干;晚餐:瘦肉粥、豆腐脑、小笼包;加餐:藕粉、蛋糕。

(胡培花)

第七节　心血管系统疾病的营养治疗

心血管系统疾病是直接危害人们身体健康的疾病,其发病与人们的饮食习惯、膳食营养素摄入有直接关系。平常可通过饮食调理来预防某些疾病的发生与发展。如脂代谢异常,应该重视对营养素的合理摄入,坚持低脂饮食。高胆固醇血症患者应限制每天食物中胆固醇的含量。高血压病患者应注意每天钠盐的摄入。尤其在心功能不全的情况下,钠盐过多摄入常是其诱发因素。临床上要纠正重视药物治疗而忽视饮食治疗的倾向。只有合理膳食,才能提高治疗效果。

一、脂代谢异常

(一)营养治疗目的

脂代谢异常指血浆脂质浓度超过正常高限。血浆脂质主要有胆固醇和甘油三酯,两者必须与载脂蛋白构成特殊的复合物-脂蛋白,才能在血液中运送。脂代谢异常也表现为高脂蛋白血症,脂蛋白根据超速离心和电泳分为 5 型。不管哪一型营养治疗其目的是通过饮食的调理,限制饮食中脂肪、胆固醇的摄入,配合降脂药物的治疗,使血胆固醇、甘油三酯浓度恢复或接近正常。Ⅰ型和Ⅱ型限制脂肪是很重要的。Ⅲ型饮食治疗是非常有效的。每天的蔗糖、果糖摄入应限制在 50 g 以下。对于脂代谢异常伴肥胖症患者,还应控制每天的能量摄入,力求使体重达到或接近正常体重。

(二)营养治疗

1.注意能量平衡

部分合并肥胖的高脂血症患者,尤其是高甘油三酯血症合并肥胖者,可通过限制能量,同时增加运动,以促进体脂分解,使能量消耗,血脂下降,达到理想体重。每天碳水化合物占总能量的比例一般在 60%～70%,具体根据患者的年龄、性别、工作性质而定,一般每天供给能量8 399～12000 kJ。

2.限制富含高胆固醇膳食

血浆中胆固醇部分来自富含胆固醇食物,如经常食用这些食物,尤其与含饱和脂肪酸较多的食物同时进食时,因甘油三酯能促进胆固醇吸收,其血浓度常常增高。每天膳食胆固醇供给量一般在 300 mg。对高胆固醇血症患者,拟采用低胆固醇饮食,每天胆固醇应少于 300 mg,甚至每天约 200 mg。如每天胆固醇摄入量超过 700～800 mg,血胆固醇增高可能性很大。富含胆固醇食物有蛋黄、奶油、动物脑、鱼子、动物内脏,特别是脑、肝及脂肪丰富的肉类。

3.限制高脂肪膳食

动物脂肪都含甘油三酯,摄入后 90%由肠道吸收。血浆甘油三酯水平与膳食中脂肪摄入直接有关,波动也大。甘油三酯中的脂肪酸分为饱和脂肪酸和不饱和脂肪酸。动物脂肪大多为饱和脂肪酸,植物油为不饱和脂肪酸,后者又分为多不饱和脂肪酸和单不饱和脂肪酸。每天脂肪摄入量应控制在总能量的 30% 以内,每天 20～30 g。膳食要坚持以不饱和脂肪酸为主,不饱和脂肪酸和饱和脂肪酸的比例应大于 1.5。

(三)膳食举例

早餐:米粥、面包、咸菜;午餐:肉片、豆腐干、炒芹菜、肉丝豆腐汤、米饭;加餐:橘子;晚餐:清蒸鲳鳊鱼、炒小白菜、米粥、花卷。另加全天用烹调油 18 g,食谱含蛋白质 88.5 g,脂肪 25 g,碳水化合物 281 g,胆固醇 203.3 mg,总能量 7 125.4 kJ。

二、原发性高血压病

(一)营养治疗目的

高血压分为原发性高血压和继发性高血压。原发性高血压发病与环境和饮食结构有关。高血压病与食盐的过量摄取、大量的酒精摄取、肥胖、能量过剩、失眠等因素直接有关。通常原发性高血压病接受药物治疗之前,先进行饮食治疗。营养治疗的目的是通过营养素的平衡摄入,限制钠盐和减少酒精的摄入,使心排血量恢复正常,总外周阻力下降,降低血压、减少药物用量,最终达到血压理想控制和减少高血压的并发症的目的。

(二)营养治疗

1.限制食盐,适当补钾

人体摄入含钠量较高的食物会增加钠吸收和钠在体内积蓄,导致血容量增加,同时增加了心脏收缩,心负荷加强,血管平滑肌细胞反应增强,同时增加了肾脏负荷,需要排出过量的钠和水。当肾脏功能有限时,心脏负荷加强。另外,钠还会增加血管对升压物质的敏感性引起小动脉痉挛,外周血管阻力增高,而导致高血压乃至并发症的发生和发展。

我国人群每天摄入的食盐量普遍都偏高,尤其是在农村,每天摄入的食盐高达 10～15 g,这样对防治高血压病很不利。每天食盐的摄入量应该从 10 g 减少至 5 g,血压可以下降 1.3/0.7 kPa (10/5 mmHg)。应提倡每天盐摄入量少于 6 g,而且需长期坚持,否则降压效果不好。另外过多的盐摄入会影响降压药的效果和增加药物的用量。钾能阻止过高食盐引起的血压升高,对轻型高血压还具有降压作用,其机制可能与肾素释放减少有关。增加钾摄入量有利于钠和水的排出,有利于高血压病的防治。对于高血压病患者不仅要限制盐的摄入量,而且对家庭烹饪中常用的味精、酱油及腌制食品都要做适当的限量。

对于高血压病合并肥胖症患者,除限制酒精摄入外,限制钠盐,增加运动。每天 30 分钟的运动使脉搏增加到 120 次/分,坚持每周 3 次以上者,有降压效果。

2.能量适当限制

肥胖症是导致高血压病的原因之一,肥胖症往往与摄入过多能量有关。当体重超出标准体重的 10%,血压将会升高 0.9 kPa(6.6 mmHg)。肥胖症患者限制能量摄入,体重将会降低,血压也随之下降。肥胖症患者除因每天摄入食物过多,钠盐摄入增加外,与其高胰岛素血症促使肾小管对钠的吸收增强可能有一定的关系。对肥胖或超重的高血压病患者,限制能量的摄入是控制高血压病的重要措施。对于轻度肥胖者需限制脂肪、糖类,使总能量摄入低于消耗量,增加体力劳动和活动,使每月的体重下降 0.5～1 kg,努力使体重达到或接近标准体重。中度以上肥胖者宜限制每天摄入能量、每天 5 020 kJ 以下,或每公斤标准体重 63～84 kJ,酌情调整。

3.注意补钙补镁

钙与血管的收缩和舒张有关,钙有利尿作用,有降压效果。摄入富含钙的食物,能减少患高血压病的可能。补钙有利于血压降低,但对慢性肾功能不全的患者补钙是不妥的。镁缺乏时,血管紧张肽和血管收缩因子增加,可引起血管收缩,导致外周阻力增加。增加镁的摄入,能使外周血管扩张,血压下降。尤在患者使用利尿剂时,尿镁排泄亦增多,更应注意补镁。富含钙的食物有牛奶、虾鱼类、蛋类。富含镁的食物有香菇、菠菜、豆制品类、桂圆等。

4.适量限酒

长期饮酒的人群,高血压发病增多。高血压病患者在单位时间内多量饮酒,还会增加脑卒中、心衰的危险。应提倡少饮酒或戒酒。

(三)膳食举例

早餐:牛奶、面包;午餐:米饭、番茄炒蛋、青菜油豆腐;晚餐:米饭、青菜炒肉丝、冬瓜汤。另加全天烹调油 20 g,食谱含蛋白质 43 g,脂肪 43 g,碳水化合物 284 g,总能量 7 170.5 kJ。

三、冠心病

(一)营养治疗目的

冠心病是冠状动脉粥样硬化使血管腔阻塞导致心肌缺血缺氧而引起的心脏病。其危险因子有高血压、高脂血症、糖尿病、肥胖、运动、饮食因素、吸烟等。营养治疗目的是通过膳食中各营养素合理调整,预防动脉粥样硬化发生和发展,防止冠心病的病情恶化,对危险因子进行饮食干预治疗可防止疾病反复,减少死亡率,延长寿命。

(二)营养治疗

1.控制总能量

能量的摄入应根据患者的标准体重,工作性质需要,不能过高,以保持标准体重为度。40 岁以上应注意预防肥胖,尤其对有肥胖症家族史者,超过标准体重者,应减少每天的总能量,力求使体重接近或达到标准体重。在发生急性心肌梗死时,能量摄入应科学控制,每天供能一般在 4 184 kJ 以内。

2.限制摄入脂肪

不管对脂代谢异常的患者还是血脂正常者或是年龄大于 40 岁者,每天脂肪摄入量应控制在总能量 30% 以内。动物脂肪量应低于 10% 为度。每天胆固醇摄入量应控制在 300 mg 以下,不饱和脂肪酸和饱和脂肪酸之比应保持在 1~1.5。避免食用过多的动物性脂肪和富含胆固醇的食物,如肥肉、猪内脏、螺肉、墨鱼、鱼子、蟹黄、油炸食品等。

3.适量碳水化合物和蛋白质

过多的碳水化合物摄入易导致血中的甘油三酯升高,碳水化合物应占总能量的 60%~65%。蛋白质供给要注意动物性蛋白和植物性蛋白的合理搭配。动物性蛋白摄入时饱和脂肪酸和胆固醇也相应摄入增加,故提倡动物性蛋白摄入量占总蛋白质摄入量的 50%。大豆制品含有丰富的蛋白质,可降低血胆固醇的水平,提倡食用。

4.控制钠盐的摄入

冠心病患者往往合并高血压,尤在合并心功能不全时,由于肾血管有效循环血量减少,肾小球滤过率下降,导致水钠潴留,血容量增加,心脏负担加重,更应控制钠的摄入,一般应控制每天钠盐摄入 5 g 以下。中度以上心功能不全患者每天钠盐应控制在 3 g 以下。水的摄入量也应适

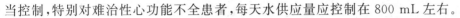

当控制,特别对难治性心功能不全患者,每天水供应量应控制在 800 mL 左右。

5.补充维生素

冠心病患者有动脉粥样硬化的基础。维生素与动脉粥样硬化有密切的关系。维生素能改善心肌代谢和心肌功能。维生素 B_6 能降低血脂的水平。维生素 C 能使部分高胆固醇血症的患者的血胆固醇水平下降,还能增强血管的弹性,保护血管壁的完整性,防止出血。尤其对心肌梗死的患者,维生素 C 能促进心肌梗死的病变的愈合。维生素 E 是抗氧化剂,能防止脂肪过氧化,改善冠状动脉血液供应,降低心肌的氧耗量。在平时应注意补充富含 B 族维生素、维生素 C、维生素 E 的食物。

(三)膳食举例

早餐:粥、馒头、豆腐干;午餐:米饭、清蒸鲫鱼、青菜炒肉丝;晚餐:米饭、鸡蛋炒番茄、凉拌豆腐。另加全天烹调油 13 g,食谱含蛋白质 67 g,脂肪 38 g,碳水化合物 292.8 g,总能量 7 445.4 kJ。

(胡培花)

第八节　血液系统疾病的营养治疗

一、缺铁性贫血

缺铁性贫血是指体内可用来制造血红蛋白的贮存铁已被用尽,红细胞生成受到障碍时所发生的贫血。这种贫血的特点是骨髓、肝、脾及其他组织中均缺乏可染色铁,血清铁浓度和血清转铁蛋白的饱和度均降低,典型病例的贫血是属于小细胞低色素型的。

缺铁性贫血是常见病,普遍存在于世界各地。在生育年龄的妇女(尤其是孕妇)和婴幼儿中这种贫血的发病率很高,其中一些轻度贫血的病例常被忽视。

(一)营养相关因素

1.铁的需要量增加而摄入不足

一般正常成年男子中单纯因食物中缺少铁很少会引起缺铁性贫血。在生长快速的婴儿、青少年、有月经或妊娠期或哺乳的妇女,由于铁的需要量增多,如果饮食中缺少铁则易致缺铁性贫血。无论人乳、牛奶或羊乳,铁的含量均很低(0.1 mg%)。谷类食物如米、面、乳儿糕含铁量也很低,且所含磷酸及肌醇六磷酸能与铁形成复合物使铁不易被吸收,故 8 个月以上的婴儿如果仍以乳类或谷类食物为主要营养来源而未及时增添蛋黄、肝、肉类等食物,尽管体重可以增加,但常发生缺铁性贫血。青年期的女性因月经来潮,如果铁的供应不足也易发生缺铁性贫血。月经过多、多次妊娠和哺乳是妇女中最多见的缺铁原因。哺乳期间每天从乳汁中丧失铁 0.5~1 mg。有严重缺铁性贫血的孕妇生下的婴儿体内铁的贮存量很少,因此也易患缺铁性贫血。

2.铁的吸收不良

因铁的吸收障碍而发生缺铁性贫血者比较少见。但胃次全切除术后,由于食物迅速进入空肠,这些食物中的铁没有很好被吸收可引起缺铁。部分患者于手术数年后体内贮存铁已被用完时可出现缺铁性贫血。各种不同原因引起的长期严重腹泻也可以引起缺铁性贫血。许多缺乏胃游离酸的患者可以经过多年才发生缺铁性贫血。

3.失血

无论在男性或女性成人中,失血,尤其是慢性失血,是缺铁性贫血最多见、最重要的原因。在成年男性中最多见的失血(亦即缺铁)原因是消化道出血,如溃疡病、癌、钩虫病、食管曲张静脉等引起的出血,痔出血,服用水杨酸盐引起的消化道出血等。肠道出血性毛细血管扩张症引起的出血比较难诊断,常被忽视。在妇女中月经出血过多是缺铁最多见的原因。据统计,一次月经正常出血量不过 40 mL,很多妇女不一定能意识到月经出血量过多。

大量的慢性血管内溶血,铁随含铁血黄素或血红蛋白从尿中排出,也可引起缺铁性贫血。这种情况最多见于阵发性睡眠性血红蛋白尿和有人工瓣膜装置的患者。

(二)营养治疗

1.营养治疗的目的

首先重视病因治疗,尽可能除去导致缺铁和贫血的原因。重视补充足够量的铁以满足血红蛋白恢复正常的需要,并补足体内正常的铁贮存量。对于病情较轻的患者,通过营养治疗即可治愈。

2.营养治疗的原则和要求

根据患者的病理和生理状况,以适当的补给途径,补充引起贫血相关的营养素,加强营养,纠正贫血。

(1)摄入富含铁的食物:食物中的铁有两个来源,即肉食中血红素铁和蔬菜中的离子铁。肉、鱼、家禽等动物性食物中的铁有 40% 能被吸收;蛋、谷类、硬果类、豆类和其他蔬菜中的铁被人体吸收的不到 10%;而菠菜中铁能被吸收者少于 2%。因此,补铁应以富含铁的肉、鸡、鱼等动物性食物为主。

(2)增加膳食中维生素 C 的摄入量:维生素 C 能促进蔬菜中铁的吸收。若同时摄入富含维生素 C 的柠檬汁、橘子汁和富含铁的蔬菜,就能使人体吸收蔬菜中的铁增加 2~3 倍。若以铁制剂补铁,也应和维生素 C 同服。

(3)限制咖啡和植酸的摄入:菜叶、茶叶中的鞣酸、草酸、磷酸盐等,均能减少食物中铁的吸收,因此,在进餐时应避免食用或少用这些食物。

(4)其他:应避免钙剂、锌制剂、抗酸剂和铁剂同时服用,因为抗酸剂、钙剂和锌制剂都能影响铁的吸收。此外,食物中的磷酸、磷酸肌醇、6-磷酸肌醇、草酸也能影响铁的吸收。富含磷的食物有杏仁、全谷、乳酪、可可、鱼、脑、肝、肾、奶、花生等;富含 6-磷酸肌醇的食物有麦胚芽;麦麸、杏仁、花生、核桃、黄豆等;富含草酸的食物有咖啡、茶叶、可可、煮胡萝卜、绿豆、菠菜等。

铁剂应避免和四环素同时服用,因为四环素和铁剂结合,使铁吸收减少。贫血的食谱在普通膳食基础上,多选用富含铁、叶酸或维生素 B_{12} 的食物即可。

二、巨幼细胞性贫血

巨幼细胞性贫血是指叶酸、维生素 B_{12} 缺乏或其他原因引起 DNA 合成障碍所致的一类贫血。外周血的红细胞的平均体积和平均血红蛋白均高于正常。骨髓中出现巨幼细胞为此类贫血的共同特点。

在我国因叶酸缺乏所致的巨幼细胞性贫血散发性病。维生素 B_{12} 缺乏所致者很少见,恶性贫血尤为罕见。

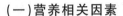

(一)营养相关因素

1.叶酸缺乏

(1)摄入量不足:这大多与营养不良、偏食、婴儿喂养不当、食物烹煮过度有关,这是最主要的原因。

(2)小肠吸收功能不良:例如乳糜泻、热带口炎性腹泻。

(3)需要量增加:例如妊娠、哺乳、溶血性贫血及骨髓增生性疾病时,骨髓细胞增生过多、过速、恶性肿瘤、甲状腺功能亢进、慢性炎症、感染等,也是主要原因之一。

(4)应用影响叶酸代谢或吸收的药物:如氨甲蝶呤、乙胺嘧啶、苯妥英钠、异烟肼、环丝氨酸等。

2.维生素 B_{12} 缺乏

维生素 B_{12} 的缺乏几乎都与胃肠道功能紊乱有关,因食物中缺少维生素 B_{12} 而发生缺乏者极少见,但在长期素食者中偶尔亦可发生。肠道功能紊乱引起维生素 B_{12} 缺乏的机制可分为以下几点。

(1)缺乏内因子:例如恶性贫血、胃大部切除后。

(2)肠黏膜吸收功能障碍:例如小肠部分切除后、空肠憩室、节段性小肠炎、肠道的放射性损伤、乳糜泻、热带口炎性腹泻等。

(3)寄生虫或细菌影响:例如短二叶裂头绦虫病、外科手术后的盲袢综合征等。世界各地因某些条件和因素的不同,主要的致病原因也可以因地而异。例如恶性贫血、绦虫病所致的巨幼细胞性贫血在我国均少见。

四氢叶酸和维生素 B_{12} 都是 DNA 合成过程中重要的辅酶。这两种维生素缺乏造成巨幼细胞性贫血的生化关键在于 DNA 的合成障碍。在 DNA 合成的途径中脱氧尿嘧啶转变成胸腺嘧啶,这一环节中所需的甲基,由亚甲基四氢叶酸提供,因此,任何原因引起的叶酸缺乏都能影响上述生化过程,结果影响 DNA 的合成。

维生素 B_{12} 在 DNA 合成过程中有两种作用。①使高半胱氨酸转变成甲硫氨酸,这与叶酸的代谢有密切关系。维生素 B_{12} 缺乏时,从甲基四氢叶酸转变成四氢叶酸及亚甲基四氢叶酸的量减少,还可使进入细胞的甲基四氢叶酸减少,因此维生素 B_{12} 缺乏所造成的结果与叶酸缺乏的结果相同,产生的血液学改变和有关临床表现(不包括神经系统方面的)也相同。②维生素 B_{12} 缺乏影响甲基丙二酸辅酶 A 转变成琥珀酸辅酶 A,其结果是血内甲基丙二酸盐增多,这可能与神经损伤有关。叶酸或维生素 B_{12} 缺乏时,由于幼红细胞内 DNA 的合成速度减慢,细胞处于 DNA 合成期的时间延长,但胞浆内 RNA 的合成不受影响,因此 RNA 与 DNA 的比例失调,结果形成细胞体积大而核发育较幼稚的巨幼细胞。这种细胞大部分在骨髓内未至成熟即被破坏——红细胞无效性生成。类似的情况也发生于粒系细胞和巨核细胞。

(二)营养治疗

1.营养治疗的目的

依据患者的病理和生理状况,用适当的补给途径加强营养,补充引起贫血相关的营养素,纠正贫血。

2.营养治疗的原则和要求

(1)叶酸缺乏引起的贫血。①增加膳食中叶酸的摄入量:通过增加摄入纠正叶酸缺乏引起的贫血。绿叶蔬菜和水果中叶酸含量高,应多选用如菠菜、野菜、香菜和橘子等新鲜蔬菜和水果。

②进食生鲜蔬果:建议每天至少进食一次生鲜水果或蔬菜,因为一般烧菜加温达到 $110\sim121$ ℃,持续 10 分钟,就能使食物中 2/3 的叶酸遭到破坏。铜制炊具能使叶酸加速破坏,应避免使用。③饮用水果汁:因为水果汁内富含维生素 C,有助于促进叶酸的吸收。④补充叶酸制剂:每天补给 400 μg 叶酸,若服用 2 周仍不能使贫血获得改善者,应进一步检查有否引起贫血的其他原因。⑤平衡膳食:进食富含叶酸食物的同时,应保证膳食中富含蛋白质、铜、铁、维生素 C 和维生素 B_{12} 等,为了保证获得这些营养素,应使膳食达到平衡,每天膳食安排应尽量做到供给富含蛋白质食物、大量的蔬菜和水果、适量的谷类食物和牛奶及奶制品。

(2)维生素 B_{12} 缺乏引起的贫血。老年人和胃肠道切除术患者,往往需要肌内注射维生素 B_{12},因为老年人和胃切除的患者缺乏内因子;而肠切除者因小肠是维生素 B_{12} 吸收的部位,切除后影响维生素 B_{12} 的吸收。这些患者很难从食物中获得维生素 B_{12},需直接经肌内注射来获得维生素 B_{12}。由于维生素 B_{12} 肌内注射吸收后储存于肝内,且以每天 3 μg 的速率被利用,所以一旦贫血被纠正,就不必继续注射维生素 B_{12}。

长期素食者,应每天补给 6 μg 维生素 B_{12},因为只有动物性食物含有天然维生素 B_{12},而素食者缺乏动物性食物的摄入。

多选动物性食物,特别是动物肝脏,能预防和改善维生素 B_{12} 缺乏所引起的贫血。

避免同时补充大量的维生素 C、维生素 B_1 和铜。在维生素 B_{12} 缺乏状态下,若维生素 C 补充量超过 500 mg/d,会促使维生素 B_{12} 进一步缺乏;铜和维生素 B_1 补充量超过正常的 10 倍时,就会降低维生素 B_{12} 的利用率。恶性贫血的症状,如乏力、苍白、头昏、眼花等,往往出现在神经系统症状之前,而补充叶酸能使这些症状消失,但神经系统症状能继续存在。若这种神经系统表现不能及时识别维生素 B_{12} 缺乏所致,就会导致髓磷脂的继续崩解,而使神经系统损害变为不可逆,表现为运动失调、记忆减退和精神症状等。

(3)不使用小苏打烧肉,不用高温烹调食物,因为小苏打及高温均能使维生素 B_{12} 遭到破坏。此外,巴氏灭菌消毒牛奶也能使维生素 B_{12} 丢失。

三、铜及其他营养素与贫血

由于缺铜常与其他营养素缺乏同时存在,且症状较轻。铜是体内微量元素之一,在人体内主要分布于肝、心、脾、肾、脑和血液中,其中约 10% 储存于肝内,铜为构成含铜酶的重要成分。这些酶的主要功能是参与氧化还原反应、组织呼吸、铁的吸收和利用、红细胞生成、保持骨骼和胶原组织正常结构和功能等。铜主要在十二指肠近端吸收。食物中的铜仅约 1/3 被吸收,其吸收受食物成分影响,如锌、镉、硫酸盐、植酸盐等可干扰或妨碍铜的吸收。除一部分铜以肝铜蛋白的形式储存于肝内外,另一部分合成铜蓝蛋白,输送入血液以满足各器官组织对铜的需要。铜主要从消化道排出,以胆汁及消化液中排出最多。

牛肝、紫菜、黄豆、核桃、花生、猪肝等含铜量较高,而鸡蛋、谷类、蔬菜含铜量较低,牛奶及人乳含铜量更低,分别为 0.03 mg 及 0.05 mg/100 mL。铜的摄入量成人为 1.55 mg/d,小儿为 0.09 mg/(kg·d)。

(一)铜缺乏及其营养相关因素

1.摄入不足

婴儿虽自母体得到一定量的铜,可供出生后 6 个月的需要,但由于人乳及牛奶含铜量低,所以婴儿是处于铜缺乏的边缘状态。消化道手术后或早产儿长期用静脉营养均可引起铜缺乏。营

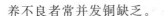

养不良者常并发铜缺乏。

2.吸收障碍

如慢性腹泻伴有低蛋白血症者,长期口服大剂量锌或碱性药物时,均可发生铜缺乏。

3.生长发育需要

未成熟儿生长发育快,体内铜储量不足,如摄入量不足,常可于3个月时发病。

铜缺乏的临床表现主要与含铜酶活力降低,其中尤其是铜蓝蛋白(铜氧化酶)降低有关。铜蓝蛋白含有血浆中96%的铜,铜蓝蛋白可促进铁的吸收和使肝内储铁的释放。因而缺铜时,产生缺铁样的血红素合成减少而形成低色素性小细胞性贫血。但骨髓中环形铁粒幼红细胞增加,铁剂治疗无效。

铜有促进中性粒细胞的分裂和增殖作用,铜缺乏可引起骨髓中性粒细胞成熟代谢障碍,寿命缩短而导致中性粒细胞减少。含铜氧化酶有维持血管纤维蛋白和胶原纤维结构的完整性作用。缺铜时血管可广泛性扩张或因弹力纤维层破裂而致血管破裂。

单胺氧化酶等有维持结缔组织和骨髓胶原纤维稳定性的作用。缺铜时此酶活力降低,可引起骨髓的病理改变而致X线表现异常。酪氨酸酶有催化酪氨酸转变为多巴的作用。后者与黑色素合成有关,缺铜时,此酶活性降低,黑色素合成减少,皮肤及毛发颜色可变浅。

如有引起本病的病因及临床表现,即应考虑本病。进一步确诊可做以下检查。①血浆铜蓝蛋白:新生儿时铜蓝蛋白含量很低,以后逐渐增高,至12岁时达成人水平。成人正常值为250~370 mg/L,若<150 mg/L 提示缺铜。②血清铜:小儿血清铜的正常值为 12~21 μmol/L,<11 μmol/L提示缺铜。

(二)铜缺乏的营养治疗

1.营养治疗目的

积极寻找铜缺乏的病因,尽可能改善或去除环境与饮食的不良因素。根据患者的临床表现与铜缺乏的程度,适度给以补充,以改善临床症状。

2.营养治疗原则和要求

(1)铜剂治疗:1%硫酸铜 2~3 mg/d,治疗有效者血象及临床症状很快获得改善。不能口服者,可改为皮下注射。

(2)婴儿应及时添加含铜量较高的食物:早产儿自 2 个月起,每天服硫酸铜 1~5 mg。

成人需长期静脉营养者,应于每升营养液中加硫酸铜 1.65 mg,每升含铜 0.4 mg,每天输注 3 L 可得铜 1.2 mg/d。如果患者体重为 60 kg,即可获得铜 20 μg/(kg·d)(推荐供给量 0.5~1.5 mg/d)。近年来国外用铜强化牛奶或奶粉来预防未成熟儿铜缺乏。

(三)其他营养素与贫血

1.钴

在体内钴主要通过形成维生素 B_{12} 发挥生物学作用及生理功能,无机钴盐也有直接生化刺激作用。钴主要存在于肝、肾,是人体微量元素之一。钴有刺激造血的功能,其可能机制分为以下几点。

(1)促进胃肠道内铁的吸收,并加速储存铁的动用,使之较易被骨髓利用。

(2)钴能抑制细胞内很多重要呼吸酶,引起细胞缺氧,使促红细胞生成素合成增加,同时钴盐可增强亚铁血红素氧化酶活性,增加血红蛋白的破坏,亦能直接抑制亚铁血红素的合成,使血红素的合成减少,破坏增多,上述的最后结果为代偿性的造血功能增加。

（3）钴能通过维生素 B_{12} 参与核糖核酸与造血有关物质的代谢,钴缺乏后可引起巨幼红细胞性贫血。

研究证明钴盐对炎症性贫血、赘生物引起的贫血、婴儿及儿童一般性贫血、地中海贫血和镰状细胞性贫血,都有一定生血治疗作用。

2.锰

锰为 DNA、RNA 多聚酶的组成部分,它参与蛋白质代谢,可能与遗传信息的传递有关。锰具有激活 DNA 和 RNA 聚合酶活力的作用,锰对造血有重要作用。动物胚胎在肝造血期,肝内已含较多锰,贫血动物给以小剂量锰后可使血红蛋白、中幼红细胞、成熟红细胞及循环血量增多。锰能改善机体对铜的利用,锰与卟啉的合成也有关。

3.锌

体内含锌酶有 40 余种,如碱性磷酸酶、碳酸酐酶、乳酸脱氢酶及多种还原酶等。有些含锌酶在核酸代谢及蛋白合成中起重要作用。锌还与中性粒细胞、单核细胞及 T 淋巴细胞的功能有关,还可保护红细胞免遭某些溶血素的作用。缺锌可由摄入不足、吸收不良、排泄增加或遗传性吸收障碍而引起。

在以谷类食物为主的一些国家,由于谷类食物中含有较多的 6-磷酸肌醇与锌结合形成难溶性复合物,阻碍锌的吸收,导致体内缺锌而引起一种综合征,表现为生长发育停滞,第二性征发育不全,性功能低下,肝脾肿大,常伴发缺铁性贫血及异食癖。

4.钼

钼是人体内黄嘌呤氧化酶等酶的重要成分。黄嘌呤氧化酶对人体内嘌呤化合物的代谢及铁的代谢有密切关系,能催化肝脏中铁蛋白释放铁,使血浆中 Fe^{2+} 氧化成 Fe^{3+},加速铁与 β 球蛋白的结合,运送铁以供组织利用。

5.硒

含硒酶谷胱甘肽过氧化物酶为一组织抗氧化物质。缺乏此酶可产生新生儿溶血性黄疸。

钛、铬、锗、钒都有刺激造血作用。其机制均为妨碍体内还原氧化系统,引起组织缺氧,刺激骨髓造血功能。

铅、砷等由于污染、中毒可引起贫血,铅主要影响卟啉代谢,并能干扰铁与原卟啉结合所需的血红素合成酶作用。砷可以干扰细胞呼吸及分裂。

6.磷

严重低磷血症(血清磷<0.323 mmol/L)可由长期静脉营养、糖尿病性酮中毒、透析时磷与磷酸盐结合物质的结合、饥饿恢复期、严重烧伤后合并利尿状态、低磷饮食、持续呼吸性碱中毒引起,其临床表现可有感觉异常、抽搐、舞蹈病、共济失调、震颤、昏迷、肌无力、横纹肌溶解、呼吸衰竭、充血性心肌病、骨骼疼痛及可能的肝细胞损害,糖酵解受阻而导致红细胞内 ATP 及 2,3-DPG 含量减低,对氧亲和力增加,红细胞变硬产生溶血。当 ATP 低于正常的 15% 时,红细胞呈小球形,也可引起溶血。低磷血症时,血中性白细胞的趋化、吞噬功能、杀菌力均减低,患者易发生感染。

（胡培花）

参 考 文 献

[1] 张阳阳,张树堂.内科常见病诊疗精要[M].汕头:汕头大学出版社,2023.

[2] 王建敏.实用内科常见疾病护理[M].上海:上海交通大学出版社,2023.

[3] 徐冉.当代内科理论与实践[M].长春:吉林科学技术出版社,2023.

[4] 郭大伟.内科疾病诊疗基础与康复[M].长春:吉林科学技术出版社,2022.

[5] 王芹.临床医学检验与内科诊疗[M].汕头:汕头大学出版社,2022.

[6] 费秀斌,张承巍,任芳兰,等.内科疾病检查与治疗方法[M].北京:中国纺织出版社,2022.

[7] 宋波.内科医师临床必备[M].青岛:中国海洋大学出版社,2023.

[8] 王佃亮,黄晓颖.内科医师诊疗与处方[M].北京:化学工业出版社,2023.

[9] 李志宏.临床内科疾病诊断与治疗[M].汕头:汕头大学出版社,2023.

[10] 张群英,龙涛,林荡,等.实用内科诊疗学[M].上海:上海科学技术文献出版社,2023.

[11] 解苇生,李爽,张建林,等.现代内科临床诊治[M].长春:吉林科学技术出版社,2023.

[12] 赵健.内科疾病诊治与公共卫生管理[M].上海:上海交通大学出版社,2023.

[13] 江科.临床内科疾病诊治与传染病防治[M].上海:上海交通大学出版社,2023.

[14] 毛真真,贺广爱,丁明红,等.内科疾病诊疗思维精解[M].青岛:中国海洋大学出版社,2023.

[15] 李毅,满玉洁,赵宏,等.内科疾病诊治与康复理疗[M].上海:上海科学技术文献出版
      社,2023.

[16] 宋明明.内科临床诊断治疗实践[M].汕头:汕头大学出版社,2023.

[17] 柴倩倩,黄彩娜,张清,等.内科疾病治疗与用药指导[M].上海:上海科学技术文献出版
      社,2023.

[18] 马路.当代内科医学诊断及治疗[M].济南:山东大学出版社,2023.

[19] 吴照科,石小智,熊申明,等.临床内科疾病诊疗案例分析[M].开封:河南大学出版社,2023.

[20] 王丽娜.常见内科疾病诊疗思维与实践[M].上海:上海交通大学出版社,2023.

[21] 马冉.消化内科疾病临床基础与技巧[M].武汉:湖北科学技术出版社,2022.

[22] 王玉梅,刘建林,丁召磊,等.临床内科诊疗与康复[M].汕头:汕头大学出版社,2022.

[23] 张红,刘友兵,蔡静,等.实用内科诊疗学[M].长春:吉林科学技术出版社,2022.

[24] 刘伟霞,孙晓梅,贾安海,等.内科疾病临床治疗[M].哈尔滨:黑龙江科学技术出版社,2022.

[25] 刘新民,王涤非,王祖禄,等.内科常见病治疗手册[M].沈阳:辽宁科学技术出版社,2023.

[26] 薛晓明,马飞,刘佳.现代内科疾病综合治疗[M].北京:中国纺织出版社,2023.

[27] 李栋,石伟丽,冯兴兰,等.现代内科病症诊疗精要[M].长春:吉林科学技术出版社,2023.

[28] 李祥欣,王成刚,陈鸿程.内科疾病综合治疗学[M].南昌:江西科学技术出版社,2022.

[29] 刘国丽,刘术青,王威.临床内科诊断与治疗方案[M].南昌:江西科学技术出版社,2022.

[30] 庄志强,江勇,王成刚.内科疾病综合治疗与病例解析[M].南昌:江西科学技术出版社,2022.

[31] 石新慧.现代内科诊疗精要[M].武汉:湖北科学技术出版社,2022.

[32] 焉鹏.消化内科疑难病例解析[M].济南:山东科学技术出版社,2022.

[33] 王丽云.实用内科疾病诊治与护理[M].长春:吉林科学技术出版社,2022.

[34] 孙雪茜,梁松岚,孙责,等.内科常见病治疗精要[M].北京:中国纺织出版社,2022.

[35] 宋荣刚,于军霞,王春燕,等.内科常见病诊治思维与实践[M].青岛:中国海洋大学出版社,2023.

[36] 周楚君,李倬哲,王琴.成人支气管扩张症预后影响因素分析[J].中国临床医学,2023,30(4):628-635.

[37] 胡崇晖,宋泽军,于庚平,等.缺血性结肠炎的危险因素识别研究进展[J].胃肠病学和肝病学杂志,2023,32(6):690-692.

[38] 李玥,俎明,丁士刚.药物相关缺血性结肠炎的研究进展[J].胃肠病学和肝病学杂志,2022,31(1):5-8.

[39] 宋珍源,赵瑜,方美凤,等.胰源性糖尿病的临床特点及诊断和治疗[J].山东医药,2023,63(24):60-64.

[40] 张一卓,陈轶坚.糖尿病足感染的研究进展[J].中国临床医学,2023,30(1):18-23.